Die Behandlung der Haut- und Geschlechtskrankheiten mit kurzer Diagnostik

Von

Dr. Erich Hoffmann
o. ö. Professor und Direktor der Klinik und Poliklinik für Hautkrankheiten
an der Universität Bonn

Fünfte, stark vermehrte Auflage
mit
46 Abbildungen und mehreren Tabellen

A. MARCUS & E. WEBER'S VERLAG
Berlin und Köln
1930

Druck von Metzger & Wittig in Leipzig

Meinen
Schülern und Freunden

zur 25 jährigen Wiederkehr
der Entdeckung des Syphiliserregers

Motto:
Hohes Ziel gibt frische Kraft.
Glücklich ist, wer wirkt und schafft.

Vorwort zur fünften Auflage.

Kaum auf einem Gebiete der Medizin sind im Laufe der letzten Jahrzehnte so viele wichtige Fortschritte, besonders in den Behandlungsmethoden, gemacht worden als auf dem der Haut- und Geschlechtskrankheiten. Wie die Einführung der Licht- und Röntgenstrahlen die Therapie der Hautkrankheiten wesentlich gefördert und neue Möglichkeiten eröffnet hat, so ist durch die Entdeckung der Spirochaeta pallida, des Salvarsans im Verein mit der serologischen und Liquordiagnostik und Einführung der Wismutmittel die Behandlung der Syphilis völlig umgestaltet und die Frühheilung dieser chronischen Krankheit durch eine oder wenige kräftige kombinierte Kuren in vielen Fällen erreichbar gemacht worden. Die Forschungen über Allergie und funktionelle Hautdiagnostik haben die Lehre vom Ekzem, den Gewerbedermatosen, der Urticaria usw. vielfach befruchtet und mancherlei Neues gebracht. Es ist daher verständlich, wenn der praktische Arzt sich auf diesen Gebieten gegenwärtig nur schwer zurechtfindet und nach einem kurzen und doch alles Wesentliche enthaltenden Wegweiser sucht, der Altbewährtes und Neuerrungenes in übersichtlicher und leicht verständlicher Weise zusammenfaßt. Aus diesen Gründen ist vor 12 Jahren dieser ursprünglich nur für meine Hörer bestimmte Leitfaden entstanden und in mehreren Ausgaben immer weiter ausgebaut worden. Der Versuch, neben den üblichen fremdsprachlichen Krankheitsbezeichnungen auch deutsche Namen einzuführen, hat, wie zu erwarten war, verschiedene Beurteilung gefunden. Gewiß bedarf die medizinische Wissenschaft in erster Linie solcher Bezeichnungen, die allen Völkern verständlich und gemeinsam sind. Diese Namen sind natürlich auch von mir beibehalten und möglichst zweckmäßig gestaltet worden. Da aber für eine Reihe von Krankheiten bereits treffliche deutsche Benennungen anerkannt sind, so muß es bei dem großen Reichtum und der Bildungsfähigkeit der deutschen Sprache gelingen, auch für die übrigen Erkrankungen brauchbare Bezeichnungen zu schaffen.

Deshalb habe ich mein Bestreben, für die große Zahl der Hautkrankheiten neben die in erster Linie zu gebrauchenden internationalen Namen auch deutsche zu setzen, weiter durchgeführt und würde mich freuen, wenn mit der Zeit immer mehr deutsche Ärzte mich hierin unterstützen wollten.

Dem vielfach geäußerten Wunsch, dies Büchlein zu einer „Diagnostik und Therapie" zu erweitern, glaubte ich nicht folgen zu sollen; wohl aber habe ich mich dazu entschlossen, die allgemeine Einleitung in einer für den Studierenden lehrreichen Form auszugestalten und durch anatomische, physiologische, chemische, erbbiologische und allgemein pathologische Ausführungen zu ergänzen. Auch eine Anzahl lehrreicher Abbildungen sind neu hinzugekommen, für deren Aufnahme ohne zu hohe Preissteigerung ich dem Verlag bestens danke. Die Kinderkrankheiten, die Radiotherapie, die neue Unfallverordnung, das Gesetz zur Bekämpfung der Geschlechtskrankheiten, die Prophylaxe der venerischen Erkrankungen u. a. sind besonders berücksichtigt worden. Auch sehr seltene Hautleiden und Erkrankungen aus den Grenzgebieten werden erwähnt, um dem Arzt und Studierenden die Möglichkeit der Orientierung zu schaffen; der aufmerksame Leser wird auch neue Anregungen (Allergosen, Ergasidermatosen, Ekzem, Bacillosepsis abortus Bang, Luestherapie usw.) an vielen Stellen finden. Dieser Leitfaden kann und soll ein Lehrbuch nicht ersetzen, wohl aber als ständiger Begleiter neben brauchbaren diagnostischen Hinweisen wohl erprobte therapeutische Methoden dem Leser vermitteln. Bewährte Merkblätter, die in der Klinik gebräuchlich sind, wurden beibehalten, das Sachregister weitgehend ergänzt. Meinem Oberarzt und Freund Prof. E. Zurhelle sage ich für seine treue Mitarbeit herzlichsten Dank, ebenso allen meinen Schülern, die mich sonst unterstützt haben. Möge das kleine Buch auch in der neuen erweiterten Form vielen Studierenden und Ärzten ein treuer zuverlässiger Ratgeber bleiben.

Bonn, im Dezember 1929.

Erich Hoffmann.

Verzeichnis der Abbildungen.

Inhaltsverzeichnis.

*) Kraurosis vulvae findet sich am Schluß des Abschnitts.

A. Biologie der Haut
(anatomische, physiologische, chemische und erbbiologische Vorbemerkungen).

I. Anatomisches.

Einen wie wichtigen Anteil des Körpers die Haut bildet, geht daraus hervor, daß ihre Gesamtoberfläche 1,6 qm, ihr Gewicht (mit dem Unterhautfettgewebe) bei einem erwachsenen Menschen 18—20 kg beträgt. Das Gesamtbindegewebe des Körpers, dessen größter Teil der Haut angehört, macht 16,2% des Körpergewichtes aus. Die Gesamthaut, Kutis, besteht aus dem ektodermalen Anteil, der Epidermis oder Oberhaut, und dem mesodermalen Anteil, der sich aus dem Corium oder der Lederhaut und der Subkutis oder dem Unterhautpolster zusammensetzt. Epidermis und Corium sind fest miteinander verbunden, indem fingerförmige Erhebungen (Coriumpapillen) von der sich zwischen sie einsenkenden Epidermis leistenförmig (im Schnittpräparat zapfenförmig) umgriffen werden. Über den Aufbau der Haut und ihrer Anhangsgebilde gibt Abb. 1 eine Übersicht.

Die Epidermis besteht aus einer unteren Lage palisadenartig angeordneter zylindrischer Zellen, der Basal- oder Zylinderzellschicht (Stratum basale oder cylindricum), darüber mehreren Lagen polyedrischer Zellen, die durch Protoplasmabrücken („Stacheln") miteinander verbunden sind (Stachelzellschicht, Str. dentatum bzw. spinosum); beide werden auch als Rete Malpighi zusammengefaßt. Die darüber gelegene Körnerschicht (Str. granulosum) weist eine bis zwei, selten mehrere, flache Zellagen auf, die durch das Vorhandensein zahlreicher stark färbbarer Körnchen, Waldeyers Keratohyalin, charakterisiert sind; diese liegen um den kleiner werdenden Kern im Protoplasma, stellen ein lipoidartiges basophiles Zellprodukt dar, das mit der Bildung der Hornfasern direkt nichts zu tun hat, wohl aber zu deren Einfettung dient und bei der Aufsicht von oben die Undurchsichtigkeit und weiße Farbe der Haut bedingt. Die darauffolgende zarte durchscheinende Schicht (Str. lucidum oder helle Schicht) enthält neben Glykogen tropfenförmig verteilt Eleidin, wohl ein lipoidartiges Albumin. Die Horn- oder Keratinbildung beginnt mit Auftreten von verhornenden Protoplasmafasern in der Stachelschicht, die die Zellbrücken durchsetzend die große Festigkeit und Widerstandsfähigkeit bewirken. Die eigentliche Hornschicht (Str. corneum) läßt die faserig-netzige Struktur der völlig verhornten Zellen bei fehlender Färbbarkeit des Kernes weniger deutlich erkennen. Die Grenze zwischen Epidermis und Corium wird von einer sie fest verbindenden Basalmembran gebildet, die einen faserigen Aufbau hat.

Die Epidermis wird fortdauernd regeneriert, was aus Zellteilungen (Karyokinesen) in der tiefen Keimschicht ersichtlich ist. Die Abstoßung kleinster Verbände völlig verhornter Zellen erfolgt unmerklich an der makroskopisch glatt erscheinenden Oberfläche, die infolge des wohl auch durch Keratohyalin-Eleidindurchtränkung mitbedingten Fettgehalts den der normalen Haut eigenen matten Glanz zeigt. Die Keimschicht der Epidermis, der auch sekretorische Funktionen (Fermentbildung usw.) zukommen, ist auch Bildungsstätte des Hautfarbstoffs Melanin, der bei stärker pigmentierten Menschen vor allem in der

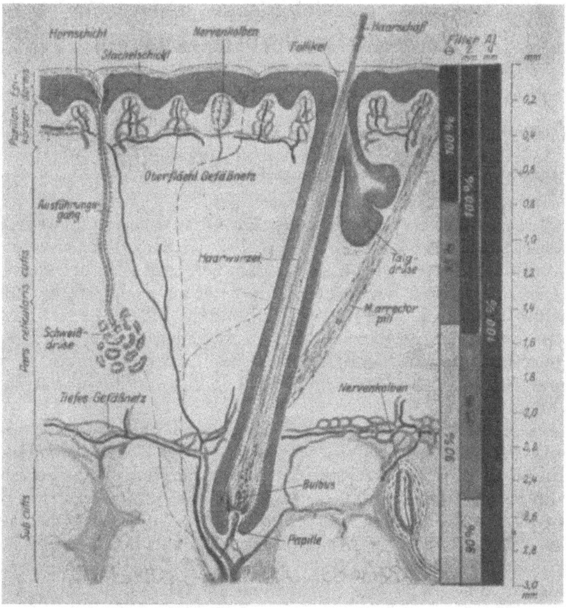

Abb. 1. Schematischer Durchschnitt durch die Haut aus Rost, Hautkrankheiten (Berlin 1926), abgeändert und verkleinert. Rechts ist in geschwärzter Stabform die Tiefenwirkung der Röntgenstrahlen schematisch veranschaulicht (bei 0 bzw. 2 und 4 mm Alum.-Filter); die verschiedene Reichweite und Abschwächung um 5 bzw. 10% je nach Filter ist innerhalb 3 mm Tiefe erkennbar.

Zylinderzellschicht gelegen und sowohl nach dem Corium wie nach der Hornschicht abgeführt werden kann. Neben den pigmentbildenden Basalzellen, die nach Bloch durch Einwirkung eines Ferments (Dopaoxydase) aus der ihnen vom Blut zugeführten Pigmentmuttersubstanz (Dopa = 3,4-Dioxyphenylalanin bzw. Brenzkatechinderivaten) Melanin zu bilden vermögen, finden sich eigenartige von der Basalmembran sich in das Rete verzweigende Zellen, die Dendritenzellen, die meist pigmenthaltig und versilberbar sind und die Bloch von den vergoldbaren, nicht farbstoffbeladenen Langerhansschen Zellen unterscheidet; ob beide mit dem

Nervensystem und evtl. mit dem Wasserstoffwechsel der Oberhaut in enger Beziehung stehen, ist nicht sichergestellt.

Das Corium, an dem die oberflächliche zartere Papillarschicht, Stratum papillare, und die tiefere mächtigere Lederschicht, Str. reticulare, unterschieden werden, stellt ein dichtes Geflecht kollagener, leimgebender und sie durchkreuzender spiraliger, schwerer färbbarer, widerstandsfähigerer elastischer Fasern dar, wodurch seine große Festigkeit und Dehnbarkeit nach Art eines gummidurchwirkten Hosenträgerbandes bedingt ist. Außer den Anhangsgebilden der Epidermis (Haaren, Talg- und Schweißdrüsen) enthält es zahlreiche kleinere und größere Blut- und Lymphgefäße, Nerven und glatte Muskelfasern, während das Fett fast ganz der Subcutis angehört. Die Bildungszellen des Fasergewebes sind Fibroblasten und Fibrocyten, die in spindeliger Form zwischen den Fasern in mäßiger Zahl liegen. Neben ihnen finden sich pigmenttragende Zellen, Chromato- oder Melanophoren, die dem Pigmentstoffwechsel dienen, mehr oder weniger reichlich, während andere Zellen, wie Mastzellen, Lympho- und Leukozyten in normaler Haut nur spärlich vorkommen. Die Blutgefäße (Arterien und Venen) bilden zwischen Kutis und Subkutis ein tiefes, parallel zur Oberfläche ausgebreitetes Gefäßnetz; für die Hautfarbe wichtiger ist ein zweites, höher gelegenes Netz, das unter den Coriumpapillen im Stratum subpapillare sich ausbreitet und durch Kapillarschlingen, senkrecht auf- bzw. absteigend, die Papillen versorgt. Das Lymphgefäßsystem nimmt schon im Rete Malpighi in den Saftkanälchen oder Interspinalspalten zwischen den Epidermiszellen seinen Anfang (Epidermislymphe) und verläuft im Corium in Form der Lymphkapillaren und kleinen Lymphgefäße mit den Venen.

Die Hautnerven versorgen als vegetative bzw. trophische Fasern die Gefäße, Muskeln und drüsigen Anhangsgebilde und steigen als freie Endigungen zerebrospinaler Nerven bis zur Hornschicht der Epidermis hinauf, während sie in der Tiefe des Rete (Merkelsche Tastzellen) oder im Corium sehr verschieden geformte Nervenendapparate bilden (in den Papillen gelegene Meissnersche Endkörperchen, Krauseschen Endkolben, tiefer gelegene größere lamellös geschichtete Vater-Pacinischen Körperchen). Sie vermitteln die Schmerz- und Juckempfindung (freie Endigungen), die Berührungs-, Wärme-, Kälte- und Spannungs- bzw. Druckempfindung (Endkörperchen).

Als Anhangsgebilde der Haut werden die vom Ektoderm stammenden Schweiß- und Talgdrüsen sowie die Haare und Nägel zusammengefaßt.

Die Schweißdrüsen, Glandulae sudoriferae, bestehen aus einem langen tief in die Kutis hinabreichenden, unten zu einem sezernierenden Knäuel aufgewickelten Schlauch und durchbohren mit korkzieherförmig gewundenem Ausführungsgang die Hornschicht, auf der sie mit feiner Öffnung (Porus) münden; sie reichen bis zur Tiefe der Haarpapillen und selbst bis in die Subcutis und sind tubuläre Drüsen. Gegenüber den holokrinen Talgdrüsen, deren Drüsenzellen bei der Sekretbildung zugrunde gehen, sind die Schweißdrüsen merokrine Drüsen, die lediglich Sekret aus ihren Zellen absondern oder abstoßen. Neben den beim Menschen vorwiegend vorhandenen kleineren ekkrinen Knäueldrüsen (e-Drüsen), welche lediglich flüssiges Sekret absondern, kommen besonders in der Mamillar-, Axillar-, Genital-, Bauch- und Perinealgegend auch größere apokrine (a-Drüsen) vor, bei denen auch Plasmateile der großen Drüsenzellen dem Sekret beigemischt werden; letzteres enthält eigenartige Duftstoffe, die zumal bei Tieren sexuell erregend wirken.

Die Talgdrüsen, Glandulae sebaceae, stellen sackförmig gelappte, acinöse, im oberen Bereich des Corium meist am Haarfollikel gelegene und in ihn einmündende Drüsen dar, deren große Zellen, fettig degenerierend, sich in Talg umwandeln. Sie sind besonders zahlreich im Gesicht (Nase und Umgebung, Ohrgegend), in der Brust- und Rückenrinne, also den seborrhoischen Prädilektionsstellen. Freie Talgdrüsen (ohne Haar) finden sich am Lippenrot, innern Vorhautblatt, kleinen Labien und zuweilen an der Lippen- und Wangenschleimhaut (sog. Fordyce disease). Sie fehlen an Handtellern, Fußsohlen und der Rückseite der letzten (distalen) Finger- und Zehenglieder.

Das Haarkleid des Menschen ist aus Langhaaren (Kopf, Bart, Achsel-, Genital-, Analgegend), Borstenhaaren (Brauen, Wimpern, Gehörgang, Naseneingang) und Woll- oder Lanugohaaren (überall außer Palmae, Plantae, Praeputium usw.) zusammengesetzt. Das einzelne Haar besteht aus dem aus der Haut herausragenden mehr oder weniger langen Haarschaft und dem im Corium steckenden mit einer Verdickung (Haarzwiebel, Bulbus) endenden Wurzelstück, das auf der dem Corium zugehörigen Haarpapille aufsitzt und beim Haarwechsel kolbig wird (Kolbenhaar). Jedes Haar stellt einen zylindrischen Hornfaden dar, der außen von der Cuticula dachziegelartig bedeckt, hauptsächlich aus mehr oder weniger melaninhaltigen spindeligen Hornfasern, der Haarrinde, sich aufbaut und im Innern starker Haare Marksubstanz aufweist. Der bindegewebige Haarbalg umschließt am Wurzelteil den Haarschaft nicht direkt, sondern mittels der epidermoidalen äußeren und inneren Wurzelscheide; erstere entspricht dem Rete Malpighi, letztere setzt sich aus der trichohyalinhaltigen Henleschen und Huxleyschen Schicht und Scheidenkutikula, die fest mit der Haarkutikula verzahnt ist, zusammen. Zwischen epidermoidalem Haarfollikel und bindegewebigem Haarbalg liegt eine eigenartige hyaline Schicht, die Glashaut, außen mehr glatt, innen zirkuläre zwischen die Epithelzellen greifende Leisten zeigend. Die Ernährung und das Wachstum des Haares (im Monat etwa 14 mm) vermittelt die Haarpapille, der die Matrixzellen des Bulbus aufsitzen.

Dem universellen fetalen Flaumkleid folgt zunächst das bei der Geburt schon in Bildung begriffene, regionär differenzierte sekundäre oder Dauerhaar und diesem um die Zeit der Pubertät das terminale Haar. Gegenüber der periodischen Mauserung der Tiere weist der Mensch einen dauernden Haarwechsel auf mit einer Lebenslänge des einzelnen Haares von etwa 2—4 Jahren.

Schräg vom untern Teil des Haares zum Papillarkörper zieht, die Talgdrüse umfassend, der Haarbalgmuskel, Musc. arrector pili, der, aus glatten Fasern bestehend und vom Sympathicus versorgt, das Haar aufrichten und die Gänsehaut, Cutis anserina, z. B. bei Kältewirkung, hervorzurufen vermag (Piloreaktion); seine Kontraktion befördert auch die Entleerung der Talgdrüsen.

Die Nägel der Finger und Zehen stellen gewölbte glatte Hornplatten dar, die, vom Nagelfalz proximal und seitlich überdeckt, mit freiem Rand die Kuppe des Endglieds überragen. Der einzelne Nagel schiebt sich von der Nagelwurzel, der allein das Wachstum bewirkenden Matrix, über das

Nagelbett langsam (etwa 4 mm im Monat) vor. Bei älteren Personen findet sich eine leichte Längsstreifung; Querfurchen (Beausche Linien) können Folge von Ernährungsstörung (hohem Fieber) sein; kleine weiße Flecke (Glücksnägel) beruhen auf Luftgehalt, oft im Gefolge zu energischer Nagelpflege (gewaltsamen Zurückschiebens des Nagelhäutchens).

Die Subkutis, das Unterhautzellgewebe, besteht aus Blutgefäße und Nerven führenden Bindegewebssepten, denen träubchenartige Fettzellhaufen eingelagert sind, die dem Organismus als Polster, Wärmeschutz und Wasserspeicher dienen.

Außerdem gibt das Fettpolster vermöge seiner regionär bestimmten Dicke dem Körper die je nach Geschlecht, Alter und Ernährungszustand wechselnde Form und schöne Rundung. Die Fettanhäufung scheint örtlich orientiert zu sein, da z. B. bei Überpflanzung von Bauchhaut auf den Handrücken sich dort „Fettbauchbildung" einstellen kann. Das Unterhautfettpolster hat wohl für die Wasserspeicherung Bedeutung, wofür auch seine fast monströse Anhäufung bei Fettsteißschafen usw. spricht.

II. Physiologisches.

Die Haut ist ein höchst zweckmäßig gebautes Deck- und Schutzorgan des Gesamtorganismus und besitzt neben einer nach außen gerichteten Schutzfunktion, Exophylaxie, auch eine bedeutungsvolle nach innen gerichtete, Esophylaxie (Erich Hoffmann), die erst neuerdings dem Verständnis näher gebracht worden ist. Den Schutz nach außen vermittelt die mit fettartigen Substanzen durchsetzte Hornschicht, indem sie die Verdunstung beschränkt und das Eindringen schädlicher belebter und unbelebter Agentien verhütet, ferner die derbelastische Lederhaut, die Zug, Druck und Verletzungen gegenüber sehr widerstandsfähig ist. Dieser Schutz steigt mit der Dicke der Hornschicht (Schwielenbildung) und ist ferner durch die große Dehnbarkeit und Elastizität bedingt, die dem kollagenen und elastischen Fasergeflecht eignet und vom Quellungszustand abhängt (Abnahme bei Quellung, Zunahme bei Entquellung). Gute Beschaffenheit (Glätte und normaler Fettgehalt) verhindern, Sprödigkeit und Aufrauhung (kleinste Risse usw. besonders an den Haarbalg- und Schweißdrüsenöffnungen) begünstigen das Haften und tiefere Eindringen von Bakterien und Pilzen. Aber auch dann verfügt die Haut noch über zelluläre und humorale Abwehrkräfte, wie man aus der Wirkung heißer und Lichtbäder, Schwitzkuren usw. erschließen kann. Die esophylaktische Funktion der Haut wird nicht nur durch eigene, den Epidermis- (und Corium-?) Zellen entstammende Stoffe (H-Substanz, Fermente), sondern auch durch Steigerung der Blutzufuhr vermittels der vegetativen Gefäßnerven ermöglicht und durch sensible Empfangsapparate für Schmerz-, Temperatur-, Tast- und Druckempfindung unterstützt. Der Leukozytensturz im peripheren Blut (E. F. Müller) ist für diese Fernwirkung ein charakteristisches Zeichen (Verminderung ihrer Zahl durch Abwanderung nach dem Splanchnicusgebiet). Vielleicht darf man die mechanische Hautreaktion (Strichreaktion) als normale Abwehrfunktion der im Lauf der Stammesgeschichte nackt gewordenen menschlichen Haut ansehen und in ihr das Urbild aller unspezifisch und spezifisch steigerbaren Schutzfunktionen sehen. Streicht man mit einer stumpfen Sonde scharf über die Haut, z. B. am Rücken oder an der Brust, so entsteht gewöhnlich nach vorübergehendem Abblassen in wenigen Sekunden ein strichförmiges Erythem, dem ein kaum merkliches, bei manchen Individuen aber deutliches Ödem (Quaddelbildung) und alsbald ein breiterer peripherer roter Hof folgen (Ebbeckes lokale vasomotorische Reaktion — L. V. R.). Diese dreifache Folgeerscheinung (lokale Kapillarerweiterung, lokaler Austritt von Blutplasma und entferntere Gefäßdilatation) wird zurückgeführt auf Austritt histaminartiger Substanz aus den Epidermiszellen (H-Substanz-Lewis), die die Kapillaren dilatiert, ihre Permeabilität steigert und durch einen Axonreflex die Arteriolen der Umgebung erweitert und dazu öfters auch eine pilomotorische Reaktion (Gänsehaut) vermittelt. Häufige Reizung, z. B. fortgesetztes Sticheln mit einer Nadel, vermag bei allen Menschen eine Quaddelbildung hervorzurufen. Temperatureinflüsse, strahlende Energien, gewisse chemische, toxische, bakterielle, pflanzliche und tierische Stoffe vermögen in ähnlicher Weise, besonders bei gesteigerter Empfindlichkeit, zu wirken.

Die früher unerklärliche individuelle Empfindlichkeit gegen gewisse Stoffe, die als Idiosynkrasie bezeichnet wird, ist neuerdings in Beziehung gebracht worden zu der experimentell prüfbaren Allergie (v. Pirquet), wie sie zunächst durch bakterielle, ferner aber auch durch andere toxische Substanzen bei Mensch und Tier erzeugt werden kann (Sensibilisierung). Schulbeispiel ist die durch den tuberkulösen Krankheitsprozeß bedingte Steigerung der Reaktionsfähigkeit gegenüber Tuberkulin, das perkutan (Pirquetsche Reaktion) oder intrakutan (Intradermoreaktion) zugeführt werden kann. Diese Cutireaktionen beruhen, ebenso wie die Anaphylaxie (anaphylaktischer Shock des Meerschweinchens), auf einer Antigen-Antikörperreaktion (Doerr), wobei die Annahme, daß nur eiweißartige Stoffe als Antigene funktionieren könnten, nicht mehr berechtigt ist, da Primelgift (Primin), Arzneimittel wie Salvarsan, Quecksilberverbindungen, Lipoide usw. Antikörperbildung bewirken können. Solche Antikörper sind nachweisbar nicht nur im Meerschweinchenversuch (anaphylaktischer Schock), sondern auch mittels der Prausnitz-Küstnerschen Reaktion am Menschen, indem man einem normalen Menschen z. B. etwas Serum eines gegen Fischeiweiß, Salvarsan usw. Überempfindlichen intradermal einspritzt und nach 24 Stunden das Antigen (Fischeiweiß, Salvarsan) nachspritzt oder perkutan in die Haut bringt (passive Übertragung der Allergie). Wo Antikörper nur lokal in der Haut in genügender Konzentration sich finden, gibt die Übertragung des künstlichen Blaseninhalts (CO_2-Schnee-, Kantharidinblase) evtl. noch eine positive Probe, wenn das Blutserum versagt (Königstein-Urbachsche Probe).

Die bedeutungsvolle Rolle, die die Haut als Wärmeregulations-, Exkretions-, Sinnes- und Ausdrucksorgan spielt, kann hier nur gestreift werden. Für den Wärmehaushalt des Gesamtorganismus ist sie sehr wichtig, da sie etwa 80% der im Körper gebildeten Wärme abgibt, und zwar nicht nur durch ihren reflektorisch bedingten außerordentlich wechselnden Blutgehalt, sondern auch durch ihre Kohlensäure- und Wasserabgabe, die in Form der Perspiratio insensibilis ca. 300 ccm und durch den Schweiß etwa 3—500 ccm H_2O täglich beträgt, wobei die Menge des letzteren bei Arbeit, Hitze usw. ungeheuer viel größer werden kann. Bei gestörter Tätigkeit der Nieren kann die Haut deren Rolle (NaCl-, Harnstoffausscheidung) weitgehend übernehmen. Die saure Reaktion des Schweißes (spez. Gewicht etwa 1,006) bewirkt die Acidose der

Haut, den sog. Säurepanzer, der für die Beeinträchtigung des Wachstums mancher Bakterien und Pilze wichtig ist (p_H 3—5 statt sonst ca. 7). Die Regulierung der Schweißabsonderung geschieht durch das vegetative Nervensystem und zwar vorwiegend durch den parasympathischen Anteil; ein Zentrum dafür findet sich im Zwischenhirn nahe dem Wärmezentrum.

Wie die Schweißdrüsen haben auch die Talgdrüsen eine exkretorische Funktion, die aber für den Gesamtorganismus weniger in Betracht kommt. Bei Überfunktion entsteht der Talgfluß, Seborrhoe, entweder in mehr trocken-schuppiger (S. sicca) oder mehr öliger Form (S. oleosa); hierher gehört auch das Salbengesicht der Encephalitiskranken. Durch endokrine (Keimorgane) und medikamentöse Stoffe (Brom, Jod) kann die Tätigkeit der Talgdrüsen beeinflußt werden (Acneformen).

Nicht nur theoretisch, sondern auch praktisch wichtig ist die Aufnahmefähigkeit der Haut für manche Stoffe; ist sie doch für eingeriebene Heilmittel (Hg, Jod usw.) in Salbenform und selbst für Nährstoffe (Traubenzucker, aufgeschlossenes Eiweiß [Aminosäurengemisch]) in nicht unbeträchtlichem Grade durchlässig (perkutane Ernährung).

Mit Hilfe des elektrischen Stromes können auch aus wässerigen Lösungen Stoffe, wie Jod, Hg, Cocain usw. in die unverlezte Haut eingeführt werden und diese durchdringen (s. Iontophorese).

Für die Orientierung in der Umwelt ist die Haut durch ihren Reichtum an sensiblen Nerven (s. oben) von größter Bedeutung; bei ihrem Ausfall sind schwere Störungen die Folge (Verbrennung anästhetischer Lepröser, trophische Störungen). Auch psychische Beziehungen zum Hautorgan sind zu erwähnen. So ist die Haut durch die Beeinflussung der glatten Muskulatur, Schweißdrüsen, Gefäße in gewissem Sinne ein Ausdrucksorgan; Zorn, Freude, Schreck usw. spiegeln sich auf ihr durch Erröten, Erblassen, Schweißausbruch, pilomotorische Reaktion (bei Tieren Haarsträuben!) wieder.

Vom pathophysiologischen Standpunkt aus kann die Haut als Spiegel innerer Leiden bezeichnet werden und ist daher für jeden Arzt von größter Bedeutung. Nicht nur grobe Veränderungen, wie Ikterus, Xanthombildung, gewisse Narbenbildungen, auch feinere, wie die eigenartige kachektische Färbung der Krebskranken, die hektische Röte der Phthisiker, kaum merkliche Roseolen usw. verraten dem geübten Blick manch' inneres Geschehen. Durch einfache Proben (Strichreaktion, Cutireaktion usw.) kann die Widerspiegelung humoraler und zellulärer Abänderungen noch verdeutlicht werden.

Deshalb ist nicht nur für den Hautarzt, sondern für jeden Mediziner Sehenlernen und ein geübter Blick von größter Bedeutung und der Goethesche Spruch, der sich im Hörsaal der Bonner Medizinischen Klinik findet, verdient alle Beachtung:

„Was ist das Schwerste von allem? Was dir das Leichteste dünket:
Mit den Augen zu seh'n, was vor den Augen dir liegt."

Freilich die Fähigkeit der Intuition, des Schauens, ist angeboren, den empirisch geschulten Blick aber vermag jeder fleißige Arzt durch nie erlahmendes Streben in langer Übung zu erringen, wenn er mit Hinsicht auf die so mannigfachen reizvollen Bilder der Dermatosen den Dichterspruch beherzigt:

„Trinkt, ihr Augen, was die Wimper hält,
Von dem goldnen Überfluß der Welt."

III. Chemisches.

Wichtige und charakteristische Baustoffe der Haut sind die epidermoidalen Hornsubstanzen, Keratine, die das hochschwefelhaltige Cystin als hauptsächlichen Bestandteil enthalten, ferner Pigmentstoffe, Melanine, die je nach Anhäufung die Hautfarbe bedingen und chemisch dem Brenzkatechin nahestehen (nach Bloch Dioxyphenylalanin), endlich zahlreiche Fermente, wie Diastase, Lipase, Proteasen und Katalasen; zu letzteren gehört auch das pigmentbildende Ferment, Blochs Dopaoxydase.

Die Oberhaut und ihre Anhangsgebilde (Nägel usw.) sind reich an Cholesterin und fettartigen Verbindungen desselben. Diese dürften neben dem Talgdrüsensekret, welches ein Gemisch von Estern höherer Fettsäuren mit Lanolin, Lanocerin usw. in öliger wasseraufnahmefähiger Form darstellt, die mehr gleichmäßige Einfettung der Hornschicht vermitteln (Eleidin). Letztere ist auch der Grund, weshalb die normale Haut nicht merklich schuppt, sondern geschmeidig und mattglänzend ist; denn fettentziehende Seifenlauge, Äther, Spiritus, Benzin, Terpentin usw. machen die Haut rauh und spröde, nachfolgende Einsalbung aber macht sie wieder glatt. Im Talg- und Schweißdrüsensekret finden sich als Riechstoffe niedere freie Fettsäuren wie Capryl- und Capronsäure. Durch Kochen der Haut entsteht aus dem kollagenen Gewebe Leim (Glutin, reine Form Gelatine); durch den Gerbprozeß (Gerbsäure = Tannin) Leder; auch aus menschlicher Haut kann ein feines Leder hergestellt werden.

In den Zellen werden saure (Nukleoproteide, Granoplasma) von basischen Eiweißstoffen (basische Kernbestandteile, Spongioplasma) unterschieden, im Gewebe nach ihrem Stoffwechsel Sauerstoff- und Reduktionsorte angenommen (P. G. Unna). Untersuchungen über das Säure-Basengleichgewicht gewinnen immer größere Bedeutung (Säurevermehrung bei Urticaria, Alkalisteigerung bei Ekzem). Vergleichende Stoffwechseluntersuchungen des Blutes und Hautgewebes (ausgestanzte Stückchen) haben gezeigt, daß die Haut ein bedeutungsvolles Speicherungsorgan ist, das Wasser, Kochsalz, Stickstoff, Kalzium, Kalium und sonstige mineralische Bestandteile, auch Fett und Cholesterin unabhängig vom Blutgehalt aufspeichern kann. Auch die Untersuchung des Blutzuckerspiegels (evtl. bei Zuckerbelastung — 20—100 g Glukose) hat wichtige Aufschlüsse über Zuckerintoleranz (Hyperglykämie) bei Dermatosen ergeben, die bei Fehlen von Glykosurie bestehen kann, z. B. bei hartnäckigen Ekzemen, Pruritus, Furunkulose. Ferner kommen Bestimmung des Grundumsatzes (durch Untersuchung des Gasstoffwechsels), des Reststickstoffs, der Harnsäure, des K/Ca-Quotienten sowie der Azidität des Magens ebenso wie der Porphyrinnachweis (bei Lichtdermatosen) öfters in Betracht. Urinuntersuchung (evtl. auch die Nierenfunktionsprüfung) sollte nie versäumt werden.

Seltener werden kolloid-chemische Untersuchungsmethoden (Höber, Schade u. a.) erforderlich, um Veränderungen der Zellkolloide und Zellmembran (veränderte Permeabilität und Quellung) zu ergründen.

IV. Erbbiologisches.

Hereditäre Einflüsse sind für zahlreiche Erkrankungen und Anomalien der Haut mitbestimmend, auch wenn diese nicht schon bei der Geburt manifest, also kongenital sind, sondern erst später hervortreten. Die Erscheinungsform, der Phänotypus des Individuums, setzt sich zusammen aus in der Erbmasse gelegenen, idiotypisch bedingten Faktoren und solchen, die durch Einwirkungen der Umwelt, also paratypisch zutande kommen; je nach Überwiegen der einen oder anderen spricht man von idio- oder paratypischen Leiden. Oft wird nur die Anlage zu Krankheiten vererbt (idiodispositionelle Leiden).

Entsprechend den Mendelschen Regeln sind für jede vererbliche Eigenschaft zwei Faktoren nötig, deren einer sich vom Vater, deren anderer sich von der Mutter herleitet. Sind beide im Individuum für die betreffende Eigenschaft gleich, so spricht man von Homozygotie; sind sie ungleich, von Heterozygotie. Bei einem in bezug auf eine bestimmte Eigenschaft homozygoten Individuum entspricht der Phänotypus der idiotypischen Anlage. Bei Heterozygotie aber kann sich die manifeste Affektion nur nach einer der beiden Anlagen richten. Diejenige Anlage, die sich der anderen gegenüber beim fertigen Individuum durchsetzt, wird als dominant (überdeckend) bezeichnet. Ist die die Anomalie in sich tragende Determinante der zweiten Keimanlage gegenüber unter-

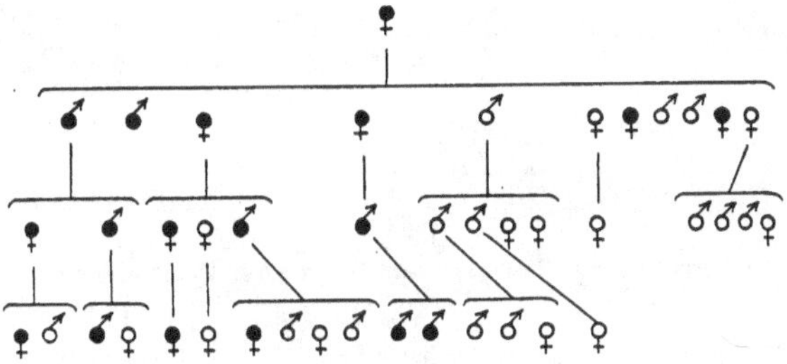

Abb. 2.
Dominante Vererbung (Keratoma palmo-plantare nach Siemens).

legen, so heißt sie rezessiv (überdeckt). Eine dominante Anomalie wird sich also auch dann am Individuum zeigen können, wenn sie heterozygot ist; eine rezessive nur, wenn beide Erbanlagen gleichlaufen, also Homozygotie vorliegt.

Als Beispiele für dominante Vererbung von Hautleiden gelten Epidermolysis bullosa simplex, Ichthyosis vulgaris, Keratoma palmare, Dariersche Krankheit, Porokeratosis Mibelli, Hyper- und Hypotrichosis, Spindel- und Ringelhaare, Recklinghausensche Krankheit, Teleangiektasien, Atherome, senile und präsenile Alopecie, gewisse Pigmentanomalien (z. B. Albinismus circumscriptus).

Charakteristisch für dominante Vererbung ist das Auftreten der Affektion bei zahlreichen Mitgliedern mehrerer Generationen, wobei im Durchschnitt die Hälfte der Geschwister behaftet ist. Das Leiden ist typisch familiär. Neben den Fällen, bei denen der dominante Erbgang ersichtlich ist, stehen andere derselben Krankheit mit solitärem Vorkommen.

Beispiele für rezessive Vererbung sind Xeroderma pigmentosum, Hydroa vacciniforme, Epidermolysis bullosa dystrophica, Ichthyosis congenita, manche Nagelaffektionen, Haar-, Verhornungs- und Pigmentanomalien (z. B. Albinismus universalis).

Krankheiten, die in dem einen Fall dominantem Erbgang folgen, können in einem anderen rezessiv auftreten. Charakteristisch für rezessive Vererbung ist das Befallensein mehrerer (durchschnittlich nur ein Viertel der) Geschwister einer Generation bei Fehlen der Erkrankung in Aszendenz oder Deszendenz; häufig läßt sich Blutsverwandtschaft der Eltern erkrankter Kinder nachweisen.

Seltener ist geschlechtsgebundene Vererbung, worunter man einen Erbgang versteht, bei dem die krankmachende Eigenschaft mit dem das Geschlecht bestimmenden Chromosom verbunden ist und deshalb

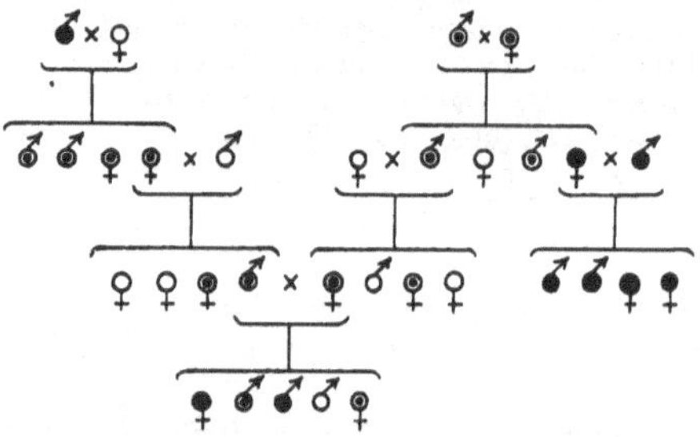

Abb. 3.
Rezessive Vererbung (Beispiel aus Siemens, Vererbungslehre usw.).

nie vom Vater auf den Sohn übergehen kann. Von geschlechtsbegrenzter Vererbung spricht man dagegen, wenn bei einfach dominantem oder rezessivem Erbgang das eine Geschlecht häufiger manifest befallen wird.

Korrelation mit anderen Leiden wird bei manchen Dermatosen beobachtet, so von Neurodermitis flexurarum mit Asthma, Rothaarigkeit mit Sommersprossen, Keratoma palmare et plantare mit Hyperidrosis usw. (polyphäne oder vielmerkmalige Vererbung). Auch beim Menschen können einzelne Eigenschaften nicht nur von einer, sondern von mehreren Erbanlagen beeinflußt werden (polyide oder vielanlagige Vererbung, z. B. Akne vulgaris, Keratosis pilaris).

Zur Ergründung der Vererbbarkeit von Anomalien und Krankheiten ist die systematische Untersuchung von eineiigen und deshalb einander in Haar-, Augenfarbe usw. ungemein ähnlichen Zwillingen, die weitgehend gleiche Erbmasse haben, wertvoll (Zwillingspathologie von H. W. Siemens).

Die Gesamtheit der ererbten und erworbenen Eigenschaften, die dem Organismus sein Gepräge und seine Reaktionsart gegenüber Reizen und Noxen, mithin seine Disposition zu Erkrankungen, verleihen, nennt man seine Konstitution, Abweichungen von der Norm Konstitutionsanomalien.

B. Allgemeine Diagnostik.

Die Behandlung der Haut- und Geschlechtskrankheiten erfordert eine genaue klinische **Diagnose,** die oft durch mikroskopische, parasitologische, serologische und Hautfunktionsproben ergänzt werden muß. Trotz aller Fortschritte bleibt aber der durch Übung geschärfte Blick das beste und unentbehrliche Rüstzeug des Dermatologen und ist auch für den allgemeinen Arzt ungemein wertvoll. Nur ein sicherer Diagnostiker ist auch ein guter Therapeut.

Zur Beurteilung von krankhaften Hautveränderungen ist helles Tageslicht oder als nicht immer ausreichender Ersatz genügend starkes weißes elektrisches Licht erforderlich. Beste Beleuchtung, auch seitliche (feine Schatten erzeugend), ist zur Erkennung kleinster Herdchen unentbehrlich; weiße Flecken (Leukoderm) erkennt man manchmal im Schatten besser. Oft ist der Gebrauch einer guten Lupe, manchmal auch der des Hautmikroskops (Zeiss, Leitz) empfehlenswert. Nur lange fleißige Übung kann den Blick hinreichend schärfen. Erst nach der Inspektion soll die Palpation (Betasten mit der Fingerkuppe, zwischen Daumen und Zeigefinger, Erheben einer Falte) angewandt werden, der in geeigneten Fällen die Kratzprobe (mit dem Fingernagel oder scharfen Löffel), Beobachtung unter Glasdruck (Diaphanie) und Prüfung auf Konsistenz mit der Kopfsonde sowie die Strich-, Quetsch- und Scheuerprobe (zur Feststellung größerer Durchlässigkeit der Kapillaren) folgen. Stets soll der Kranke sich möglichst ganz entkleiden, da sonst leicht wichtige Zeichen übersehen und Fehldiagnosen gestellt werden.

Die **Hautausschläge, Exantheme,** setzen sich aus begrenzt oder diffus angeordneten Veränderungen der Körperdecke zusammen, die nach Umfang, Größe, Gestalt, Farbe usw. recht verschieden sind. Seit alters werden sie in primäre und sekundäre Effloreszenzen, Hautblüten, in schematischer, aber für das Verständnis und den Unterricht brauchbarer Weise eingeteilt. Im Bereich der Körperoberfläche zeigen sie ferner eine jeweils verschiedene, nicht selten charakteristische Verteilung, Lokalisation, die für die Stellung der Diagnose oft besonders wichtig ist.

Als **primäre Effloreszenzen** werden die ursprünglichen Veränderungen bezeichnet und als solche folgende unterschieden:

1. Der Fleck, Macula, ist eine nur durch abweichende Färbung charakterisierte Stelle, z. B. ein Erythem-, Purpura-, Pigment-, Tuschefleck usw. Roseola nennt man ein aus kleinen roten rundlichen Flecken bestehendes auf Druck verschwindendes Exanthem (Syphilis, Typhus abdom.); Unterscheidung von Cutis marmorata, d. h. netzartiger venöser Hyperämie, ist öfters schwierig. Purpura heißt ein aus nicht wegdrückbaren Blutflecken, Ekchymosen oder Petechien zusammengesetztes Exanthem (Flecktyphus, Purpura simplex, rheumatica usw.).

2. Das Knötchen, Papula, stellt eine über das Hautniveau erhabene kleinere oder größere meist flache Bildung dar, die Folge einer Verdickung der Epidermis oder eines Infiltrats der Kutis sein kann; neben lentikulären

(mittelgroßen) unterscheidet man nummuläre (große) und lichenoide (kleine) Papeln (Lichen = kleinpapulöses Exanthem, kann flach [planus] oder kegelartig spitz [acuminatus] oder mit stachelartigen Hornfäden versehen [spinulosus] sein). Mitunter sind die Knötchen so klein, daß sie nur bei seitlicher Beleuchtung an ihrem Glanz erkannt werden können (Lichen planus, nitidus usw.). Papilläre, himbeerförmige Knötchen zeigen eine feingekörnte gewucherte Oberfläche (Framboesia), warzige eine derbere rauhe. In Abbildung 4 ist eine kleine junge Papel von Lichen planus abgebildet, während Figur 5 eine größere erhabene Papel in Form einer flachen Warze, Verruca vulgaris, darstellt.

3. Der Knoten, Tuber, macht eine flachkugelige umfangreichere Erhebung; derartige Knoten bildet die Lepra tuberosa, die tertiäre Syphilis

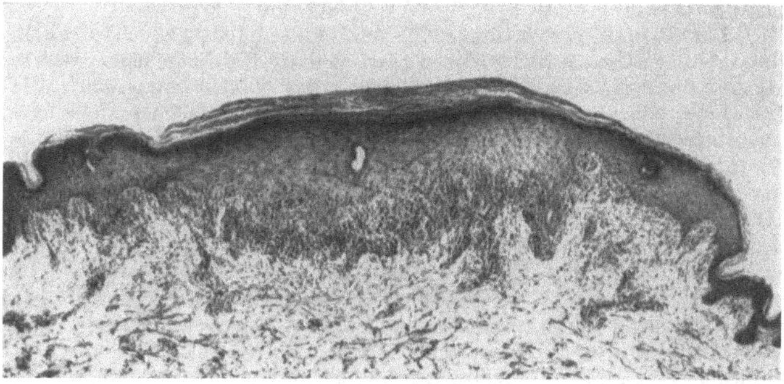

Abb. 4. Lichen planus.-Papel.
Frische umschriebene Papel mit oberflächlichem schüsselförmig begrenzten Infiltrat, Verwischung der Corium-Epidermisgrenze, Hyperkeratose, Ödem im Rete. In der Mitte Lumen eines Schweißdrüsenganges. (Vergr. 42mal.)

als tuberöses Exanthem. Für manche Knotenbildungen ist auch die Bezeichnung Nodus und Nodulus gebräuchlich (Erythema nodosum, Noduli cutanei usw.).

4. Die Geschwulst, Tumor (auch Knollen, Phyma), ist eine größere, oft weit mächtigere Neubildung, die Kutis oder auch Subkutis durchsetzend und hervorwölbend und dementsprechend rein kutan oder kutan-subkutan oder rein subkutan und noch tiefer gelegen.

5. Die Quaddel, Urtica, kennzeichnet sich als eine auf einem akuten Reizödem der Papillar- (und evtl. tiefern) Gefäße beruhende, rote oder blasse flache Erhebung (Urticaria rubra oder porcellanea) von kurzer Dauer (Urticaria = Nesselausschlag, Riesenurticaria bei Quinckeschem Ödem, Lichen urticatus = zugespitzte bläschentragende Quaddeln). Sie ist eine für die Haut besonders charakteristische Erscheinung, bei der die Permeabilität der Endothelien sich plötzlich ändert.

6. Das Bläschen, Vesicula, stellt einen mit Flüssigkeit (Plasma, Serum, Fibrin, Zellen) gefüllten kleinsten Hohlraum in der Epidermis dar,

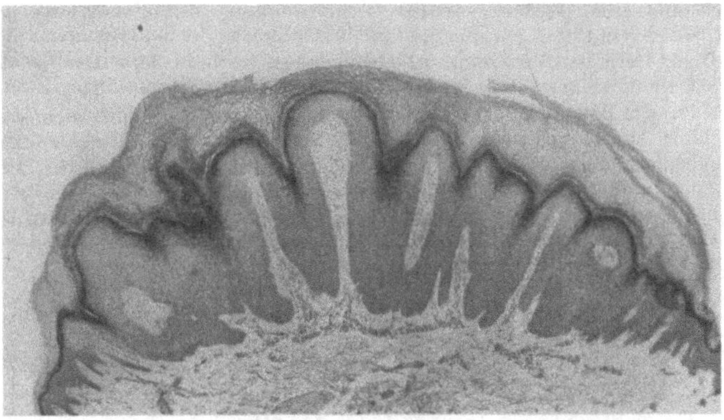

Abb. 5. Verruca vulgaris, umschriebene Papel. Akanthose und Hyperkeratose mit stark vermehrtem Stratum granulosum (Keratohyalin). (Vergr. 40mal.)

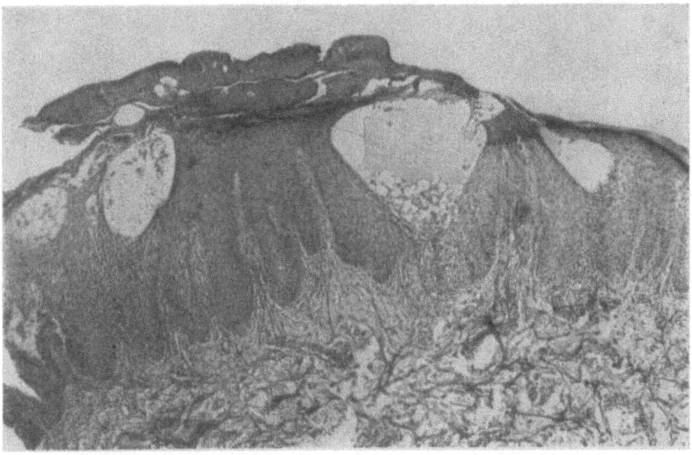

Abb. 6. Ekzema chronicum vesiculosum et crustosum. Unter dicker parakeratotischer Kruste mehrere Bläschen (Vesiculae) innerhalb des stark akanthotischen Rete Malpighi. (Vergr. 41mal.)

der dicht unter der Hornschicht oder tiefer im Rete Malpighi gelegen ist und aus einer schwammartigen Durchtränkung mit Flüssigkeit bzw. wabenartigem Ödem (Status spongioides) entsteht (vesikulöses Exanthem z. B. bei Dermatitis, Ekzem). Abbildung 6 zeigt mehrere derartige Bläschen nebst spongioidem Ödem im umgebenden Rete bei chronischem Ekzem.

7. Die **Blase, Bulla,** wird durch eine größere intra- oder subepidermoidale Abhebung in Gestalt eines mit Serum, Blut oder Eiter gefüllten Hohlraums gebildet (bullöses oder pemphigoides Exanthem, z. B. bei Pemphigus chronicus, Brandblasen usw.). Abbildung 7 stellt eine ganz junge subepidermoidale Blase bei Pemphigus vulgaris chronicus dar, wobei die gesamte Epidermis durch Plasma abgehoben und Zapfen und Papillen bei Bestehen lokaler Eosinophilie verwischt sind.

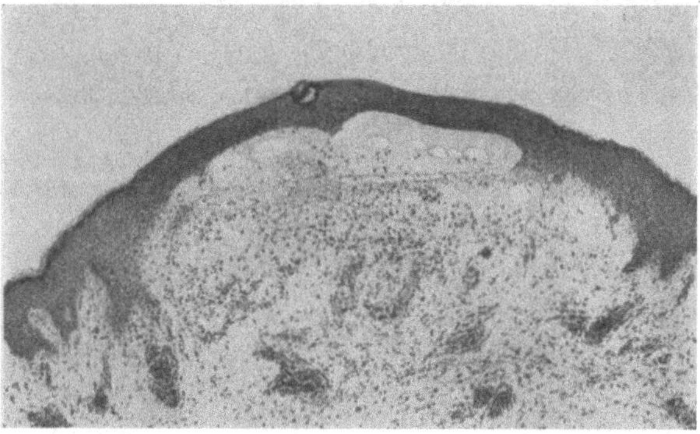

Abb. 7. Pemphigus vulgaris. Frische kleine Blase mit völliger Abhebung der verdünnten Epidermis und starker lokaler Eosinophilie. (Vergr. 45mal.)

8. Das Pöckchen, Pustula, ist ein von vornherein mit Eiter gefülltes Bläschen, oft follikulär sitzend und von einem Haar durchbohrt. Als Pocke bezeichnet man eine charakteristisch gedellte (oft gekammerte) Blase oder Pustel (Variola, Vaccina).

9. Die Zyste, Cystis, nennt man ein von einer Kapsel umschlossenes Hohlgebilde mit flüssigem oder festem Inhalt; sie kann klein (Milium = Hornperle, Hidrocystom = Schweißzyste) oder größer (Atherom = Talgzyste, Cysticercus cellulosae = Finnenbalg usw.) sein.

Diesen primären gegenüber werden als **sekundäre Effloreszenzen** solche bezeichnet, die sich als Folgen der ersteren entwickeln; zu ihnen werden folgende gerechnet:

1. Die Schuppe, Squama, stellt sich als kleinere oder größere Ablösung bzw. Exfoliation der Hornschicht in Lamellen (durch die systematische Kratzprobe, grattage méthodique Brocqs erkennbar) dar und beruht oft auf einer den Zusammenhalt der Schichten lockernden Parakeratose (Kerngehalt im Stratum corneum, Fehlen färbbarer Körner im Stratum

granulosum). Abb. 8 gibt eine schuppende Psoriasispapel wieder, bei der Parakeratose (Kerngehalt der verdickten lamellös aufgespaltenen Hornschicht und Fehlen der Körnerschicht) mit Akanthose (Wucherung der Retezapfen) und perivaskulärem oberflächlichen Infiltrat einhergeht.

2. Die Borke, Crusta, entsteht als gelbliche bis dunkelschwarze mehr oder weniger dicke und feste Auflagerung durch Eintrocknen von serösem Exsudat, Eiter oder Blut. Schuppenkrusten, Crustae lamellosae, nennt man Übergangsbildungen, also durchfeuchtete Schuppen. Riesenborken von Austernschalen ähnelnder Gestalt charakterisieren die Rupia oder Rhypia-Ausschläge z. B. bei Syphilis maligna. Kegelförmig zugespitzte Krusten werden als Hauthörner bezeichnet.

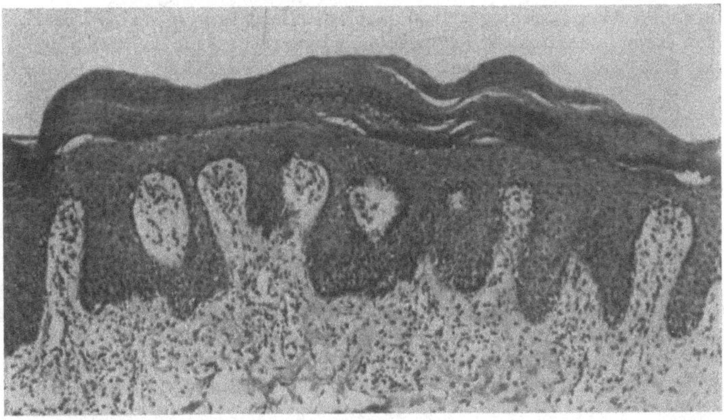

Abb. 8. Psoriasis vulgaris. Mittelgroße schuppende Papel, Akanthose, Parakeratose und geringes unscharf begrenztes Infiltrat zeigend. (Vergr. 75mal.)

3. Die Hautabschürfung, Erosio (Excoriatio), ist ein ganz oberflächlicher Substanzverlust, bei dem nur die Hornschicht oder die Epidermis fehlt und Restitutio ad integrum eintritt; kleinste Erosionen sind z. B. die sog. Ekzemporen (punktförmige rundliche Hornschichtdefekte), geplatzte Herpesbläschen; größere z. B. syphilitische Plaques érosives, der Grund von Brand- oder Pemphigusblasen.

4. Das Geschwür, Ulcus (Ulceratio), stellt einen tieferen Substanzverlust dar, der den Papillarkörper und die Kutis (oberflächliches Ulcus) oder auch Subkutis und tiefere Teile (tiefes Ulcus) betreffen und nur mit Narbenbildung heilen kann. Neben serösem, eitrigem oder blutigem Sekret und membranösen Belägen können sich abgestorbene Gewebsfetzen am Rand oder Grund finden (Nekrose, Phagedaenismus). Tiefe Geschwüre greifen auch auf Muskeln und Knochen über und können diese zerstören.

5. Die Schrunde, Fissura (Rhagas), entsteht als schmaler mehr oder weniger tiefer schmerzhafter Einriß (Spalt) in spröder, infiltrierter, der

Elastizität beraubter Haut, besonders über Gelenken und an Körperöffnungen (Mund. After), wenn die unelastisch gewordene Haut dem Zug nicht mehr folgen kann.

6. Der Hautschwund, Atrophia, stellt einen ganz oberflächlichen narbenartigen Prozeß dar, der die Haut in ihren oberen Schichten oder ganz betrifft, ein Durchscheinen der Gefäße und knitterige Beschaffenheit der Haut, ähnlich zerknülltem Zigarettenpapier, oft mit sich bringt. Ausgedehnte Atrophie hat man auch als Liodermа (z. B. syphiliticum) bezeichnet, rot gefärbte als Erythromelie.

7. Die Narbe, Cicatrix, entsteht nach tiefern Substanzverlusten als zunächst rötliche, allmählich abblassende derbe glatte oder strahlige Gewebsbildung, die auch hypertrophisch oder geschwulstartig (keloid) werden kann; die Hautfelderung und oft auch die Behaarung geht dabei verloren. Ihre Randbeschaffenheit (serpiginös, pigmentiert) ist diagnostisch bedeutsam (Lues III), ebenso etwaige Sensibilitätsstörung (Lepra, Hysterie usw.).

8. Die Hautverhärtung, Skleroderma (Dermatosklerosis, Sklerema), erweist sich als eine meist flächenhaft auftretende Umwandlung der Haut in harte wie gefrorene Platten; ihr geht oft ein Erythem oder mehr oder weniger deutliche Entzündung voraus. Weichere Einlagerungen (Myxödem) sind davon zu unterscheiden.

Die beschriebenen Effloreszenzenarten können vereinzelt und isoliert auftreten oder auch dicht zusammenschießen und Gruppen bilden, z. B. einen Herpes, d. h. Bläschen auf gemeinsamer roter Basis, oder ein Satelliten- oder korymbiformes Exanthem, z. B. ein sog. Bombensyphilid, d. h. kleinere Papeln rings um eine größere ältere zentral gelegene, wie Planeten um die Sonne. Sie können ferner zu größeren Scheiben wachsen, entweder durch appositionelles Wachstum, wobei jüngere Effloreszenzen neben älteren aufschießen und mit ihnen zusammenfließen, konfluieren (z. B. Ekzem, Lichen planus), oder auch eine periphere Ausbreitung zeigen, indem z. B. ein Trichophytie- oder Psoriasisherd nach allen Richtungen radiär zu einer immer größeren Scheibe anwächst, wie eine Bakterien- oder Pilzkultur auf künstlichem Nährboden. Dies zentrifugale Wachstum kann mit Rückgang in der Mitte einhergehen und so ringförmige Bildungen, annuläre oder zirzinäre Exantheme, erzeugen, die bei Konfluenz einander auslöschen und dadurch polyzyklisch oder serpiginös begrenzte girlandenartige Bänder und Figuren (landkartenähnlich) entstehen lassen (z. B. Psoriasis gyrata et figurata). Die Abheilung kann mit völliger Wiederherstellung, mit Hyper- oder Depigmentierung (Leukoderm) oder auch mit Atrophie oder Narbenbildung erfolgen; letztere ist für destruktive Prozesse (Tuberkulose, ältere Lues, Ca, Pocken usw.) charakteristisch.

Um bei dieser Buntheit der Erscheinungen, die den Anfänger verwirrt, ein Urteil zu gewinnen, sucht man stets die frischesten und jüngsten (primären) Effloreszenzen herauszufinden und sieht zu, ob kleinste Flecke, z. B. Roseola, kleinste Knötchen, z. B. Lichen planus, kleinste Bläschen, z. B. Ekzem, Impetigo, als ursprüngliche und erste Veränderungen festzustellen sind. Frühzeitiger Nachweis von Schuppen durch die Kratzprobe ist wichtig für die Erkennung der makulösen Pityriasis rosea und versicolor und der papulös beginnenden Psoriasis.

Entscheidend für die Diagnose ist das Auffinden besonders charakteristischer Bildungen, wie der Milbengänge, kleiner grauer oder schwärzlicher zackiger Striche zwischen den Fingern, an den Handgelenkbeugen usw. bei Skabies, und längerer gewundener Linien bei Dermatomyiasis linearis (Hautmaulwurf), ferner scharf und eckig oder strichförmig begrenzter Schörfe bei Hysterie und Selbstverletzung.

Für die Diagnose bedeutsam ist ferner die Verteilung oder **Lokalisation** der Herde an der Körperdecke, zu deren Beurteilung man zweckmäßig das Gesamtexanthem aus einiger Entfernung (1—2 m) betrachtet. So sind die Beugeseiten bei Ekzem, Lichen planus, papulösem Syphilid usw. gewöhnlich stärker betroffen, die Streckseiten dagegen bei Psoriasis, Prurigo Hebrae usw. Wichtig ist auch das Befallensein der Palmae und Plantae, die bei Erwachsenen von papulösen Syphiliden, bei Säuglingen von Skabies und syphilitischem Pemphigus bevorzugt werden. Die Beschaffenheit der behaarten Kopfhaut ist stets zu beachten; sie weist z. B. krustöse Papeln bei frischer Lues, mit trocknen Schuppenhügeln bedeckte bei Psoriasis, Nisse von Pediculi oft bei Ekzem und Impetigo auf. Manche Formen des Haarausfalls, Alopecia, sind besonders wichtig, so die kleinfleckige Alopezie (auch in Brauen und Zilien) für frische Lues, die narbige für Favus, Lupus erythematodes usw., Abgebrochensein der oft grau verfärbten Haare für Pilzerkrankungen (Trichophytie, Mikrosporie usw.). Auch die Beachtung der Nägel ist wichtig (Querfurchen z. B. nach fieberhaften Krankheiten, Grübchen oder Tüpfel bei Psoriasis, graugrünliche Verfärbung und Auflockerung bei Dermatomykosen, Psoriasis usw.).

Einseitige Lokalisation deutet auf besondere Pathogenese hin, z. B. neurogene, wie bei Zoster, oder angeborene Fehlbildungen, wie bei Naevi, oder die in ihrer Genese noch dunkeln strichförmigen Erkrankungen (in Voigtschen Grenzlinien?). Symmetrische Ausbreitung findet sich vor allem bei akuten hämatogenen Erkrankungen (Erythema multiforme, frischen Syphiliden usw.), aber auch bei exogenen Dermatosen, z. B. Skabies.

Auch die Prüfung der mechanischen Hautreaktion durch mit dem Nagel oder Sondenknopf gezogenen Strich, z. B. am Rücken oder der Brust, ist wichtig (Erythem, Dermographia rubra, alba, elevata), ebenso die Feststellung, ob manche Effloreszenzen auf Reiben urtikariell aufschwellen (Urticaria pigmentosa, manche Leukämide usw.) oder durch Quetschen einer Hautfalte oder Scheuern (kräftiges Reiben) Blutfleckchen (Petechien) infolge von Brüchigkeit oder größerer Durchlässigkeit der Kapillaren auftreten (Purpura usw.). Erfrierung kleiner Hautstellen mit dem Äthylchloridspray oder kurze Belichtung ist zur Feststellung einer Kälte- oder Lichtüberempfindlichkeit (s. Urticaria) wichtig. Auf die Bedeutung der Cuti- und Intradermoreaktion mit Tuberkulin, Trichophytin sei hier nur kurz verwiesen, ebenso auf Reizproben auf Idiosynkrasie, Ekzembereitschaft usw.; sie wurden z. T. bereits beschrieben (physiol. Einleitung, S. 6).

Nie darf genaueste Untersuchung der Mund- und Rachenschleimhaut (Lues, Lichen planus, Pemphigus, Lupus erythematodes und vulgaris usw.), der Genital- und der Analgegend (Lues, Gonorrhoe usw.) und der Lymphdrüsen (Lues, Tuberkulose, Leukämie usw.) versäumt werden. Auch sollte der Urin stets geprüft (Diabetes, Albuminurie, Porphinurie) und das Blutbild genügend beachtet werden (Leukämie,

Pseudoleukämie, perniziöse Anämie usw.); auch Zählung der Blutkörperchen und Blutplättchen, Feststellung der Gerinnungszeit, Senkungsgeschwindigkeit, des Blutzucker- und Cholesteringehalts usw. können erforderlich werden.

Besonderen Wert hat manchmal die Untersuchung mit dem Kapillarmikroskop (Leitz, Zeiss), das nach Aufstreichen von Zedernholzöl, das die Epidermis durchsichtig macht, bei 40—60facher Vergrößerung die Betrachtung der Kapillaren, aber auch von Pigmentflecken, Milben usw. gestattet und am Nagelfalz auch Schlüsse auf allgemeine Leiden (Eklampsie, Nephritis) zuläßt. Die Untersuchung auf Pilze ist durch Benutzung des

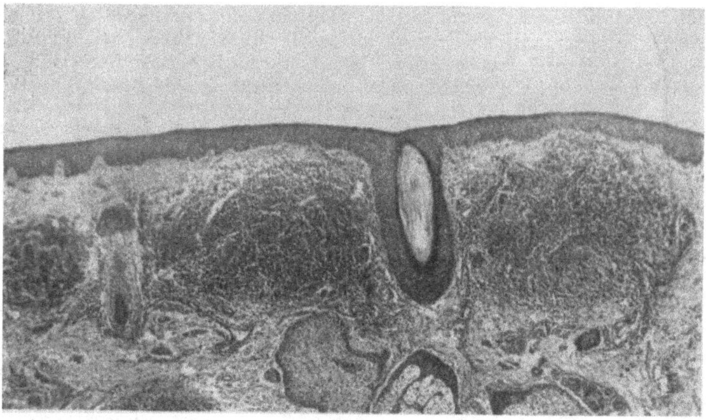

Abb. 9. Lupus miliaris disseminatus faciei. Typische Lupusknötchen mit Langhansschen Riesenzellen (spärlich), Epitheloid-, lymphozytären und Plasmazellen. (Vergr. 40mal.)

Woodlichts (366 $\mu\mu$) sehr erleichtert (Kromayerlampe mit vorgeschaltetem Woodfilter), in welchem pilz- und sporenhaltige, also kranke Haare fluoreszierend aufleuchten und so für die mikroskopische und kulturelle Prüfung leicht herausgefunden werden können (auch zur Kontrolle der Heilung bei Mikrosporie wichtig).

Zur Sicherung der Diagnose ist nicht nur bei Geschlechtskrankheiten (Gonorrhoe, Ulcus molle, Lues, Balanitis), sondern auch bei vielen Hautkrankheiten (Skabies, Dermatomykosen, Tuberkulose, Lepra usw.) genaueste **mikroskopische Untersuchung** zum Nachweis der Erreger usw. erforderlich. In unklaren Fällen ergibt die **Biopsie**, d. h. die Exzision eines kleinen Stückchens unter Lokalanästhesie und histologische Untersuchung, oft entscheidenden Aufschluß.

Zu diesem Zweck werden exzidierte Hautstücke in neutralem Formalin (1 : 9 Aqua dest. in dunkler Flasche) oder reinem Alkohol (am besten 80%ig) 24 Stunden lang fixiert; genügend große Flüssigkeitsmenge ist dabei wichtig. Die etwaige Durchschneidung muß genau senkrecht zur Oberfläche und zum Verlauf der größeren Gefäße mit scharfem Rasiermesser geschehen; Verkrümmung dünner Hautstücke kann durch Anheften der Epidermisfläche an Kork- oder Pappstückchen vermieden werden. Ist Tierimpfung erforderlich, muß vorher ein entsprechendes Randstück dafür steril aufbewahrt und möglichst bald überimpft werden.

Sehr wichtig ist die Anfertigung frischer Präparate, die, mit Wachs umrahmt*) und luftdicht abgeschlossen, nach Stunden und Tagen noch untersucht und fortlaufend beobachtet werden können (auch im Dunkelfeld; s. bei Lues). So findet man spärliche Hautpilze oft erst nach längerer Aufhellung durch 10—20% Kalilauge oder Glyzerin; Hefe, Spirochäten usw. zuweilen angereichert; auch über das Blutbild (Leukämie usw.) gibt ein solches Präparat schon eine gewisse Orientierung. Über die Färbung von Ausstrichpräparaten, die auch im Dunkelfeld (Leuchtbild) untersucht werden können, ist Weiteres bei den betreffenden Krankheiten nachzulesen.

Durch die Biopsie sind Geschwülste, wie Epitheliome, Karzinome usw., meist leicht zu erkennen und von Syphilomen (Gummen, Primäraffekten usw.) zu unterscheiden; schwieriger ist die Differentialdiagnose zwischen Tuberkulose und Lues, da letztere zuweilen auch tuberkuloiden Bau (Riesen- und Epitheloidzellen) zeigen kann (Abb. 9). Für die Erkennung gutartiger Tumoren (Syringome, Trichoepitheliome, verschiedene Naevi), der Urticaria pigmentosa (Mastzelleninfiltrat), der Leukämide, aber auch des Lichen planus (flaches Rundzelleninfiltrat, Hyperkeratose usw.), der Psoriasis vulgaris (Akanthose [= Retewucherung], Parakeratose [= Kerngehalt der Hornschicht und Fehlen der Körnerschicht] und oberflächliches geringes Infiltrat), des Ekzems (Akanthose, Parakeratose und Spongiose [=Ödem des Rete Malphigi mit Höhlen- bzw. Bläschenbildung]) und vieler andrer Dermatosen ist die Biopsie oft von ausschlaggebender Bedeutung, noch mehr natürlich für die wissenschaftliche Forschung; ist doch der Dermatologe durch sie in der Lage, pathologische Histologie am Lebenden zu treiben und in die Geheimnisse der geweblichen Veränderungen und Vorgänge tief einzublicken (vgl. hierzu die Abb. 4—9).

Nicht selten ist auch die Züchtung auf künstlichen Nährböden, z. B. bei Gonorrhoe, Trichophytie usw., und die Tierimpfung, z. B. bei Tuberkulose, Rotz (Meerschweinchen), Milzbrand (Maus), Sporotrichose (Ratte), Vakzineerkrankung und Herpes simplex (Kaninchenkornea, Meerschweinchenplanta), Maul- und Klauenseuche (Planta pedis beim Meerschweinchen), Lues (Kaninchenhoden, Maus) erforderlich. Über Kultur unter dem Deckglas s. bei Dermatomykosen.

Stets muß der Dermatologe und auch der praktische Arzt an die Möglichkeit der Syphilis denken und soll lieber zu oft als einmal zu wenig die serologische Prüfung (s. bei Syphilis) in einem zuverlässigen Labora-

*) Hierzu benutze ich eine etwa 5 mm dicke gelbe Wachskerze (Stück von einem gewöhnlichen Wachsstock) mit etwa 0,8—1 cm lang hervorstehendem Docht, mit dem nach Auslöschen das Deckglas ringsum umzogen wird.

torium ausführen lassen, daneben bei der Differentialdiagnose die so verbreitete Tuberkulose und die malignen Tumoren nicht vergessen. Die Regel, daß der Praktiker da, wo er Tuberkulose oder Ca. usw. annimmt, selbst bei negativem serologischen und Spirochätenbefund nach Heranziehung der Liquorprüfung erst einige Zeit Jodkali (+ Neosalvarsan) zum Ausschluß okkulter Lues (Gummen usw.) geben soll, ist sehr beherzigenswert (Diagnosis ex juvantibus [Edm. Lesser]).

Die Anamnese ist mit größter Sorgfalt zu erheben, auch bezgl. arzneilicher und gewerblicher Schädigungen (Überempfindlichkeit) und der Erblichkeit vieler Hautleiden. Oft ist es sehr schwer, innere und äußere Noxen festzustellen, z. B. Antipyrin, Wurst, Obst bzw. Primeln, Pelz- oder Kleiderfarben, Haus- und Pilzallergene usw. Eine negative Anamnese darf nie zum Ausschluß von Syphilis, Gonorrhoe usw. verführen (Lues ignota, congenita tarda usw.). Geübte Untersucher werden nach Erhebung des objektiven Befundes durch Stellung bestimmter und eindringlicher Fragen schneller zur Klarheit gelangen.

Sehr wichtig ist die Einzeichnung der Lokalisation umschriebener oder verbreiteter Hautkrankheiten in ein einfaches Schema der Körperoberfläche (Vorder- und Rückseite). Ferner empfiehlt es sich von seltenen und wichtigen Erkrankungen gute Photographien, am besten auch Farbenaufnahmen, zu machen; auch zur Sichtbarmachung des Heilerfolges. In Kliniken wird in solchen Fällen eine plastische Wiedergabe in Form von farbigen Wachsabbildungen, Moulagen, noch empfehlenswerter sein.

Bei den erblichen Hautkrankheiten wird zweckmäßig eine Stammbaum- bzw. Vererbungstafel angelegt, wobei Erkrankte durch geschwärzten, Gesunde durch nicht geschwärzten Kreis und lediglich mit der Krankheitsanlage Behaftete durch einen Kreis mit einem schwarzen Punkt im Zentrum kenntlich gemacht werden (s. Abb. 2 und 3).

C. Allgemeine Therapie.

Zur erfolgreichen **Behandlung** genügt nicht die Kenntnis der gebräuchlichen Mittel und gewisser Rezepte, sondern ebenso wichtig ist deren sachgemäße Anwendung und die Wahl der geeignetsten Applikation. Dasselbe Mittel hat nicht die gleiche Wirkung, wenn es in verschiedener Weise zubereitet gebraucht wird, z. B. als Puder, Lösung, Schüttelmixtur, Paste, Salbe, Pflaster oder dicht abgeschlossener feuchter Verband; denn die Tiefenwirkung wird im allgemeinen um so größer, je dichter der Abschluß der Haut gemacht und je mehr infolge Verhinderung der Perspiration eine Erweichung und Mazeration der oberen Hautschichten und evtl. vorhandener Auflagerungen bewirkt wird. So haben dichte Salbenverbände, gut abgeschlossene feuchte Verbände, Pflastereinhüllungen eine erhebliche Tiefenwirkung, während Puderungen, Schüttelmixturen, Pasten oberflächlicher wirken. Bei Säuglingen und Kleinkindern können zu dichte Verbände Wärmestauung machen und gefährlich werden. Dazu kommt die verschiedene Empfindlichkeit kranker Haut, die sich in besonderer Reizbarkeit gegen Fette, Wasser oder gewisse Medikamente verrät. Wichtig ist die Beachtung der individuellen angeborenen oder erworbenen Überempfindlichkeit gegen gebräuchliche Heilmittel, wie Hg-, Jodpräparate usw. Aus diesen Gründen ist die genaue Kenntnis der verschiedenen Applikationsformen der chemischen Heilmittel besonders wichtig, deren gemeinsame Besprechung sich auch zur Vermeidung von Wiederholungen empfiehlt.

Im Anschluß daran sollen die wichtigsten physikalischen Behandlungsmethoden in Kürze erläutert werden.

Nicht nur für die Diagnose, auch für die Wirksamkeit der Heilmittel ist die Entfernung sekundärer Auflagerungen, wie Schuppen, Krusten, von größter Wichtigkeit; unter ihnen verbergen sich charakteristische Erosionen, Wucherungen oder Geschwüre, deren Form die Erkennung ermöglicht und deren Heilung oft nur gelingt, wenn das äußere Medikament sie direkt trifft. Die Beseitigung geschieht durch erweichende Mittel, wie Salizylöl, Salizylsalbe, Salizylpflaster, Wasserstoffsuperoxyd oder auch feuchte Verbände mit essigsaurer Tonerde, Salizylresorzinlösung usw.

I. Verschiedene Gebrauchsformen (Applikationsarten) chemischer Heilmittel.

Die einfachste therapeutische Methode, die Puderbehandlung, soll zunächst besprochen und im Anschluß daran die Verwendung von Lösungen, Ölen, Salben, Pasten, Schüttelmixturen usw. geschildert werden.

1. Streupulver.

Indifferente Puder wirken auf entzündete Haut beruhigend, zugleich trocknend, kühlend und aufsaugend. Billig und für viele Fälle ausreichend ist Talcum venetum, gebräuchlich sind ferner Zinc. oxydatum, Amylum tritici und oryzae (Weizen- und Reismehl). Wo eine Zersetzung möglich ist (Achselhöhlen, Genitalien usw.), vermeidet man Amylum. Durch Zusatz von Acid. salicyl. (3%), Acid. boric. (5%), Schwefel (10—20%), Kalomel (50%) kann man dem Puder desinfizierende, durch Zusatz von Menthol (1—2%) jucklindernde Eigenschaften, durch Beigabe von etwa 1—2% Bolus rubra hautähnliche Färbung verleihen. Empfehlenswerte Formeln sind:

1. Talcum venet. 50,0
DS. Streupuder.

2. Talc. venet. (oder Amyl. tritic.)
Zinc. oxydat. aa 25,0
MDS. Zinkpuder.*)

3. Acid. salicyl. 1,0
Talc. venet. ad 30,0
MDS. Salizylstreupuder.

4. Calomel.
Talc. venet. aa 5,0
MDS. Kalomelpuder.

5. Sulfur. praecipit. 3,0—6,0
Talc. venet.
Zinc. oxydat. aa ad 20,0
MDS. Schwefelpuder.

6. Tannin.
Talc. venet. } aa 5,0
Zinc. oxydat.
MDS. Tanninpuder.

Als hautfarbener Puder kann auch Unnas Pulvis cuticolor (Zinc. oxydat. 5,0, Magnes. carbon, 4,0, Bol. alb. 2,5, Bol. rubr. 0,5, Amyl. oryz. 8,0) gebraucht werden. Auch Vasenolstreupuder, Lenicetsilberpuder (1/2%) sind empfehlenswerte Puder für empfindliche Haut.

Die Anwendungsweise ist sehr einfach, indem ein Wattepinsel oder Wattebausch in den Puder getaucht und dieser dann aus gewisser Entfernung auf die Haut aufgestreut wird (Berührung wegen Infektionsgefahr bei mehrmaligem Eintauchen des Pinsels vermeiden). Bei Verwendung größerer Mengen sind mit feinen Öffnungen versehene Puderbüchsen empfehlenswert. Bei allgemeiner Dermatitis wird das Puderbett verwandt, wobei der unbekleidete Körper reichlich eingepudert und in ein weiches Laken gehüllt wird. Für nässende Ekzeme und Impetigo eignet sich Puderbehandlung nicht, da sie dicke sich evtl. zersetzende Krusten macht.

2. Wässerige, spirituöse und andere Lösungen.

Wässerige Lösungen dienen zu Waschungen, Umschlägen und feuchten Verbänden, spirituöse, ätherische usw. zu Pinselungen und Betupfungen. Zu kühlenden Umschlägen benutzen wir etwa 1% essigsaure Tonerde (1 Teil Liqu. Alum. acet. + 8 Teile Wasser), kieselsaure Tonerde (1 : 15), 1‰ Salizyl- und 1—2% Resorzinlösung, die in Form von Mullkompressen (auch Leinewand) aufgelegt und öfters gewechselt werden; sie können kühl, warm oder heiß appliziert werden, je nach der Wirkung, die man anstrebt. Die entsprechenden Verordnungen sind:

7. Liqu. Alum. acet. 200,0
DS. 1 Teil mit 8 Teilen Wasser zu verdünnen.

8. Acid. boric. 6,0
Aqu. dest. ad 200,0
MDS. Borwasser.

9. Acid. salicyl. 0,2
Aqu. dest. ad 200,0
MDS. Zu Umschlägen.

10. Acid. salicyl. 0,2
Resorcin. resubl. 2,0 (—4,0)
Aqu. dest. ad 200,0
MDS. Zu Umschlägen.

*) In der Kassenpraxis auch Zinc. oxyd. crudum (billiger).

Letztere Lösung (Rez. Nr. 10, Salizylresorzinwasser) hat sich uns auch bei reizbarer Haut ganz besonders bewährt. Billiger ist es, die Bestandteile als Pulver zu verschreiben und von den Kranken in gekochtem Wasser lösen zu lassen.

Statt Liqu. Alum. acet. wird oft mit Vorteil kieselsaure Tonerde, Liqu. Alum. silacet. (1 : 15—10), die nässende Flächen gut trocknet, angewandt und auch Alsol (1—3 % wässerige Lösung) empfohlen. Auch Zinc. sulfur., Sublimat oder Hydrarg. oxycyan. ($^1/_2$—1 ‰) werden in ähnlicher Weise gebraucht. In Form eines feuchten, luftdicht abgeschlossenen Verbandes haben diese Lösungen eine große Tiefenwirkung, die noch durch Zusatz von Alkohol gesteigert werden kann (z. B. 1 Teil Liqu. Alum. acet. + 1 Teil Spiritus + 5—6 Teile Wasser bei Trichophytia profunda und tiefen Pyodermien).

Zum Betupfen von Erosionen ist 1—2 % Arg. nitric.- bzw. Trypaflavinlösung (Arg. nitric. 0,3, Aqu. dest. ad 15,0; Trypaflav. 0,15, Aqu. dest. ad 15,0) sehr wertvoll.

Spirituöse Lösungen dienen zur Desinfektion der Haut, z. B. 1 % Salizyl- oder Sublimatspiritus, zur Stillung des Juckens, wie 1 % Thymol-, 1—2 % Mentholspiritus; hier ist Glyzerinzusatz zum besseren Haften und zwecks besserer Verträglichkeit empfehlenswert. Auch Haarwässer, die zur Einreibung des gescheitelten Haarbodens benutzt werden, gehören hierher (s. Rez. 16).

Zu Pinselungen werden neben Jodtinktur, Teertinktur auch azetonhaltige Lösungen benutzt, wie z. B. die jahrzehntelang bewährte Sacksche Teerlösung. Entsprechende Formeln sind:

11. Thymol. 1,0
Menthol. 2,0 (—4,0)
Glyc. pur. 5,0 (—10,0)
Spirit. vin. ad 100,0
MDS. Jucklindernder Spiritus.

12. Sublimat. 1,0
Glyc. pur. (oder Anthrasol) 10,0
Spir. vin. ad 100,0
MDS. Sublimatspiritus.

13. Pic. liquid. 10,0
Spir. vin. ad 100,0
M. filtra bene. DS.:
Veielscher Teerspiritus.

14. Acid. pyrogall. 10,0
Spirit. vin. ad 100,0
MDS. Pyrogallusspiritus.

Auch Solutio lithanthracis acetonica Sack (Ol. lithanthr. 10,0, Benzol 20,0, Aceton ad 100,0) und Liantral (Liantral. 10,0—30,0, Benzol 20,0—40,0, Spir. vin. ad 100,0 oder besser rein) sind vorzügliche und weitgehend reizlose Teermittel.

Zu der 2—5—10 % Veielschen Teertinktur bewährt sich ein 10—15—20 % Glyzerin- und 2 % Salizylzusatz oft trefflich.

Auch reines Glyzerin dient nicht nur zum Einreiben und Geschmeidigmachen rauher Haut, sondern auch als Lösungsmittel, z. B. für Sublimat (1 %), Tannin (3—5 %), Chloralhydrat (1 %) usw.

Eine treffliche, bei Ekzemen, Dermatomykosen, Sycosis simplex usw. brauchbare Lösung ist die Arningsche Tinktur, die aus Anthrarobin 1,0, Tumenol 4,0, Tct. benzoes 15,0 und Äther ad 30,0 besteht.

3. Öle.

Von den Ölen wird in der Hauttherapie weitgehend Gebrauch gemacht. Vor allem das Olivenöl (Ol. olivarum) dient zur Beseitigung der Krusten und Auflagerungen und zur reizlosen Entfernung von zähen Salben und Pasten; das im Krieg verwandte Ol. neutrale oder Ol. vaselini ist nicht empfehlenswert. Zum Erweichen von festhaftenden Borken, auch an behaarten Stellen, werden dem Öl 5 oder 10% Acid. salicyl. zugesetzt, das sich aber nur gut löst, wenn Ol. ricini beigegeben wird (s. Rez. 15).

Leinöl, Oleum lini, dient als Ersatz für Olivenöl und wird bei Verbrennungen viel benutzt, am besten mit geringem Zusatz von Phenol (1—3%) oder Thymol (0,05—0,1%); auch andere reine Öle können verwandt werden.

Lebertran, Ol. jecoris aselli, wird bei Lichen scrofulosorum mit Erfolg zur Einreibung angewandt.

Rizinusöl, Ol. ricini, dient als Zusatz zu spirituösen Haarwässern 0,5—2,0 auf 200) an Stelle von Glyzerin und zur Herstellung von Brillantinen; Klettenwurzelöl wird zum Einfetten zu trockenen Haares gern benutzt. Folgende Formeln sind gebräuchlich:

15. Acid. salicyl. 5,0
Ol. ricini 20,0
Ol. oliv. opt. ad 100,0
MDS. Öl zum Abweichen von Borken.

16. Acid. salicyl.
Menthol. aa 1,0
Resorcin. alb. 4,0 (—5,0)
Ol. ricin. 2,0 (oder Anthrasol 5,0)
Spir. lavandul. 30,0
Spir. vin. ad 200,0
MDS. Haarwasser.

17. Thymol. 0,1
Ol. lini
Aqu. calcis aa ad 200,0
MDS. Kühlendes Brandwasser.

18. Sulfoform. 3,0
(Ätherpetrol. 2,0)
Ol. oliv. opt. ad 30,0
MDS. Sulfoformöl.

Sulfoformöl ist auch zu 30, 50 und 100 g fertig im Handel zu haben.

4. Salben.

Als Salbengrundlagen dienen vor allem reine Vaseline, die als Rückstand bei der Petroleumdestillation gewonnen wird, Lanolin, aus Tierhaut stammend, Adeps suillus, Schweineschmalz, das durch Zusatz von Tct. benzoes haltbarer gemacht werden kann (Adeps benzoatus); ferner Eucerin, Ung. paraffin., Ung. leniens, Ung. simplex u. a. Am gebräuchlichsten ist Vaseline, und zwar bestes Vaselinum flav. americ., während für Augensalben das teurere Vasel. alb. bevorzugt wird. Schlechte Vaseline macht Follikulitiden und hartnäckige, mit Keratose einhergehende Hautreizungen. Das offizinelle Lanolin besteht aus Adeps lan. anhydr. 15,0, Aqu. 5,0 und Paraff. liquid. 3,0.

Für Krätzesalben empfiehlt sich auch Adeps suillus wegen seiner besseren Verreibbarkeit, auch für Kopfsalben wird er ebenso wie Ung. paraffin., Ung. leniens oder Eucerin benutzt; Salben mit Ung. len. verschmieren die Haare, zumal bei Frauen, nicht so, solche mit Adeps suill. sind mit Seifenwaschung besser zu entfernen. Sehr gebräuchlich ist eine Mischung von Vasel. flav. americ. und Lanolin (10—20% Lanolin oder aa part. aequ.); eine Mischung von gleichen Teilen wird als Ung. molle bezeichnet. Lanolin eignet sich als Lanolin. anhydric. (oder Eucerin. anhydr.) vorzüglich zur Herstellung von Kühlsalben, indem es die 2—3fache Menge Flüssigkeit aufnehmen kann. Das Paradigma einer solchen milden und beruhigenden selbst von stark gereizter Haut oft gut vertragenen Kühlsalbe ist:

19. Liqu. Alum. acet. (1—2%) 40,0
Lanolin. anhydric. (oder Eucer. anhydr.) 40,0
Vaselin. flav. americ. ad 100,0
MDS. Kühlsalbe für gereizte schmerzhafte Haut.

Dieser Salbe kann auch Acidum boricum in 2—3% zugesetzt werden. Gebräuchliche Salbenformeln sind:

20. Acid. salicyl. 0,3—1,5*)
Solv. in Ol. ricin. q. s.
Vas. flav. americ. (oder Eucerin.) ad 30,0
MDS. Salizylvaseline.

21. Ammon. sulfoichthyol. 4,0
Lanolin. 6,0
Vas. flav. americ. ad 20,0
MDS. Ichthyolsalbe.

22. Zinc. oxydat.
Bismut. subnitr. aa 3,0
Ung. lenient. rec. par.
Ung. simpl. aa ad 30,0
MDS. Zinkwismutsalbe.

23. Hydrarg. sulfur. rubr. 0,3
Sulf. praecip. 3,0
Vasel. flav. am. opt. ad 30,0
MDS. Zinnobersalbe (Ung. sulfuratum rubrum).

Eine sehr bewährte Salbengrundlage ist das Ung. vasel. plumbic. oder Ung. Hebrae modificat. (bestehend aus gleichen Teilen von Emplastr. litharg. simpl. und Vasel. flav.). Da es zäh ist, wird es zweckmäßig durch Zusatz von Ol. oliv. oder Vasel. etwas geschmeidiger gemacht (Empl. litharg. spl., Ol. oliv. opt., Vasel. flav. am. opt. āā); es wird besonders mit 1—5% Salizylsäure, 10—20% Naftalan, 5—10% Anthrasol oder Ol. rusci bzw. cadin. als Salbe für Affektionen der Hände und Füße verwandt.

Geeignete Salbengrundlagen sind ferner das Resorbin Ledermanns, besonders für graue Quecksilbersalbe, ferner Jeßners Mitin, Byrolin, Ung. refriger. Eucerin. (Eucerincrême), für fettige Haut Mattan. Die Salben werden entweder in Form von wirklichen Salbenverbänden gebraucht, indem sie, auf Leinwand oder Mull gestrichen, mehrere Millimeter dick aufgelegt oder nur dünn aufgerieben und bepudert werden; ihre Entfernung soll nie durch Waschen mit Seife geschehen, sondern sie werden vorsichtig mit Watte und etwas Öl, Eucerincrême, Ung. leniens oder gereinigtem Benzin abgewischt.

Die in der Praxis viel gebräuchlichen und reklamehaft angepriesenen Wundsalben, Desitinsalbe (aus Zinc. oxyd., Wollfett, Vasel. und Lebertran zusammengesetzt) und Lyssiasalbe (Zinc. oxyd., Ichthyol, Nafalan, Perubalsam, Chinon, Carbolsäure, Extr. hamam., Bism. oxyjodogall., Vaselin u. Kakao enthaltend) können reizen und sollten durch individuell angepaßte Salben ersetzt werden.

*) Acid. salicyl. löst sich nur gut bei Zusatz von Ol. ricin. oder etwas Alkohol, Borsäure in Glyzerin.

5. Pasten.

Pasten sind eine Mischung von Salben und Pudern und in der Behandlung von Hautleiden sehr beliebt, da sie Verbände oft entbehrlich machen, milde wirken und austrocknen. Für den behaarten Kopf sind sie nicht empfehlenswert, da sie zu fest in den Haaren haften, auch an anderen behaarten Stellen (Genitalien, After) wählt man Salben oder weiche Pasten.

Das Paradigma der Pasten ist die Zinkpaste, die aus gleichen Teilen Puder und Fett besteht und mit Amylum oder fein verriebenem Talc. venet. hergestellt wird. In der ursprünglich von Lassar empfohlenen Form enthält sie noch 2% Acid. salicyl.; eine festere Konsistenz kann ihr durch Ersatz der Hälfte des Vaselins durch Lanolin gegeben werden. Sorgsame feinste Verreibung (tere exactissime!) ist für die reizlose Wirkung von großer Bedeutung.

24. Zinc. oxydat.
Talc. ven. aa 25,0
Vasel. flav. amer. ad 100,0
MDS. Zinkpaste
(Pasta Zinci c. Talco par.).

25. Acid. salicyl. 2,0
Zinc. oxyd.
Amyl. tritic. aa 25,0
Vasel. flav. amer. ad 100,0
MDS. Lassarsche Paste.

26. Zinc. oxyd.
Talc. ven. aa 15,0
Vasel. flav. amer. ad 100,0
MDS. weiche Zinkpaste
(Pasta zinci mollis c. Talco par.).

27. Zinc. oxyd.
Talc. ven.
Lanolin. pur.
Vasel. flav. } aa 25,0
MDS. Festere Zinkpaste.

Diesen Pasten können die verschiedensten Medikamente zugesetzt werden; zur Erhaltung der richtigen Konsistenz empfiehlt es sich, bei Zusatz größerer Mengen den Puder- oder Fettgehalt dementsprechend etwas zu verändern.

Gebräuchliche Pasten sind:

28. Acid. salicyl. 1,0
Tumenol-Ammon. 1,0—5,0
Pasta zinc. c. Talc. par. ad 50,0
MDS. 2—10% Tumenolzinkpaste.

29. Naftalan. 10,0—25,0
Past. zinc. c. Talc. par. ad 50,0
MDS. 20—50% Naftalanzinkpaste.

30. Acid. salicyl. 0,5
Sulf. praecip. 5,0
Past. zinc. c. Talc. par. ad 50,0
MDS. Salizylschwefelzinkpaste.

31. Naphthol. 5,0
Sulf. praecip. 25,0
Sapon. virid.
Vasel. flav. } aa ad 50,0
MDS. Lassarsche Schälpaste.

Milde wirkt bei besonders empfindlicher Haut die milcheiweißhaltige Fissanpaste, ferner Jeßners Mitinpaste, die als Pasta mitini an Stelle der Zinkpaste verschrieben wird; für das Gesicht eignet sich auch Unnas Mattanpaste gut.

All diese Pasten werden mehr oder weniger dick (etwa messerrückendick) aufgestrichen und etwas überpudert; sie können aber auch nach Art eines Salbenverbandes mit Mull, Leinewand oder Lint angewandt werden.

Von größter Bedeutung ist die richtige Entfernung der Pasten; durch starkes Reiben, Abwaschen mit Wasser oder gar Seife kann die Heilwirkung verhindert werden. Die Pasten dürfen nur mit Watte und reinem Olivenöl, gereinigtem Benzin (Benzin. alb.), Ung.

leniens, Eucerincrême oder oder bester Vaseline vorsichtig abgewischt werden. Benzin reinigt am besten, Olivenöl ist noch milder.

Eine sehr gute und milde Paste, besonders für heftige akute Dermatitis geeignet, ist das Zinköl, Oleum zinci, von Lassar mit 60% Zinkoxyd angegeben, von uns meist aus gleichen Teilen Öl und Puder bereitet; auch ihm können Medikamente zugesetzt werden.

32. Acid. boric. 2,0
Zinc. oxyd.
Ol. olivar. opt. aa 50,0
MDS. Borzinköl.

33. Acid. boric. 2,0
Tumenol-Ammon. 5,0—10,0
Zinc. oxyd.
Ol. olivar. opt. aa ad 100,0
MDS. Bortumenolzinköl.

Gern benutzen wir Zinköl mit 2% Acid. boric., Acid. salizyl. oder 1—2% Menthol, zur juckstillenden oder keimtötenden Wirkung; **2% Borzinköl** (gut in Glyzerin lösen!) leistet uns bei reizbaren Dermatitiden und Ekzemen vorzügliche Dienste (Rez. 32); auch Tumenol-Ammon. kann zu 2—10% zugesetzt werden (Rez. 33). Als besonders mild und für reizbare Ekzeme geeignet wird von Unna eine weiche Kalkwasserleinölpaste (Calcar. carbon., Zinc. oxyd., Ol. lini, Aqu. calcis aa), als gut austrocknend und aufsaugefähig seine Kieselgurpaste (Zinc. oxyd. 10,0, Terr. siliceae 2,0, Adip. benzoat. 28,0) empfohlen.

6. Trockenpinselungen (Schüttelmixturen oder Zinkschminken).

Noch bequemer in der Anwendung als Pasten und Salben sind die Schüttelmixturen, die etwa aus gleichen Mengen Puder und Flüssigkeit bestehen; sie bilden nach der Auftragung eine dünne Deckschicht, die die kranke Haut schützt und Medikamente festhält. Da sie die Wäsche nicht so beschmutzen und gut vertragen werden, sind sie in der Praxis sehr beliebt und besonders für die Behandlung am Tage als Ersatz der fettigen Pasten geeignet. Bei Ekzemen, Gesichtsausschlägen usw. werden sie immer mehr gebraucht und bei gegen Fett empfindlicher Haut sind sie unentbehrlich.

Die gebräuchlichste Trockenpinselung besteht aus gleichen Teilen Zinkoxyd, Talkum, Glyzerin und Wasser; sie ist sehr milde und bildet eine gute Deckschicht. Ersetzt man das Wasser durch 30—50%igen Spiritus, so trocknet sie schneller ein; der Glyzerinzusatz kann evtl. auf 15 oder 10% herabgesetzt werden.

Normalformeln sind:

34. Zinc. oxyd.
Talc. venet.
Glyc. pur.
Aqu. dest. aa 25,0
MDS. Wässerige Zinkschminke.

35. Zinc. oxyd.
Talc. venet.
Glyc. pur.
Spir. vin. (50%) aa 25,0
MDS. Spirituöse Zinkschminke.

36. Bismut. subnitr. 10,0
Zinc. oxyd.
Talc. ven.
Glyc. pur. aa 15,0—20,0
Aqu. dest. ad 100,0
MDS. Zinkwismutschminke.

37. Zinc. oxyd.
Talc. venet.
Glyc. pur. aa 20,0
Traganth 2,0
Paraffin. liqu. 5,0
Aqu. dest. ad 100,0
MDS. Paraffin-Zinkschminke.

Zusatz von 2% Traganth und 5% Paraffin. liquid. ist zur Erzielung weniger spröde machender, mehr salbenartiger Konsistenz vorteilhaft. (Rez. Nr. 37).

Diesen Schüttelmixturen können alle möglichen Medikamente zugesetzt werden, wie Bor, Teer, Schwefel, Ichthyol, Tumenolammonium, Bromokoll, Resorzin, Tannin, wobei wie bei den Pasten zur Erhaltung der Konsistenz die Pulver- und Flüssigkeitsmenge etwas verändert werden kann. Beliebte Rezepte sind außer 2—3% Borzinkschminke:

38. Tumenol-Ammon. 5,0—10,0
Zinc. oxyd.
Talc. ven.
Glyc. pur. aa 20,0
Aqu. dest. ad 100,0
MDS. Tumenolschüttelmischung.

39. Bromokoll 10,0
Tumenol-Ammon. 5—10,0
Zinc. oxyd.
Talc. ven.
Glyc. pur. aa 20,0
Aqu. dest. ad 100,0
MDS. Juckstillende Schüttelmixtur.

40. Liqu. carb. deterg. 5,0—10,0
Zinc. oxyd.
Talc. ven.
Glyc. pur. aa 20,0
Aqu. dest. ad 100,0
MDS. Teerschüttelmischung.

41. Resorcin alb. 2,0
Sulf. praecip. 5—10,0 (evtl. 20,0)
Zinc. oxyd.
Talc. ven.
Glyc. pur. aa 20,0
Aqu. dest. ad 100,0
MDS. Schwefelschüttelmischung.

42. Hydrarg. sulf. rubr. 1,0
Sulf. praecip. 10,0—20,0
Zinc. oxyd.
Talc. ven. aa 15,0
Glyc. pur. 20,0
Solut. Resorcin. alb. (2%)
ad 100,0
MDS. Schwefelzinnoberschminke.

43. Bismut. subnitric.
Zinc. oxydat.
Talc. ven. aa 10,0
Vaselin. flav. 5,0
Cholesterin q. s. (ca. 0,1—0,2)
Aqu. dest. ad 100,0
MDS. Zinkwismutemulsion.

Bromokoll kann durch Quellung die Mischung zu steif machen, deshalb ist kleinere Pudermenge empfehlenswert. Eine gute, reizlose und etwas Fett in Form einer Emulsion enthaltende Trockenpinselung stellt Rez. Nr. 43 dar; sie kann auch ohne das teure Wismut (Zinc. oxyd., Talc. aa 15,0) verwandt werden. Fertige Präparate, z. B. Leukutane (in Tuben mit Tumenol, Teer, Schwefel usw.), Fissan- und Milkudermpräparate (Milchbestandteile, Kieselsäure usw. enthaltend), scheinen uns meist entbehrlich.

Auch bei den Zinkschminken kann nach der Auftragung, die nach kräftigem Schütteln mit einem Pinsel oder Wattestäbchen erfolgt, noch etwas Talkum nachgepudert werden. Die Entfernung muß vorsichtig geschehen und gelingt meist leicht mit warmem Wasser, bei empfindlicher Haut ist Ung. leniens, Öl oder Benzin empfehlenswert. Wo man die Überhäutung nicht stören will, kann die Entfernung auch zeitweise unterbleiben und nur nachgepinselt werden. An stark behaarten Stellen (Kopfhaut) sind Schminken ebenso wie Pasten wegen Verklebung der Haare nicht anwendbar.

7. Hautfirnisse und Zinkleime.

An Stelle der Trockenpinselungen können auch Firnisse und Leime zur Behandlung umschriebener Herde benutzt werden, die zu einer schützenden Decke eintrocknen und Medikamente auf der erkrankten Haut festhalten. Am gebräuchlichsten sind: Collodium (Lösung von Schießbaumwolle in Äther), Collodium elasticum (dasselbe mit Rizinusölzusatz, geschmeidiger), Traumaticin (Lösung von Kautschuk in Chloroform), Benzoetinktur und Gelanth (aus Traganth und Gelatine bestehend, schnell eine elastische Decke bildend).

Als Beispiele seien genannt:

44. Acid. salicyl.
Acid. lactic. aa 1,0
Collodium elastic. ad 10,0
MDS. Hühneraugenkollodium.

45. Sublimat. 0,5
Tct. benzoes ad 50,0
MDS. Sublimatbenzoetinktur.

46. Chrysarobin. 2,5—5,0
Traumaticin. ad 50,0
MDS. Chrysarobintraumaticin.

47. Ammon. sulfo-ichthyol. 2,5—10,0
Gelanth. ad 50,0
MDS. Ichthyolgelanth.

Gelanth kann leicht mit warmem Wasser entfernt werden, die übrigen mit Benzin, Spiritus oder Äther.

Zinkleime, die sich beim Erwärmen verflüssigen, bilden, auf die Haut gepinselt, eine gute schützende Decke, vermindern durch Luftabschluß den Juckreiz und leisten besonders bei Unterschenkelekzemen und Beingeschwüren in Gestalt des Zinkleimverbandes Ausgezeichnetes.

Zwei Formeln werden am meisten gebraucht:

48. Gelat. alb.
Zinc. oxydat. aa 15,0
Glycerin. pur. 25,0
Aqua dest. ad 100,0
MDS. Dünnerer Zinkleim,
Gelatina zinci mollis.

49. Gelat. alb. 15,0
Zinc. oxydat.
Glycerin. pur. aa 25,0
Aqua dest. ad 100,0
MDS. Dickerer Zinkleim,
Gelatina zinci dura.

Die Leime können in Blechbüchsen fertig bezogen werden. Der härtere Leim eignet sich am meisten für die Dauerverbände der Unterschenkelgeschwüre. Vor dem Gebrauch wird der Leim in heißes Wasser gestellt, mit einem Pinsel aufgetragen und mit dünner Watteschicht (Flocken) bedeckt.

Dem Zinkleim können ebenfalls Medikamente zugesetzt werden, z. B. Tumenol, Ichthyol, Resorzin, Schwefel, Teer. Derartige Leime sind auch fertig im Handel zu haben, ebenso wie fertige Zinkleimbinden, Glauko- oder Varicosanbinden, die recht empfehlenswert sind.

8. Pflaster.

Pflaster dienen nicht nur zur Befestigung eines Verbandes und zum Schutz verletzter oder kranker Haut, sondern auch direkt zu Heilzwecken, indem ihnen allerlei Medikamente inkorporiert werden können. Sie bilden eine völlig abschließende Decke und haben eine gewisse Tiefenwirkung. Vor dem Auflegen wird die Haut mit Benzin oder Äther gereinigt und ein passendes Pflasterstück dann aufgeklebt; dabei werden differente und schmutzende Pflaster (z. B. Hg- oder Chrysarobinpflaster) mit einem größeren sie etwa 1 cm überragenden indifferenten Zinkpflaster überklebt

(Doppelpflaster). Die Entfernung geschieht mit gereinigtem Benzin oder Äther. Am bekanntesten sind die Unnaschen Pflastermulle oder Guttaplaste (Beiersdorf) und besonders folgende Präparate gebräuchlich:

Zinkoxydguttaplast, gut klebend, reizlos, ist ebenso wie Leukoplast, Germaniaplast (Blank-Bonn), Bonnaplast (auf Rollen), Vulnoplast (mit mittlerer Mullschicht fertig zum Wundverband) u. a. als Schutz- und Verbandpflaster sehr empfehlenswert, auch auf Reisen.

Quecksilber- und Karbolquecksilberguttaplast sind besonders für Furunkel unentbehrlich. Außerdem werden Salizylguttaplaste (meist 10—20, aber auch bis 40%, stärkste auf Sammet) zur Erweichung von Schwielen und hyperkeratotischen Hautleiden, ferner Resorzin-, Chrysarobin-, Pyrogallol-, Ichthyol-, Teer- und andere Guttaplaste angewandt. Der Katalog von Beiersdorf gibt über diese und viele andere nähere Auskunft.

Empfehlenswert sind auch Arnings Trikoplaste, die noch reizloser sind, aber weniger gut kleben; besonders die seifenhaltigen Salizyltrikoplaste sind bewährt.

Paraplaste eignen sich für unbedeckte Haut, da sie infolge ihrer helleren Färbung unauffälliger sind und eine festere Unterlage besitzen; sonst ähneln sie den Guttaplasten.

9. Seifen.

Seifen, bekanntlich fettsaure Alkalisalze (Kaliseifen von weicher, Natronseifen von harter Konsistenz), sind für die Reinigung gesunder Haut von größter Bedeutung; aber auch diese können sie gelegentlich reizen und spröde und rissig machen, besonders wenn sie freies Alkali enthalten (Sapo viridis). Milder wirken die für empfindliche Haut empfehlenswerten neutralen Seifen und besonders die überfetteten Seifen, die Fett im Überschuß enthalten. Seifen, die auch von zarter Haut gut vertragen werden, sind z. B. Wolffs Palmitinseife, für täglichen Gebrauch sehr geeignet, Lanolinseife, Unnas Niveaseife, Heines zentrifugierte Kinderseife, gute Rasierseife. Bei irritablen Hautleiden, z. B. vielen Ekzemen, werden auch milde Seifen mit warmem Wasser nicht vertragen. Als medikamentöse oder medizinische Seifen bezeichnet man solche, denen bestimmte Medikamente zugesetzt worden sind, und unterscheidet flüssige und feste Seifen. Viel gebraucht werden Schwefel- und Teerseifen, sowohl für die Kopf- wie die Körperhaut, z. B. bei Seborrhöe, Akne vulgaris, Furunkulose, Kopfekzemen. Empfehlenswert ist die Schwefelpräzipitatseife von Beiersdorf, die Schwefelkampferperubalsamseife von Eichhoff, die Ichthyolseife ersterer Firma, die Nenndorfer Schwefelseife (eine schwächere und eine stärkere), ferner Unnas Pernatrolseife ($2^1/_2$, 5, 10, 20%), die depigmentierend, hornerweichend, aber auch leicht reizend wirkt. Als desinfizierende Seifen empfehlen sich die Eichhoffsche Sublimatseife und die wenig reizende, z. B. bei „rotem Hund" in den Tropen empfohlene Afridolseife, die eine nicht ätzende Hg-Seife darstellt.

Zur Reinigung der Kopfhaut dient der alte Hebrasche Seifenspiritus, Spir. sapon. kalin. Spiritusseifen, wie die von Blaschko angegebenen Sapalkole mit Schwefel-, Teer-, Resorzinzusatz, sind z. Z. leider nicht mehr im Handel.

10. Waschungen und Bäder.

Wasser wirkt nicht nur reinigend, auflockernd und erweichend auf die Oberhaut ein, sondern beeinflußt je nach seinem Wärmegrad die Blutgefäße der Haut in verschiedener Weise; kaltes Wasser bewirkt nach vorübergehender Kontraktion eine Erschlaffung (venöse Hyperämie, selten bei Disponierten Kälteurtikaria), heißes nach kurzer Erweiterung eine kräftige Zusammenziehung der Gefäße, also eine Vermehrung ihres Tonus. Bei manchen reizbaren Dermatosen wirken alle Arten der Wasseranwendung ungünstig, so daß ein völliges Waschverbot nötig ist. Bei weniger empfindlicher Haut werden warme und heiße Waschungen besser vertragen als kalte, zumal wenn reizmildernde Stoffe dem Wasser zugesetzt werden. Als solche sind empfehlenswert Borax (1—2 Teelöffel Kaiserborax auf eine Waschschüssel), Mandelkleie (ebenso) oder auch Milch (1 : 3 Wasser). Ganz vorzüglich sind Waschungen mit heißem filtrierten Kamillentee (auch Betupfungen mit getränkter Watte) oder mit Salizylresorzinwasser (Rez. Nr. 10) bei juckenden Affektionen, besonders an Genitalien und After. — Bäder wirken in ähnlicher Weise; warme werden von empfindlicher Haut besser vertragen als kalte. Auf ein Vollbad für einen Erwachsenen rechnet man etwa 200—300, auf ein Kinderbad 30—100, ein Sitzbad 25—30, ein Fußbad 10 Liter (10 l = 1 Eimer). Bei Hautkranken werden benutzt:

1. Kleiebäder: 1—1,5 kg (2—4 Handvoll für ein Kinderbad) Weizenkleie werden mit Wasser aufgekocht, durch Leinwandtuch durchgeseiht und dem Badewasser zugefügt; milde, auch bei empfindlicher Haut gut vertragen.

2. Eichenrindebäder: $^1/_2$—1 kg Eichenrinde werden mit Wasser abgekocht und dem Badewasser zugefügt (bei chronischen juckenden Erkrankungen).

3. Schwefelbäder: 100—150 g Kal. sulfurat. pro balneo, oder ebensoviel Solutio Vlemingkx (30—50 auf ein Kinderbad) werden dem Badewasser zugesetzt; diese Bäder haben üblen Geruch und greifen Metallwannen an. Weniger ist dies der Fall beim Thiopinol, das in größeren Flaschen (150 g) für Vollbäder und kleineren (50 g) für Sitz- oder Kinderbäder käuflich ist. Dauer 10—20 Minuten. Kolloidale Fluidosan-Schwefelbäder sollen ohne den üblen Schwefelwasserstoffgeruch auch in Nickel- oder Zinkwannen verabfolgt werden können.

4. Teerbäder: Die Kranken werden mit Teer (Ol. Rusci oder Tct. Rusci) an den Krankheitsherden bepinselt und bleiben 10—20 Minuten im Bade. Statt dessen kann dem Bade auch eine Teerlösung in dünnem Strahl unter stetem Umrühren zugesetzt werden; empfohlen werden dafür:

50. Ol. rusci 100,0
Spir. sapon. kalin.
Aqu. dest. aa ad 75,0
MDS. Für ein Teerbad.

51. Ol. cadin. 50,0—100,0
Extr. cort. Quillaj. fluid. 10,0
Vitell. ovi unius
Aqu. dest. 250,0
MDS. Für ein Teerbad.

„Balnacid für saure Teerbäder" (100—200 cm³ auf ein Vollbad), das bei juckenden Ekzemen von Klingmüller empfohlen wurde, leistet auch uns seit Jahren gute Dienste gegen Pruritus und pruriginöse Dermatosen.

5. Salz- oder Solbäder: 5—7,5 kg (Staßfurter) Badesalz kommen auf ein Vollbad (1—2% Kochsalzgehalt), 1—1,5 kg auf ein Kinderbad; gut bei skrofulösen Leiden.

6. Bäder mit übermangansaurem Kali: Dieses wird bis zur schwachen Rotweinfärbung zugesetzt. Günstige Wirkung bei Pyodermien und manchen Ekzemen (etwa 30 cm³ 10% Lösung für Erwachsene, 3 bis 12 für Kinder). Größere Konzentration macht störende Hautfärbung.

7. Sublimatbäder: 1 g auf ein Kinder-, 5 g auf ein Bad für Erwachsene. Gebräuchlich bei Pyodermien und Syphilis.

Auch Waschungen und Bäder mit Essigsäure (1 : 6000—3000) werden als juckstillend empfohlen.

Für schwere Dermatosen mit weiten Strecken wunder Haut (Pemphigus, Verbrennung usw.) ist das Hebrasche Wasserbett mit konstanter Temperatur in Kliniken üblich, in dem die Kranken tage- und monatelang liegen können. Im Notfalle kann es improvisiert werden, indem man durch regelmäßiges Nachlaufenlassen heißen Wassers die Temperatur konstant erhält.

Bei Gefäßerschlaffung (Akrozyanose, roter Nase) sind lokale heiße oder Wechselbäder bewährt; die erkrankten Teile kommen abwechselnd in eine Schüssel mit heißem und kaltem Wasser (je $^1/_4$—$^1/_3$ Minute), wodurch nach Art der Übungstherapie der Tonus der Gefäße angeregt wird.

11. Intoxikationen durch äußere oder innere Anwendung differenter Mittel.

Auch bei äußerer Anwendung differenter Mittel in Form von Salben, Pasten, Umschlägen, Bädern usw. können Intoxikationen selbst mit tödlichem Ausgange vorkommen. Daher ist besonders bei größeren wunden Flächen und ausgedehnter oder universeller Anwendung bei verschiedenen Mitteln Vorsicht geboten. Zu diesen gehören vor allem Pyrogallol, β-Naphthol, Perubalsam, Teer und seine Derivate, Phenol, Resorzin, selbst Salizylsäure, ferner Wismut, Quecksilber, Jodoform u. a. Pyrogallol ist ein schweres Blutgift und kann Kopfschmerz, Erbrechen, Hämoglobinurie, Somnolenz und selbst den Tod herbeiführen; es darf daher nie auf großen Flächen angewendet werden. Auch β-Naphthol kann in Form stärkerer Salben (15%) bei ausgedehnterem Gebrauch nervöse Reiz- und Lähmungserscheinungen, wie Erbrechen, Unruhe, Delirien, Somnolenz, ferner Nephritis und Hämoglobinurie bewirken; Todesfälle an Glomerulonephritis sind schon nach 7,5—10% Salbe beschrieben worden. Teer und seine Derivate, wie Phenol, können neben nervösen Erscheinungen Erbrechen und Nierenschädigung (grünen bis schwarzen Urin) hervorrufen. Selbst nach Resorzin und Salizylsäure sind gelegentlich Intoxikationen (Erbrechen, nervöse Reizerscheinungen, Kollaps, Nierenschädigung) beobachtet worden. Über Arsen, Jodoform, Quecksilber siehe unter Arzneiausschlägen. Auch Wismut und seine Derivate sind gelegentlich gefährlich. Bei erodierter Haut und Anwendung der Mittel über große Flächen ist daher Überwachung des Allgemeinbefindens, des Nervensystems und Urins dringend anzuraten, zumal bei Kindern, die empfindlicher sind als Erwachsene.

Intoxikationen bei innerlicher, subkutaner, intramuskulärer und intravenöser Verabreichung sind natürlich noch leichter möglich, nicht nur durch Salvarsan-, Quecksilber-, Wismutpräparate, sondern vor allem auch durch Goldmittel, wie Triphal, Krysolgan, weniger durch Aurophos (s. dort). Neben Kopfschmerz, Magen- und Darmstörungen, Nierenreizung usw. ist besonders auf Exantheme, die in Form allgemeiner Dermatitiden lebensbedrohlich sind, zu achten. Schwere anaphylaktische Zufälle (Schock) können die Folge von wiederholter (auch intrakutaner) Seruminjektion sein (z. B. bei Desensibilisierung gegen Fischeiweiß usw.).

12. Verbände.

Als Verbandmaterial benutzen wir mit Vorliebe Verbandmull, Leinewand, Cambric oder Lint. Außerdem haben sich im Krieg Zellstoff und Papierbinden bewährt. Watte soll nicht direkt auf die Haut gebracht werden, da sie hitzt, das Jucken vermehrt und an feuchten Stellen sich zusammenknüllt. Salben werden mit dem Spatel (jedesmal frischem Holzspatel zur Vermeidung von Übertragungen!) entweder direkt auf die Haut aufgetragen oder auf Leinwand oder Mull messerrückendick aufgestrichen, aufgelegt und mit Mullbinde befestigt; zur Vermeidung des Durchschlagens wird eine dünne Watteschicht oder Lint zwischen Salbenlappen und Binde eingefügt. Für das Gesicht wird eine Gesichtsmaske mit Öffnungen für Mund, Nasenlöcher und Augen zurechtgeschnitten und mit Salbe bestrichen aufgelegt und mit Binden befestigt. Für den behaarten Kopf können Badekappen aus Leinen oder aus gestärkten Mullbinden hergestellte Kappen benutzt werden; für die Hände werden zum Fixieren der Salben an Stelle von Verbänden gern Mull-, Baumwolle- oder Lederhandschuhe benutzt. An umschriebenen Hautstellen kann zur Abdeckung von Salbenlappen oder Paste ein Stück Lint oder Cambric mit Zinkleim, Mastisol oder Wundfirnis ringsherum aufgeklebt werden. An den Geschlechtsteilen verhüten Suspensorien, T-Binden oder waschbare Badehosen die Beschmutzung der Wäsche (Sauberkeit und genügend häufiger Wechsel ist wichtig).

Für feuchte oder Dunstverbände wird ein mit essigsaurer Tonerdelösung befeuchtetes Stück Verbandmull (10—20 Schichten) auf die erkrankte Stelle gelegt, nachdem die Umgebung mit Zinkpaste bestrichen wurde, dann ein den Mull mehrere Zentimeter überragendes Stück Guttaperchapapier, Gummileinwand oder Billrothbatist und darüber eine Lage Watte gefügt und das Ganze mit einer Mullbinde befestigt. Für einen Dunstverband des Gesichts muß auch hier eine Maske aus wasserdichtem Stoff den Mull gut überdecken. Spiritusverbände werden in gleicher Weise, evtl. mit durchlochtem Billrothbatist, hergestellt. Die Wirkung der Dunstverbände (besonders solcher mit 1 Teil essigsaurer Tonerde, 1 Teil Spiritus und 5—6 Teilen Wasser) kann durch Auflegen heißer Leinsamenkissen (Kataplasmen) verstärkt werden. Auch Thermophore und Elektrotherm-Kompressen können mit Vorteil dazu benutzt werden.

Zur Behebung der Stauung am Unterschenkel beim varikösen Symptomenkomplex werden elastische Binden von den Zehen herauf bis zum Knie angelegt, als solche sind Teufels Diakonband oder die Idealbinde empfehlenswert. Besser wirkt noch ein **Zinkleimverband,** der folgendermaßen angelegt wird: Der Unterschenkel wird hochgelagert, das Geschwür mit Zinkleim umpinselt und ein Salbenlappen aufgelegt; ebenso werden ekzematöse Stellen mit Pastenlappen bedeckt. Nachdem nun eine Wattemanschette am Fuß und Knie zur Polsterung angebracht ist, wird die Haut mit Zinkleim bepinselt und zugleich eine angefeuchtete gestärkte Mullbinde von den Zehen bis zum Knie glatt angelegt, wobei sie zweckmäßig öfters abgeschnitten wird, um drückende Falten zu vermeiden. Je nach dem Grade der Kompression, den man beabsichtigt, werden mehr oder weniger zahlreiche Schichten übereinandergefügt und evtl. verstärkende Längsstreifen eingeklebt und so ein Stützverband erreicht, der nach dem Eintrocknen tage- und wochenlang liegen bleiben kann und dem Kranken das Gehen ohne Schmerz ermöglicht. Die Abnahme geschieht leicht im warmen Wasserbade (Lokalbade).

13. Reinlichkeit und Asepsis.

Wie jeder Arzt soll sich der Dermatologe größter Sauberkeit befleißigen und die Regeln der Asepsis wohl beachten, nicht nur, um sich selbst vor Infektion zu bewahren, sondern um bei seinen Kranken jeden Schaden (Übertragung, Sekundärinfektion usw.) zu verhüten. Gehäufte Pyodermien auf einer Abteilung sind ein Zeichen für nicht genügende Beachtung dieser Regeln durch das Personal. In Amerika werden Kopfkappen und Mundbinden bei Liquorpunktion, intravenösen Injektionen usw., wie Chirurgen sie tragen, oft schon angelegt.

Waschen der Hände vor und nach jeder Untersuchung und Behandlung ist auch in der Privatpraxis nie zu unterlassen. Haut- und Geschlechtskrankheiten gelten im Publikum als unreinlich, ja z.T. als ekelhaft; um so mehr ist peinlichste Sauberkeit des Arztes, Behandlungszimmers und aller Utensilien erforderlich (stets frische Wäsche und neue Papierunterlagen). Instrumente können durch Abflammen (Eintauchen in reinen Alkohol, Entzünden an Kleinflamme; nicht in die große Flamme halten!) schnell sterilisiert werden; ausglühbare Platinösen, Spatel usw. sind vor und nach dem Gebrauch in der Flamme zu sterilisieren (alsdann warten, bis Abkühlung eingetreten ist). Spritzen (Rekord-) werden in einem Glas mit eingeschliffenem Deckel in Alcohol abs. dauernd steril und gebrauchsfähig gehalten (s. bei Salvarsanbehandlung). Jeder, auch der geringste, operative Eingriff erfordert strengste Asepsis, besonders auch intravenöse Injektionen und Liquorpunktionen (lumbal und subokzipital). Jede kleinste Wunde (Punktion) ist mit Kollodium gut zu verschließen (evtl. auch Pflaster). Nachlässigkeit in dieser Hinsicht wird von den Kranken leicht bemerkt und mit Recht sehr verübelt.

II. Physikalische Behandlungsmethoden.

Hier können nur die wichtigsten Methoden kurz skizziert werden.

1. Kohlensäureschneebehandlung.

Aus einer Kohlensäureflasche läßt man die Kohlensäure in einen Lederbeutel ausströmen, wobei sie zu Schnee erstarrt. Diesen kann man in geeigneten Formen aus Holz, Glas oder Zelluloid in runde, drei- oder viereckige Stücke pressen. Bequemer ist es, einen der käuflichen Apparate (Dr. Strauss, Haertel, Serenyi) zu benutzen, welche den Schnee direkt in solche Formen ausfließen lassen, in denen er dann durch Stempel gepreßt wird. Die CO_2-Stücke können mit dem Messer für kleine Herde passend geschnitten werden; für große Flächen empfiehlt sich drei- oder viereckige Form, damit bei Erfrierung größerer Flächen keine Lücken stehen bleiben. Der Kryokautère (Dr. Vignat) gestattet wesentlich kältere Mischungen von Kohlensäureschnee und Azeton anzuwenden (– 80° C), und gewährt durch verschieden geformte Ansätze und Messung des Drucks (Feder) eine sehr exakte Einwirkung auf die kranken Stellen. Die Stärke der Wirkung ist abhängig von der Dauer und dem angewandten Druck; die Haut von Kindern ist viel empfindlicher als die Erwachsener. Man erfriert auf diese Weise die Haut 5—30″, selten länger; dem hohen Kältegrad entsprechend entsteht eine intensive tiefgreifende Erfrierung, die langsam auftaut; dann folgt bald unter Brennen eine Quaddel und später evtl. auch Blasenbildung. Nachbehandlung mit Borsalbe, Byrolin, Pellidolpaste. Für Naevi, Rosacea, Lupus erythematodes, Warzen, flache Epitheliome ist das Verfahren erprobt, auch bei Xanthomen nützlich. Besonders günstig sind die Erfolge bei Epitheliomen und Warzen, wenn man Röntgen oder Radiumbehandlung der Erfrierung sogleich folgen läßt.

2. Elektrolyse und Iontophorese.

Sie leistet Gutes bei kleinen Neubildungen der Haut, Warzen, Fibromen, Naevi, Teleangiektasien usw. und kann mit einer konstanten Batterie oder einem Pantostaten leicht ausgeführt werden. Eine Platinnadel (auch Stahl- oder Nähnadel) wird am negativen Pol (handlicher Nadelhalter von Siemens, Reiniger, Veifa) angeschlossen, die positive mit frischem Mull bedeckte Plattenelektrode gut befeuchtet auf die Haut (Hand) aufgesetzt, nachdem durch Eintauchen beider Elektroden in Wasser und Auftreten von H_2-Bläschen an der Nadel der richtige Anschluß kontrolliert worden ist (zur Verhütung dunkler Eisenflecke beim Gebrauch von Stahlnadeln wichtig). Die Nadel wird nun eingestochen und erst dann der Strom langsam eingeschaltet und auf 1—1½—3 MA. verstärkt.

Langsames Ein- und Ausschalten vermindert die Schmerzen wesentlich. Die Nadel wird z. B. durch die Basis einer Warze oder sonstigen Neubildung in verschiedenen Richtungen geführt und jedesmal ½—2 Minuten der Strom durchgeführt. Ist die Wirkung nicht genügend, wird nach 8 bis 10 Tagen oder mehr das Verfahren wiederholt.

Durch Elektrolyse können auch die Haarwurzeln getroffen und dauernde **Epilation** erzielt werden. Hierzu führt man eine feine Platiniridiumnadel neben dem Haar in den Balg bis zur Wurzel ein, läßt den Strom bei 1—2 MA. 10—20″ durchgehen und überzeugt sich nun durch Zug mit der Pinzette, ob das Haar lose geworden; nach dem Herausziehen kann man zur Sicherheit noch etwas tiefer einstechen und für 10″ nochmals den Strom einschalten, ehe man die Nadel herausnimmt. Zur Verhütung von Nekrose dürfen nahe beieinanderstehende Haare nicht in derselben Sitzung zerstört werden. Der Erfolg hängt wesentlich von der Übung und Geschicklichkeit ab. Für die Behandlung kleiner Neubildungen und Warzen kann auch eine Doppelnadel aus Platiniridium benutzt werden, deren parallele, dicht nebeneinander gelegene Schenkel isoliert an den positiven und negativen Pol angeschlossen werden. Ein besonderes Instrumentarium zur multiplen subkutanen Elektrolyse (Epilation) hat Kromayer angegeben. Näheres darüber in Spezialwerken.

Die Ionto- oder Kataphorese, welche die Überwanderung von Ionen durch den galvanischen Strom von der Anode her in die Haut bewirkt, dient zur Einführung von Quecksilber, Kokain usw. ins Gewebe; so kann aus einer Sublimatlösung Hg in die Cutis gebracht, mit einer Kokain-Adrenalinlösung eine Anästhesie („elektroosmotische Hautvertaubung") erreicht werden (4—10 MA., 5—8').

3. Strahlenbehandlung.

Die Strahlenbehandlung hat in der Dermatologie eine so große Bedeutung erlangt, daß auch der allgemeine Praktiker ihre wesentlichen Indikationen kennen muß. Zur Erzielung günstiger Erfolge und Verhütung von Schädigungen ist eine genaue Kenntnis der komplizierten Technik erforderlich. Wir unterscheiden Licht-, Röntgen- und Radium-(bzw. Mesothorium-) sowie Thorium X-Behandlung, wobei Strahlen verschiedener Wellenlänge mehr oder weniger tief in die Haut dringen und nach längerer oder kürzerer Latenzzeit oberflächlichere oder tiefere, schnell vorübergehende oder sehr langwierige reaktive Veränderungen hervorrufen.

Die genannten Strahlen gehören in das große Gebiet der elektromagnetischen Strahlungen, von denen bisher folgende bekannt sind: 1. die elektrischen Wellen, die das Gebiet von den längsten Schwingungen der drahtlosen Telegraphie bis zu den kürzesten Hertzschen Wellen (10 km und mehr bis 2 mm) umfassen, 2. die Wärmestrahlen, die als ultrarote von 342 μ bis 760 $\mu\mu$ reichen, 3. die sichtbaren Lichtstrahlen, deren Wellenlänge 760—390 $\mu\mu$ beträgt, 4. die Ultraviolettstrahlen, die 390—185 $\mu\mu$ Wellenlänge aufweisen, 5. die Röntgenstrahlen, die als weiche Buckysche Grenzstrahlung von 2,5—1,5 Å.-E.*) (1 Ångström-Einheit (Å.-E.) = 0,1 $\mu\mu$] und als gewöhnliche Röntgenröhrenstrahlung von 1,0—0,1 Å.-E. reichen, und 6. die γ-Strahlung radioaktiver Stoffe, die die kürzesten Wellenlängen von 0,14—0,07 Å.-E. umfaßt.

Von diesen Strahlungen sollen die Wärmestrahlen, die in Form heißer Umschläge, Kataplasmen, Elektrothermkissen, Bierscher Heizkästen usw. Verwendung finden und abgesehen von Verbrennungen (s. Combustio) bei längerer Einwirkung nach netzigem Erythem eine intensive langdauernde netzförmige Pigmentierung (Hitzemelanose) erzeugen können, nur kurz erwähnt werden. Auch bei der Lichtbehandlung mit natürlicher Sonne und gewissen Lampen (Sollux-, Jupiter-, Kohlenbogenlampe) spielen sie eine beträchtliche Rolle.

Ihnen stehen am nächsten die Lichtstrahlen, die neben der weniger bedeutsamen sichtbaren als Ultraviolettstrahlung im Wellengebiet von 313—297 $\mu\mu$ zur Behandlung der Hauttuberkulose und anderer Leiden optimal wirksam sind; auch die z. B. für Rachitis so heilsame Dornostrahlung liegt im gleichen Wellengebiet (320—289 $\mu\mu$). Gegenüber den Röntgenstrahlen, die mit abnehmender Wellenlänge immer härter und durchdringender werden, haben Lichtstrahlen ein geringes Penetrationsvermögen, das um so kleiner wird, je kürzer die Wellenlänge ist. Während langwelliges rotes und gelbes Licht bis 3—5 cm ins Gewebe dringt,

*) Langwelligere weiche Strahlung (bis 8 Å.-E.) wird z. Z. erprobt.

wie man auch noch an einem vor das Fenster der Quarz- oder Finsenlampe gehaltenen Finger (alles durchscheinend bis auf größere bluthaltige Gefäße) trotz kurzwelligerer Strahlung sehen kann, werden violette Strahlen schon in 1 mm und ultraviolette bereits in 0,1 mm Tiefe größtenteils absorbiert (vgl. Abb. 1).

a) Lichtbehandlung.

Lichtstrahlen sind als differentes Heilmittel anzusehen und zu bemessen, da sie in zu großer Dosis nach mehrstündiger Latenz nicht nur heftige örtliche Entzündung (Erythem, Blasenbildung, evtl. oberflächliche Nekrose), sondern auch allgemeine Schädigungen, wie Lungenblutung bei Tuberkulösen, Nekrose bei Porphyrinurie usw., hervorrufen können. Bei häufiger Einwirkung erfolgt Gewöhnung, die von Pigmentierung und Verdickung der Hornschicht begleitet wird. Außer der natürlichen Sonnenstrahlung kommen durch künstliche Lichtquellen erzeugte Strahlen für allgemeine und örtliche Lichtbehandlung zur Verwendung. Neben den meist gebräuchlichen und praktisch bewährten empirisch-biologischen kann die physikalische noch unvollkommene Messung (Kellerscher Erythemmesser, Photo-, Selenzelle usw.) herangezogen werden.

Natürliche Sonnenbäder sind nicht nur im an Ultraviolettstrahlung reicheren Hoch- und Mittelgebirge, sondern auch in der Ebene, zumal an der See, zur Behandlung der Tuberkulose, Rachitis und anderer Erkrankungen bewährt. Langsames Einschleichen (zuerst Füße und Unterschenkel, dann allmählich weitere Hautgebiete bis zum universellen Lichtbad) ist zumal im Hochgebirge infolge der intensiveren Strahlung wichtig; hierbei sind Allgemeinbefinden, Temperatur und Herdreaktionen (Tuberkulose) genau zu verfolgen. Bei dem Fehlen genügender Sonnenstrahlung in der Ebene kommt künstlichen Lichtbädern eine große Bedeutung zu, wofür das Kohlenbogenlichtbad, die künstliche Höhensonne, die Jesioneksche Hallen-, die Jaenickesche, die Osram Vitaluxlampe u. a. dienen. Wir verwenden die beiden ersteren, und zwar gern alternierend, um durch Kombination des auch die sichtbare Strahlung mit umfassenden Kohlenlichts mit der mehr ultraviolette Strahlen enthaltenden Quecksilberdampflampe der Wirkung der natürlichen Sonne näherzukommen.

Kohlenbogenlicht, das im Kopenhagener Finsen-Institut für wirksamer als Hg-Licht gilt, liefern uns je 3 mit etwa 50 cm in zwei Reihen parallel aufgehängte Bogenlampen (20 Amp.), wobei die Entfernung zwischen beiden Reihen 1,65 m beträgt, so daß 2 Kranke innerhalb und 2 außerhalb beider Lampenreihen liegen und zugleich bestrahlt werden können. Die Belichtungszeit wird bei etwa 35—40 cm Abstand allmählich von 10 auf 50′ gesteigert und Bauch- und Rückenseite werden nacheinander bestrahlt.

Die künstliche Höhensonne, eine Quecksilberdampflampe ohne Wasserkühlung, die auch zu örtlicher Fernbestrahlung bei Alopecia areata und andern Alopezien, Akne usw. (30 cm, 5—30′) viel benutzt wird, hat für die allgemeine Belichtung große Bedeutung gewonnen. In 50 cm Entfernung wird bei Kindern erst die vordere, dann die hintere Körperfläche in einer Stellung, bei Erwachsenen evtl. in zwei Stellungen (erst obere, dann untere Hälfte) steigend von $1/2$—1—30′ belichtet, wobei stärkeres Erythem zu vermeiden ist und Pigmentierung eintritt; täglich oder zweitäglich Steigerung um 1—2' und mehr; auch hier sind Alter und Stärke der Lampe zu beachten. Zwei in etwa 1 m Entfernung aufgehängte Lampen fördern und beschleunigen die Wirkung.

Wandellichtbäder (teuer, nur für Kliniken geeignet) können in einem besonderen Lichtzimmer durch vier in den Ecken aufgestellte Jesioneksche Hallenlampen mit großem Brenner und Reflektor in steigender Dosis verabfolgt werden, indem die Kranken nackt (dicht anliegende dunkle Schutzbrille!) auf konzentrischen Kreisen sich allmählich länger und intensiver der Strahlung aussetzen. Diese Behandlung ist besonders bei Lupuskranken bewährt, aber auch sonst bei Schwächlichen usw. nützlich befunden worden.

Bei Lupus und anderen Tuberkuloseformen bewirkt das universelle Lichtbad Gewichtszunahme, Kräftigung und erhöht die Zugänglichkeit der Herde für direkte Quarzbelichtung und Röntgenbestrahlung merklich, so daß diese kombinierte Strahlenbehandlung schnellere Erfolge erzielt.

Zur örtlichen Lichtbehandlung dient die Kromayersche Quarzlampe und die kleine und große Finsenlampe.

Die Kromayersche Quarzlampe läßt in einem U-förmigen Quarzrohr ein von glühenden Quecksilberdämpfen ausgehendes, an ultravioletten Strahlen sehr reiches Licht entstehen, das, durch ein Quarzfenster austretend, durch fließendes Wasser gekühlt wird, was auch zur Verhütung kostspieliger Beschädigungen der Lampe sehr wichtig ist. Durch Vorschaltung einer Blauglasscheibe, welche die oberflächlich irritierende Wirkung vermindert, die Tiefenwirkung erhöhen soll (?), wird die Strahlung unnötig geschwächt.

Die Fernbestrahlung (Weiß- oder Blaulicht) geschieht so, daß man aus 10 oder 5 cm Entfernung 5—10 Minuten steigend bestrahlt, wobei die Umgebung durch dunkles Papier oder dichtes Leinen geschützt wird; Lichtschutzsalben sind entbehrlich. Vorherige Entfernung von Schuppen und anderen Auflagerungen und Transparentmachen der Haut mit Glyzerin, dem 10—20% Spiritus zugesetzt sind, ist für den Heilerfolg wichtig. Zu beachten ist, daß Blonde empfindlicher sind als dunkler Pigmentierte. Am besten ist die Wirkung bei Alopecia areata, wobei kräftige Entzündung gute Erfolge zeitigt. Auch bei seborrhöischer Alopezie, Acne vulg. und Rosacea, torpiden Ulzerationen ist der Erfolg günstig. Bei chronischen Ekzemen, pruriginösen Affektionen, Pruritus wird die Bestrahlung ebenfalls empfohlen. Die gewünschte Wirkung besteht in einem nach 12—24 Stunden beginnenden leichten oder stärkeren Erythem, das kürzer oder länger andauert (bis 8 Tage) und dem dann Schuppung oder Abschälung folgt. Bei Empfindlichen entsteht gelegentlich Blasenbildung, die durch Kühl- oder Borsalbe beseitigt wird. Die Kompressionsbestrahlung, welche durch direktes Anlegen des Quarzfensters oder besonders geformter Quarzansätze, die mit einer Lage feuchter Watte umrahmt werden, geschieht, bewirkt infolge Beseitigung der die Strahlen stark absorbierenden Erythrozyten eine größere Tiefenwirkung, stärkere Entzündung und Blasenbildung. Besonders bewährt ist diese Behandlung bei Lupus vulgaris (15—30'), Lupus erythematodes (5—10'), tiefen Akneknoten und Rosacea (10—15'), Naevi vasculosi (10 bis 30'), Xanthom (10—20'). Diese Zeiten müssen nach dem Alter der Lampe (Gesamtbrennstunden) und der individuellen Empfindlichkeit variiert werden (Vorsicht mit neuer Lampe!). Mitunter entstehen störende Pigmentierungen.

Statt der Kromayerschen Lampe wird zur Kompressionsbestrahlung des Lupus vulgaris, erythematodes usw. auch die Finsensche Lampe angewandt. Sie gibt ein sehr wirksames, durch Wasserkühlung von den Wärmestrahlen befreites Kohlenbogenlicht und übertrifft an Tiefen- und Heilwirkung das Hg-Licht. Statt des großen komplizierten, 4 Röhren besitzenden Original-Finsenapparates, der auch für Kliniken im Betrieb sehr teuer ist, empfiehlt sich die Finsen-Reynlampe, mit der jeweils nur ein Patient bestrahlt wird. Die Bestrahlungszeit beträgt bei ihr 30—60′, beim großen, 4 Kranke zugleich versorgenden Apparat bis zu 75′.

Auch in der Behandlung infizierter Wunden, torpider Ulcera, mancher Pemphigusfälle haben sich Kohlenbogenlicht und künstliche Höhensonne bewährt. Augenschutz darf nie vergessen werden, da sonst Blendung, Kopfschmerz und Konjunktivitis auftreten! Hierzu ist völliges Abdecken der Augen mit dichter dunkler Schutzbrille (für Arzt und Personal evtl. Ultrasinglas) erforderlich; bei sehr Empfindlichen ist evtl. ein Tropfen Corodeninlösung empfehlenswert.

Zur Bestrahlung von Furunkeln, Ekzemen, Pruritus usw. wird auch die Solluxlampe als Wärmestrahler viel gebraucht; sie kann mit Rot- und Blaufilter versehen werden.

b) Röntgenbehandlung.

Röntgenstrahlen sind ein sehr wirksames, aber auch äußerst differentes Heilmittel, das bei zu starker und zu häufiger Anwendung nach längerer Latenzzeit schwere Verbrennungen und chronisch-destruktive Veränderungen der Haut bewirken kann. Weiche Strahlung, die weniger tief penetriert und stärker in der Haut absorbiert wird, ist gefährlicher als harte kurzwelligere. Die Latenzzeit bis zum Auftreten eines Hauterythems ist bedeutend länger als bei Lichtstrahlen und schwankt je nach Menge und Wellenlänge von 3 Wochen bis zu wenigen Tagen; bei starker Überdosierung folgt dem schnell auftretenden Erythem bald eine blasige, sehr schmerzhafte entzündliche Dermatitis und mehr oder weniger tiefe und langdauernde Geschwürsbildung (s. Röntgenverbrennung). Außer diesen frühen sind auch Spätschädigungen infolge zu starker bzw. zu häufiger Bestrahlungen noch nach Jahren möglich (Teleangiektasien, Atrophie, Spätulcus, Karzinom).

Auf die Art der biologischen Wirkung kann nicht eingegangen werden. Dadurch, daß einzelne normale (Basalzellen der Haarpapille usw.) und besonders pathologische Zellen (Leukozyten, Lymphozyten, andere entzündliche Infiltratzellen, Tumorzellen usw.) stärker radiosensibel sind, ist zielsicheres Treffen und elektive Wirkung bei Schonung der sonstigen Gewebsteile ermöglicht.

Die Apparatur zur Erzeugung von Röntgenstrahlen hat in den letzten Jahren tiefgreifende Änderungen erfahren, vor allem dadurch, daß an Stelle der gashaltigen, dauernde Regenerierung erfordernden Röhren gasfreie Elektronenröhren traten, bei denen die Konstanz des Betriebes durch Röhrenspannung und Heizstrom besser gewährleistet und die Handhabung (Metroröhre oder die kleinere Media-Metalixröhre) wesentlich erleichtert wird. Elektronenröhren können mit Hilfe leicht zu beschaffender Zusatzapparaturen auch durch die alten Induktorapparate betrieben werden, so daß der Dermatologe auf die kostspieligen Gleichrichtermaschinen mit Ventilröhren oder rotierenden Gleichrichtern verzichten und für seine Zwecke mit den wohlfeileren, allerdings wassergekühlte Röhren erfordernden Halbwellenapparaten auskommen kann (induktiver Feinregler erleichtert durch Konstanthaltung genaue Dosierung). Während bei den Metroröhren der altbewährte Schutzkasten mit Meßvorrichtung nach H. Meyer benutzt wird, ist die Wand der kleinen Metalixröhren selbst der strahlendichte Schutzmantel.

Mit Rücksicht auf den mehr oberflächlichen oder tieferen Sitz der Hautleiden werden neben ungefilterten mittelharten und harten auch schwächer (mit 0,5—4 mm Aluminium) und stärker (mit 0,5 mm Zink oder Kupfer) gefilterte Strahlen einmal oder in bestimmten Serien (Zyklen) benutzt. Hierdurch ist die Röntgenbehandlung kompliziert und erfordert besondere Sachkenntnis und Ausbildung. Nur mit der Technik völlig vertraute und geübte Ärzte sollen daher die Behandlung vornehmen. Sorgfältige Abdeckung und genaue Messung der Strahlenmenge sind ebenso unerläßlich wie genaue Aufzeichnungen über die verabfolgten Dosen (Haftpflicht bei Schädigungen, Haftpflichtversicherung!). Auf die Technik kann nicht näher eingegangen werden.

Zur Messung dient die Sabouraud-Noiré-Tablette (S. N.-Tabl.) bei Benutzung der Hans Meyerschen Methode und seiner Tabellen; sie ist bei sorgfältigster Berücksichtigung der Strahlenhärte (Feststellung der Halbwertschicht = H. W. S.) für die dermatologische Praxis hinreichend genau, um Schäden zu vermeiden. Die verabfolgte Menge des Röntgenlichts wird am einfachsten in Bruchteilen der Hauterythemdosis (E.D.) oder mit Beziehung auf die S. N.-Tabl. entsprechend dem Dezimalsystem in x angegeben*); 10 x entsprechen einer Erythem-, etwas mehr als der Epilationsdose, d. h. der Menge mittelharter Röntgenstrahlen (0,03—0,04 mm Kupfer H. W. S.), die außer Haarausfall eben ein Erythem bewirkt bzw. die grüne Testfarbe A der Sabouraud-Tablette in die gelbbraune Farbe B verwandelt. Gefilterte Strahlung wird unter dem Filter gemessen. Hierbei ändert sich das Reaktionsverhältnis zwischen Haut und Tablette und die Epilations- und Erythemdose rücken auseinander, so daß bei 4 mm Aluminiumfilter 20 x oder $^2/_3$ E.-D. zur Epilation ausreichen, während das Erythem erst bei etwa 30 x eintritt. Die x-Angaben schwanken bei den Autoren und sind gegenüber der E. D. in diesem Buch ziemlich hoch, aber in einer für die Praxis bewährten Stärke angegeben.

Unter unseren Betriebsbedingungen, wonach sich die angegebenen Dosierungen dieses Buches richten, entspricht die E. D. bei ungefilterter harter Strahlung etwa 420 r (1 r = internationale Röntgeneinheit, genannt ein „Röntgen"), bei 4 mm Alum.-Filterung etwa 500 r, während sie bei Schwerfilter (0,5 mm Zn. oder Cu.) allgemein auf etwa 586 r beziffert wird.**)

---

*) Andere wählen als Maß 1 H (Holzknecht) = 2 x; 1 E.D. = 5 H = 10 x (die Angaben in r sind noch schwankend).

**) Ein r ist die Röntgenstrahlenmenge, die bei voller Ausnutzung der sekundären Elektronen und unter Vermeidung der Wandwirkungen in der Ionisationskammer in einem ccm atmosphärischer Luft bei 0^0 Cels. und 760 mm Quecksilberdruck eine solche Leitfähigkeit bewirkt, daß eine Ladung von einer elektrostatischen Einheit bei Sättigungsstrom gemessen wird.

Bruchteile einer Sabourauddosis bestimmt die Zusatzskala von Holzknecht, welche Übergangsfarben zwischen A und B bzw. den Holzknechtschen H-Zahlen mit einem abgestuft getönten Zelluloidstreifen zu vergleichen gestattet.

Trotz hinreichender Zuverlässigkeit der Sabouraudtablette ist es erforderlich, bei neuen Apparaten immer, bei länger in Gebrauch befindlichen von Zeit zu Zeit andere Meßmethoden zur Festlegung der Dosierung heranzuziehen. Die biologische Messung an kleinen, einpfennigstückgroßen Feldern der Schenkelhaut (Abdeckung mit ausgestanztem Bleiblech) zur Bestimmung der von Seitz und Wintz als H.E.D. (Hauteinheitsdosis) bezeichneten Strahlenmenge (nach 8 Tagen leichte Rötung, nach 4 Wochen leichte Bräunung) erfordert große Vorsicht und kommt für die Praxis nicht in Betracht. Das Fürstenausche Intensimeter ist nur zu vergleichenden Messungen brauchbar.

Neuerdings rückt die ionometrische Messung immer mehr in den Vordergrund, die am genauesten die Feststellung der Dosis in einem absoluten international angenommenen Maß, der r-Einheit ermöglicht, und bei stärker gefilterter Strahlung unumgänglich ist. Hierzu dienen das Eichstandgerät nach Küstner, das Grebe-Martiussche Ionimeter u. a. Instrumente; zur Kontrolle der S. N.-Tablette hat ersteres sich uns brauchbar erwiesen. Wichtig zur Messung im dermatologisch verwandten Strahlenbereich ist die Benutzung wellenlängen-unabhängiger Kammern. Um Überdosierung durch zu lange Bestrahlung zu vermeiden, ist eine selbsttätig den Strom unterbrechende Kontrolluhr mit Glockensignal unentbehrlich.

Ungefilterte mittelharte (etwa 80 kV max.) oder besser harte Strahlung wird in Dosen von $^1/_3$ E. D. oder 3 x mit 7—10tägigem Abstand bei allen Formen von Ekzemen, die nicht besonders tief infiltriert sind, bei Psoriasis, Neurodermitis, Pruritus, Lichen ruber und andern oberflächlichen Dermatosen (Duhringscher Krankheit usw.) gegeben. Nach 3 Bestrahlungen (= 1 Zyklus bzw. Serie) folgt eine lange Pause von wenigstens 6—8 Wochen, besser mehreren Monaten; der behaarte Kopf wird mit 2, besser 3wöchigem Intervall nur 2 mal bestrahlt, um Haarausfall sicher zu vermeiden. Mehr als 2, höchstens 3 Zyklen von 3 Bestrahlungen zu je $^1/_3$ E. D. oder 3 x sollen zur Verhütung von Spätfolgen im Lauf eines Jahres nicht gemacht werden. Unter genauer Härtekontrolle durchgeführt, ist ungefilterte harte Strahlung unschädlich und braucht nicht grundsätzlich durch schwach gefilterte ersetzt zu werden, wie vielfach empfohlen wird. Neben der Röntgenbestrahlung werden Salben mit Tumenol, Salizyl, Hydr. praecip., Teer bei einiger Vorsicht vertragen und zweckmäßig angewandt. Neuerdings werden schwächere Einzeldosen ($^1/_4$—$^1/_5$ E. D.) und Aussetzen bei Eintritt der Wirkung anempfohlen, besonders bei Psoriasis und Ekzem.

Schwach gefilterte Strahlen (0,5 mm Alum.) sind angezeigt, wenn der Krankheitsprozeß sich nicht auf die Oberfläche beschränkt. So wird Acne vulgaris und rosacea mit 3 Dosen zu $^1/_3$ E. D. oder 4 x unter 0,5 mm Alum. jeden 10.—12. Tag behandelt, ebenso tylotische und sehr hartnäckige Ekzeme, verruköser Lichen ruber oder simplex, stark infiltrierte Psoriasis usw. Bezüglich der Pausen und Wiederholungen gilt das bei filterloser Bestrahlung Gesagte. Die gleiche Strahlung dient auch zur vorübergehenden Epilation und zwar 0,8 E. D. oder 8—10 x bei 5stelliger Totalbestrahlung des Kopfes zur Behandlung des Favus, der Trichophytie und Mikrosporie (sorgfältige Fixierung durch den Zurhelleschen Kopfhalter bei Kindern), ebenso in 4 Stellungen zur Epilation des Bartes bei Sycosis simplex und tiefer Trichophytie. Stärkere Filterung ($^2/_3$ E. D. oder 20 x bei 3 und 4 mm Alum.) ist wegen der unerwünschten größeren Tiefenwirkung auf Schleimhäute, Lymph- und Speicheldrüsen nicht anzuraten (abgesehen vom Nacken bei Furunkulose usw.). Höhere als die für einen gefahrlosen Erfolg der Therapie erforderliche Filterung sollte mit Rücksicht auf eine mögliche Schädigung tiefer gelegener Organe oder des Unterhautbindegewebes (chronische Sklerosierung) grundsätzlich vermieden werden.

Stärker gefilterte Strahlen unter 4 mm Alum.-Filter werden bei Keloidakne (2 Sitzungen mit je $^1/_3$ E. D. oder 10 x, besser 1 zu $^2/_3$ E. D. oder 20 x), bei ulzerösem und hypertrophischem Lupus vulgaris, Scrofuloderm, Tuberculosis verrucosa cutis, Oedema perstans, Aktinomykose ($^1/_3$—$^2/_3$ E. D. oder 10—20 x) angewandt. Wiederholung erst nach mindestens 6—8wöchiger Pause im Bedarfsfalle erlaubt.

Härteste Strahlung mit 0,5 mm Zink- oder Kupferfilter (1 E. D. = 30 x) ist bei malignen Tumoren (Karzinom) angezeigt, wobei die wirksame Karzinomdosis der E. D. entspricht (etwa 586 r). Größerer Abstand und größeres Einfallsfeld (Ferngroßfeldbestrahlung) erhöhen die Wirkung und ermöglichen auch bei tiefer greifenden Karzinomen oft die einzeitige Verabfolgung der wirksamen Dosis. Nicht alle Karzinome sprechen gleich gut an, schlechter z. B. öfters Naevokarzinome, Lupus- und Röntgenkarzinome usw. Behandlung mit Kaltkaustik oder Elektrokoagulation wird zweckmäßig der Röntgenbestrahlung vorausgeschickt. Auch zur Behandlung der Hyperidrosis localis ist stärkste Filterung mit 0,5 mm Zink- oder Kupferfilter (0,75—0,9 E. D. oder 20—26 x) erforderlich. Vorsicht ist dabei sehr anzuraten.

Für die noch umstrittene Rückenmarksbestrahlung bei Lichen ruber wird gefilterte ($^1/_4$—$^1/_3$ E. D. bei 4—5 mm Alum.), aber auch filterlose Bestrahlung ($^4/_5$—1 E. D.) empfohlen (beide evtl. mehrmals).

Eine Fernwirkung durch Bestrahlung tiefer gelegener Organe, z. B. des Thymus (+ Thyreoidea) bei Psoriasis, der Hoden bzw. Ovarien bei Pemphigus, der Milz bei Ekchymosen, der Halslymphdrüsen bei Lup. erythem. usw. ist vielfach versucht und z. T. als erfolgreich angegeben worden.

Die Röntgenbehandlung akuter Entzündungen wird mit kleinen Dosen durchgeführt, indem auf $^1/_{10}$—$^1/_3$, meist $^1/_5$ E. D. unter einem Filter von 3 oder 4 mm Alum. bzw. 0,5 mm Zink oder Kupfer einmal, evtl. auch zweimal (nach einigen Tagen) verabfolgt werden. So können außer Furunkeln, Hidradenitis usw. auch drüsige Organe bei Orchitis, Epididymitis (gonorrhoica), Parotitis, Mastitis bestrahlt werden, ebenso gonorrhöische Monarthritis (Bestrahlung von mehreren Seiten), Erysipel (großes Feld, weit über die sichtbaren Grenzen hinaus), Phlegmone und Lymphangitis und Milzbrandinfektion.

Die von Bucky eingeführte Grenzstrahlentherapie mit überweichen Röntgenstrahlen (1,5—2,2 Å. E., 9 kV Höchstspannung) wird trotz ihrer Umständlichkeit neuerdings empfohlen. Bei oberflächlichen Epitheliomen, pigmentierten Naevi, Lupus und anderen Leiden soll sie erfolgreich und hinreichend ungefährlich sein.

Näheres über spezielle Indikationen der Röntgentherapie findet sich bei den einzelnen Krankheiten, wo auch die Dosierung jedesmal in E.D. und x angegeben wird.

Für Röntgenschutz der Kranken, des Arztes und des Personals (vgl. Vorschriften der Deutschen Röntgen-Gesellschaft) ist stets weitgehend zu sorgen (Schutzkasten, Schutzwand, Bleigummiabdeckung, Bleiglaswand usw.); vor allem die hochradiosensiblen Organe (Ovarien, Hoden, Milz, Drüsen, Kopfhaar usw.) müssen stets sorgfältigst abgedeckt werden.

Zur Vermeidung allgemeiner Intoxikationserscheinungen, des sog. Röntgenkaters, empfiehlt es sich, bei Empfindlichen nicht zu viele Stellen in einer Sitzung zu bestrahlen (Totalbestrahlung event. an 2 Tagen nacheinander); innerlich Salzlösung, saurer Hering oder besser Colsiltabletten (2 unmittelbar nach der Bestrahlung, dann evtl. noch stündlich eine bis zum Abend).

Beim Auftreten von Früh- oder Spätfolgen, wie Erythem, auffälliger Trockenheit, Teleangiektasien, Atrophie, Bindegewebsverhärtung, Ulcera, Aussetzen der Bestrahlung! (vgl. Röntgenverbrennung).

c) Radiumbehandlung (Thorium X-Degea).

Die Radiumstrahlen bestehen aus α-Strahlen, einer korpuskulären Strahlung positiv geladener Heliumkerne, die bereits durch ein Blatt Papier zurückgehalten wird, β-Strahlen, einer korpuskulären schon tiefer penetrierenden Strahlung negativ geladener Elektronen (Kathodenstrahlen) und kurzwelligen γ-Strahlen, welche die härtesten Röntgenstrahlen noch an Penetrationskraft übertreffen.

Je nach der beabsichtigten Oberflächen- oder Tiefenwirkung wird mit 0,1, 0,25, 0,5 oder 1,0 Messing gefiltert, um möglichst die γ-Strahlung auszunützen.

Vorwiegend kommen Radiumsalze (Radiumbromid) zur Anwendung, die als Flächenpräparate für die Hautoberfläche (etwa 15—30 mg) oder als Röhrenpräparate für Höhlen, Nase, Gehörgang, Fisteln hergestellt werden. Sehr praktisch ist die Verwendung von Radiumzellen in Form kleinster Stäbchen zu 2,5 mg, die zu 6—12 Stück in flächenförmige Behälter oder in Röhrchen, aber auch einzeln oder zu zweien (hintereinander) in Nadeln (Spickmethode für Tumoren) eingelegt und in Zusammenstellungen von 10—30 mg und mehr $^1/_2$—3 Stunden und länger appliziert werden. Die Bestimmung der Dosis geschieht nach Milligrammelementstunden, wobei der Gehalt des Präparates an Radiumelement zugrunde gelegt wird.

Das Verhältnis dieser Maßeinheit zur Erythemdosis schwankt je nach Filterung und muß biologisch besonders festgelegt werden. Zum Schutz gegen eine Verunreinigung des Behälters dient eine Gummihülle (Fingerling) oder Guttaperchapapier.

Zum Spicken von Tumoren können auch Nacktstäbchen aus Thorium X gebraucht werden, welche, eigens für den Krankheitsfall bezogen, im Tumor verbleiben, schnell an Wirksamkeit abnehmen und als Fremdkörper einheilen.

Bei Naevi vasculosi, Angiomen, anderen Naevusformen verschiedenster Art, den je nach dem Zellgehalt verschieden reagierenden Keloiden, hypertrophischen Narben und der Induratio penis plastica ist die Radiumbehandlung den Röntgenstrahlen überlegen. Auch bei malignen Tumoren (Epitheliomen, Karzinomen, Sarkomen), Mycosis fungoides, Lupus der Nasen- und Mundschleimhaut, Warzen usw. ist das nicht selten der Fall. Vorausgehende Kaltkaustik (Elektrokoagulation) oder CO_2-Erfrierung ist bei Naevis, Warzen und Epitheliomen ratsam. Auch nach chirurgischen Operationen leistet nachfolgende Radiumbehandlung Gutes (Keloid, Tumoren).

Intravenöse Injektion α-strahlenden Radiothors, die nicht ungefährlich ist, wird zur allgemeinen (Mycosis fungoides) und intratumoralen Behandlung empfohlen.

Salben von Thorium-X-Degea und zum Aufpinseln bestimmte Lösungen (in Propylalkohol) (beziehbar durch die Deutsche Gasglühlicht-Auer-Gesellschaft, Berlin O 17) werden so geliefert, daß am angegebenen Termin die gewünschte Stärke (500—3000 e. E. = elektrische Einheiten in 1 ccm oder 1 g) vorhanden ist. Die zu behandelnde Hautfläche wird vor dem Gebrauch entfettet (Äther), dann die Lösung oder Salbe nur auf den zu behandelnden Herd aufgetragen, um Pigmentierung der Umgebung zu vermeiden. Abschließender Verband mit Guttapercha oder Überpinseln der Lösung mit Kollodium verstärkt die Wirkung (durch Zurückhaltung der α-Strahlen). Die Anwendung erfolgt für 24—48 Stunden; Wiederholung nach etwa 6—8 Wochen, bis der gewünschte Erfolg erreicht ist. Besonders wirksam ist Degeasalbe vorwiegend bei flächenhaften Gefäßmälern, wo nach mehrfacher Anwendung Abblassung ohne störende Fleckbildung, wie sie Radiumträger oft machen, eintritt; selbst bei Röntgenteleangiektasien kann sie vorsichtig benutzt werden. Auch Psoriasis, lokalisierte Ekzeme, Lupus erythematodes werden zuweilen durch weniger leicht reizende geringere Konzentration (200—300 bzw. später 600 e. E. in 1 g Salbe) günstig beeinflußt (bei 2—3wöchiger Wiederholung).

4. Andere physikalische Methoden.

Hier ist zunächst die Hochfrequenzbehandlung zu erwähnen, bei der hochgespannte, enorm schnell ihre Richtung wechselnde Ströme mit luftleeren Glaselektroden oder Pinsel durch Streichen über die Haut dieser zugeführt werden. Sie wirkt zuweilen (wohl auch psychotherapeutisch) gut bei hartnäckigem Pruritus, doch ziehen wir Röntgenstrahlen vor.

Größere Bedeutung kommt der Diathermie zu. Steigert man die Frequenz des Stromwechsels (etwa 1 Million in 1″), so hört das Gefühl der Faradisation auf und es entsteht stärkere Wärmeentwicklung im Gewebe. Geringe Grade der Thermopenetration dienen zur Durchwärmung bei Arthritis, Neuralgie, Furunkulose, Prostatitis, Epididymitis gon. usw. Bei Anwendung geeigneter Elektroden und Stromführung kann man die Hitze so steigern, daß Koagulation des Gewebes eintritt. Die Tiefenwirkung richtet sich nach der Form der Elektroden, Dauer der Einwirkung und Stromstärke (Vorsicht bei der Nähe größerer Gefäße, Sehnen, Knochen, nahe an Sehnenscheiden usw. sitzenden Herden). Verwendet man als differente Elektrode eine spitze oder abgerundete Nadel, so kann das Gewebe mit scharfer örtlicher Begrenzung ohne Blutung zerstört werden (Elektrokoagulation, sog. Kaltkaustik); auf diese Weise können Warzen, Naevi, Gefäßreiser (Rosacea usw.), Epitheliome usw. mit gutem kosmetischen Erfolg beseitigt werden. Das Verfahren ist z. T. sehr schmerzhaft und nur in Narkose oder bei guter Lokalanästhesie (Novocaininfiltration an der Haut, 10—20% Kokainlösung an den Schleimhäuten) durchführbar. Zum elektrischen Schneiden wird an Stelle der alten Forestschen Nadel neuerdings eine verstellbare Drahtschlinge empfohlen (Besteck nach Wucherpfennig), die mit besonderer Apparatur die flache Abtragung auch von größeren Lupusherden in schmäleren und breiteren Bändern gestattet, wobei Blutungen mit Koagulationsknopf und Ringkompressorium gestillt werden. Nachbehandlung ohne Schmerz mit 1—2% Pellidolpaste, event. auch 2—0,25% Pyrogallusvaseline, um die Gefahr keloider Narben zu verringern.

III. Wichtigste innere und subkutane Heilmittel.

Das gebräuchlichste und wirksamste Medikament in der Dermatologie ist das Arsen, das für manche Dermatosen als spezifisch gilt (z. B. Lichen ruber). Es wird als Acid. arsenicosum (Max.-Dose 0,005!), Natrium arsenicosum, Sol. Fowleri (Max.-Dose 0,5!), Arsenferratose, Elarson und Solarson innerlich oder subkutan bzw. intramuskulär angewandt. Oft tritt die Wirkung erst bei großen Dosen und nach mehreren Wochen deutlich hervor, wobei infolge der Gewöhnung die Maximaldose beträchtlich überschritten werden kann und nicht selten werden muß. Dabei ist auf Nebenerscheinungen zu achten (Magendarmstörung, Kratzen im Hals, Erythem und Keratose der Handflächen und Fußsohlen, andere vielfach juckende Exantheme und Pigmentierungen, Augenerscheinungen), die zur Unterbrechung oder Beendigung der Kur zwingen. Bewährt sind folgende Rezepte:

52. Sol. Fowleri
Aqu. menth. pip. aa 15,0
MDS. 3mal täglich 4—20 Tropfen in Wasser nach den Mahlzeiten.

53. Sol. Fowleri 10,0
Tct. Chin. comp. 20,0
MDS. 3mal täglich 6—30 Tropfen nach d. Mahlzeiten (Schütteln!)

54. Solut. Fowleri 6,0
Tct. ferr. pom. ad 30,0
MDS. 3mal täglich 5—30 Tropfen nach den Mahlzeiten.

55. Acid. arsenicos. 0,5 (!)
Pip. nigr. 5,0
Mass. pilul. q. s. ut fiant pilul. Nr. 100
MDS. 3mal täglich 1—2 und mehr Pillen nach den Mahlzeiten.

56. Acid. arsenic. 0,25—0,5 (!)
Mass. pilul. q. s. ut fiant pilul. Nr. 100
MDS. 3mal täglich 1—2—3 und mehr Pillen nach den Mahlzeiten steigend und fallend.

57. Natr. (oder Acid.) arsenic. 0,2
Aqu. carbolisat. (3%) ad 20,0
MDS. Zur intramuskulären Injektion.

Da der Pfeffer den Magen mitunter belästigt, ist an Stelle der ersten (Pil. asiat.) die zweite Formel oft besser. Allmähliches Ansteigen und Abfallen mit der Dosis ist wichtig. Bei Schwächlichen und Blutarmen ist Arsenferratose (2—3mal 1 Eßlöffel bei Erwachsenen, 2—3mal 1 Teelöffel bei Kindern) empfehlenswert. Wirksam ist auch Elarson (Strontiumsalz der Chlorarsenobehenolsäure mit 13% As) in Tabletten (Orig.-Präp.) 3mal täglich 1—2 Tabletten und Eisenelarson, dasselbe mit Eisenzusatz, ebenso zu verwenden.

Noch energischer wirkt Arsen in Form subkutaner oder intraglutäaler Einspritzungen, für welche sich Acid. arsenicos. oder Natr. arsenicos. in 1 % Lösung mit 3% Karbolzusatz bewährt haben (Rez. Nr. 57 alle 2 Tage oder täglich $^1/_3$—$^1/_2$—1 ccm in die Nates spritzen). Vorzüglich wirkt das gut verträgliche schmerzlose Solarson, heptinchlorarsinsaures Ammonium, das zu 12 Ampullen (schwächere mit 1,2, stärkere mit 2,2 ccm) für einzelne Einspritzungen in Kartons abgegeben wird. Hiervon täglich 1 ccm (3 bzw. 6 mg As) in die Nates. Nach 12 Injektionen wird 8tägige Pause empfohlen; doch können bei Lichen 20—30 Spritzen nacheinander mit bestem Erfolg und ohne Störung gegeben werden, auch zu 2 ccm. Als recht wirksam wird auch Arsylen (innerlich und Ampullen zur Injektion) empfohlen, das ähnlich angewandt wird.

Wo schwächere Arsendosen ausreichen, kann man Eisenarsenquellen für Trinkkuren verordnen; z. B. Dürkheimer Maxquelle, wovon Erwachsene täglich 30—200 ccm, Kinder 5—30 ccm nach besonderem Trinkschema am Schluß der Mahlzeit nehmen, oder Levicoquelle, welche erst als Schwach-, dann als Starkwasser zu 1 Tee- bis 1 Eßlöffel 3mal täglich gegeben wird. Andere Stärkungsmittel sind Recresal (phosphorhaltig, 3mal täglich 1 Tablette) und Recvalysat (baldrianhaltig, 3mal täglich 20 Tropfen).

Zur Kräftigung viel gebraucht werden Lebertranpräparate, besonders als Scotts Emulsion und Jodella (eisenjodürhaltig) und Jodella phosphorata (0,01 Phosphor auf 100 g). Ähnlich wirkt Vigantol, das bestrahltes Ergosterin (Windaus) ist und wie Lebertran Vitamin D enthält; es wird tropfenweise als Öl (bei Kindern 2—5 Tropfen) oder in Dragees gegeben*). Als mehrere Vitamine (A bis D) enthaltendes Präparat wird Nateina, z. B. bei Purpura, neuerdings empfohlen. Wichtig sind ferner als Darmdesinfizienzien Salol (3mal täglich 1 g) und Ichthyolpräparate, vor allem Ichthalbin (3mal täglich 1 g in Oblaten (1 Messerspitze) oder 3mal täglich 2—3 Tabletten (vorrätig zu 0,3), letzteres auch bei Rosacea, Furunkulose, Ekzem empfohlen, ebenso wie Ichthyolkalziumtabletten. Hefepräparate, wie Levurinose (mehrmals täglich 1 Teelöffel), Cerolin (3mal täglich 3 Pillen zu 0,1) oder Bierhefe (mehrmals täglich 1 Eßlöffel) werden bei Furunkulose, Akne u. dgl., Kalziumpräparate, wie Calc. lactic., Calc. phosphoric. aa 10,0 (mehrmals täglich 1 Messerspitze), Sol. Calc. chlorat. 10 : 180,0, Succ. Liqu. 20,0 (1—3mal 1 Eßlöffel), Kalziumkompretten zu 0,1 Calc. chlor. oder Calc. lact. 0,5 (M. B. K.) 6—12 täglich und Kalzantabletten (ebenso) bei Urticaria usw. gebraucht. Ein gutes, intravenös anwendbares Mittel ist das Afenil (Chlorkalziumharnstofflösung 10%, fertig in Ampullen, kleine Packung 5 Amp. zu 10 ccm), das zu 5—10 ccm langsam (sonst Wärmegefühl!) injiziert wird (1 bis mehrere Male alle 5 bis 10 Tage). Auch Kalzium Sandoz (glukonsaures Ca) — peroral oder intramuskulär — und Agit-Dragées werden empfohlen; auch intravenös ist glukonsaures Kalzium gut verwendbar. Nach Neißer ist innere Darreichung von Schwefel (Sulfur. praecip., Pulv. radic. Rhei, Magnes. carbon. aa 10,0 zu $^1/_4$—1 Teelöffel mehrmals täglich) bei Akne, Furunkulose usw. öfters wirksam; wir ersetzen Magn. carbon. gern durch Calc. lacticum in diesem Pulver. Chronische Obstipation darf nicht vernachlässigt werden und ist durch Regelung der Diät, früh nüchtern Karlsbader oder Bittersalz, abends Frangula-Dispert (1—3 Tabletten), Leopillen (1 bis mehrere) usw. zu beheben.

*) Vorsicht mit der Dosierung erforderlich.

Besondere Bedeutung hat ferner die Vakzinetherapie bei Furunkulose, multiplen Abszessen der Säuglinge, Akne, Sykosis usw. gewonnen. Hierbei erweist sich Staphylokokkenvakzine (polyvalente oder Autovakzine) in Form intraglutäaler (auch intravenöser) Injektion von 25—100 bis 500—1200 Millionen Keimen oft als sehr wirksam. Fertige Präparate sind Opsonogen (Amp. mit 100—1000 Millionen Keimen im ccm) und Leukogen (ebenso). Wir benutzen auch selbst hergestellte Misch- oder Autovakzine außer Leukogen zu Injektionen 2—3 mal wöchentlich mit steigender Keimzahl; ferner werden Staphar, Staphylo-Yatren und Resantin empfohlen. (Näheres s. bei Pyodermien.) Über Trichophytin und Gonokokkenvakzine s. bei diesen Erkrankungen. Die von Klingmüller bei tiefer Trichophytie und Pyodermie, Akne, gonorrhöischen Komplikationen usw. lebhaft empfohlenen Terpentininjektionen ($^1/_4$ ccm 20proz. Lösung [Ol. terebint. rectific. 4,0, Ol. olivar. opt. ad 20,0] alle 3—4 Tage in das Gesäß 2 Querfinger unter der Crista ilei in der hinteren Achsellinie bis tief auf den Knochen) werden besser ersetzt durch die fertigen Präparate Olobintin und Terpichin ($^1/_2$—1 Ampulle = 0,5 bis 1 ccm und mehr, 1—2 mal wöchentlich), die kaum schmerzhaft sind.

Als umstimmend und die natürlichen Abwehrkräfte vermehrend gibt man auch intraglutäale Injektionen von Natr. nucleinicum (5 bis 10 mal 0,5 ccm einer 10% Lösung alle 3—5 Tage). Besser wirkt frische Kuhmilch, die nach 2 maliger Sterilisation auf 80° C (je 30') alsbald intraglutäal eingespritzt wird (2—5—10 ccm alle 8—10 Tage, fiebererzeugend und schmerzhaft). Auch Aolan (Beiersdorf), ein fertiges Milcheiweißpräparat (Ampullen zu 10 ccm intraglutäal mehrfach alle 10 Tage), und Caseosan (Heyden), sterile Caseinlösung (1—5 ccm mehrmals intraglutäal alle 3 Tage), werden viel benutzt. Ferner werden Dermaprotin, Novoprotin u. a. zu gleichem Zweck empfohlen.

Zur Blutverbesserung bei chronischen juckenden Dermatosen dient die Blutwaschung, bei welcher nach einem Aderlaß von 100—200 ccm Blut 200 ccm und mehr Ringersche Lösung (Natr. chlorat. 7,5, Calc. chlor. 0,24, Kal. chlorat. 0,42, Aqu. dest. ad 1000,0) oder Normosal-Lösung in die Kubitalvene infundiert werden, und die intravenöse Einspritzung von sterilem Normalserum, die besonders bei Schwangerschaftsdermatosen (hier Blut einer normalen Schwangern erforderlich) nützlich ist. Dafür werden einem Gesunden (WaR.—) 30—50 ccm Blut entnommen, in sterilem großen Zentrifugenglas zentrifugiert, und das so gewonnene Serum wird zu 10—20 ccm dem Kranken intravenös unter aseptischen Kautelen injiziert. Auch die subkutane Injektion von Blut (auch Eigenblut und Eigenserum) unter die Bauch- oder Oberschenkelhaut kann umstimmend und günstig wirken.

Hormonpräparate finden infolge der tieferen Erkenntnis der Beziehungen endokriner Störungen zu Hautleiden immer mehr Anwendung. Neben Sexualhormonen aus männlichen (Testogan, Testiglandol usw.) und weiblichen Keimdrüsen (Ovowop, Ovoglandol, Unden, Follikulin-Menformon usw.) seien das Schilddrüsenhormon Thyroxin und Thyreoideapräparate (Thyreoidin, Thyreoglandol, Gland. thyr. siccat.), Extrakte aus der Hypophyse (Phraephyson, Prolan aus Vorder-, Pituitrin, Pituglandol aus Hinterlappen), den Nebennieren (Adrenalin, Suprarenin), des Thymus (Thymoglandol), der Nebenschilddrüse (Parathyreoidin, Paraglandol) und das aus dem Pankreas gewonnene für Diabeter so bedeutsame Insulin genannt, die in Tabletten, Dragées usw. oder Injektionen verwandt werden. Als Kombinationspräparate (aus mehreren Drüsen oder mit Zusätzen) sind Inkretan (Hypoph. und Thyr.), Horminum mascul. und femininum, Testifortan (pluriglandulär), Klimakton (Ovar. mit Bromural und Ca-Diuretin) und auch andere gebräuchlich. Auch die Behandlung mit Lebersubstanz (Hepatrat) und die Milztherapie (Splenotrat) sei erwähnt. Bezüglich der Dosierung ist bei vielen Präparaten, z. B. Insulin, Thyreoidin größte Vorsicht erforderlich. Näheres siehe bei den einzelnen Krankheiten und in Sonderwerken.

Diät und Badeorte. Eine bestimmte Diät ist bei manchen Hautleiden ratsam oder erforderlich, so bei toxischen Erythemen. Urticaria, Pruritus, manchen Neurodermitiden und Ekzemen; bei diathetischen Ekzemen, pruriginösen Affektionen und inveterierter Psoriasis ist eine mehr oder weniger strenge vegetarische Diät zuweilen günstig. Allzu strenge Diätzettel sind gewöhnlich nicht notwendig, weil sie nicht viel nützen, die Patienten aber psychisch und körperlich herunterbringen. Wichtig ist es, Speisen und Stoffe durch Erprobung herauszufinden, gegen die Überempfindlichkeit oder Idiosynkrasie besteht, wie Krebse, Hummern, Erdbeeren, Tomaten, frisches saures (besonders unreifes) Obst, Eier, bestimmte Fleischsorten (Pferde-, Schweinefleisch) usw.

Über die kochsalzarme Kost, wie sie Gerson, Sauerbruch u. a. zur Heilung des Lupus und sonstiger Tuberkuloseformen empfehlen, sei auf die Lupustherapie verwiesen.

Besonders wichtig ist die Regelung der Menge und Art der Nahrung im Säuglings- und Kindesalter, zumal bei diathetischen Ekzemen, Strofulus, Prurigo usw. Näheres siehe bei Kinderekzem und den einzelnen Krankheiten.

Auch klimatische und Badekuren sind bei manchen Hautleiden vorteilhaft und führen nicht selten schnelle Besserung herbei. See- (besonders Nordsee-) oder Höhenklima wirkt bei schweren diathetischen Kinderekzemen, Neurodermitiden, pruriginösen Leiden usw. oft sehr günstig und gewährt zuweilen allein ein erträgliches Dasein, wohl weil gewisse Haus- und Klimaallergene dort fehlen, die daheim einwirken. Für Höhenkuren mit natürlichen Sonnenbädern kommen Orte wie Leysin, Pontresina, Celerina, Davos usw. in erster Linie in Betracht; in Deutschland und Österreich ferner Schömberg, Schreiberhau, Mittenwald, Oberstdorf, Oberhof, Semmering usw. Badeorte für Hautkranke sind Aachen, Nenndorf, Eilsen, Landeck, Baden bei Wien, Gurnigel, Leukerbad, Schinznach und Lenk (Schweiz) usw. (Schwefelquellen;) Dürkheim, Levico, Roncegno, (Arsenquellen); Tölz, Wiessee, Salzbrunn (Jod- bzw. Jodschwefelquellen); Kreuznach, Dürkheim, Reichenhall usw. (Solbäder); Pyrmont, Schwalbach usw. (Stahlquellen); Gastein, Kreuznach, Baden-Baden usw. (radioaktive Quellen). Nützlich erweisen sich manchmal auch Badekuren in Kissingen, Karlsbad, Marienbad, Wiesbaden besonders bei gestörtem Stoffwechsel.

Für Syphilitiker sind Aachen, Wiesbaden, Tölz, Nenndorf, Hall, für Harnleidende Wildungen, Brückenau, Fachingen, Salzschlirf bewährte Badeorte.

Psychotherapie. Bei an Haut- und Geschlechtskrankheiten Leidenden ist die richtige psychische Einstellung des Arztes gegenüber dem Kranken von großer Bedeutung. Schon das ruhige Anhören der

Anamnese ist zur Gewinnung des erforderlichen Vertrauens wichtig und genaueste Befragung auch zur Feststellung der Ursache bei Geschlechts-, Gewerbekrankheiten, medikamentösen Schädigungen usw. unentbehrlich. Übertriebene Furcht vor Flechten, Syphilis, Krebs ist zu zerstreuen; richtige, dem Bildungsgrad anzupassende Aufklärung und Belehrung über das vorliegende Leiden erforderlich und dem Arzt teilweise sogar vorgeschrieben (vgl. neues Gesetz betr. Geschlechtskrankheiten im Anhang). Nicht nur bei venerischen, sondern auch bei vielen Hautleiden kann der Arzt heutzutage mit gutem Gewissen Heilung in Aussicht stellen. Suggestive Beeinflussung in Form eindringlichen Zuspruchs ist bei vielen subjektiven Beschwerden, wie Schmerzen, Jucken, Juckkrisen usw., ungemein wichtig, und wo es irgend angeht, mit den sonstigen Behandlungsmethoden, z. B. Röntgenbestrahlung, zu vereinigen. In dieser Beziehung begehen Ärzte leider nicht selten ein Versäumnis, das die Kranken Kurpfuschern zuführt; selbst bei übertragbaren Neubildungen, wie den Warzen, halten ernsthafte Forscher energische Suggestivtherapie ja für wirksam.

Die Erwägung, daß der Arzt es bei der Behandlung nicht so sehr mit den objektiven, ihm erkennbaren Krankheitserscheinungen zu tun hat als vielmehr mit dem autoplastischen Krankheitsbild (Goldscheider), d. h. den vom Patienten gefühlten Beschwerden und dem seelischen Spiegelbild seines Leidens, ist auch für den Dermatologen sehr wichtig. Auf dieses subjektive Eigenbildnis der Krankheit einzugehen, soll man sich nicht verdrießen lassen und nie vergessen, daß dies es ist, das den Kranken dem Arzt zuführt. Wo die Vorstellung einer Blut- und Säfteverderbnis besteht, wird man auch innere Mittel verordnen, die sich ja zweckmäßig aussuchen lassen (Schwefel, Kalzium, Arsen usw.); quälende Befürchtungen (Phobien) wird man durch richtige Bewertung der Klagen und Suggestivtherapie meist zerstreuen können (Flechte, Unreinlichkeit, Ansteckung usw.).

Nie darf der mitfühlende Arzt durch unnötige Schmerzen den Kranken abschrecken; sind sie doch durch schnelles Einstechen, flinkes, nicht drückendes Schneiden, Lokalanästhesie usw. vermeidbar. Auch erzieherisch kann der Dermato-Venereologe häufig einwirken und den charakterschwachen oder ängstlichen Kranken durch wohlbedachte Ratschläge aufrichten und sich zu Dank verpflichten.

D. Hautkrankheiten.*)

Acanthosis nigricans (Dystrophia papillaris et pigmentosa), Schwarzwucherhaut. Sehr seltene, mit Braun- bis Schwarzfärbung einhergehende papilläre oder warzige Hyperkeratose der Haut der Genitoanal-, Nacken-, Nabel-, Achselgegend usw., sowie der Umgebung des Mundes; auch Schleimhäute (Lippen, Zunge) werden zuweilen befallen. Oft besteht Karzinom der Intestinalorgane; zuweilen kongenitale (wohl endokrine) Störung. Unterscheidung von Ichthyosis, Darierscher Krankheit, Arsenkeratose meist leicht.

Gelegentlich Heilung nach Tumorexstirpation (Magen-, Darmkarzinom). Sonst nur symptomatische Behandlung mit warmen Bädern (Kal. permang.) und Einfettung mit Salben, z. B. 2—10% Salizyl-, Schwefel- oder Resorzinsalbe, am besten kombiniert; ferner Salizylguttaplast (10--20%) und Röntgenstrahlung (1/3 E. D. oder 4 x 0,5 mm Al. mit 10tägigem oder 1/2 E. D. oder 10 x bei 3 mm Al. mit 3wöchigem Intervall 3 bzw. 2 mal).

Acne necrotica oder varioliformis, Pockfinnen. An der Stirnhaargrenze, seltener auf der Kopf- und Gesichtshaut schubweise auftretende rote Papeln, die alsbald zentral verschorfen und nach mehrwöchigem Bestehen eines nekrotischen gelblichen bis dunkeln Schorfes pockenähnliche runde Narben hinterlassen; daneben oft Seborrhöe. Häufiger bei Männern. Neigung zu Rückfällen. Unterscheidung von papulokrustösen Syphiliden wichtig (Spir. pall., WaR.), ferner von Tuberkuliden (Ektebin-, Pirquetreaktion, Röntgenbild der Brustorgane).

Abends und morgens vorsichtige heiße Seifenwaschung und Einreiben von Salizylschwefelsalbe (2% Ac. sal., 5—10% Schwefel), 10% weißer Präzipitatsalbe oder Ungt. sulfurat. rubr. (Rez. 23); später 1/4—1/2% Sublimat- oder 1—2% Salizylresorzinspiritus bequemer. Auch nach Abheilen der Affektion Fortsetzung der Lokalbehandlung und besondere Hautpflege (Haarwasser, Afridolseife), da sonst häufig Rezidive eintreten. Begleitende Seborrhöe evtl. mit Röntgenstrahlung (2—3 mal 1/3 E. D. oder 3 x ohne

---

*) Die Besprechung geschieht in alphabetischer Reihenfolge; einzelne Kapitel, wie Adenome, Arzneiausschläge, Dermatomykosen, Ekzem, Erythrodermien, exanthematische Infektionskrankheiten, Onychosen, Prurigo, Pyodermien, Tuberkulose, Wurmkrankheiten, Zysten usw. sind, um Wiederholungen zu vermeiden, zusammenfassend abgehandelt.

Filter) behandeln. In hartnäckigen Fällen Arsen (Sol. Fowl. oder Elarson). Magenstörungen, Verstopfung beachten und behandeln.

Acne rosacea, besser **Rosacea, Rotfinnen.** Die Rosacea besteht in einer chronischen auf Gefäßdilatation beruhenden Gesichtsröte, die oft mit Seborrhöe, Blutwallung und Hitzegefühl beginnt oder einhergeht; zumal Nase, Wangen und Kinn sind befallen. Zugleich treten akneartige, aber nicht aus Komedonen hervorgehende Knötchen und Pusteln auf. Dabei ist die Haut reizbar und neigt zur Verdickung und Wucherung, deren höchsten Grad das geschwulstartige Rhinophym (Knollen- oder Pfundnase) darstellt. Die ziemlich häufige Krankheit tritt im Gegensatz zur Acne vulgaris erst im mittleren Lebensalter auf. Ursächlich ist auf alle Prozesse, die zu chronischer Hyperämie des Gesichts führen, wie Alkoholismus, Magendarmstörungen, Uterus- und Adnexerkrankungen, Chlorose, Witterungseinflüsse (Temperaturwechsel), Nasenleiden usw., ferner endokrine Störungen (Wechseljahre) zu achten. Verwechselung mit Lues (WaR., Spir. pall.) und Lupus miliaris disseminatus (Glasdruck, s. dort) ist zu vermeiden.

Bekämpfung und Beseitigung der ursächlichen Momente; Sorge für täglichen regelmäßigen und weichen Stuhlgang (Obst, Backpflaumen, Karlsbader oder Bitterwasser, Rhabarber-, Frangulapräparate usw.). Diätregelung; Verbot scharfer Speisen und starken Kaffees, Alkohol usw. Enge Kragen und starkes Schnüren vermeiden. Innerlich Arsen (Elarson), Ichthalbintabletten (3mal täglich 2—3 zu 0,3), Ichthyolpillen (3mal täglich 2—3 zu 0,1), Ichthyolkalziumtabletten (ebenso) oder Schwefelpulver [Sulf. praec., Pulv. rhei, Magn. carbon. (oder Calc. lactic.) aa 10,0, 3mal täglich $^1/_4$—1 Teelöffel] zuweilen ratsam. Ovarialpräparate, bes. Klimakton, bei Frauen in den Wechseljahren nützlich (2—3 Tabletten täglich), Einspritzungen von Olobintin (oder Terpichin) sind oft nützlich (intraglutäal 1 ccm 2—3mal wöchentlich).

Waschen mit kaltem Wasser vermeiden! Irritabilität der Haut beachten! Wo die Haut gereizt ist, Umschläge mit Salizylresorzinwasser (1‰ Acid. salicyl., 1% Resorzin) oder Zinc. sulf.-Lösung (1‰) mehrmals täglich $^1/_4$—1 Stunde. Daneben milde oder Kühlsalben, wie Zinkwismutsalbe, Eucerin oder Zinkpaste mit 1—3% Resorzin oder Thigenol besonders nachts. Entfernen der Paste mit Coldcreme, Eucerincreme, Olivenöl oder Benzin auf Watte. Betupfung mit 1—2% Salizylresorzinspiritus oder Spir. camphorat. mit 1—2% Acid. salicyl. und Pudern. Auch milde Schüttelmixtur (s. u.).

Bei nicht gereizten Formen morgens und abends heiße Waschung (am besten mit großem, mit heißem Wasser vollgesogenem Schwamm einige Minuten lang, dann mit Handtuch vorsichtig abtupfen); danach Auftragen von milderen oder stärkeren Schwefeltrockenpinselungen zu 3—5—10%, die abends aufgelegt und morgens mit warmem Wasser und Watte abgetupft werden (s. Rez. 41 und 42); eine oft gut wirkende Formel ist Zinc. sulfur. 3,0, Sulf. sublim., Kal. sulfuric., Kal. sulfurat. aa 5,0—6,0, Aqu. rosar. ad. 100,0 (sog. Jacobische Mischung). Auch Kummerfeldsches Wasser (s. bei Acne vulgaris) ist oft nützlich und milde wirkend. Statt dieser kann über Nacht auch Salizylresorzinpaste (2%, 5—10%) angewandt werden, die mit benzin- oder olivenölgetränkter Watte morgens abgewischt wird; auch 2—5% Ichthyol- oder Schwefelpasten wirken gut. Röntgenbesrtahlung $^1/_8$ E.D oder 3—4x 0,5—1 mm Al.-Filter jeden 10.—12. Tag, wonach öfters zunächst reaktive Verschlimmerung, dann aber gewöhnlich gute Besserung erfolgt. Wiederholung erst nach 2—3 monatiger Pause, falls erforderlich. Geht die Rötung trotzdem nur langsam oder gar nicht zurück, so behandelt man mit dem Skarifikator oder Skalpell, indem man etwa $^1/_2$—1 mm tiefe parallele Schnitte im Abstand von 1 mm macht, was kaum schmerzt, gut ausbluten läßt und dann bis zur Blutstillung möglichst heiße, öfters zu erneuernde Wasserkompressen aufdrückt. Abheilung unter Puder, dann Salbenverbände. Nach 8—14 Tagen event. Wiederholung, bis die gewünschte Wirkung, d. h. blasse Haut, erzielt ist. Sichtbare Narben sollen nicht zurückbleiben. Auch Kaltkaustik wirkt gut (s. dort). Größere Gefäßbäumchen zerstört man, indem man sie mit dem Mikrobrenner oder Kaltkauter nachzeichnet und so verödet oder elektrolytisch zerstört. In hartnäckigen Fällen ist eine Schälkur event. mit der Quarzlampe (s. bei Acne vulg.) erforderlich. Auch Quarzlichtkompression (Kromayers Lampe 10′) und CO_2-Schnee (10″) wirken auf infiltrierte rote Flächen oft gut. Ein Gemisch von CO_2-Schnee und Azeton in salbenförmiger Konsistenz kann, für 2—3″ angewandt, nützlich sein (Vorsicht, da starke Kältemischung!). Betreffs Rhinophym s. dort.

Acne scrofulosorum (cachecticorum), Zehrfinnen. Akneartige bräunliche Knötchen und Pusteln am Rumpf und den Extremitäten bei Skrofulösen und Kachektischen, kraterförmige Geschwüre bildend und mit pockenähnlichen Narben abheilend. Lokale Tuberkulinreaktion nicht immer vorhanden. T. B.-Befund negativ. Komedonen fehlen.

Allgemeinbehandlung mit Lebertran, Eisen und Arsen; allgemeine Lichtbäder mit künstlicher Höhensonne (s. Einleitung) wirken günstig. Bäder mit Kal. perm., Schwefel, Soole. Sonst milde Aknetherapie (s. dort); event. Tuberkulin (s. Tuberkulose).

Acne vulgaris oder **juvenilis, gemeine Finnen.** Eine im Pubertätsalter beginnende, aus Komedonen entstehende Erkrankung der Gesichts-, Brust- und Rückenhaut, bei der alle Stadien vom Komedo bis zur Pustel und zum infiltrierten vereiternden Knoten sich nebeneinander finden. Ursächlich kommen neben seborrhöischer Hautbeschaffenheit Obstipation, Chlorose, Menstruationsstörungen in Betracht. Rückgang meist nach der Pubertätszeit. Mangelhafte Hautpflege, Berufsschädigungen (Teer, Petroleum, Chlor usw.), gewisse Medikamente (Jod, Brom) wirken verschlimmernd. Neben der gewöhnlichen und der seborrhöischen gibt es eine irritable, ferner eine stark infiltrierte und abszeßbildende Form der Acne vulgaris.

Differentialdiagnose gegen Acne rosac. und medicament. leicht (Komedonen), gegen Teer- und Vaselinakne manchmal schwieriger.

Genital- und Magendarmstörungen, besonders Obstipation, sind zu bekämpfen; Verbot als schädlich erkannter Nahrung, wie Käse, Hering, zu saurer und zu fetter Speisen usw.

Innerlich As und Eisen (Eisenelarson), Ichthyol, Schwefel (s. Acne rosac.); ferner evtl. Hefepräparate und Staphylokokkenvakzine (s. bei Pyodermien); ferner auch Versuch mit Sexual- oder anderen Hormonpräparaten. Schon bei reichlichen Komedonen empfiehlt sich Behandlung durch Streichmassage oder Ausdrücken mit dem Komedonenquetscher, heiße Waschung mit Seife (evtl. Schwefel- oder Resorzinseife), Einreiben 3—5% Resorzineucerins. Zum Bleichen der schwarzen Pfröpfe dient 10% Perhydroleucerin (Perhydrol 2,0, Eucerin. anhydr. ad 20,0). Als Normalbehandlung gilt 5—10% Resorzinpaste, die abends messerrückendick aufgelegt und überpudert, morgens vor heißer Waschung mit gereinigtem Benzin und Watte entfernt wird. Bei gleichzeitiger Seborrhöe wirkt Schwefelzinkpaste (5—10%) oder Resorzinschwefelpaste (2,10%) besonders gut; dabei auch Behandlung der Kopfhaut mit Haarwasser und Salbe (s. bei Alop. pityr.). An Stelle der Pasten, die auch mit 2% Salizylzusatz bereitet und wie bei Rosacea angewendet werden, können in leichten Fällen auch Schwefelzinkschminken (Rez. Nr. 41, 42) oder Kummerfeldsches Wasser [Sulfur praec. 2,0 (bis 5,0), Spirit. camphor., Spir. Lavandul. aa 4,0, Spir. Coloniens. 6,0, Aqu. ad 100,0] abends aufgepinselt werden, die sich besonders auch zur Tagesbehandlung eignen. Eine andere Vorschrift dafür mit mehr Schwefel ist: Sulfur. praecip. 5—10,0, Gummi arab., Camphor. trit. aa 3,0. Aqu. calc. ad 100,0. Auch Salizylresorzin- und Salizylkampferspiritus ist nützlich (s. Rosacea). Bei geringen Graden ist auch Schwefelseife, Resorzinschwefelseife, Nenndorfer Schwefelseife zumal für Behandlung des Rückens und der Brust empfehlenswert (abends gut einseifen, Schaum eintrocknen lassen, früh mit warmem Wasser entfernen). Derbe Infiltrate werden mit Hg-, Karbol-Hg-, Salizylguttaplast oder Salizyltrikoplast bedeckt; eitrig erweichte Knoten mit spitzem Skalpell (damit es nur ganz feine Narben gibt!), Mikrobrenner oder Kaltkauter eröffnet; auch Umschläge mit essigsaurer Tonerde und Spiritus und darüber heiße Leinsamenkissen sind ausgezeichnet (s. Einleitung). In hartnäckigen Fällen Schälkur mit der Lassarschen Schwefelnaphtholpaste*) (s. Rez. 31). Diese wird nach heißer Seifenwaschung und Eröffnung der Pusteln messerrückendick aufgestrichen und bleibt je nach dem Erkrankungsgrad und der Reizbarkeit der Haut 20—30 Minuten bis 12 Stunden liegen. Danach Abwischen der Paste mit benzingetränkter Watte und Bedecken mit 2% Salizyl- oder Salizylschwefelsalbe (2,10%) über Nacht. Fortsetzung mehrere (3—5) Tage, bis die mortifizierte Hornschicht sich in bräunlichen Lamellen abstößt. Danach Vaseline, Coldcreme und Puder. Bei Rückfällen Wiederholung. Unnas Resorzinschälpaste (Past. zinci, Resorcin. alb. aa 20,0, Ichthyol., Vaselin. flav. aa 5,0) wirkt weniger prompt. Für eine milde kaum störende Schälung ist 20% Resorzinpaste (Resorcin. alb., Zinc. oxyd., Talc. ven. aa 6,0, Paraffin. liqu. ad 30,0) empfohlen worden.

Günstig wirkt auch Quarzbelichtung, indem wöchentlich 1—2mal aus 10—15 cm Entfernung 3—5 Minuten bestrahlt wird, bis eine milde Schälung erfolgt. Für infiltrierte Stellen evtl. Kompressionsbestrahlung 10—15 Minuten (s. Lichtbehandlung).

Die besten Heilerfolge aber erzielt die Röntgenbestrahlung (1/3 E. D. oder 4 x bei 0,5 mm Filter jeden 10.—12. Tag, bei tiefen Herden auch 1/3 E. D. oder 6 x 2 mm Al. ebenso) in vier Stellungen (Stirn, beide Wangen und Kinn); auch bei Acne corporis sollte sie nicht versäumt werden (hier bei ganz oberflächlichen Formen auch 1/3 E. D. oder 3 x ohne Filter dreimal).

Acrodermatitis suppurativa continua Hallopeau, Hallopeausche Eiterflechte. Sehr chronische an den Fingerrücken beginnende papulöse flächenhaft auf die Handrücken usw. fortkriechende Affektion, mit mehr oder weniger Jucken und Brennen immer wieder neue Schübe machend. Nägel oft mitergriffen. Differentialdiagnose gegen Dermatitis Duhring, rebellische Ekzeme usw. oft schwierig.

---

*) Über mögliche Schädigung durch Naphthol, die ich bei dieser lokalen Anwendungsart nie beobachtet habe, s. Einleitung.

Röntgenbehandlung mit 1/3 E. D. oder 4 x 0,5 mm Al. dreimal mit 8—10tägigem Intervall beeinflußt das rebellische Leiden noch am ehesten. Sonst Bäder und Salben wie bei Pyodermie.

Addisonsche Krankheit, Bronzehaut, stellt eine durch meist tuberkulöse Erkrankung der Nebennieren bedingte Dyschromie in Form schmutzig graubrauner, universeller Pigmentierung der Haut und Mundschleimhaut (Flecke) dar. Histologisch Melaninvermehrung in der Epidermis, weniger in Chromatophoren des Corium. Hand- und Fußflächen und behaarter Kopf bleiben frei. Schwere Allgemeinerkrankung (Appetitlosigkeit, Mattigkeit, Schwäche, erniedrigter Blutdruck) mit ungünstiger Prognose. Differentialdiagnose gegen Argyrie (Konjunktiven mitbefallen), Pellagra (s. dort), Kriegsmelanose (s. dort) usw.

Behandlung mit roborierenden Mitteln.

Adenome, Deckzell-Fehlbildungen, der Haut. Hierunter können das Adenoma sebaceum, das Syringom und Epithelioma adenoides cysticum als multiple, vom Talg- bzw. Schweißdrüsen- oder Haarbalgepithel ausgehende naevusartige benigne Neu- bzw. Fehlbildungen zusammengefaßt werden. Nicht selten geht das Pringlesche und Trichoepitheliom mit geistiger Minderwertigkeit (Schwachsinn, tuberöser Hirnsklerose) einher. Auch echte tumorartige Schweiß- und Talgdrüsenadenome kommen vor.

1. Adenoma sebaceum, Talgdrüsenfehlknötchen, Pringlesche Krankheit. Zahlreiche gelbliche bis gelblichrote erhabene, an Talgdrüsen erinnernde Knötchen in den mittleren Teilen des Gesichtes und besonders um die Nase herum, durch Wucherung der Talgdrüsen und des kollagenen Gewebes neben Teleangiektasien bedingt. Differentialdiagnostisch kommen andere naevusartige Leiden, wie Trichoepitheliom, Syringom, abgesehen von Rosacea usw. in Betracht.

2. Epithelioma adenoides cysticum, Trichoepithelioma multiplex, Haarbalgfehlknötchen. Vorwiegend im Gesicht, aber auch sonst vorkommende kleine bis erbsengroße und größere Papeln von graugelblicher Farbe, die selbst Lepra vorgetäuscht haben. Histologisch verzweigte hirschgeweihartige Epithelwucherungen und Hornzysten. Von ihnen gibt es Übergänge zu größeren adenoiden Naevoepitheliomen, Zylindromen, mit hyalinen Membranen um die dicken Epithelstränge.

Differentialdiagnose ist oft schon klinisch wahrscheinlich, sicher durch Biopsie zu stellen; Abgrenzung gegen flache Warzen, Rosacea, Lepra usw beachten.

3. Syringome (Syringocystadenome), Schweißdrüsenfehlknötchen. Stecknadel- bis linsengroße, hautfarbene oder mehr weißgelblich bis bräunlich gefärbte am Rumpf (Brust, vorn und seitlich), den Augenlidern usw. oft in großer Zahl vorkommende Knötchen, die keine Beschwerden machen und ein papulöses oder lichenoides Exanthem vortäuschen. Außer tumorartigen Schweißdrüsenadenomen (an den großen Labien) gibt es auch einen regionären Naevus syringadenomatosus papilliferus, z. B. der Achsel und Leistengegend, mit papillären Wucherungen. Der histologische Bau ist charakteristisch; die kleinen Syringome bestehen aus schmalen Zellsträngen und runden oder ovalen Zysten mit kolloidartigem Inhalt, ausgehend von den Ausführungsgängen der Schweißdrüsen; die beiden andern Formen zeigen zweischichtiges

Schweißdrüsenepithel und Lumenbildung (nach innen hohe Zylinderzellschicht).

Bei allen 3 Formen Abkratzen mit dem scharfen Löffel oder Zerstörung durch Kaltkaustik, Elektrolyse oder den Unnaschen Mikrobrenner; ferner CO_2-Schnee mit nachfolgender Röntgenbehandlung (vgl. Verrucae). Größere Papeln und Tumoren werden exstirpiert, kleinere nach Kromayer ausgestanzt; bei ganz kleinen disseminierten Knötchen ist eine Behandlung nicht nötig.

Agranulocytose (Werner Schultz), Weißblutfehlsucht. Seltene Erkrankung mit gangräneszierenden Prozessen in der Mundrachenhöhle (Angina agranulocytotica) mit grauweißen Nekrosen an Tonsille; ferner ähnliche nekrotische Beläge und Ulcera an Zahnfleisch, Zunge, Larynx, Genitalien; daneben stets Ikterus und Verminderung der Leukozyten auf wenige 1000—100 (zumal der polynukleären). Frauen öfter als Männer betroffen. Schweres, tödliches Leiden. Gegenüber Leukämie keine hämorrhagische Diathese (vgl. auch Aleukie [Amyelie]).

Behandlung mit roborierenden Mitteln, Mundspülung (Kamillentee usw.) evtl. Leberbehandlung.

Aknekeloid (Dermatitis papillaris capillitii, Folliculitis sclerotisans nuchae), schwielige Nackenschwären. Aus häufig rezidivierenden Follikulitiden an der Haargrenze entstehende derbe keloidartige tumorähnliche Erhebungen mit Gruben und Haarbüscheln darin, nicht selten Abszesse enthaltend. In den Pusteln Staphyloc. aureus. Hochgradige Formen besonders bei Negern, die ja überhaupt zu Keloidbildung neigen (s. bei Keloid).

Vermeidung des Tragens gestärkter und hoher Kragen und der Verschmierung von Eiter! Bei leichten Graden Salizylschwefelsalbe oder -paste (2,10%); Betupfen mit Formalin- (10%), Salizyl- oder Resorzinspiritus (1—2%). Epilation kranker Haare und Eröffnung eitriger Follikulitiden. Daneben besonders nachts feuchte Verbände mit essigsaurer Tonerde und Spiritus (je 1 Teil auf 5—6 Teile Wasser), am besten mit heißen Breikissen darüber.

Röntgenbestrahlung ist das souveräne Mittel, am besten $^2/_3$ E. D. oder 20 x bei 4 mm Al.-Filter), frühestens nach 6—8 Wochen zu wiederholen. Erfolge glänzend. Demgegenüber tritt die chirurgische Behandlung (Abtragung, Inzisionen, Ausschälung von Abszeßmembranen, Exzision) meist zurück. Fibrolysin (s. bei Keloid) bringt wenig Nutzen. Lange Nachbehandlung mit heißer Seifenwaschung und Salizylschwefelsalbe oder 2% Salizylspiritus hat der Röntgentherapie zu folgen, um Rückfälle zu verhüten.

Aktinomykose, Strahlpilzkrankheit. Derbe, an indurierte Akne oder Lupus erinnernde, doch brettharte Knoten oder Tumoren der Cutis und Subcutis, rötlich bis violett, in der Tiefe oft adhärent, besonders an Wangen und Hals; langsame Erweichung, Fisteln mit gelbem, körnerhaltigem Eiter; in letzterem charakteristischer Pilzbefund (Drusen). Auf Zähne und Rachenabszesse achten! Erreger der auf Getreidegrannen schmarotzende Aktinomyzes, grampositiv. Differentialdiagnose gegen Tuberkulose, Lues, Tumoren, Parulis, Karies beachten.

Gute Erfolge gibt Jodkali (3—6—9 g täglich) neben Röntgentiefentherapie ($^{2}/_{3}$ E. D. oder 20 x bei 4 mm Filter). Sonst chirurgische Behandlung (Auskratzen und Austupfen der Wunde mit Jodtinktur). Iontophorese mit 5% Jodkalilösung und Yatren intravenös wird empfohlen (5% etwa 10 ccm).

Allergosen, allergische oder Überempfindlichkeitserkrankungen. Unter Allergie (v. Pirquet 1906) versteht man die veränderte Reaktionsfähigkeit des Organismus, die durch Überstehen einer Krankheit oder Vorbehandlung mit bakteriellen Produkten oder anderen körperfremden Substanzen erworben wird, bzw. eine zeitlich, qualitativ und quantitativ abgeänderte Reaktionsform. Nach Doerr, Bloch u. a. beruht sie auf dem Grundvorgang einer Antigen-Antikörperreaktion und kommt durch den Kontakt und die Reaktion des Antigens mit dem adäquaten spezifischen Antikörper am zellulären Sitz des letzteren zustande. Einen Organismus allergisieren bzw. sensibilisieren heißt demnach, ihn durch ein- oder mehrmalige Zufuhr von Antigenen zur Bildung von Antikörpern anregen. Diese Antigene brauchen nicht, wie man annahm, Eiweißnatur zu haben. Auch die Idiosynkrasie, eine individuelle scheinbar angeborene Überempfindlichkeit gegen gewisse Stoffe, die die Mehrzahl gut verträgt, wird neuerdings zur Allergie in Beziehung gebracht; gelingt es doch z. B. mit Primin, sehr konzentriertem Primelgift, trotz des anscheinend individuellen Charakters der Primelkrankheit jeden Menschen zu sensibilisieren (Bloch). Auch die Anaphylaxie, der klassische anaphylaktische Schock des Meerschweinchens, wird als ein Spezialfall der Allergie gedeutet. Je nach dem Erfolgsorgan, in dem die Antigen-Antikörperreaktion sich abspielt, können Rhinallergosen (Heuschnupfen), Ophthalmallergosen (Frühjahrskatarrh), Bronchiallergosen (Asthma), Enterallergosen (Colitis membranacea) und Dermallergosen auftreten. Unter den letzteren kann man als Epidermallergosen Toxidermie, Dermatitis und manche Ekzeme, als Corioallergosen Urticaria, Quinckesches Ödem, als gemischte Formen tiefere Toxidermien und Gewerbekrankheiten unterscheiden. Zum Nachweis der Überempfindlichkeit dienen Kutanproben (Auflegen oder Einspritzen des betreffenden Stoffes, Sofortreaktion in etwa 15′), ferner die in der physiologischen Einleitung erwähnte Prausnitz-Küstnersche und Königstein-Urbachsche Reaktion, evtl. auch das anaphylaktische Meerschweinchenexperiment (passive Übertragung des Antikörpers). Weiteres siehe bei Ekzem und Ergasidermatosen.

Für die Behandlung der allergischen Erkrankungen kommt Fernhalten des schädlichen Antigens und Desensibilisierung in Frage (allmählich und langsam gesteigerte Zufuhr kleinster Mengen des Antigens intern, extern oder intrakutan); hierbei ist größte Vorsicht nötig. Näheres findet sich bei den einzelnen Krankheiten.

Alopecia areata (Area Celsi), Kreishaarschwund. Kreisförmiger Haarausfall in kleineren und größeren Scheiben, peripher fortschreitend ohne Entzündung und Schuppung, ohne Atrophie; gewöhnlich tritt sie im Haupthaar auf, entweder in kreisförmigen Herden oder in Form eines randständigen, mehr oder weniger breiten Bandes (Ophiasis); bei größeren Herden Hypotonie der befallenen Kopfhaut; sie kann aber auch Bart-, Augen-, Körperhaare befallen und zu totaler Alopezie (sog. maligne Form) führen. Ursache unbekannt, sie ist nicht ansteckend. Haare oberhalb der Wurzel nicht selten etwas verdünnt und pigmentärmer (Ausrufungszeichenhaar); s. Abb. 19 bei Pili moniliformes. Ähnliche Alopezien wurden bei Tieren durch minimale Thalliumazetatdosen hervorgerufen. Differentialdiagnose gegen kleinfleckige Alop. syphil. und narbenbildende Alopezien (s. Alopec. atrophic.) beachten!

Als **neurotische Alopecie** hat man unregelmäßigere strichförmige, dreieckige und landkartenartige weniger scharf begrenzte Formen im Anschluß an Schußverletzungen, Schädelfrakturen usw. bezeichnet.

Örtliche Behandlung mit desinfizierenden und irritierenden Mitteln und vor allem Quarzbelichtung sind in erster Linie zu empfehlen; daneben ab und zu heiße Seifenwaschung. Am reinlichsten und meist ausreichend ist 1% Sublimatspiritus mit 5—10% Anthrasol und 1—2% Salizylzusatz, der täglich 1—2mal auf die kahlen Stellen und deren Umgebung eingerieben wird. Ähnlich wirken Jodtinktur, Chrysarobintraumaticin (5—10%), doch stört ihre Färbung. Auch Salben, wie ½ bis 1% Sublimat-, 3—5% Anthrasolvaseline (letztere mit 10% Sulf. praec. Zusatz) wirken günstig. Daneben Gebrauch eines Haarwassers (Rez. 59) und Kopfhautmassage (s. Alop. pityr.). Zur Erzeugung heilsamer Hyperämie ist am einfachsten Besprengen mit Chloräthyl bis zur schwachen Gefrierung mit nachfolgendem kräftigen Einreiben mit Mulltupfer. Ferner ist, besonders bei hartnäckigen Fällen, örtliche Bestrahlung mit künstlicher Höhensonne (30 cm 5—10—20 Minuten) oder Kromayers Quarzlampe (10—5 cm 5—10 Minuten) zur Erzeugung einer Lichtreaktion angezeigt; Wiederholung nach Abklingen der Entzündung. In schwersten Fällen auch Kompressionsbestrahlung mit Weißlicht. Arsenpräparate zur Unterstützung empfehlenswert; event. Versuch mit endokrinen Präparaten (Thyreoidin usw.) bes. bei totaler sog. maligner Alopezie.

Alopecia atrophicans (Pseudopelade) und **cicatrisans (Acne decalvans), trockner** und **feuchter narbiger Haarschwund.** Sehr chronische, zu favusähnlichen Narben führende Erkrankung der Kopfhaut bes.

auf der Höhe des Scheitels, entweder ohne (Pseudopelade) oder mit peripilären Pusteln (Acne decalv.) einhergehend. Seltene Erkrankungen unbekannter Ätiologie. Ähnliche atrophisierende pustulöse Folliculitiden können auch im Bart (Sycosis oder Acne lupoides), an den Seitenpartien der behaarten Kopfhaut (Ulerythema sycosiforme) oder an lanugobedeckter Haut, z. B. den Beinen (Folliculitis atrophicans corporis) vorkommen. Histologisch meist reichliches Plasmazelleninfiltrat. Differentialdiagnose gegen Favus (Pilzbefund), Lupus erythematodes (s. dort).

Zur Behandlung dienen Salizylschwefelsalbe oder Paste (2,10%), Zinnobersalbe (Rez. Nr. 23), Salizylspiritus und Röntgenbestrahlung (2mal 1/3 E. D. oder 4 x bei 0,5 mm Al.) oder ähnlich wie bei Sycosis vulgaris; Vakzinetherapie mit Leukogen, besser Frisch- oder Autovakzine usw. (s. bei Pyodermien); Haarwässer wie bei Alop. pityrodes.

Alopecia diffusa symptomatica, Haarausfall kommt nach schweren Erkrankungen, z. B. Typhus, Influenza, Pneumonie usw. vor; die mitunter streckenweise durch das Fieber und toxische Einflüsse verdünnten, marklos gewordenen Haare wachsen danach meist vollkommen wieder. Die Entfernung dieser verdünnten Stelle vom Haarboden läßt einen Schluß auf die Zeit des Fiebers zu, da Haare etwa 0,4 mm täglich, also etwa 13 mm im Monat, wachsen. An Syphilis denken (WaR.)!

Behandlung mit den bei Alop. pityr. genannten Haarwässern, evtl. auch Massage und Höhensonne; innerlich Arsen, Humagsolan (= aufgeschlossene Hornsubstanz zur spezifischen Ernährung) ist wohl ohne Erfolg; das cholesterinhaltige Trilysin soll bei äußerer Anwendung (Einreibung, Massage) nützlich sein. Lichtbestrahlung mit Höhensonne oder Quarzlampe.

Alopecia pityrodes (Seborrhoea capitis), Schinnenhaarschwund. Diese in Familien oft erbliche Erkrankung beginnt schon im mittleren Lebensalter und früher und betrifft Männer häufiger und stärker als Frauen. Neben Haarausfall trockne Abschilferung der Kopfhaut (Pityriasis capitis oder Seborrhoea sicca). Neubildung gewöhnlicher Haare hört allmählich auf, und es wachsen nur noch dünne und kurze Haare nach, die bald ausfallen. Schließlich Glatze, so daß nur noch Schläfengegend und Hinterkopf behaart bleiben. Neben Talgfluß werden auch Kompression der Gefäße durch Hutdruck und Zug des Musc. epicranius verantwortlich gemacht.

Therapie meist nicht sehr wirksam, doch vermag sie häufig den Haarausfall zu verlangsamen und ist daher stets lange Zeit und mit Sorgfalt und Geduld durchzuführen. Frauen halten nicht selten den normalen Haarausfall, der täglich etwa 30—40, davon nicht mehr als 25% kurze, unter 15 cm lange Haare beträgt, für krankhaft und müssen beruhigt werden. Waschungen mit Seife und Wasser nur alle 3—4 Wochen, nicht häufiger (zumal bei Frauen) am besten mit Teerseife, Pixavon usw. Die Behandlung geschieht mit spirituösen Haarwässern und

Salben (Schwefel, Sulfidal, Teer [Anthrasol], Hydrarg. praec. alb.), ferner Höhensonnenbelichtung. Als Haarwässer sind, außer dem in Rez. Nr. 16 genannten, bewährt und am meisten zu empfehlen:

58. Sol. natr. bicarbon. 3/120,0
Menthol 0,5—1,0
Glycerin. pur. 1,0—3,0
Spirit. vini (96%) ad 200,0
MDS. Haarwasser.

59. Acid. salicyl. 1,0—2,0
Menthol 0,5—1,0
Resorcin. alb. 4,0—5,0
[Glyc. pur. od. Ol. ricini 1,0—4,0]
Spir. vini (70%) ad 200,0
MDS. Haarwasser.

60. Acid. salicyl.
Menthol aa 1,0
Resorcin. alb. } aa 4,0—5,0
Anthrasol }
Spirit. vini ad 200,0
MDS. Haarwasser.

61. Sublimat 0,4
Acid. salicyl.
Resorcin. alb.
Anthrasol aa 5,0
Spir. vin. (70%) ad 200,0
MDS. Haarwasser.

Statt Resorzin wird neuerdings auch Euresol empfohlen; ferner bei stärkerem Haarausfall Captol (Captol 1,0, Acid. salicyl., Acid. tartar., Ammon. carbon. aa 2,0, Tct. Capisc. 10,0—20,0, Spir. vin. [80%] ad 200,0). Bei diesen Präparaten auf akute Dermatitis achten. Als Schwefel und Teer enthaltendes Haarwasser hat sich mir Thiopinolhaarwasser mit Zusatz von 2—5% Liqu. carbon. deterg. oder Anthrasol bewährt. Als Salben und Öle sind Salizylschwefelsalbe (2,10%), weiße Präzip.-Salbe (10%), beide event. mit Zusatz von 2—10% Anthrasol, Sulfidalsalbe oder das käufliche 10% Sulfoformöl am gebräuchlichsten. Die zuerst genannten spirituösen Haarwässer werden abwechselnd mit Thiopinolhaarwasser oder Sulfoformöl oder einer der genannten Salben gebraucht, indem sie unter Scheitellegung von links nach rechts in die Kopfhaut, ohne die Haare zu sehr zu treffen, mit Finger, Wattestab oder Kromayers Haarglittel eingerieben werden. In schweren Fällen kann auch abends Salbe oder Öl und früh der Haarspiritus benutzt werden. Bei sehr fettiger Kopfhaut (Seborrhoea oleosa) wird statt Schwefelsalbe 50% Schwefelpuder (Sulf. praecip., Amyl. oryz. oder Talc. ven. aa oder Sulf. praecip. 15,0, Sem. Lycopod. 10,0) mit Wattepinsel oder Bürste eingerieben. Massage der Kopfhaut durch Auflegen der Finger und regelmäßiges, 5—10 Minuten dauerndes Hinundherschieben ist besonders bei Spannung des Epicranium anzuraten. In hartnäckigen Fällen Höhensonnen- oder Quarzlampenbelichtung (s. bei Alop. areat.). Auch Versuch mit Arsen und endokrinen Mitteln ist empfehlenswert.

Alopecia praematura und **senilis, Altershaarschwund.** Vorzeitig eintretender Haarausfall besonders bei Männern, nicht selten auf erblicher Veranlagung beruhend, mitunter mit Seborrhöe einhergehend.

Versuch mit den zuvor genannten Haarwässern (Rez. 58 bis 61), Quarzlampe oder Höhensonne.

Alopecia syphilitica, kleinfleckiger Haarausfall s. Syphilis. Kleinfleckige kahle Stellen, auch in Augenbrauen und Cilien vorkommend und da besonders kennzeichnend. Haare nicht kurz schneiden lassen, da sonst auffälliger.

Kausale Behandlung; Bi-Salvarsankur, Sublimathaarwasser (Rez. Nr. 61).

Amyloidosis cutis, Amyloidablagerung in der Haut. Sehr seltene, unter dem Bilde einer Lichenaussaat oder Lichenifikation mit Hyperkeratose einhergehende Erkrankung des obern Coriums; eigentümlich schmutziggraue bis bräunliche derbe Knötchen; manchmal Beschwerden, mehr bei älteren Leuten. Mikroskopisch Amyloidscholle unter hyperkeratorischer Epidermis.

Therapie ähnlich wie bei Neurodermie, doch wenig Erfolg zu erwarten.

Angiokeratom, Blutwarzen. Seltene, aus mehr oder weniger roten kleinen Flecken mit horniger Oberfläche bestehende Dermatose, besonders an Handrücken, Fingern und Skrotum. Auf Tuberkulose achten!

Behandlung mit Kaltkauter, Elektrolyse, CO_2-Schnee mit folgender Röntgen- oder Radiumstrahlung (s. bei Warzen).

Angiolupoid, Brocqscher Zehrknoten, stellt eine seltene, gewöhnlich bei älteren Frauen (ausnahmsweise bei Männern) am Nasenrücken sitzende, ziemlich schnell entstehende, flache, knopfförmige, derbe, blaurote, gut abgegrenzte Geschwulst dar, die auffällige Gefäßerweiterungen zeigt und eine Abart des Boeckschen Lupoids ist, dem sie auch histologisch ähnelt (s. dort). An Lues und Epitheliom denken!

Behandlung Licht- oder Radiumbestrahlung, Arsen, evtl. Exstirpation.

Angulus infectiosus (Perlèche), Faulecke. Mehr oder weniger tiefe Rhagade im Mundwinkel, hartnäckig infolge Infektion mit pyogenen Kokken; begünstigt durch üble Gewohnheit, den Mundwinkel zu belecken. Wichtig Differentialdiagnose gegen fissurierte syphilitische Papel (Spir. pall., WaR., sonstige Symptome von Lues!).

Mundspülen mit 1—2% H_2O_2-Lösung, Betupfen mit 2—5% Albargin- oder Arg.-nitric.-Lösung und Bestreichen mit Bor- oder Präzip.-Zinksalbe (5%). Vermeidung des Beleckens!

Anthrax (Pustula maligna), Milzbrand. Blaubräunliche Pustel, übergehend in einen mit Blasensaum umgebenen Schorf; Umgebung ödematös, Schmerz meist unbedeutend. Mikroskopisch Milzbrandbazillen; evtl. Mausimpfung und Nachweis der in Milz usw. sehr zahlreichen Bazillen.

Oft spontane Heilung bei Verband mit antiseptischer Lösung (Liqu. Alum. acet. u. Spirit. s. bei Trichoph. prof.); Ruhigstellung. Behandlung mit Milzbrandserum intravenös (30—50 ccm) oder subkutan (50—150 ccm) ist stets ratsam. Evtl. ist Neosalvarsan (0,3—0,6) nützlich. Isolierung und Anzeigepflicht.

Argyrosis, Silberflecke. Schiefergraue Verfärbung durch Silberkörnchen, an Haut und Schleimhäuten, lokal oder allgemein auftretend (s. Addisonsche Krankheit).

Therapie machtlos; Versuch mit CO_2-Schnee, Kaltkaustik.

Arzneiausschläge, Toxidermien entstehen infolge von angeborener (idiosynkrasischer) oder erworbener (allergischer) individueller Überempfindlichkeit, zuweilen schon nach kleinen Mengen, manchmal erst durch zu große Dosen und unzweckmäßigen Gebrauch (intern, extern, subkutan usw.). Manche Medikamente machen häufiger, andere selten Toxidermien. Gegen gewisse Stoffe, z. B. Orthoform, können zahlreiche Menschen durch fortgesetzte Reizung (Auflegen eines durch Billrotbatist und Pflaster abgeschlossenen Pulver- oder Salbenläppchens) sensibilisiert werden. Durch solche Hautproben kann auch die Überempfindlichkeit im Einzelfalle festgestellt werden. Weiteres s. bei Allergosen; Abbildung von Hautproben bei Ekzem. Die Arzneiausschläge sind außerordentlich vielgestaltig und kommen auch bei Säuglingen, deren Mütter Medikamente nehmen, vor (Brustkindtoxidermie durch Brom, Jod, selten andere Mittel). Ihre Diagnose ist oft schwierig; man soll stets an sie denken: „Was man nicht gleich erkennen kann, seh' man als toxidermisch an!" Die häufigsten Arten sind:

a) **Antipyrinausschläge, Antipyrinide,** treten entweder als allgemeines masernartiges oder als fixes Exanthem auf. Letzteres entsteht als münzenförmiges Erythem an einer Körperstelle unter Jucken und Brennen und hinterläßt einen gelbbraunen Fleck. Bei erneuter Antipyrinzufuhr schwillt der Fleck wieder auf und wird beim Rückgang brauner; auch können neue Effloreszenzen auftreten (zuweilen auch bullös). So wiederholt sich der Vorgang und charakteristische dunkelbraune Scheiben bleiben zurück (ebenso wirken Salipyrin, Migränin, selten Pyramidon). Auch bullöse Exantheme an der Mund- und Genitalschleimhaut kommen vor.

Behandlung besteht im Fortlassen des Antipyrins usw. und H_2O_2-Salben zum Bleichen (Perhydrol 2,0, Eucerin. anhydr. ad 20,0).

b) **Bromausschläge, Bromide,** kommen gewöhnlich als Bromakne, bei längerem Gebrauch auch in Form von knotigen eiterdurchsetzten Granulomen, besonders an den Unterschenkeln (Bromoderma tuberosum) vor; selten Erythema nodosumartige Knoten.

Aussetzen des Broms, 2—5% Resorzinpaste bei Akne, Umschläge und Verbände mit Liqu. Alum. acet. bei Bromoderma, in hartnäckigen Fällen bei größeren Tumoren auch Röntgen ($^1/_3$—$^2/_3$ E. D. oder 10—20 x bei 4 mm Al.-Filter evtl. mehrmals).

c) **Chlorakne, Chlorfinnen (Pernakrankheit).** Gewerbliche Dermatose durch Chlor- (Teer-) Dämpfe, hartnäckig, der Acne vulgaris ähnlich.

Behandlung wie bei dieser; Aussetzen der Arbeit.

d) **Jodausschläge, Jodide,** meist in Form der Jodakne neben Schnupfen und Konjunktivalreizung, seltener als bullöses und hämorrhagisches (Purpura), noch seltener als tuberöses Exanthem (Jododerma tuberosum). Bei tuberöser Form (s. Brom) Differentialdiagnose gegen Lues, Skrofuloderm usw.

Behandlung wie bei Bromausschlägen.

e) **Jodoformekzem,** Dermatitis ex usu jodoformi, ist ähnlich der vesikulösen Hg-Dermatitis. Bei Resorption größerer Mengen Unruhe, Delirien, Kollaps und selbst tödlicher Ausgang.

Behandlung wie bei Hg-Dermatitis (Borzinköl usw.).

f) **Quecksilberausschläge (Hydrargyria cutis)** entstehen nach äußerem und innerem Gebrauch. Wichtiger als die Folliculitis (Akne) mercurialis, die auf Talkumpuderung zurückgeht, sind die Erytheme oder Erythrodermien, die, in den Gelenkbeugen beginnend, oft universell werden und dann schwere Erkrankungen darstellen. Bläscheneruption und Ödem und im Gefolge großlamellöse Schuppung vervollständigen das Bild. Daneben Stomatitis, Enteritis und Albuminurie bzw. Nephritis häufig. Im Blutbild und in der Haut oft hochgradige Eosinophilie. Tödlicher Ausgang möglich.

Behandlung: Aussetzen des Hg, Rizinusöl zur Entfernung des intestinal ausgeschiedenen Hg, Diuretica und event. Jodkali innerlich. Entfernung von Hg-Salben durch Benzin und Watte. Puderung mit Talkum, Zinköl mit 1—2% Acid. boric. oder salicyl., Tumenol- oder Schwefeltrockenpinselung (5%), evtl. Tumenolpaste; keine feuchten Umschläge, Mundspülen mit 1% H_2O_2-Lösung, Darmirrigation mit warmem Kamillentee oder 0,25—0,5% warmer Tanninlösung, evtl. Opium oder Pantopon. Über Natriumthiosulfat (intravenös 0,3—1,2) s. bei Salvarsanexanthem.

g) **Arsenausschläge** treten in Form von As-Melanose, As-Keratose besonders an Hand- und Fußflächen, ferner als zosterartige und bullöse Exantheme (As-Zoster) und schmerzhafte Erytheme (Hacken und Handflächen bevorzugt) mit folgender lamellöser Schuppung auf.

Behandlung mit Puder, Borzinköl, 1—2% Salizylsalbe; bei Keratose auch Röntgenstrahlung (1/3 E. D. oder 3 x ohne bzw. 4 x mit 0,5 mm Al. 3mal jeden 10. Tag).

h) **Salvarsanexantheme** entsprechen zum Teil den As-Ausschlägen; daneben kommen allgemeine exfoliierende, zum Teil blasige und nässende, schwere fieberhafte Erythrodermien vor, die nicht leicht von Hg-Exanthemen zu unterscheiden sind, doch öfter an Streckseiten der Ellbogen- und Fingergelenke beginnen und da besonders deutlich und hyperkeratotisch sind; dabei starke Eosinophilie. Schwerer Verlauf mit tödlichem Ausgang bes. durch pyodermische Infektion möglich. Auch fixe, d. h. auf bestimmte Stellen beschränkte und bei jeder Injektion aufflammende Erytheme (ähnlich wie bei Antipyrin), spontan rezidivierende und lichenoide, einem echten Lichen planus sehr ähnliche Exantheme kommen vor; ferner jeder Injektion folgende schnell vorübergehende und oft allmählich schwächer werdende Urtikaria. Mitunter auch Spätexantheme erst 8—10 Tage nach der Einspritzung und gleichzeitig Angina oder selten auch Ikterus (s. bei Salvarsantherapie der Syphilis) oder Ausgang in Melanodermie mit Keratose.

Behandlung sofort beim ersten Beginn mit Aderlaß (250 ccm) und Infusion von 300 ccm Ringerscher Lösung oder besser sogleich mit intravenösen täglichen Injektionen von Natriumthiosulfat (Ampullen) von 0,3 über 0,6, 0,9 auf 1,2—1,5 steigend; sonst wie bei As- und Hg-Exanthemen, evtl. Röntgenstrahlung wie beim Ekzem. Bäder mit Kal. permang. oft nützlich; bei Nässen 2% Arg. nitr. oder 1% Trypaflavinpinselung. Verhütung von Pyodermie (Furunkulose) sehr wichtig (Borzinköl mit 2% Salizylzusatz).

Serumexanthem, Serumkrankheit. Nach subkutaner oder intravenöser Injektion von artfremden Heilseren (vom Pferd, Hammel usw.) kann eine hochgradige fieberhafte Allgemeinerkrankung mit nessel-, masern- oder scharlachähnlichem Exanthem, Gelenkschmerzen, Albuminurie und bedrohlichen Erscheinungen auftreten; besonders Reinjektion erzeugt beschleunigte oder Sofortreaktion, lebensbedrohliche Schocksymptome, entsprechend dem anaphylaktischen Schock des reinjizierten Meerschweinchens. Ähnliches kann sich bei unvorsichtigen Desensibilisierungsversuchen mit Eier-, Fisch-, Wurmeiweiß usw. ereignen; selbst Exitus kann eintreten (vgl. Allergosen).

Sorge für kräftige Diurese und Schweiße. Kognak, Glühwein, Kampfer, Kardiazol usw. Injektion von Adrenalin (1‰) 1 ccm. Puder, Bor- oder Mentholzinköl (1%). Prophylaktisch ist auch hier langsame Injektion, evtl. mit Vorschicken kleiner Dosis (antianaphylaktisch wirkend) wichtig. Auch Kalzium intravenös ist nützlich.

Auch nach vielen anderen Medikamenten, wie Chinin, Salizylsäure, Kopaivapalsam, Sandelöl, Chrysarobin, Phenolphthalein, Luminal, Nirvanol, Teer usw., kommen Ausschläge vor.

Behandlung: Aussetzen, Puder, Borzinköl oder Zinkpaste.

i) Eine als **Acne cornea, Pechhaut** benannte **follikuläre Hyperkeratose** wird durch Pech, Schmieröl, unreine Vaseline, Teeröl (schlechte Ersatzmittel!), Brikettstaub usw. öfters bewirkt und kann sogar an Pityriasis rubra pilaris erinnern; daneben öfters eigenartige Melanodermie (s. dort).

Bei Tieren, z. B. Mäusen, erzeugt lange fortgesetzte 2mal wöchentliche Teerpinselung [auch mit Benzolauszug hochsiedender Teerfraktion (370—440°)], sehr regelmäßig nach 3—5 Monaten Krebse, und zwar Kankroide (auch Sarkommischtumoren) mit Metastasen in den Lungen usw., analog den Teer-, Pech-, Paraffinkrebsen bei Menschen bestimmter Berufe (Schornsteinfegerkrebs usw.). Chronische Licht- und Röntgenstrahleneinwirkung fördert die Tumorgenese, wie sie solche, lange in großen Dosen fortgesetzt, auch allein erzeugen kann.

Wismut- oder Resorzintrockenpinselung, event. mit Schwefelzusatz (Rez. 41, 43), auch Behandlung mit 10% Formalinlösung und Röntgenstrahlung (1/3 E. D. oder 3 x dreimal). Kal.-perm.-Bäder sind nützlich. Borzinköl. Vorsicht mit Salben, evtl. Berufswechsel.

Atrophodermia vermiculata, wurmstichartiger Hautschwund. Seltene, an den Wangen lokalisierte, meist mit follikulären Keratosen (zuweilen auch eingewachsenen Haaren) einhergehende, sehr chronische, symmetrische, kleine Grübchennarben erzeugende (nävusartige?) Hautveränderung von Talergröße und mehr, besonders bei Jugendlichen (auch neben Acne vulgaris).

Behandlung mit Salizylsalben, Salizylseifenpflaster, Schälkur, Quarz- oder Finsenlampe.

Aufgesprungene Hände. Folge von Kälte-, Wasser-, Laugen-, Seifeneinwirkung usw. Die seltene chronische kreisförmige Exfoliation (Exfoliatio manuum) wird wohl außer durch Anlage auch durch Witterungseinflüsse und andere Noxen bedingt.

Waschverbot oder kurzes Waschen mit warmem Wasser und milder überfetteter Seife. Nach dem Waschen Einreiben mit einigen Tropfen Glyzerin mit Zusatz von 1% Chloralhydrat, Byrolin, Kaloderma, Eucerin- oder Lanolincreme, besonders abends und darüber Handschuhe anziehen. Bei stärkeren Graden 1% Salizylsalbe (Eucerin oder Ung. Vasel. plumbic., Eucerin aa). Weite warme Wollhandschuhe im Winter! Bei Exfoliatio manuum auch Röntgen (1/3 E. D. oder 3 x mit 8—10tägigem Intervall, dreimal).

Aufgesprungene Lippen. Folge von Belecken, Kälte, scharfem Mundwasser usw.; selten chronische „persistierende Exfoliation", s. hierüber bei Cheilitis.

Einfetten mit weißer Lippenpomade (Stangen), Eucerin evtl. mit 1—2% Ichthyol, Thigenol, Salizylsäure oder Resorzin. Auch 1% Ichtharganeuzerin empfohlen (färbt dunkel). Irritierende Mundwässer fortlassen! Lippen nicht belecken! Röntgen (1/3 E.D. oder 3 x ohne oder 4 x mit 0,5 mm Al.) in hartnäckigen Fällen wirksam.

Berloque-Krankheit, bandförmige Braunfärbung, bes. an Hals und Brust. Im Sommer bei Sonnenstrahlung, Hitze und starkem Schwitzen auftretende Rötung und dunkelbraune Pigmentierung in Streifenform (wie von ablaufenden Tropfen) an Hals, Brust, Armen, seltener anderen Stellen. Entsteht durch Anspritzen und Abwischen mit Kölnisch Wasser und ähnlichem parfümierten Alkohol im Verein mit Schweißbestandteilen und Licht- und Wärmestrahlen.

Behandlung mit Kühlsalbe (Rez. Nr. 19), Neißersalbe (Rez. Nr. 22); zur Depigmentierung dienen H_2O_2-Salben (10%). Vgl. bei Epheliden.

Blastomykose, Sproßpilzkrankheit. Tuberkuloseähnliche Knoten und Wucherungen, verursacht durch grampositive Hefepilze (Blastomyzeten). In Amerika sind der verrukösen Tuberkulose ähnliche oberflächliche serpiginöse Formen häufiger (an Händen, Gesicht usw.). Differentialdiagnose gegen Tuberkulose, Lues, Bromoderm, Leishmaniose. Nachweis durch Mikroskop und Kultur.

Behandlung geschieht mit Jodkali (große Dosen) und gleichzeitiger Röntgenstrahlung (2/3 E. D. oder 20 x 4 mm Al.-Filter); Autovakzine ratsam. In hartnäckigen Fällen wird auch intravenöse Jodbehandlung empfohlen.

Calcinosis cutis, Hautverkalkung. Bildung harter kalkhaltiger Knötchen und Knoten, auch sekundär bei Sklerodermie, Epitheliomen, nach Erfrierung usw., zuweilen Neigung zu Ulzeration; meist bei älteren Leuten, verbunden mit Hyperkalkämie; mitunter in großer Ausbreitung (Kalkgicht).

Evtl. chirurgische Entfernung; Diät.

Callus, Schwiele und **Clavus, Leichdorn, Hühnerauge** entstehen durch langdauernden Druck und reaktive Hyperkeratose, letzterer mit zentralem Hornzapfen, oft sehr schmerzhaft, zumal an den Fußballen.

Warme Seifenbäder, 10% Salizylsäure- oder Salizylseifentrikoplast; empfehlenswertes fertiges Präparat ist Cornilin (20% Salizyl, 5% Extr. Cannab. ind.). Evtl. bis 40% Salizylguttaplast. Beim Clavus außerdem Hühneraugenkollodium (Rez. Nr. 44), auch Ätzung mit Trichloressigsäure oder Salizylessig (Acid. salicyl. 1,0, Acet. glacial. ad 10,0). Gute Erfolge gibt CO_2-Schnee (10—30″) und folgende Röntgenbestrahlung (2/3—3/4 E. D. oder 20—25 x bei 4 mm Al.-Filter); besser wirkt oft Radium. Nachbehandlung mit Salizylsalbe (2—5%). Vorübergehend hilft Beschneiden und Tragen von Hühneraugenringen (Beiersdorf). Sorge für gutsitzendes, genügend weites Schuhwerk. Vorsicht mit Kaltkaustik, die zuweilen schmerzhafte schwer heilende Ulzera machen kann.

Cheilitis acuta, glandularis und exfoliativa, akute, knötchenförmige und schuppige Lippenentzündung. Neben der akuten entzündlichen Form (Ödem, Rüssellippe), die im Anschluß an Rhagaden, Furunkel, Sykosis, Ekzem usw. vorkommt, unterscheidet man die durch hanfkorngroße sezernierende Knötchen charakterisierte glanduläre Form, Baelzsche Krankheit, und eine chronisch exfoliierende Form (Cheilitis exfoliativa chronica). Chronisches, z. T. elephantiastisches Ödem (Rüssellippe) findet sich bei Skrofulose und nach rezidivierendem Erysipel.

Behandlung und weiteres s. bei aufgesprungenen Lippen.

Colloidmilien, Kolloidknötchen. Sehr seltene gelbliche, durchscheinende stecknadelkopf- bis linsengroße Knötchen im Gesicht, an Hals und Armen, auf Degeneration des Bindegewebes beruhend.

Behandlung: Auskratzen oder Kaltkaustik, evtl. CO_2-Schnee.

Combustio, Verbrennung. Man unterscheidet drei Grade: Erythem, blasige Dermatitis und Verschorfung (Nekrose). Bei größerer Ausdehnung schwere Allgemeinerscheinungen (Schok, Intoxikation). Wird mehr als $^1/_3$ der Körperoberfläche betroffen, ist die Prognose zweifelhaft. Nach langdauernder therapeutischer Hitzeanwendung (Kataplasmen, Wärmestrahlung) entsteht netzförmige Hitzemelanose (s. Einleitung).

In leichten Fällen 3—5% Borsalbe (Byrolin) und Dermatol oder Brandliniment (Aqu. calc., Ol. lini aa 100,0, evtl. mit 0,1 Thymolzusatz); auch Bardelebens Brandbinde. Auch Ung. Ichthoxyli empfohlen. Bei großen Schmerzen vorher Aufstreuen von Anästhesin oder Zykloform oder Boranästhesinvaseline (3,10%). Ferner Kühlsalbe (Rez. Nr. 19), Vioform-, 20—30% Naftalansalbe und zur Überhäutung 1—2% Pellidolpaste. Für schwerere Fälle Dauerbäder mit Kal. perm. oder Hebrasches Wasserbett (s. dort).

Congelatio, Erfrierung und **Perniones, Frostbeulen.** Auch hier drei Grade, ähnlich wie bei Verbrennung, nämlich Hyperämie (nach anfänglicher Blässe), Blasenbildung und Nekrose, besonders an den peripheren Teilen (Ohren, Nase, Finger, Zehen). Nach längerer Einwirkung mäßiger, bei besonders Disponierten — Skrofulose — selbst geringer, Kälte blaurote Färbung (Akrozyanose) mit Neigung zu Ödem und periphlebtischen Knoten (Frostbeulen), die ulzerieren können; daneben Juckreiz und Brennen. So kommt im untern Drittel der Unterschenkel von Mädchen und Frauen die **Erythrocyanosis crurum,** der Bein- oder Strumpffrostschaden, mit kühler blauroter Haut zustande, meist als Folge von seidenen und Florstrümpfen und manchmal an Erythema nodosum oder induratum erinnernd.

Bei akuten Erfrierungen vorsichtiges und allmähliches Erwärmen, Hochlagern und Salbentherapie, ähnlich wie bei Verbrennung; in schweren Fällen chirurgische Behandlung.

Bei Akrozyanose und Pernionen warme weite Handschuhe und Stiefel, heiße Hand- und Fußbäder mit Eichenrinde,

Alaun oder Chlorkalk (1 Eßlöffel auf 1 Waschschüssel), Kal. perm., Wechselbäder (s. dort). Einreibung bzw. Massage mit 2% Salizyl-, 5—20% Ichthyol-, Thigenol- oder 10% Kampfersalbe, 3—5% Tanninglyzerin (Acid. tannic. 1,5, Glyc. pur. ad 50,0), Jeßners Frostmitin oder dem harnstoffhaltigen Pernionin; darüber nachts Handschuhe. Auch Heißluftbehandlung (in Heißluftkästen oder mit dem Föhn) günstig, ebenso heiße Sandbäder. Bei ulzerierten Pernionen feuchte Verbände mit Liqu. Alum. acet., Arg.-Perusalbe, Pellidolsalbe. In hartnäckigen Fällen Eisenelarson und Röntgenbestrahlung 1/3 E. D. oder 4 x 0,5 mm Alum. 2—3mal (10tägiger Intervall).

Bei Erythrocyanosis crurum dicke (doppelte) Strümpfe, 10% Kampfersalbe, Tanninglyzerin mit 1% Chloralhydrat.

Cysticercus cellulosae, Finnenbalg. Kirschkerngroße, runde, harte subkutane schmerzlose Knoten bzw. Zysten, meist multipel, bei Metzgern usw.; selten. Im klaren Zysteninhalt Skolex von Taenia solium mit Haken und Saugnapf (vgl. Wurmkrankheiten).

Exstirpation oder Elektrolyse mit positivem Pol.

Dariersche Krankheit, Dyskeratosis (Psorospermosis) follicularis vegetans. Erbliche, seltene, mit derben gelben bis dunkelbraunen Knötchen beginnende Krankheit; durch allmähliche Vergrößerung und Konfluenz der Knötchen entstehen große rauhe Plaques und an Berührungsstellen zweier Hautflächen übelriechende Wucherungen. Bevorzugt sind Gesicht, Kopf, Brust, Rückenrinne, Seitenflächen des Rumpfs, Genitalien, Leisten, Achseln (ähnlich wie beim Eczema seborrhoicum). Selten im Munde (Gaumen) perlmutterweiße bis graue, leicht eingedellte Knötchen, z. T. leukoplakieähnliche Platten bildend. Eigenartiger histologischer Befund: Hyperkeratose mit runden Zelleinschlüssen (Corps ronds und Grains, anfänglich fälschlich als Parasiten Psorospermien aufgefaßt).

Bäder mit Kal. perm. oder Schwefel (s. dort); Salizyl-, Resorzin- und Schwefelsalben (auch kombiniert). Daneben Röntgenbestrahlung (1/3 E. D. oder 3 x, gewucherte Herde auch 4 x 0,5 mm Al. mit 10täg. Pause; auch 1/2 E. D. oder 15 x bei 4 mm Al., Wiederholung erst nach 8 Wochen); ferner Überstreichen mit dem Pacquelin (oder Kaltkauter) empfohlen. Auch endokrine Therapie (Thyreoidea- oder pluriglanduläre) wird geraten.

Decubitus, Druckbrand. Bei Schwerkranken, bes. Nervenkranken (Myelitis usw.) auftretende Nekrosen und Druckgeschwüre am Kreuz, an den Fersen usw.

Wichtig Prophylaxe, die in Verhütung dauernden Drucks auf gefährdete Stellen (Lagewechsel, Luftkissen, Wasserkissen), Reinlichkeit und Hautpflege besteht; Waschung mit Kamillentee, essigsaurer Tonerde, Kampferwein, Puderung und Einfetten mit Bor- oder Zinksalbe. Bei Geschwüren Reinigung durch Verband mit Vin. camphorat; Liqu. Alum. acet. (1:8 Wasser), später 1—2% Pellidol-, 10% Protargol- oder Argentum-Perusalbe (1,10%). Bäder mit Kal. permang. und evtl. Hebrasches Wasserbett (s. dort).

Demodex folliculorum, Haarbalgmilbe, ist ein normaler Bewohner der Follikel, besonders im Gesicht (Nase usw.), wo er sich oft massenhaft findet, auch bei Seborrhöe, Akne, Epitheliomen, mitunter auch bei Impetigo. Nachweis gelingt leicht, wenn man die Nasenhaut kräftig mit Skalpellstiel ausdrückt und die Talgmassen mit 10% Kalilauge oder Glyzerin aufhellt; schwerer sind Larven und Eier zu finden (s. Abb. 10).

Behandlung evtl. Ausdrücken der Follikel und Salizylspiritus.

Dercumsche Krankheit, Adipositas dolorosa besteht in einer schmerzhaften, meist knotenförmigen Fettanhäufung im subkutanen Fettgewebe; wohl auf endokrinen Störungen beruhend.

Behandlung mit Thyreoidin, Hypophysin zu versuchen.

Dermatitis exfoliativa infantum, Rittersche Krankheit. In den ersten Lebenswochen auftretende, sich rasch ausdehnende Hautröte mit großlamellöser Schuppung und gelegentlicher Blasenbildung. Meist Fieber und häufig Exitus. Wohl dem Pemphigus neonat. (Schälblasen) verwandt.

Kal. permanganic.- oder Schwefelbäder. 2% Borzinköl evtl. mit 1—2% Salizylzusatz, 3% Borzinkpaste oder 2% Salizylsalbe, Betupfen mit 1—2% Arg.-nitr.-Lösung, Puder.

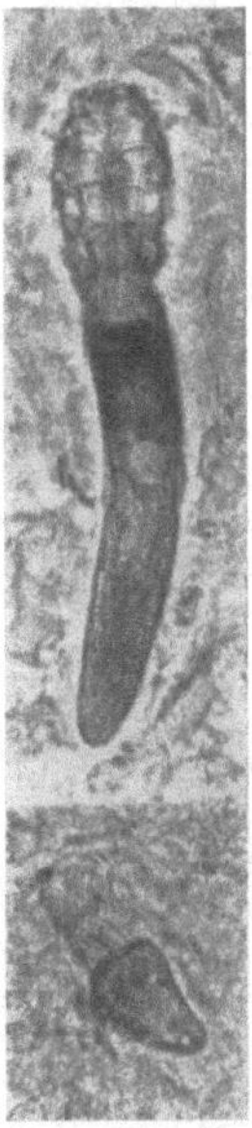

Abb. 10. Demodex folliculorum, Haarbalgmilbe; darunter kleine Larve. (Vergr. 300 mal.)

Dermatitis herpetiformis Duhring, Duhringsche Krankheit. Eine seltene, durch große Chronizität, heftiges Jucken, Polymorphie der Eruptionen und oftmals gleichzeitig bestehende nervöse Reizbarkeit charakterisierte Erkrankung mit Erythemen, Quaddeln, verstreut oder gruppenförmig angeordneten Bläschen, selten größern pemphigusähnlichen Blasen einhergehend; daneben viele Kratzspuren und flächenhafte Pigmentierung; zeitweiliges Zurückgehen der Erscheinungen und schubweise Rezidive. Bläschen oft besser fühl- als sichtbar.

Histologisch und im Blut Eosinophilie. Vom Pemphigus pruriginosus durch größere Chronizität, geringere Störung des Allgemeinbefindens,

Polymorphie, Freibleiben der Schleimhäute und Jodempfindlichkeit (10—50% Jodkalisalbe extern, Jodkali intern [Vorsicht!]) zu unterscheiden.

Innerlich Arsen (Elarson), Chinin, Brompräparate, Schlafmittel, ferner Blutwaschungen oder Seruminjektionen (s. dort). Glukonsaures Kalzium (Amp. zu 10 ccm) intravenös oder intraglutäal tägl. einmal empfehlenswert. Gegen das Jucken äußerlich 10% Tumenolschüttelmixtur oder Paste, Sol. lithanthrac. aceton., Thymolmentholanthrasolspiritus (1, 2, 5—10%). Außerdem Bäder mit Kal. permang. und besonders Schwefel und Röntgenbestrahlungen (1/3 E. D. oder 3 x 3mal mit 7—10-tägigem Intervall). Reizlose evtl. mehr vegetarische Diät.

Dermatofibrosarcoma protuberans (Erich Hoffmann), knollentreibende Bindegewebsgeschwulst. Aus kutan-subkutanen Knoten entstehende derbe pilz- und tomatenförmige gebuckelte rötliche bis blaurote Tumoren, zuweilen in größerer plattenartiger Ausbreitung an Bauch, Brust, Rücken, auch Extremitäten, auf der Unterlage verschieblich. Seltenes Leiden. Übergang in schneller verlaufendes Sarkom nach jahrelangem Bestehen möglich. Histologisch zellreiches Fibrom in sich kreuzenden Zügen, z. T. mit infiltrierendem Wachstum.

Behandlung: Exstirpation weit im Gesunden, da sonst Rezidive entstehen.

Dermatomykosen, (Epidermidomykosen), **Pilzflechten.** Sind exogene, durch Fadenpilze (Muzedineen) verursachte, gewöhnlich in der Hornschicht der Epidermis und ihrer Anhangsgebilde (Haare und deren Wurzelscheiden, Nägel) lokalisierte Erkrankungen, die z. T. (tiefe Trichophytie, Favus) die Reaktionsfähigkeit der Haut verändern (Trichophytin- bzw. Favinreaktion s. später) und zum Teil auch im Blut Antikörper erzeugen (Komplementbindungsreaktion). Zu ihnen gehören der Favus, die verschiedenen Formen der Trichophytie, das Eczema marginatum, die Mikrosporie, die Pityriasis versicolor und das Erythrasma, ferner gewisse Oidio- und Blastomykosen.

Für die Diagnose entscheidend ist der mikroskopische Nachweis der Pilze, der sehr einfach ist und nie versäumt werden sollte. Schüppchen vom Rande der Herde, Haare, Skutulabröckel, Nagelpartikelchen werden in 10—20% Kalilaugenlösung gebracht, mit Deckglas bedeckt, über kleiner Flamme vorsichtig leicht erwärmt. Dann Tupfen auf das Deckglas mit Glasstab oder Nagel, damit die Stückchen sich glatt ausbreiten Sorgsames Suchen bei starkem Trockensystem (6 Leitz) und Abblendung; septierte z. T. verzweigte oder netzartig angeordnete Fäden und runde oder ovale Sporen treten dann deutlich hervor (mitunter erst nach 10' und mehr). In zweifelhaften Fällen Kultur auf Sabourauds Glykose- oder Maltoseagar (Sabourauds Milieu d'épreuve). Dieser Nährboden, der die Unterschiede der einzelnen Arten (Trichophyton gypseum, crateriforme usw., Mikrosporon Audouini usw., Achorion Schönleini usw.) gut hervortreten läßt, wird aus granuliertem Pepton (Chaissing) 10,0, roher Maltose (Chanut) 40,0, Agar 18,0 und Wasser 1000,0 zubereitet. Auch die deutschen von Grütz empfohlenen Nährböden leisten Treffliches; für die Primärkultur Pepton Knoll 5,0, Nervinamalz 60,0, Glyzerin 5,0,

Kochsalz 5,0, Agar (1,8%) 1000,0 und als milieu d'épreuve Pepton Knoll 5,0, Nervinamalz 80,0, Agar (1,8%) 1000,0. Zuweilen ist es vorteilhaft, die Pilze zwischen Objektträger und Deckglas aus Schuppen oder Haaren in der feuchten Kammer auskeimen zu lassen (Mikrokultur unter dem Deckglas nach Plaut).

Die Behandlung geschieht mit den sog. antiparasitären Mitteln, von denen eine kleine Anzahl (Tct. jodi, Salizylsäure, Schwefel, Resorzin, Chrysarobin, Pyrogallol, Anthrarobin) neben Liqu. Alum. acet. (+ Spiritus) und Epilation (Röntgen, Haarpinzette) gewöhnlich ausreichen.

a) **Favus, Dermatomycosis favosa, Grindpilzflechte (Erb- oder Pilzgrind).** Chronische, durch Achorion Schoenleini (Schönlein 1839,

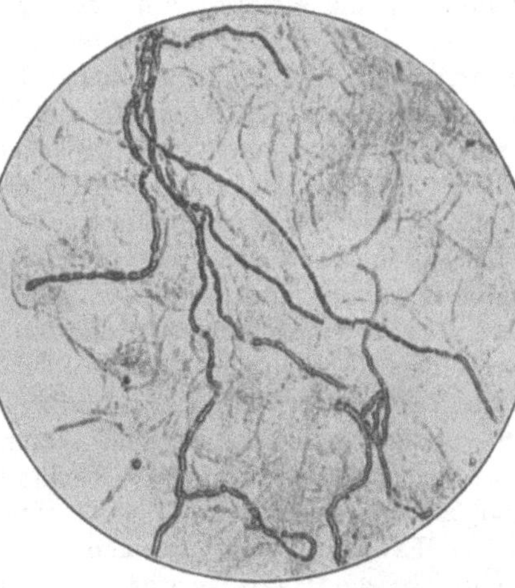

Abb. 11. Onychomycosis favosa. Favuspilz (Achorion Schönlein) im Kalilaugenpräparat (15%) eines Nagelschnitzels. (Vergr. 175mal.)

Grindpilz), seltener Quinckeanum (Mäusefavus), bedingte, meist allein auf den behaarten Kopf beschränkte und gewöhnlich im jugendlichen Alter beginnende Krankheit. Kennzeichnend sind die gelben trockenen peripilären etwa linsengroßen Scheiben oder Schildchen (Skutula), die aus Reinkultuten von Achorion (zahllosen Sporen und knorrigen Fäden) bestehen. Außer dieser Form gibt es noch einen Favus squamosus, d. h. eine lediglich schuppende Form, wobei die Haare grau bestäubt, lufthaltig und von Pilzen durchsetzt sind; charakteristisch Geruch nach Mäusen. Am Körper nur selten Skutulabildung (dann gewöhnlich Ach. Quinck.), meist schuppende ring- oder scheibenförmige, psoriasiforme Herde, ähnlich denen der Trichophytia superficialis; zuweilen lichenoide Knötchen nach Art des Lichen trichophyticus (s. dort). Mikroskopisches Bild s. Abb. 11.

Favus der Nägel, Onychomycosis favosa, kenntlich an grauen, evtl. gelblichen Massen, erst subungual, dann auch in der Nagelplatte (Pilzbefund!) sehr hartnäckig und schmerzlos.

Favus ist im Rheinland nicht ganz selten autochthon vorkommend. Unterscheidung gegen narbige Alopezie (Acne decalvans), Psoriasis, Eczema seborrhoic. usw. meist leicht; entscheidend ist der Pilzbefund. Favus ist auf Mäuse und durch Mäuse übertragbar.

Das souveräne Mittel ist die Röntgenepilation. Vorauszugehen hat Kurzschneiden der Haare, Abweichen der Skutula usw. mit 5—10% Salizylöl oder 5—10% Salizylvaseline während 24 Stunden (1 mal erneuern), dann heiße Seifenwaschungen, Schutzverband zur Verhütung von Übertragung; deshalb auch Krankenhausaufnahme ratsam. Nun Röntgenbestrahlung in 5 Stellungen mit $^3/_4$ E. D. oder 8 x bei 0,5 mm Alum.-Filter auf den ganzen behaarten Kopf (bei kleinen Kindern Haut empfindlicher!). Danach entweder Bepinseln mit Zinkleim und fester Schutzverband; Ablösung nach etwa 3 Wochen, wobei die Haare mit abgehen. Oder Verband mit 10—20% Schwefelsalbe und tägliches Bepinseln mit 10% Pyrogallolspiritus oder verdünnter Jodtinktur (Tct. Jodi 10,0, Spirit. dilut. ad 30,0), der 5—10% Acid. salicyl. zugesetzt werden kann. Der Haarausfall erfolgt nach 14—20 Tagen und muß durch mechanische Epilation an den Rändern unterstützt werden. Sorgfältige Pilzkontrolle mit Woodlicht und langdauernde Nachbehandlung mit Salizyl-Jodtinktur, Pyrogallusspiritus, Salizylschwefelsalbe oder Resorzinschwefelmischung (Rez. 41, 42) zur Verhütung von Rückfällen; hierfür wird auch starke Höhensonnenbestrahlung mit Steigerung der Dosen empfohlen. Etwa $2^1/_2$ Monate nach der Bestrahlung beginnt der Nachwuchs der Haare; wo er zögert, evtl. Quarzlampe oder Höhensonne.

Bei Kindern bis zu 10 (höchstens 12) Jahren bewirkt auch Thallium acet. (Tabletten [Kahlbaum] zu 0,001, zu 0,01 und 0,1) in der Dosis von 8 mg pro Kilo Körpergewicht Epilation, die schon nach 7—8 Tagen beginnt, aber kürzer anhält als der Röntgenhaarausfall. Vorsicht mit der Dosierung und bei mehr als 10 Jahre alten Kindern, da Vergiftungserscheinungen vorkommen (Neuralgien [Knieschmerz], Verdauungsstörungen, Krämpfe, Anämie); Exitus möglich. Bei Erwachsenen Anwendung ausgeschlossen (lebensgefährlich). Kombination mit Röntgenepilation zur Verlängerung der Kahlheitsperiode möglich.

Der Favus der lanugobehaarten Haut heilt leicht mit verdünnter Tct. jodi und Schwefelsalbe (10—20%).

Bei Nagelfavus Kurzschneiden der erkrankten Nägel, Abkratzen und Abfeilen der kranken Teile, heiße Lokalbäder mit Seife oder Sublimat (1 : 2000—1000); tägliches Bepinseln mit Salizyljodtinktur, Pyrogallolspiritus (10%), Salizylsublimatspiritus und Salbe (10%, 1%), 10% Chrysarobinchloroform und Röntgenbestrahlung (3mal 1/3 E. D. oder 4 x bei 0,5 mm Al.). Extraktion der erkrankten Nägel ist meist ratsam und zur schnelleren Heilung notwendig.

b) **Trichophytia** und **Epidermophytia, scherende** oder **Scherpilzflechte.** Die Trichophytie tritt entweder als oberflächliche Erkrankung auf (Trichophytia superficialis oder Herpes tonsurans) und bildet dann rote, peripher wachsende kreisrunde Scheiben, die mit Schüppchen und mitunter randständigen Vesikeln bedeckt sind, oder aber sie verursacht tiefere Entzündung in Form von derben knotenförmigen, schnell entstehenden Infiltraten (Trichophytia profunda) oder erhabenen entzündlichen granulomatösen Scheiben (Kerion Celsi). Die schnell wachsenden Scheiben der Trichophytia superficialis jucken meist und sind oft lebhaft rot, sie kommen in der Einzahl oder Mehrzahl vor, können konfluieren und, zentral abheilend, Ringe und bandartige Figuren bilden; auch konzentrische Kreise kommen vor (ähnlich wie bei tropischer Tinea imbricata). Für den Pilznachweis ist wichtig, Schuppen randständig durch Schaben mit Skalpell vom Zentrum nach der Peripherie hin zu entnehmen! Vorkommen im Gesicht und an der Körperhaut, vor allem in der Bartgegend des Mannes. Die tiefe Trichophytie der Bartgegend wird auch als Sycosis parasitaria bezeichnet, sie macht öfter große tumorartige und sehr schmerzhafte Knoten, die auch abszedieren und aus zahlreichen Poren und Fisteln Eiter entleeren können, ebenso wie das Kerion Celsi der Kopfhaut. Mitunter entstehen auch auf der lanugobehaarten Haut (Nacken, Unterarme) tiefe kerionartige Trichophytien. Bei den tiefen Formen ist der Pilzbefund mitunter schwieriger und gelingt am besten in Haarstrümpfen. Die Nageltrichophytie (Onychomycosis trichophytica) ähnelt der favösen Erkrankung; auch eine Leukonychia trichophytica kommt vor. Wichtig ist auch die Kenntnis der sehr hartnäckigen interdigitalen Trichophytie sowie der an Handflächen und Fußsohlen lokalisierten (umschriebene scharf begrenzte Herde, Pilzbefund); an Händen und Füßen kommen auch einem dyshidrotischen Ekzem ähnliche uncharakteristische Erkrankungen vor, die nur durch sorgsames Suchen nach Pilzen (Trichophyton oder Epidermophyton) in der Bläschendecke erkennbar sind. Auch andere Pilze (Soor, Hefe) sind in interdigitalen Herden und anderen Hautstellen gefunden worden (Dermatomycosis oidiomycetica, Erosio interdigitalis blastomycetica); sie sind zarter und zeigen Sporenhaufen zwischen spärlicheren Fäden.

Bei tiefer Trichophytie kommt besonders bei Kindern eine lichenoide Eruption am Rumpf (Lichen trichophyticus, lichenoides Trichophytid) vor. Dementsprechend ist auch eine Blutveränderung gefunden (Leukozytose, Antikörpernachweis durch Komplementbindung), auch Pilze sind aus dem Blut mitunter gezüchtet worden; bei schweren Fällen kann Fieber vorhanden sein.

Eine besondere Abart stellt die Epidermophytia eczematosa (Eczema marginatum), ekzemartige Scherflechte dar, welche unter dem Bilde eines sehr hartnäckigen intertriginösen Ekzems in den Leisten, an der Innenseite der Oberschenkel, in den Achseln, unter den Mammae, zwischen Zehen und Fingern usw. vorkommt und gerötete, scharf und bogig begrenzte, z. T. große Scheiben bildet (nicht selten unter feuchten Umschlägen und durch Badewäsche entstehend).

Verursacht werden die Trichophytien durch verschiedene Arten des Trichophyton tonsurans (crateriforme, gypseum, acuminatum, cerebriforme, violaceum usw.), die sich durch kulturelle Merkmale und ihr Verhalten zu den Haaren (endothrix, ektothrix und endoektothrix) unterscheiden; der Erreger des Eczema marginatum ist ein ähnlicher Pilz, das Epidermophyton inguinale, mit eigenartigen Spindelsporen. Mikroskopisches Bild des Trichophytonpilzes s. Abb. 12.

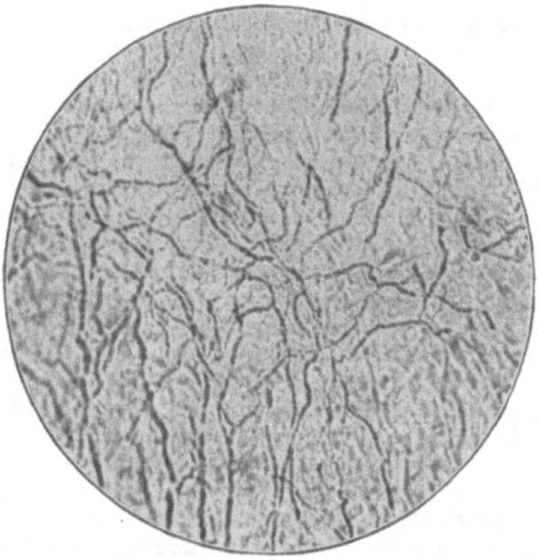

Abb. 12. Onychomycosis trichophytica. Trichophytonpilze im Glyzerinpräparat eines Nagelschnitzels. (Vergr. 170mal.)

Die **Trichophytia superficialis**, oberflächliche Scherflechte, ist oft in 1—2 Wochen heilbar durch tägliche energische Einreibung der Herde und ihrer Umgebung mit 5—10% Salizylspiritus (Acid. salicyl. 2,5—5,0, Spir. dilut. [70%] ad 50,0) oder verdünnter Tct. jodi (Tct. jodi 10,0, Spir. dilut. ad 30,0) mittels Wattepinsel; bei Reizung 2—3 Tage aussetzen, dann fortfahren; sonst oder daneben Resorzinschwefelmischung (Tumenol-ammon. Hydrarg. sulf. rubr. aa 0,5—1,0, Sulfur. praecip. 20,0, Zinc. oxyd., Talc. ven. Glycerin. aa 10,0, Resorcin. alb. 2,0, Aqu. ad 100,0) oder Salizylschwefelsalbe (2%, 10—20%). Salizylspiritus färbt nicht, verdünnte Jodtinktur, der zur Verstärkung der Wirkung 3—10% Acid. salicyl. zugesetzt werden kann, wenig und kann auch im Gesicht verwandt werden; gut wirksam und nicht färbend ist 1,5% Epicarinspiritus mit Glycerinzusatz (2—5%), auch 1% Sublimatbenzoetinktur oder 10% Pyrogallusspiritus sind brauchbar; trefflich wirkt die Arningsche Tinktur (Anthrarobin 1,0, Tumenol 4,0, Tct. benzoes 15,0, Äther ad 30,0), die wenig reizend und besonders für intertriginöse Stellen (Genital-, Anal-, Interdigitalfalten, Leisten, Achseln) geeignet ist. Schnellheilung ist in frischen Fällen oft durch einmalige Pinselung mit reinem Acid. carbol. liquef. (Vorsicht) zu erreichen, die evtl. wiederholt werden kann. In hartnäckigen Fällen ist ferner $^1/_8$—1% Chrysarobinpaste ausgezeichnet. Über Röntgenstrahlung s. unten.

Bei tiefer Trichophytie, tiefer Scherflechte, ist Liqu. Alum. acet. allein oder mit Spiritus ein vorzügliches Mittel (1 Löffel Liqu. Alum. auf 5—6 Löffel Wasser oder 1 Löffel Liqu. Alum. und 1 Löffel Alkohol auf 4—6 Löffel Wasser); mit dieser stark antiseptischen Lösung werden Verbände oder Umschläge gemacht, über welche zur Steigerung der Wirkung heiße Breiumschläge (Leinsamensäckchen) oder Elektrothermkissen kommen; hierdurch Nachlaß der Schmerzen und Entzündungserscheinungen. Daneben bei Sycosis parasitaria Röntgenepilation ($^3/_4$ E. D. oder 8—10 x bei 0,5 mm Al.-Filter in 4 Stellungen [Mundgegend, Unterkinngegend, beide Wangen]) bei guter Abdeckung der Lippen; auch bei oberflächlicher Trichophytie der Bartgegend ist sie oft empfehlenswert, um nachfolgende tiefe Trichophytie zu verhüten, ebenso bei Kerion Celsi, tiefer Trichophytie der Körperhaut und hartnäckiger Trichophytie der Hände und Füße anzuraten. Entfernung aller Haare ist wesentlich, sie geschieht mit der Epilationspinzette oder durch Pflasteraufkleben und Abziehen; vorher werden sie durch Abschneiden (Maschine) kurz gehalten (nicht Rasieren!).

Auch hier ist Pilzkontrolle (mit Woodlicht und Mikroskop) und Nachbehandlung mit Salizylschwefelsalbe (2,10%) oder Resorzinschwefelmischung (s. oben) anzuraten.

Bei tiefer Trichophytie kann zur schnelleren Erreichung der Immunität ferner eine spezifische Therapie in Form intradermaler Injektion von Trichophytin (Pilzextrakt) 0,1 (Verd. 1 : 50, dann 1 : 20, endlich des reinen Originalextrakts) mit

Pausen je nach Stärke der Reaktion angewandt werden, besonders in hartnäckigen Fällen; hierbei kann hohes, schnell vorübergehendes Fieber neben großer Quaddel (mitunter mit follikulären Bläschen darauf) entstehen. Diese Intradermoreaktion ist nur bedingt diagnostisch verwertbar, da sie in geringeren Graden auch bei anderweitig Erkrankten und Gesunden vorkommt. Bei stark eitrigen Formen ist Staphylokokkenvakzine (s. bei Pyodermien) nützlich, ebenso Terpentininjektion (Olobintin, Terpichin; s. dort).

Das Eczema marginatum wird wie die oberflächliche Trichophytie behandelt, auch mit reinem Liantral (2mal täglich Bepinseln, 3 Tage lang, darüber Pudern) oder Wilkinsonscher Salbe (s. bei Ekzem) oder Arningscher Tinktur; evtl. auch mit Röntgenstrahlen (3mal $^1/_3$ E. D. oder 4 x 0,5 mm Al.); die Nageltrichophytie wie der Nagelfavus (s. dort).

Vorsicht wegen der Gefahr der Übertragung, besonders in den Rasierstuben (eigene Wäsche, eigenes Rasierzeug, stets frische Papierservietten, 70—80% Spiritus für Metallinstrumente, 2—3% heiße Sodalösung für Bürsten, Kämme usw., 1‰ Sublimatlösung für Hände), im Umgang mit krankem Vieh und mit Prießnitzumschlägen (letztere auskochen bzw. desinfizieren)!

c) **Trichophytia tonsurans capilliti, Megalosporie** und **Mikrosporie, großsporige und kleinsporige Kopfscherflechte.**

Bei Megalosporie mehrfache oder zahlreiche kleine rundliche Herde, in deren Bereich meist die Haare ganz oder dicht über der Haut abgebrochen sind; daneben Schuppung. Wenig in die Augen fallende und daher leicht übersehbare Affektion, die fast nur Kinder befällt und epidemieartig auftreten kann. Haarstümpfe, die man suchen und mit Pinzette herausheben muß, sind vollgepfropft mit großen, nur im Haar gelegenen Sporen (Trichophyton endothrix); Haar sieht aus wie ein „Sack voll Nüsse".

Die Mikrosporie, nicht selten auch im Rheinland vorkommende ansteckende, in Schulen, Pensionaten (Klöstern) epidemieartig sich ausbreitende Krankheit, ist meist leichter erkennbar, da sie in wenigen großen runden oder ovalen grauen wie bestaubten Herden auftritt. Haare 3—5 mm über der Kopfhaut abgebrochen, von grauer manschettenartiger Scheide („Sandhaar") umgeben; letztere besteht aus unzähligen kleinsten Sporen (Typus ektothrix). Auch tiefe Mikrosporien sind beobachtet, selten auch ein Lichen microsporicus (Microsporid) entsprechend dem Trichophytid (s. dort). Verursacht wird die Mikrosporie durch Microsporon Audouini, seltener Microsporon lanosum u. a., die Megalosporie durch Trichophyton acuminatum, crateriforme u. a.

Die Diagnose ist durch Untersuchung mit Woodlicht (Woodfilter vor der Quarzlampe) wesentlich erleichtert; Mikrosporiehaare leuchten hierbei am deutlichsten auf. Mikroskopisches Bild s. Abb. 13.

Die Therapie ist dieselbe wie die beim Kopffavus beschriebene, Röntgenepilation usw. Isolierung oder gut abschließender Schutzverband, mit dem die Kinder evtl. die Schule besuchen können, notwendig. Sorgfältige Nachbehandlung mit Salizyljodtinktur (s. oben), 10% Pyrogallusspiritus, Resorzinschwefelmischung (s. oben) oder Salizylschwefelsalbe (2%, 10—15%) und langdauernde Überwachung (Pilzkontrolle mit Woodlicht und Mikroskop!). Starke Höhensonnebestrahlung

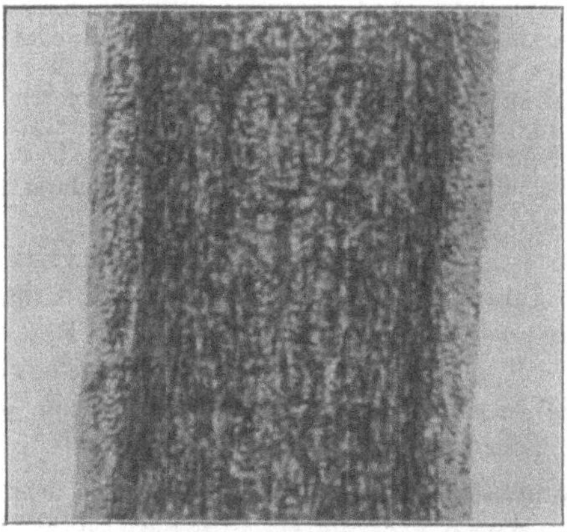

Abb. 13. Mikrosporie-Haar mit zahlreichen kleinen Sporen an der Peripherie. (Vergr. 300mal.)

mehrfach mit aufs doppelte gesteigerter Dosis (4 Eryth.-Einh., 8, 16 mit erforderlichem Intervall) wird zur Verhütung von Rückfällen empfohlen.

d) **Pityriasis versicolor, Kleienpilzflechte.** Kleinere und größere, mitunter follikuläre, oft konfluierende gelbliche bis dunkelbraune Flecke an der Brust- und Körperhaut, selten auch an den Extremitäten. Unterscheidung gegen Pigmentflecke durch Kratzen mit dem Fingernagel, wobei die kleienförmige Schuppung deutlich hervortritt. Kommt besonders häufig bei stark schwitzenden Menschen vor, z. B. Tuberkulösen. Erreger ist das Microsporon furfur (Kleienpilz), das massenhaft in den Schüppchen nachweisbar und an den rundlichen Haufen glänzender Sporen mit peripher gelegenen gekrümmten Fäden leicht erkennbar ist. Große Neigung zu Rezidiven.

Zur Behandlung der unbedeutenden Affektion empfiehlt sich am meisten 5—10% Salizyl- oder Salizylresorzinspiritus, beide mit 10% Glyzerinzusatz; auch Resorzinperkutol

(s. bei Erythrasma), verdünnte Jodtinktur (1:3 Spiritus) und konz. Boraxlösung (2 mal täglich einzureiben) wird empfohlen. In hartnäckigen Fällen ganz schwache Chrysarobinzinkpaste ($^1/_{10}$—1%). Ferner Schwefelbäder und Resorzinschwefelmischung (Rez. Nr. 41) ratsam. Lange Nachbehandlung mit Salizyl- oder Resorzinspiritus zur Verhütung von Rezidiven notwendig.

c) **Erythrasma, Zwergpilzflechte.** Sehr chronische, therapeutisch schwer zu beeinflussende Affektion, die meist an den Innenflächen eines oder beider Oberschenkel, gegenüber der Berührungsfläche des Skrotum, seltener in der Achselgegend oder anderswo sitzt und durch bräunliche bis braunrötliche, scharf begrenzte, leicht schuppende, wenig oder nicht juckende große rundliche Scheiben charakterisiert ist. Ursache Microsporon minutissimum (Zwergpilz), das viel kleiner als Microsporon furfur und in 15% Kalilauge nachweisbar ist (Ölimmersion). Differentialdiagnostisch wichtig die erythrasmoide Abart der Epidermophytia marginata (Ecz. marg.), bei der dickere Myzelfäden (quadrangulärer Form) leichter zu finden sind.

Die Therapie ist dieselbe wie bei der Pityriasis versicolor. Arningsche Tinktur (s. bei Trichophytie) günstig, auch 30% Kalomel- oder 3—5% β-Naphtholsalbe oder Resorzinschwefelmischung (2,10%). Wenige Tropfen von Resorzinperkutol (käufl. Präp.) täglich einmal eingerieben, wirken gut und auf längere Zeit; Rezidive aber doch häufig.

Dermatomyositis, Hautmuskelentzündung. Sehr seltene, durch Schwellung und Steifheit der Muskeln eigentümlich gebeugte Haltung, verminderte Kraft, erysipeloide (auch Erythema perstans ähnliche) Schwellungen der Haut im Gesicht und anderwärts charakterisierte Erkrankung unbekannter Art; Nerven- und Gelenkbefund normal. Differentialdiagnose gegen Trichinose (Eosinophilie, Lidödem), Lup. erythem. acut., Erysipel beachten (vgl. auch Wurmkrankheiten).

Symptomatische Behandlung (Umschläge, Wärme, Bäder, Bettruhe), Aspirin, Pyramidon usw.

Diphtheria cutis, Hautdiphtherie, Hautbräune. Nicht so ganz seltene als Diphtheria ulcerosa oder eczematoides vorkommende Erkrankung, besonders bei Säuglingen und kleinen Kindern, auch ohne Rachendiphtherie. Geschwüre von Erbsen- bis Talergröße und mehr mit speckigem Belag, sanguinolentem süßlich riechendem Sekret, leichter Randinfiltration, besonders an Genitalien (Vulva!), Lippen, Gesichts- (Ohren!), Hals- und Körperhaut (daneben zuweilen Mund- oder Konjunktivaldiphtherie). Ekzematoide Form wenig charakteristisch, am häufigsten in der Ohrfurche, Nackenfalte, Gehörgang, Perigenitalgegend, Interdigitalfalten, ähnlich intriginösem Ekzem; auch Impetigo, Ekthyma, Pemphigus neonator., Psoriasis können mit Diphtherie sekundär infiziert werden, ebenso Ulc. molle, syphil. Primäraffekt, Röntgenulcera usw. Auch chankroide, einen Primäraffekt oder Ulc. molle vortäuschende Diphtheria cutis kommt an Genitalien und Lippen vor. Erkennung durch Kultur auf

Löfflerserum (Bac. diphtheriae Löffler 1884), zuweilen auch schon mikroskop. Untersuchung; Unterscheidung gegen Pseudodiphtheriebazillus wichtig (Gärungsprobe).

Diphtherieserum-Therapie nicht immer erfolgreich (5 bis 20000 A.E.). Örtlich Betupfen mit 5—10% Arg. nitric.-Lösung (auch Trypaflavin) oder 5% alkoholischer Lösung von bas. Eukupin, dann Salbeverbände mit 1% Eukupin. oder 1% Vuzin. bihydrochlor. oder 1% Rivanolvaseline oder Paste (evtl. mit Zusatz von 3% Acid. salicyl.). Sonst antiseptische Pulver (Jodoform) und Arg.-Perusalbe. Bei gangränösen Ulcera auch Kampferweinverband und Lichtbehandlung.

Dyskeratoses, Verhornungsstörungen. Außer Ichthyosis, Darierscher Krankheit, Keratosis rubra atrophicans, Porokeratosis, Angiokeratoma, Acanthosis nigricans (s. dort) u. a. rechnet man hierher seltene in ihrer Eigenart noch zweifelhafte Erkrankungen, wie Hyperkeratosis follicularis et parafollicularis in cutem penetrans, Kyrlesche Krankheit, umschriebene Hornpfropfbildung mit entzündlichem Infiltrat, und die Keratosis follicularis contagiosa, Brookesche Krankheit, umschriebene follikuläre Pfröpfe an den Streckseiten der Extremitäten, auch Nacken, Ohren, Gesicht. Vielleicht handelt es sich um der Teerfollikulitis nahestehende Veränderungen.

Behandlung mit Salizylsalben, Bädern usw. wie bei Ichthyosis und Darierscher Krankheit.

Ecthyma terebrans (gangraenosum), Lochschwären. Seltene pustuloulzeröse besonders an Gesäß, Kreuz und Rücken auftretende Erkrankung mit tiefen wie ausgestanzten, münzenförmigen, lochartigen Geschwüren bei tuberkulösen oder schwächlichen Kindern, zum Teil durch Streptokokken-, Pyozyaneusinfektion usw., zum Teil wohl auch durch Tuberkulose verursacht.

Allgemeininfektion mit Pyozyaneus (Pyoz.-Sepsis) bedingt meist hohes Fieber; Primäreffloreszenz bräunlich rote Papel, dann zentrales Bläschen oder Pustel, endlich Ecthyma-Ulcus; Entstehung hämatogen vom Darm- oder Respirationstraktus aus. Bac. pyocyaneus in Reinkultur meist leicht auf Agar zu züchten.

Gute Ernährung und Pflege, täglich warme Bäder mit Kal. permang. oder Schwefel (s. dort); feuchte antiseptische Verbände (Liqu. Alum. acet., 1/2% Arg.-nitr.-Lösung), dann Salizylschwefelsalbe (1,10%), Resorzinschwefelmischung (Rez. Nr. 41, 42) oder Zink-Hg-praec.-Salbe (je 2,5/30,0), Zinnobersalbe (Rez. Nr. 23); auch Pudern mit Dermatol manchmal ausreichend; Pyozyanase oder Autovakzine.

Ekzem und **Dermatitis arteficialis (Bläschenflechte** und **Hautentzündung).** Unter Ekzem werden auch heute noch zahlreiche, unter verschiedenen Bildern auftretende, meist durch punktförmige Einzeleffloreszenzen charakterisierte juckende Hautentzündungen von akutem oder chronischem Verlauf zusammengefaßt. Man unterscheidet ein akutes und chronisches Ekzem und rechnet zu ersterem gewöhnlich auch die durch bekannte äußere Ursachen (scharfe Chemikalien, Seife, Hitze, bestimmte Blumen, wie Primeln, Meerzwiebeln, Giftsumach, scharfe Gräser, Schafgarbe, Sellerie, Spargel, Hutleder, Ursol (Paraphenylendiamin), japanischen Lack, Odol, Phosphor (Sesquichlorid) an Streichholzschachteln usw.) hervorgerufenen Dermatitiden, die ekzemähnlich verlaufen. Das Ekzem ist sehr vielgestaltig und durch mehr oder weniger starkes Jucken, Rötung und Schwellung, Aufschießen kleinster Knötchen und Bläschen, Auftreten von kleinen Krusten und nässenden Stellen, die als punktförmige Erosionen (Ekzemporen) beginnen und durch Konfluenz sich flächenhaft ausdehnen können, ferner durch In-

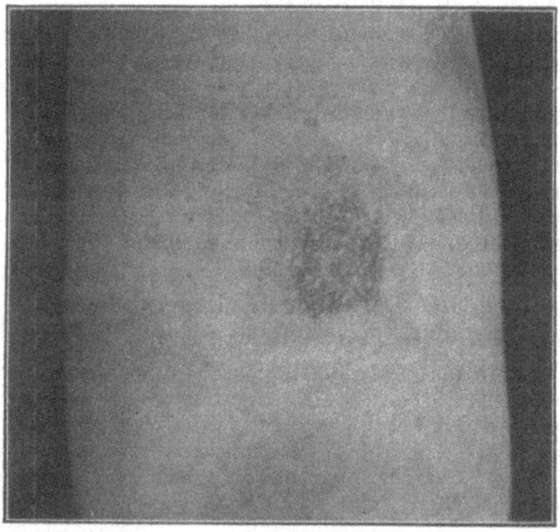

Abb. 14. Ekzemprobe mit Terpentinöl nach 24 Stunden zur Demonstration der meist polyvalenten Überempfindlichkeit Ekzemkranker.

filtration und Schuppen- und Borkenbildung charakterisiert. Als Stadien, die allerdings meist nebeneinander vorhanden sind, werden unterschieden das St. erythematosum, papulosum, vesiculosum, crustosum oder impetiginosum, madidans und squamosum. Bei akuten Ekzemen und Dermatitiden können Schwellung und Ödem sehr beträchtlich sein (Ähnlichkeit mit Erysipel) und auch größere Blasen entstehen; beim chronischen Ekzem ist die Rötung meist geringer, dafür eine mehr oder minder erhebliche Infiltration und Verdickung der Hornschicht (in Form derber Platten) vorhanden, die mit Bläschen- und Krustenbildung oder auch nur mit Schuppung einhergeht. Während gewöhnlich dem Ekzem eine scharfe Begrenzung fehlt und es sich diffus in die umgebende Haut verliert, gibt es auch schärfer abgesetzte scheibenförmige oder nummuläre (sog. parasitäre) Ekzeme, die Trichophytien sehr ähneln (Unterscheidung durch Pilznachweis!). Je nach der Körpergegend ist das Ekzem verschieden; so zeigt das Ekzem des Kopfes oft dicke Krusten, das der Hände und Füße schwielige, oft scharf begrenzte Infiltrationen (Ähnlichkeit mit palmaren und plantaren Syphiliden!), das der Gelenkbeugen Lichenifikation (Ähnlichkeit mit Neurodermitis!).

Auch chronische Ekzeme können durch exo- oder endogene Reize wieder akuten Charakter annehmen (Exazerbation).

Verschlimmert werden Ekzeme häufig durch Kratzen und hierdurch zugleich sekundär mit pyogenen Kokken infiziert oder impetiginisiert, wodurch Pusteln und dicke citrige Krusten entstehen. Viele Ekzeme, besonders solche mit starkem Juckreiz, neigen zu häufigen Rezidiven, wofür eine besondere Disposition (Diathese) oder Überempfindlichkeit (Idiosynkrasie bzw. Allergie) verantwortlich gemacht wird; immer sich wiederholende Hautschädigungen führen bei gewissen Personen zu chronischen Ekzemen (Gewerbedermatosen, s. bei Ergasidermatosen). Ekzeme kommen in allen Lebensaltern vor und spielen schon in der Kindheit und im Säuglingsalter eine große Rolle.

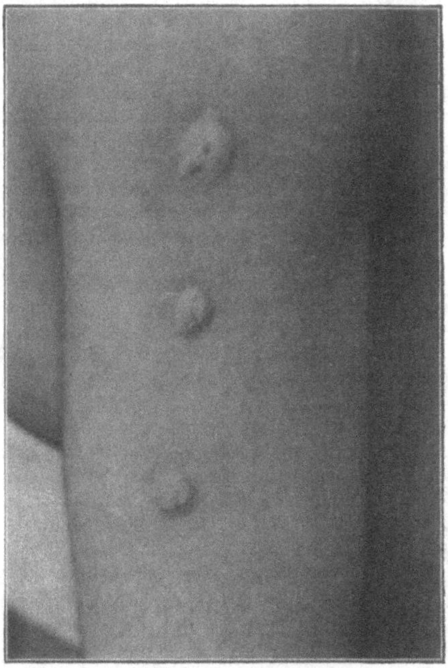

Abb. 15. Sofortreaktion nach Einspritzung von Mehlextrakt bei einem Bäcker mit Gewerbeekzem (allergische Hautreaktion).

Histologisch kennzeichnet sich das Ekzem durch Akanthose, Parakeratose, ödematöse Durchtränkung, Lücken- und Bläschenbildung im Rete (Spongiose) und Infiltration und Durchsetzung des Papillarkörpers, des Rete und der Krusten mit Leukozyten (s. Abb. 6 in der Einleitung). Bei manchen Dermatitiden, z. B. durch Scilla, Hg oder Salvarsan bedingten, finden sich auch zahlreiche eosinophile Zellen lokal und im Blute.

Die Ätiologie des Ekzems ist bei dieser weiten Fassung des Krankheistbegriffs keine einheitliche. Für viele akute Ekzeme und Dermatitiden läßt sich eine äußere Schädigung nachweisen (chemische, thermische, mechanische, aktinische, bakterielle usw. Reizung), deren Ausschaltung für die Heilung wesentlich ist; aber auch dabei ist eine individuelle

Disposition meist vorhanden, da gewisse Menschen bald, andere erst spät, wieder andere gar nicht auf die Mehrzahl dieser Reize erkranken. Während früher für zahlreiche Ekzeme ein besondere Hautbeschaffenheit oder allgemeine Diathese, die in Stoffwechselstörungen (Nährschäden, besonders bei Säuglingen, Diabetes, Gicht, Nieren-, Leberleiden usw.) bestehe, angenommen wurde, neigt man heute mehr zu der Auffassung, daß durch äußere (oder innere) Einflüsse eine Allergisierung erfolgt sei. Reiz- (Kutan-) Proben mit 10% Terpentinöl, 3,5% Formalin, 1‰ Sublimatlösung, Arnikatinktur, Primelblatt usw. (Auflegen mit Mulläppchen, darüber Billrothbatist und Guttaplast für 12—24 Stunden) ergaben bei Ekzemkranken einen 7mal so häufigen positiven Erfolg als bei Gesunden (Ekzembereitschaft) in Form mono- oder polyvalenter Überempfindlichkeit, d. h. gegen einen oder mehrere Reizstoffe (s. Abb. 14 und 15). Die Annahme einer evtl. auch unbemerkt (bzw. in utero) entstandenen Sensibilisierung liegt besonders bei Gewerbeekzemen nahe (s. dort und bei Allergosen); auch Haus- und Klimaallergene (Pilzsporen usw.) können eine Rolle spielen. Neuerdings werden auch versteckte Infektionsherde (Tonsillitis, Nebenhöhlenerkrankungen, Zahnwurzelgranulome usw.) — sogen. „Fokalinfektion" — für die Entstehung bzw. Unterhaltung chronischer Ekzeme verantwortlich gemacht. Eine durch exo- oder endogene Reize hervorgerufene Epithelalteration infolge Fixierung toxischer Stoffe (Antigen—Antikörperreaktion) und dadurch bedingter Veränderung der Eiweißsubstanzen der Retezellen, die dann hydrophiler werden und mehr Flüssigkeit an sich reißen (Spongiose = schwammartige Lückenbildung), dürfte hierbei eine wesentliche Rolle spielen.

Ob Ekzem und akute Dermatitis (z. B. durch Scilla, Hg, Salvarsan usw.) wirklich so weitgehend identifiziert werden dürfen, ist noch zweifelhaft (Eosinophilie, keine so regelmäßige Parakeratose, größere Bläschen, mehr Brennen bei Dermatitis; Parakeratose, Jucken, schwerere Heilbarkeit bei Ekzem). Die neue Allergieforschung (Bloch, Doerr, Jadassohn) bedeutet aber unzweifelhaft einen großen Fortschritt; gestattet sie doch experimentelle Inangriffnahme des komplexen Problems.

Bei allen Ekzemkranken ist auf innere Störungen zu achten und der Urin auf Eiweiß und Zucker zu untersuchen. Ferner muß besonders bei impetiginisierten Ekzemen auf Pediculi, Milben, bei intertriginösen u. dgl. auf Pilze und Diphtheriebazillen gefahndet werden.

Außer den Ekzemen mit besonderer Lokalisation (Kopf, Gesicht, Hände, Genitalien usw.) werden die Kinderekzeme und anhangsweise die Neurodermitis chronica und das seborrhoische Ekzem besonders besprochen.

1. Allgemeine Regeln für die Ekzembehandlung.

Die Therapie des Ekzems gilt als schwierig, ist aber doch dankbar, besonders seit Einführung der Röntgenstrahlung. Nicht nur in akuten, sondern auch chronischen Fällen ist die große Reizbarkeit (Irritabilität) der Haut wohl zu beachten, und die Behandlung stets mit milden Mitteln zu beginnen und erst allmählich durch stärkere wirksamer zu gestalten; der Verstoß gegen diese Regel erklärt viele Mißerfolge mit sonst bewährten Mitteln. Gewöhnlich kommt man mit wenigen Medikamenten, deren Wirkung man gut kennt, aus; durch zu häufigen Wechsel wird auch hier mehr geschadet als genützt.

Innere Mittel haben meist wenig oder nicht ausreichenden Erfolg. Bei chlorotischen oder geschwächten Individuen ist As und Eisen (Elarson, Eisenelarson, Dürkheimer Quelle, s. dort) ratsam. Ichthyolpillen oder Ichthalbin können versucht werden. Innere Leiden (Diabetes, Gicht, Nieren-, Leber-, Magen- und Darmleiden, Asthma, Fettsucht) sind sorgsam zu behandeln; auch auf erhöhten Blutzuckergehalt (Hyperglykämie) ist zu fahnden und evtl. Insulin nützlich. Bei schweren und hartnäckigen Ekzemen ist die Diät zu regeln: scharfe Gewürze, stark gesalzene und stark saure Speisen, Abusus von Alkohol und Tabak, zu reiche und fette Kost sind zu meiden. Heiße Räume, zu warme, bes. wollene Wäsche, Schwitzen und Scheuern der Kleider sind schädlich. Mehr oder weniger strenge vegetarische Kost und Aufenthaltswechsel (See- oder Höhenklima) wirken besonders bei stark pruriginösen chronischen (diathetischen) Ekzemen, zumal von Kindern, oft ausgezeichnet.

Sehr wichtig ist die Regelung der Diät beim Säuglings- und Kinderekzem, von denen das erstere oft infolge Nährschadens (zu viel Milch, bes. Kuhmilch usw.) auftritt. Verdauungsstörungen sind zu beseitigen. Überernährung, kenntlich durch übermäßige Körpergewichtszunahme, und einseitige Ernährung (zu viel Milch) sind abzustellen; aber auch Unterernährung gegebenenfalls zu beheben. Bei überernährten Säuglingen Einschränkung der gesamten Nahrungsmenge und Herabsetzung der Milch auf das erlaubte Minimum: in besondern Fällen darf man weniger Mahlzeiten, also beim Brustkind bis zum 3. Monat vier, später nur noch drei Brustmahlzeiten geben und ersetzt die übrigen (1—2) durch Schleim- oder Mehlsuppe. Bei Flaschenkindern verfährt man ähnlich und kann im 2. Halbjahr die Kuhmilch allmählich weitgehend weglassen. Auch Malzsuppe, Buttermilch und früher Übergang zur gemischten Kost (frischer Gemüsebrei, Obst, Fruchtsäfte) sind zu empfehlen. Eier sind zu verbieten, mit Fleischbrühe ist Vorsicht anzuraten. Nach dem 1. Jahr hauptsächlich vegetabilische Kost, wenig ($^1/_4$—$^1/_2$ Liter) oder keine Milch, kein Rahm, keine Eier und wenig Zucker.

Bei schlecht gedeihenden Kindern ist mit allen Ernährungsexperimenten große Vorsicht geboten. Bei Brustkindern wird Zwiemilchernährung und Beigabe von Buttermilch oder Eiweißpulver (Plasmon, Nutrose, Tropon etwa 10 bis 15,0 g täglich) geraten. Bei dystrophischen Flaschenkindern sind kohlehydratreiche Gemüse, Milchmehlmalzmischung, auch Buttermilch und Eiweißmilch nach Finkelstein anzuraten. Gelegentlich ist bei Ekzemkindern vom 2. Vierteljahr ab Kellersche Malzsuppe (100 g Malzsuppenextrakt, 50 g Weizenmehl, 1/3 Liter Milch und 2/3 Liter Wasser) von Nutzen. Auch Morosche Karottensuppe (250—500 g Karotten [geschält, 1—2 Stunden gekocht, durch Haarsieb gerührt] in 1 Liter Fleischbrühe aus 500 g Fleisch und wenig Salz) kann zeitweise zum Ersatz einzelner Milchmahlzeiten gegeben werden.*)

Mit Rücksicht auf die bei Ekzem vorwiegende Alkalose empfiehlt sich Säuremilch (600 ccm Milch und 400 ccm 1/10 Normalsalzsäure und 5% Nährzucker oder täglich 2—600 ccm Kutanmilch); Erfolg manchmal gut.

Örtliche Behandlung. Bei allen akuten und reizbaren Ekzemen ist Waschverbot erforderlich; Reinigung darf nur mit Ol. olivar., Mitin-, Cold-, Eucerincreme geschehen.

Für den allgemeinen Gang der Behandlung gelten folgende Grundsätze. Wo durch sorgsame Anamnese oder Kutanproben ein auslösendes schädigendes Agens (Chemikalien, Medikamente, Salben, Pflanzen, gewerbliche Noxen, auch Haus- und Klimaallergene, wie Schimmelpilzsporen usw.) zu ermitteln ist, muß dieses sofort ausgeschaltet werden; Reste solcher Substanzen sind mit Olivenöl, Ung. leniens, evtl. auch gereinigtem Benzin vorsichtig zu entfernen. Andere äußere Schädlichkeiten, wie Wasser, Seife, Reibung, Hitze, Witterungseinflüsse, sind von den Krankheitsherden fernzuhalten. Pathologische Auflagerungen, wie Krusten, Schuppen, müssen durch milde Umschläge (Salizylresorzinwasser) oder Salizylsalbe beseitigt werden. Entzündung, Ödem und Nässen werden zunächst auch kurze Zeit mit Salizylresorzin-Umschlägen, dann durch Betupfen mit 2% Silbernitratlösung und folgende Auftragung von Borzinköl (2%) oder schwachem Bortumenolzinköl (2 bis 3%) bekämpft. Dann erst darf man gegen die Infiltration und abwegige Verhornung (Parakeratose) mit stärkeren Tu-

*) Näheres s. in Lust, Lehrbuch der Kinderkrankheiten 1929.

menolpasten und geeigneten Teermitteln vorgehen. Daneben kann schon früh, bei subakuten und chronischen Ekzemen sofort, die Röntgenbestrahlung durchgeführt werden, die Teer öfters entbehrlich macht, da sie Infiltration und Parakeratose gut beeinflußt und, ohne zu belästigen, schnellere Heilung herbeiführt.

Im einzelnen ist folgendes zu beachten. Für alle akuten und viele chronische (reizbare) Ekzeme ist strenges Waschverbot notwendig und Reinigung nur mit bestem Olivenöl, frischer Cold-, Mitin- oder Eucerincrême erlaubt. Bei sehr akuter Dermatitis (ohne Nässen) ist zuerst Puderbehandlung evtl. im Puderbett (s. Einleitung) mit Talkum, Bortalkum- (2%) oder Zinktalkpuder (Rez. 1 und 2) am mildesten, sonst das vorzügliche 2—3% Borzinköl (Rez. 32), das reizlos ist, Spannung, Entzündung, Schmerz und Juckreiz lindert; nur selten ist Zusatz von Menthol ($^1/_2$—1%) erforderlich. Zur Behebung stärkerer Entzündung, besonders mit Neigung zu Exsudation, sind Umschläge mit Salizylresorzinwasser (Rez. 10) für wenige Stunden (mehrmals täglich) oder auch feuchte Verbände über Nacht oder einige Tage lang von trefflicher schmerzstillender, entzündungswidriger und antiseptischer Wirkung (Technik s. Einleitung); auch 3% Borwasser, 1% essigsaure oder kieselsaure Tonerde (gut austrocknend) sind verwendbar; manchmal wirken die Lösungen angewärmt noch besser. Aber auch danach geht man zum genannten Borzinköl mit vorangehender Betupfung mit 2% wässeriger Höllensteinlösung über, die Nässen stillt, keimtötend wirkt und auch das Jucken mildert. Besonders bei intertriginösen Ekzemen ist sie unentbehrlich und kann auf 3—5% gesteigert werden. Gut verträglich sind die Fissanpräparate, die Milcheiweiß, ein fluorhaltiges Kieselsäurederivat und Diatomeen enthalten und als Fissanpaste, Öl und Schüttelmischung (mit Liqu. Alum. acet.-Zusatz) käuflich sind.

Nun gibt es Ekzeme, besonders an zarten Hautstellen, die Fett und auch Zinköl nicht vertragen. Hier sind Zinkschminken (Rez. 34—37), Kühlsalben, Neißersche Zinkwismutsalbe erforderlich, evtl. neben Arg. nitr.; ihnen kann Bor usw. in gleicher Weise zugesetzt werden wie dem Zinköl. Milde und reizlos wirkt auch Unnas weiche Kalkwasserleinölpaste (s. Register).

Ein ganz vorzügliches Ekzemmittel, das schon früh, oft von vornherein vertragen wird, als milder Teerersatz beruhigend und juckstillend wirkt, ist das Tumenolammonium, das dem Borzinköl, der Borschminke und Zinkwismutsalbe zu 2 bis 5—10% zugesetzt wird. Ist der Reizzustand auf diese Weise gemildert, geht man zur Pastenbehandlung mit Salizyl- oder Bortumenolpaste über. (Rez. 28.) Hierbei ist die vorsichtige Entfernung mit Öl, Ung. leniens oder gereinigtem Benzin (1- oder 2mal täglich) sehr wichtig, da sonst die Heilung gestört wird; wo Reste nicht leicht entfernbar sind, beläßt man sie und tut neue Paste darüber. Wo die Haut bei Zinköl- oder Pastenbehandlung zu trocken und spröde bleibt, wählt man eine weichere Paste (s. Rez. 26 oder Pasta zinci c. Talc. par., Ung. paraff. aa) oder eine Salbe, besonders bei nässenden und krustösen Ekzemen. Diese wird dick auf die Haut oder Leinen- oder Mullappen aufgetragen und ein Verband mit Mullbinde angelegt. Als Salbengrundlagen dienen Lanolin, Vaselin oder beides aa, für Gesicht, Hoden usw. Zinkwismutsalbe (Rez. 22), für Handflächen und Fußsohlen Ung. Vasel. plumb. bzw. Emplastr. litharg. spl., Ol. oliv. opt., Vasel. flav. am. opt. $\overline{aa}$. Gute Salbengrundlagen sind ferner Eucerin, Ung. leniens, Mitin. Als Zusätze kommen außer Tumenol auch Ichthyol, Lenigallol, Thigenol zu 2—5 evtl. auch 10%, Naftalan zu 10—20% in Betracht. Der Praktiker kommt meist mit dem Tumenol-Ammonium gut aus und wird damit kaum schaden.

Als Teerpräparate sind bewährt die Sol. lithanthrac. aceton. Sack, der 5—10% Veielsche Spiritus (Rez. 13) und reines Liantral, die neben Tumenolpaste angewandt werden können, indem sie nach Entfernung der Paste durch Benzin aufgepinselt und nach dem Eintrocknen mit Paste überdeckt werden; oder man läßt die Paste fort (bes. bei Liantral) und überpudert nur. Brauchbar sind ferner Liquor carbonis detergens und Anthrasol, farblose Teermittel, die in 2—10% Salbe oder 5—10% Schminke angewandt werden. Bei hartnäckigen Ekzemen werden ferner Tct. rusci, reiner Steinkohlenteer und Wilkinsonsche Salbe (Ol. rusci oder Anthrasol 10,0, Sulf. praec. 20,0, Sapon. vir. 30,0, Vasel. flav. 40,0) empfohlen, wobei allerdings Teerfolliculitis störend auftreten kann. Uns bewährt sich Solut. Sack und reines Liantral am meisten, ferner Veielscher Spiritus mit 2% Salizylsäure, 5—10% Pix liqu. und 10—20% Glyzerin.

Bei manchen sog. parasitären Ekzemen (Anal-, Leistengegend usw.) wirkt Arningsche Pinselung, schwache Chrysarobin-, evtl. auch Cignolinpaste ($^1/_{10}$—$^1/_2$—1 $^0/_0$) vortrefflich; ebenso mitunter auch Pyrogallol (5—10 $^0/_0$ Spiritus oder Salbe).

Unentbehrlich ist uns bei den meisten Ekzemen die Röntgenbehandlung (3 mal $^1/_3$ E. D. oder 3 x mit 7- bis 10 tägigen Pausen) geworden, auf die wir bei akuten Dermatitiden und Säuglingsekzemen meist verzichten. Neben ihr kommen wir dann mit Tumenolpaste oder Trockenpinselung aus; Teer ist dann öfters entbehrlich, indes zur schnelleren Heilung nützlich.

Von größter Wichtigkeit ist nach eingetretener Heilung eine sorgsame Hautpflege und Abhärtung, um Rückfälle zu verhüten. Hierzu dient uns Chlorhydrat-Tanninglyzerin (1 $^0/_0$, 3—5 $^0/_0$), das auch nach dem Waschen in die Haut der noch leicht feuchten Hände einzureiben ist. Daneben ist durch Mitincreme, 2 $^0/_0$ Bor- oder Salizyleucerincreme, Kaloderma usw. die Oberhaut glatt und geschmeidig zu halten. Da eine spezifische Desensibilisierung bisher nur selten (bei gewissen Gewerbeekzemen) in Betracht kommt, ist diese unspezifische Abhärtung dringend anzuraten.

2. Besondere Formen und deren Behandlung.

a) **Kopfekzeme** neigen zum Nässen, zur Krustenbildung und Verfilzung der Haare. Stets auf Pediculi fahnden! Außerdem auch trockne stark juckende Formen (der Seborrhöe und Neurodermitis nahestehend).

Differentialdiagnostisch Psoriasis, Lichen planus, Lupus vulg. und eryth., tertiäre Lues, Favus usw. beachten (s. dort).

Krusten werden zunächst mit 2 $^0/_0$ Salizylvaseline oder besser mit verseifbaren Adeps benzoat. bereiteter Salbe abgeweicht. Bei starkem Nässen Pinseln mit 2—5 $^0/_0$ Arg.-nitr.-Lösung. Teer wird von der Kopfhaut schon früh vertragen, sowohl 2—10 $^0/_0$ Anthrasolsalbe als auch Veielscher Spiritus oder Sacksche Lösung; auch Seifenwaschungen verträgt die ekzematöse Kopfhaut oft gut. In hartnäckigen Fällen wirkt Teerschwefelsalbe (Liquor. carbon. det., Anthrasol oder Ol. rusci 1,5, Sulf. praecip. 3,0, Vaselin oder Eucerin ad 30,0) oder 5—10 $^0/_0$ Pyrogallol- oder Teerspiritus gut. Bei krustösen (impetiginisierten) Ekzemen Salizylschwefelsalbe oder Zinnoberschwefelsalbe (Rez. 23). Kopfsalben, zumal bei Frauen, sind mit Ung. leniens, Adeps benzoat. usw. angenehmer und besser verwendbar als mit Vaselin flav. Nachbehandlung mit spirituösen Kopfwässern (Rez. 58—60). Auch Anthrasol-Hg. praecip.-Salbe (je 2—5 $^0/_0$) ist oft nützlich.

Röntgenbestrahlung nur 1—2 mal $^1/_3$ E. D. oder 3 x ohne Filter mit 20 tägigem Intervall, um Haarausfall sicher zu vermeiden.

b) **Gesichtsekzeme** können trocken, vesiculös, nässend und impetiginisiert sein. Bandförmige Stirnekzeme entstehen durch Hutlederersatz (Hutbandekzeme). Besonders hartnäckig sind periorale, Lippen- und Lidekzeme. Dabei auf reizende Mundwässer (auch Odol), Augentropfen (Atropin), Kosmetika fahnden; ferner auf Rhinitis und Mittelohrerkrankung! An Primelentzündung bei Lidekzem denken! Differentialdiagnose gegen Acne rosac., Lupus erythem., Erysipel, Arzneiexanthem beachten.

Hier Waschverbot sehr wichtig. Reinigung nur mit Ungleniens, Eucerin- oder Mitincreme. Bei akuten Formen Salizylresorzinumschläge, Borzinköl oder milde Salben, z. B. Zinkwismutsalbe, evtl. mit 2% Tumenolammon. oder Thigenol. Bei weniger Schwellung und stärkerem Jucken 5—10% weiche Tumenolpaste oder Trockenpinselung; letztere ist oft angenehmer und wird von manchen Patienten, die gegen Fett empfindlich sind, besser vertragen. Röntgenbehandlung ($^1/_3$ E. D. oder 3 x 3 mal bei Abdeckung der Augen) wirkt gut. Vorsichtiger Übergang zum Waschen, erst mit warmem Wasser und Borax- (1 Messerspitze Kaiserborax) oder Mandelkleie- oder Bolus albazusatz, auch in verdünnter Milch (halb Wasser); nach dem Waschen Einreiben mit Chloralhydrat-Tanninglyzerin (1,3%). Bei hartnäckigen Formen Teer als Veielscher Spiritus, Sol. Sack oder Salizylanthrasolsalbe (s. oben).

Bei Ekzemen in der Umgebung des Mundes (Lippen) und der Nase ist gut wirkend und milde 2—4% Ichthyolsalbe (s. Rez. 21). Rhagaden an Mundwinkeln und Nasenschleimhaut evtl. mit 5% Albargin oder 2—5% Arg. nitr. pinseln. Schwache Praec.-Anthrasolsalbe (2%), 1% Hydr. oxyd. flav.-Salbe, 3 bis 5% Tumenolsalbe ebenfalls oft günstig. Sehr gut Röntgenbestrahlung ($^1/_3$ E. D. oder 3 x mit 7—10tägigem Intervall). Ekzeme der Lider und Umgebung sind ähnlich zu behandeln; dabei auch 1—2% Hydr. oxyd.-Salbe (Hydr. oxyd. via. hum. par. 0,1—0,2, Vasel. alb. opt. ad 10,0) oder Zinkwismutsalbe mit 2% Hg. praec. alb. gut; auch 5—10% Protargolvaseline oder 1 bis 5% Noviformeucerin. Röntgenbestrahlung nur 2 mal (vgl. oben) wegen der Zilien. Evtl. gegen Konjunktivitis 0,3% Zinksulfat- oder 1% Protargoltropfen. Bei Ohrekzemen 2% Salizylsalbe, Zinköl evtl. mit Bor-, Salizyl- (2%) und Tumenol (5—10%) oder 5% Tumenolpaste bzw. Schüttelmischung oder Salizylanthrasolsalbe (1,3—5%) empfehlenswert. Wunde Stellen hinter dem

Ohr stets mit Arg. nitr. (2—5%) pinseln. In den Gehörgang Tampons mit Salbe einlegen. Röntgenstrahlung (1/3 E. D. oder 3 x 3mal) wirkt sehr günstig; ebenso Radiumröhrchen (0,25 bis 0,5 mm Messingfilter).

c) **Hand-, Finger- und Nagelekzeme.** Derbe, spröde, plattenartige Infiltrate mit schmerzhaften Rhagaden (Ecz. tyloticum) in den Handflächen und Fußsohlen, an Hand- und Fußrücken mehr nässende, zuweilen nummuläre Formen. Bei bläschentragenden und interdigitalen Erkrankungen auf Trichophytie bzw. Oidiomykose (s. dort), bei tylotischen umschriebenen auf Lues achten (Pilzbefund, WaR.!). Ferner an Diphtheria cut. und Psoriasis denken!

Bei vesikulösen oder pustulösen Ekzemen zunächst für einen oder wenige Tage feuchter Verband mit Salizylresorzinlösung oder essigsaurer Tonerde (s. oben), dann Borzinköl, später Tumenolpaste (5—10%) evtl. mit Naftalan (10—20%), bei rhagadenbildenden derb infiltrierten und tylotischen Ekzemen 2—5% Salizylhebrasalbe oder Salizylnaftalanhebrasalbe (Acid. salic. 1,0, Naftalan 10—20,0, Ol. oliv. opt. 10,0, Ung. vasel. plumb. ad 50,0); Salbe und Paste werden zweckmäßig abwechselnd (tags und nachts) angewandt; später evtl. Pinselung mit Sol. lithanthr. aceton., Veielschem Spiritus oder Teerzusatz zur Salbe (am besten 2—10% Ol. cadinum); trefflich wirkt reines Liantral. Salben und Pasten werden dick aufgetragen und durch Verband oder Zwirnhandschuhe fixiert. Bei infizierten (pyodermischen) Ekzemen sind kurze heiße Handbäder mit Kal. permang. oder Sublimat (1‰) neben obiger Behandlung anzuraten; wie bei Pyodermie wirken hierbei oft auch 5—6% Hg. praecip.-Salbe oder 2—5% Arg. nitr.-Pinselung günstig. Bei dicken Schwielenbildungen ist 5—20% Salizylguttaplast oder Salizylseifentrikoplast neben kurzen heißen Seifenbädern wirksam. Alle Formen des Handekzems, besonders aber die chronischen und schwieligen, reagieren glänzend auf Röntgenstrahlen (1/3 E. D. oder 3 x alle 7—10 Tage oder bei derberen Formen noch besser 4 x bei 0,5 mm Alum.-Filter ebenso). Sorgfältige Nachbehandlung mit 3% Tanninglyzerin oder 2% Salizyleucerin oder Byrolin ist stets zur Verhütung von Rezidiven erforderlich. Empfindliche Hände können mit Olivenöl, dann Eidotter und wenig Tropfen Wasser gereinigt werden (Mayonnaisenwaschung).

Bei Nagelekzemen neben Röntgenbehandlung (wie zuvor) heiße Kamillenbäder, 10% Anthrasol- oder Pyrogallusspiritus (färbt dunkel!) und Salizylanthrasolsalbe (2,10%); auch 5% Teer- oder 2% Chrysarobinguttaplast nützlich.

Bei interdigitalen Ekzemen ebenfalls Bäder und Pasten (bes. Lenigallol bis 5%) oder Salben wie oben und Mulleinlagen zwischen den Zehen; in hartnäckigen Fällen verdünnte Jodtinktur evtl. mit 2—10% Ac. salic., 5—10% Pyrogallusspiritus oder $^1/_4$—1% Chrysarobinpaste bzw. Arningsche Tinktur (s. interdigitale Dermatomykosen); bzgl. Diphtheria cut. s. dort.

d) Das **dyshidrotische Ekzem** (Dyshidrosis manuum et pedum), **Hand-** und **Fußfriesel.** Besondere, oft stark juckende und häufig zu bestimmten Jahreszeiten (Frühling, Sommer) rezidivierende Form des Ekzems, die mit Bläschen zwischen den Fingern beginnt; manchmal bleibt sie geringgradig (Dyshidrosis sicca lamellosa). Durch pyogene Infektion kann Vereiterung der Bläschen, die sich auf Handflächen und Fußsohlen ausbreiten, und weitgehende Unterwühlung der dicken Epidermis mit übelriechendem Sekret und sogar Lymphangitis eintreten. Stets auch an Skabies und Trichophytie denken (Milben, Pilze suchen!). Bei Dermatomykoseherden an den Füßen soll durch Fernwirkung (toxisch?) ein dyshidrotisches Handekzem (Epidermophytid?) zustande kommen (Füße stets besichtigen!).

Im Beginn und bei leichten Fällen genügt 3% Tanninglyzerin und Lenicetpuder neben Salizylhebrasalbe (evtl. mit 10% Naftalan) über Nacht. Sonst Behandlung wie beim Handekzem mit Pasten oder Schüttelmixturen. Infizierte Fälle sind mit kurzen heißen Lokalbädern (Kal. perm.), feuchtem antiseptischen Verband (Salizylresorzinwasser oder Liqu. Alum. acet.) und den genannten Salben (Bor- oder Salizylhebrasalbe, evtl. Hg. praec.-Salbe) und später Pasten zu behandeln. Die unterwühlte Hornschicht ist dabei sorgfältig mit Schere und chirurgischer Pinzette abzutragen. Röntgenstrahlung ($^1/_3$ E. D. oder 4 x 0,5 mm Alum. dreimal, jeden 8—10. Tag) wirkt trefflich.

e) **Anal- und Genitalekzeme.** Neben akuteren intertriginösen kommen sehr stark juckende lichenisierte Formen vor, die den Neurodermitiden nahestehen und wie diese zu behandeln sind. Achten auf Hämorrhoiden, Obstipation, Prostatitis, Fisteln, Würmer (Oxyuren), Diabetes bzw. Hyperglykämie, Fluor, chronische Gonorrhöe! Lues (nässende Papeln) und Papillome nicht verkennen! Stets auf Pilze fahnden, auch Epidermophytie und Erythrasma!

Bei frischem intertriginösen Ekzem genügt manchmal Pudern mit Vasenolpuder oder Talkum; sonst ist Betupfen mit 2% Arg. nitr.-Lösung und Borschüttelmischung (Acid. boric. 2—3,0, Zinc. oxyd., Talc. ven., Glyc. pur. aa 20,0, Aqu. dest. ad 100,0) als milde Normalmethode auch in älteren Fällen zu empfehlen. Nässen, Bakterienentwicklung und Jucken werden durch Arg. nitric. gut beeinflußt. Bei großer Trockenheit der Haut statt Borschminke neben Arg. nitr. auch 2—3% Borzinköl oder weiche Salizyltumenolpaste (2—5—10%), evtl. mit Anästhesinzusatz (10%). Wichtig Einlagen von Mull in Analkerbe und Genitalfalten; Tragen einer Badehose oder T-Binde. Waschen oder Betupfen mit heißem Kamillentee, verdünnter essigsaurer Tonerde oder Salizylresorzinlösung zur Beseitigung aller reizenden Fäkalreste, wofür auch Ausspritzung des Anus mit heißem Kamillentee oder verd. Liqu. Alum. acet. oft nützlich ist. Später Betupfen oder Abreiben mit 70% Spiritus, dem 2% Acid. salic. oder 1—2% Arg. nitric, evtl. auch 1% Menthol und 5—10% Liquor carbon. deterg. oder Anthrasol zugesetzt werden. Bei starkem Jucken weiche Salizyltumenolbromokollpaste (2%, je 5—10%) oder Kalomelanthrasolsalbe (je 5—10%), evtl. mit 0,5—1% Menthol oder Sal.-Menthol-Zinköl (2—1%), in hartnäckigen Fällen auch Lenigallol (5%) und Anthrarobin (2% Zusatz zur Tumenolpaste) oder Arningsche Tinktur oder $^1/_4$—1% Chrysarobinpaste empfehlenswert (selten stärkere Konzentration). Auch hier ist Röntgenbehandlung ($^1/_3$ E. D. oder 4 x 0,5 mm Alum.-Filter alle 10 Tage) oft vortrefflich gegen chronische Formen und den Juckreiz. Ichthyolsuppositorien mit Extr. Belladonn. (für Mastdarm) oder Ichthyoltampons (für Vagina) unterstützen den Heilerfolg. Hämorrhoiden können durch Einspritzung mit Glycerin. pur., Acid carbol. liquef. aa (0,25 ccm) in das entleerte Lumen verödet werden.

f) **Unterschenkelekzeme.** Sie beruhen meist auf Blutstauung in oberflächlichen oder tiefer gelegenen Varizen, jucken oft sehr heftig, nässen stark (fluxus salinus) und führen häufig zu Pigmentierung, Dermatosklerose und Ulcera cruris. Differentialdiagnose gegen Neurodermitis, Lichen planus, Psoriasis, Purpura Majocchi, Bromdermatose usw. (s. dort). Auf Phlebitis und Thrombose ist wohl zu achten!

Auch hier feuchter Verband (s. o.), bis das Nässen nachläßt, dann 2—3% Borzinköl, 5% Tumenol- oder 10% Naftalanpaste, bei reizbaren Formen ist zunächst nach Salizylresorzinumschlägen (1‰, 1%) Borzinköl (evtl. mit 1—2% Acid. salicyl.) oder Zinktrockenpinselung mit Bor- und Tumenolammoniumzusatz (s. vorher) zu raten. Vor allem wichtig Hochlagerung und exakter Verband von den Zehen aufwärts zur Behebung der Stauung. Ausgezeichnet wirkt der Zinkleimverband, der vom Fuß bis zum Knie angelegt wird. Ferner Röntgenbehandlung usw. wie sonst beim Ekzem. Nachbehandlung und gute Hautpflege (2% Salizyl- oder Boreucerin, 3% Tanninglyzerin) ist zur Vermeidung von Rezidiven sehr wichtig, ferner Verödung der Varizen (s. bei Ulcus cruris), da diese ursächlich in Betracht kommen.

Bei Phlebitis und Thrombose, die neuerdings häufiger sind, Bettruhe, feuchter Verband mit Liquor. Alum.-acet.-Spiritusmischung (Gefahr der Embolie).

g) **Kinderekzem.** Im Säuglingsalter treten Kopf-, Gesichts- und intertriginöse Ekzeme oft auf, besonders bei überfütterten Kindern; sie werden auf Nährschäden (zu fette und salzreiche Kost) und exsudative Diathese zurückgeführt, kommen aber auch bei dystrophischen Kindern vor. Auch bei ihnen dürfte Allergisierung gegen fremdes Eiweiß usw. eine Rolle spielen (s. Allergosen).

Eine eigenartige Form ist der Milchschorf, Crusta lactea, mehr oder weniger dicke seborrhoeähnliche Schuppen- und Krustenbildung auf der Kopfhaut, besonders bei Brustkindern, vielleicht veranlaßt durch hormonale Stoffe, die beim Umbau der Ovarien usw. in die Mutter- bzw. Kuhmilch übergehen und die Hautdrüsen der Kinder anregen und reizen (E. Hoffmann).

Überfütterung meiden; milch- und fettärmere und mehr vegetabilische Kost; Genaueres s. oben. Örtlich zunächst 2% Borzinköl oder Salizylsalbe oder Kühlsalbe (Rez. Nr. 19); bei reizbaren Formen (Gesicht) Zinkwismutsalbe (Eucerin, Mitincreme) evtl. mit 2% Thigenol; auch 1% Pellidol- oder Hydrarg. oxyd. flav.-Salbe oder Paste. Bei stärkerem Jucken 3—5% Tumenolammon.- oder 10% Naftalanpaste, auf dem Kopf auch Anthrasolsalbe (1—5% steigend); auch wird hier reine Liantralpinselung oft gut vertragen und ist dann schnell wirksam. Bei intertriginösen Formen ist neben Borzinköl oder Tumenolpaste 2% Arg. nitricum-Pinselung vortrefflich. Sorgfältige Reinhaltung, Wäschewechsel und Einlegen von Mullstücken sowie Pudern (Vasenol-, Lenicetkinderpuder) sehr wichtig. Baden einschränken, mit Zusatz von Kal. permang., Kleie oder Eichenrinde (2 Handvoll Weizenkleie oder 1 Pfund Eichenrinde mit mehreren Litern Wasser kochen, Abseihen), oder zeitweise untersagen! Zur Verhütung des Kratzens Papprollen um die Arme legen und Hände evtl. festbinden. Vorsichtige Röntgenbestrahlung in kleineren Dosen ($^1/_{10}$—$^1/_5$ E. D. oder 1—2 x jeden 10. Tag) wirkt auch bei Säuglingen in rebellischen Fällen gut (Vorsicht mit der Dosis wegen Einfluß auf das Knochenwachstum!).

h) **Neurodermitis chronica** (Lichen simplex chron. Vidal), **Juckflechte.** Sehr heftiger primärer Juckreiz, anfallsweise auftretend, zuweilen in Juckkrisen; im Anschluß daran Hautverdickung mit Lichenisation (stärker vortretende Felderung, verdickte Epidermis, fast stets trocken), am Rand flache Knötchen, doch nicht wachsartig glänzend wie bei Lichen ruber. Hauptlokalisation: Nacken, Ellenbeugen, Kniekehlen, Leisten, Genitalien, innere Oberschenkelseite, After. Die nicht ganz seltene Neurodermitis faciei ist durch Juckkrisen, lichenoide Felderung, kurze abgeschabte Brauen usw. charakterisiert. Bei Kindern universelle Formen (= Eczema pruriginosum, Prurigo inversa) mit Bevorzugung der Beugeseiten (s. bei Prurigo), Unterscheidung gegen Lichen planus und Ekzeme beachten.

Hier möge anhangsweise das sog. spätexsudative Ekzematoid (Rost) angeführt werden, das unter dem Bilde des Eczema flexurarum (pruriginosum) mit starkem Jucken und Exazerbationen jahrelang bei gewissen Kindern und Erwachsenen ungemein quälend auftritt, Beziehungen zum Asthma zeigt und auf Klimaallergene (Pilzsporen) und Menschenschuppenextrakt (Storm v. Leeuwen) reagiert. Es entspricht wohl dem sog. diathetischen oder pruriginösen Ekzem der französischen und Wiener dermatologischen Schule und soll auf der viel umstrittenen exsudativen Diathese (Czerny), Status exsudativus, mit beruhen, worauf auch Säuglings- und Kleinkinderekzeme (sog. frühexsudatives Ekzematoid Rosts) zurückgeführt werden (Schulbeispiel der Schwierigkeit und Vielheit dermatologischer Nomenklatur bei noch unklaren Krankheitsbildern!)

Wesentlich ist Stillung des Juckreizes durch 10% Tumenolplaste (evt. mit 10—20% Bromokoll und 0,5—1% Menthol) und Röntgenbestrahlung (1/3 E. D. oder 3 x ohne oder bei derberen Plaques 4 x mit 0,5 mm Al.-Filter 3mal mit 8—10tägigem Abstand). Daneben Veielscher Spiritus oder Sol. lithanthr. acet. Sack (s. oben). Hiermit kommt man fast stets aus; sonst reines Liantral, das oft schnell und trefflich wirkt, oder andre Teermittel (Salizylanthrasolsalbe usw.) wie beim Ekzem. Innerlich Elarson, evtl. mehr vegetarische Diät, Vermeidung von Reizmitteln. Klimawechsel (Nordsee, Gebirge) wirkt manchmal ausgezeichnet und ist erforderlich, wo die Einwirkung von Haus- und anderen Allergenen wahrscheinlich ist.

i) **Eczema seborrhoicum (Status seborrhoicus), Schmerflechte.** Das seborrhöische Ekzem findet sich gewöhnlich neben trockner oder fettiger Seborrhöe des Kopfes (Seborrhoea sicca oder oleosa), fettigem Teint und tritt in scharf begrenzten, gelblichen bis rötlichen Herden auf, die fein schuppen und mehr oder weniger psoriasisähnlich aussehen, aber neben Kopf, Ohrfurchen und Gesicht (Nasenfurchen) die Brust- und Rückenrinne, Leisten, Achsel- und Gelenkbeugen bevorzugen. Parasitäres Leiden (Schizosacharomyces hominis?). Verwechslung mit Psoriasis (Streckseiten usw. s. dort), Pityriasis rosea, Dermatomykosen (s. dort) meiden.

Für den behaarten Kopf Salizylresorzinhaarwasser oder eins der bei Alopezie genannten Haarwässer. Daneben

Salizylschwefelsalbe (1,10%), evtl. auch Hg. praecip.-Salbe (5—10%); in hartnäckigen Fällen beide mit Teerzusatz (Liqu. carbon. deterg. oder Anthrasol). Für das Gesicht 2—5% Ichthyol- oder Resorzinsalbe (Eucerin) oder Salizylschwefelsalbe (2%, 3—5—10% steigend). Für den Körper die gleichen Salben oder Pasten, besonders Salizylschwefelsalbe (2,10%). Daneben Röntgenstrahlen (1/3 E. D. oder 3 x 3mal mit 7—10tägigem Abstand, am behaarten Kopf nur 1—2mal bei 14tägiger Pause). In leichten Fällen genügt Schwefelseife. Hartnäckige Seborrhoide der Körperhaut reagieren auch gut auf ganz schwache Chrysarobinpaste (1/10—1/20%). Schwefelbäder (Sol. Vlemingkx oder Thiopinol) dienen zur Unterstützung und Nachbehandlung.

Elephantiasis, Dickhäutigkeit, stellt eine mehr oder weniger unförmige derbe Schwellung und Verdickung der Haut und Unterhaut mit glatter, schuppender oder höckeriger, verruköser oder papillomatöser Oberfläche dar; diese chronische Erkrankung folgt oft einem ödematösen Stadium und ist histologisch durch Lymphstauung (Lymphgefäßerweiterung, Ödem), Bindegewebshyperplasie und entzündliche Infiltration verschiedenen Grades bedingt. Zuweilen geht sie mit Lymphvarizen und Lymphorrhoe einher. Prädilektionsstellen sind untere Extremitäten (Elefantenbein), Genitalien, Hodensack, Oberlippe, Augenlider. Ursächlich sind wiederholte entzündliche (kokkogene) Erkrankungen oder Behinderung des Lymphabflusses bedeutsam. Man unterscheidet die Eleph. nostras, die durch rückfällige erysipelatöse oder erysipelähnliche Entzündungen an Beinen, Lippen, Lidern, totale Entfernung der Leistendrüsen an Hoden, Genitalien usw. entsteht oder sekundär sich im Anschluß an Lupus vulgaris, Spätlues, Ulcus cruris entwickelt (s. dort); ferner die tropische durch Filarien (s. Wurmkrankheiten) hervorgerufene monströse Eleph. filariosa (Beine, Skrotum) und die seltene Eleph. congenita (Makroglossie, Angioelephantiasis [rote Rüssellippe]). Über das elephantiastisch derbe Syphiloma anorectale s. bei Lymphogranuloma inguinale.

Behandlung mit Umschlägen oder Verbänden mit Liqu. Alum. acet., Ung. ciner. usw., Röntgenbestrahlungen (2/3 E. D. oder 20 x 4 mm Alum. bei 1/2 mm Zn.), evtl. 2 oder 3mal mit 2—3monatiger Pause. Bei monströsen Formen evtl. Operation. Über Filariose s. bei Wurmkrankheiten.

Epheliden, Sommersprossen. Kleine, rundliche, braune Flecke besonders im Gesicht, an Handrücken und Armen, zumal bei Rotblonden. Erbliches Leiden (s. Einleitung).

Schützen des Gesichtes gegen starke Sonnenbelichtung mittels großer Hüte, gelber oder roter Schleier oder Lichtschutzsalben (Chinin. tannic. 1,5, Ung. glycerin. ad 30,0; Zeozon- und Ultrazeozonsalbe). Zur Beseitigung versuche man 1/2—1% Sublimatlanolin oder -Glyzerin, 10—20% Perhydrol- (Merck)

Eucerin, 5—10% weiße Präzipitatsalbe, Betupfen mit Acid. carbolic. liquef. Bei auftretender Reizung Ung. leniens, Mitin- oder Eucerincreme. Versuch mit Uralla-Creme.

Chloasma und andre Pigmentierungen werden ebenso behandelt. Erfolg meist gering.

Epidermolysis bullosa (Bullosis) hereditaria (Pemphigus traumaticus), Stoßblasensucht. Infolge angeborener Neigung treten an Druckstellen, besonders Händen, Füßen, Ellenbogen und Knien (Streckseiten), aber auch sonstwo Blasen auf, auch an der Mundschleimhaut. Schwerere dystrophische Formen (Epidermolysis hered. dystrophica) führen zu Narbenbildung (häufig mit Milienbildung und Nagelverlust). Erbliches Leiden mit etwas verändertem Blutbild (relative Lymphozytose), auch bei freibleibenden Verwandten. Vom gewöhnlichen Pemphigus und bullösen Toxidermien leicht zu unterscheiden.

Möglichste Vermeidung von mechanischen Schädigungen und schützende Verbände. Abhärtung der Haut durch Tanninglyzerin (3—5%), Naftalansalbe; sonst Bor-, Pellidol- oder Protargolsalbe neben Betupfen der Erosionen mit Sol. arg. nitric. (2%); innerlich evtl. Arsen, Kalzium. Bei Sekundärinfektion 5—10% Hg-Präzipitatzinksalbe.

Epitheliom, Ulcus rodens, Kankroid, Karzinom, oberflächlicher und tiefer Hautkrebs. Die wichtigsten Formen sind das flache Epitheliom, das, langsam wachsend und peripher fortschreitend, härtliche, zu Narbenbildung führende Platten bildet, im Gesicht oft einen schmalen ulzerierten Saum aufweist (Ulcus rodens) und manchmal tiefer ulzerierend lochförmige Geschwüre macht (Perforation der Nasenhaut!); es stellt ein Basalzellenepitheliom dar. An der Brustwarze, zuweilen auch den Genitalien und anderwärts kommen mitunter scharf begrenzte erodierte ekzemähnliche, ganz oberflächliche Epitheliomatosen vor, die man als Pagetsche (ekzemähnlich besonders an der Brust) und Bowensche Krankheit (umschriebene dyskeratotische psoriasisähnliche kreisrunde Platten und Knoten) bezeichnet. Hiervon zu trennen ist das Kankroid, der Hornkrebs, der tiefer greift und derbe zu Ulzeration neigende, an Hornmasse (Perlen- bzw. Schichtungskugeln) reiche Knoten erzeugt, mit Vorliebe an Lippen, Zunge, Penis usw. Außerdem gibt es papilläre Epitheliome, Nävokarzinome und sekundäre Karzinosen der Haut. In Lupus vulg.- oder erythemat.-Narben sowie in Verbrennungs- und Röntgennarben entstehen zuweilen Karzinome (Lupus-, Röntgenkrebs usw.), die zum Teil schnell verlaufen und den durch Lichtwirkung erzeugten (Karzinom der Seemannshaut, Krebse bei Xeroderma pigmentos.) nahestehen. Als Cancer en cuirasse bezeichnet man flächenhaft in den Lymphbahnen wuchernde, oft von der Brustdrüse ausgehende Karzinosen (zum Teil zosterartig mit Bläschen, doch derbem Grund). In allen zweifelhaften Fällen Biopsie (Exzision eines kleinen Randstücks), mikroskopischer Nachweis und WaR.; ferner Jodkali und evtl. Neosalvarsan, um Verwechslung mit Lues (Gumma, P. A.) zu verhüten. Sowohl durch lange fortgesetzte Teerpinselung als auch lange wiederholte Bestrahlung mit Röntgen- und Ultraviolettlicht ist es gelungen, bei Tieren (weißen Mäusen, Kaninchen) Krebs experimentell zu erzeugen.

Basaliome verlaufen oft ungereizt sehr langsam und ergreifen die Drüsen selten, während Kankroide weit maligner sind (s. Abb. 16 und 17).

Die Behandlung ist am besten eine chirurgische (Exstirpation weit im Gesunden) mit nachfolgender Bestrahlung, sonst erfolgt sie von vornherein durch Röntgen- oder Radiumbestrahlung. Neuerdings gewinnt die reine Strahlentherapie immer mehr Anhänger und wird nicht nur bei den oberfläch-

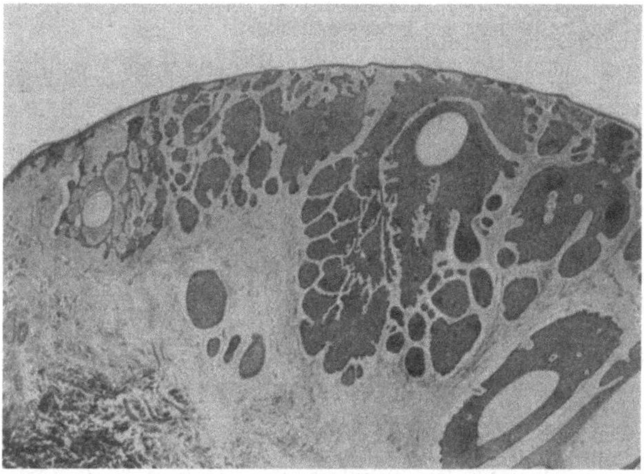

Abb. 16. Basalzellenkrebs, Epithelioma basocellulare, Basaliom. (Vergr. 13mal.)

lichen relativ gutartigen Basalzellentumoren, sondern auch bei tieferen Formen angewandt, am besten nach Kaltkaustik oder CO_2-Schnee-Vereisung (25—30″). Einzeldosen von 1 E. D. oder 30 x mit 0,5 mm Zinkfilter bei Ferngroßfeldbestrahlung oder 110% der H. E. D. werden gegeben und nach Bedarf nach 8 Wochen noch einmal, evtl. zweimal wiederholt (Technik s. Einleitung). Drüsen werden ebenfalls mit 100—110% der E. D. mit 0,5 mm Zinkfilter bestrahlt, evtl. im Kreuzfeuer. Auch mehrere Erythemdosen werden zur besseren Heilung empfohlen (Miescher); ferner Buckysche Grenzstrahlung für oberflächlichere Epitheliome. Radium ist wohl noch wirksamer und beeinflußt manchmal röntgenrefraktäre Krebse (0,5, bei tiefen 1 mm Messingfilter), besonders bei Anwendung der Kreuzfeuer- und Nadelstichmethode (s. Einleitung). Wo die Strahlentherapie nicht schnell (nach der 2. oder 3. Bestrahlung) und vollständig wirkt, darf rechtzeitige Operation nicht versäumt werden! Operation mit nachfolgender Bestrahlung ist vorzuziehen.

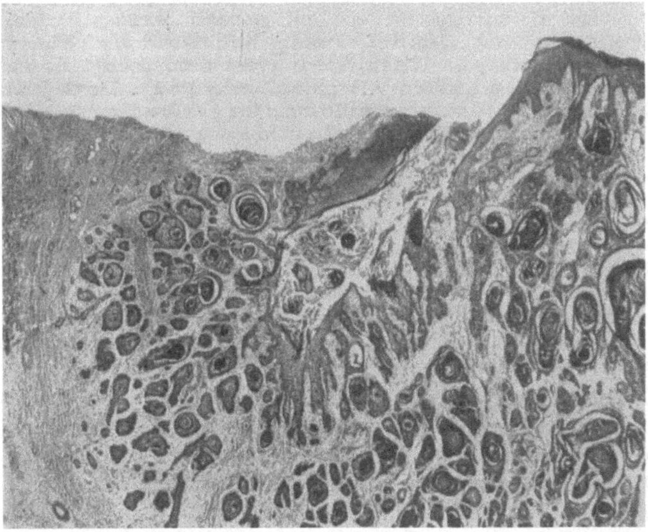

Abb. 17. Kankroid der Haut, Randteil eines Stachelzellkarzinoms (Epithelioma spinocellulare) mit Krebsperlen. (Vergr. 15mal.)

Ergasidermatosen, gewerbliche Hauterkrankungen (Berufsflechten). Diese schon beim Ekzem erwähnten Leiden haben große theoretische und praktische Bedeutung und sind durch neue Verordnungen (vom 12. Mai 1925 und 11. Februar 1929) zum Teil als Schädigungen durch gewerbliche Tätigkeit (= ergasia) in die Unfallversicherung einbezogen worden. Gewisse Berufsleiden fallen daher unter die letztgenannte Verordnung (vgl. Tabelle im Anhang), und müssen vom Arzt dem Versicherungsamt unverzüglich angezeigt werden, so „chronische und chronisch-rezidivierende Hauterkrankungen durch Galvanisierungsarbeiten, exotische Holzarten, Ruß, Paraffin, Teer, Anthrazen, Pech und verwandte Stoffe", aber auch chronische Hauterkrankungen durch Quecksilber, Arsen, Benzol und seine Homologen, Nitro- und Amidoverbindungen der aromatischen Reihe (z. B. Trinitrotoluolekzem u. a.), durch strahlende

Energien usw. sind in gewissen Betrieben (s. Anhangstabelle), zu berücksichtigen. Außer den wichtigsten Formen, den Berufsekzemen, sind im weiteren Sinne auch Verbrennungen, Erfrierungen, Verätzungen usw. als Gewerbedermatosen anzusehen (s. dort). Für Gewerbeekzeme charakteristisch ist, daß sie meist unbedeckte Hautbezirke allein, zuerst oder vorwiegend befallen, vielfach durch besondere berufliche Verfärbung gezeichnet sind, oft nicht sogleich durch grobe, sondern allmählich durch häufig und lange wiederholte Reize entstehen, daher vielfach chronisch oder subchronisch verlaufen, daß nicht alle, sondern nur einzelne Disponierte erkranken, und daß Aussetzen der Arbeit Rückgang, Wiederaufnahme erneute, oft schlimmere Erkrankung bewirkt. Nicht selten sind sie impetiginisiert und mit gröberen Schäden kombiniert (Ätzgeschwüren usw.). Daß die Überempfindlichkeit durch Idiosynkrasie (angeboren) oder Allergisierung (erworben) bedingt sein kann, wurde beim Ekzem und den Allergosen bereits gesagt. Durch Jadassohns Methode der wiederholten Reizung der gleichen Hautstelle (z. B. mit Orthoform, Ursol) kann eine Sensibilisierung experimentell hervorgerufen, durch funktionelle Kutanproben (Auflegen der Substanz mit Mulläppchen, darüber Billrothbatist, Pflaster) als bestehend festgestellt werden (vgl. Abb. 14 und 15 bei Ekzem). Als häufigere Formen seien genannt das Ekzem bei Bäckern (Mehlsorten, Backpulver, Sauerteig usw.), Anstreichern (Terpentin und Ersatzstoffe), Maurern (Zement), Färbern, Polierern, Lackierern (Beizen usw.), Schreinern (Holzarten), Gärtnern und Landwirten (Kalkstickstoffdünger, Pflanzen), Schmieröl-, Petroleum-, Teer-, Rohfellarbeitern, ferner Druckern, Metallarbeitern (hier auch durch chlor-, lauge- oder säurehaltige Abwaschmittel!), Ärzten, Zahnärzten, Pflegepersonal (Sublimat, Formalin, Kresol, Novokain usw.).

Behandlung s. beim Ekzem. Aussetzen der schädigenden Arbeit, Verweisung in eine andre Tätigkeit in größeren Betrieben oder Berufswechsel bei kleineren. Anzeige, wo vorgeschrieben (Übersicht s. Anhang), nicht vergessen! Wichtig ist es, „Renten- und Unfallneurose“ möglichst zu verhüten.

Erysipelas (Streptodermia cutis erysipelatosa), Gesichts-, Kopf-, Wundrose. Mit Fieber, oft Schüttelfrost und schwerer Beeinträchtigung des Allgemeinbefindens einhergehende, durch Eindringen des Streptokokkus (Fehleisen 1882) in die Lymphspalten der Kutis bedingte hochrote, gewöhnlich mit scharfem bogigen Rand abgegrenzte Hautentzündung von praller Schwellung und eigenartig glänzendem Aussehen, die zu peripherer Ausbreitung neigt. Ausgang oft von der Schleimhaut (Nase, Tränengang, Tonsille) oder kleiner oder größerer Hautwunde (z. B. Mundwinkelrhagade). Gesicht und Kopf sind häufig befallen. Neigung zu Rückfällen, die persistierende ödematöse Schwellung (auch elephantiastische) zur Folge haben können. Mitunter kommen bullöse, selten gangränose Formen vor (s. Erysip. gangraenos.); an der Kopfschwarte von Kindern zuweilen subperiostale Abszesse (den Knochengrenzen entsprechend). Bei schwachem Herzen und wandernden Formen (Erysip. migrans) ist die Prognose ernst; Fieberhalluzinationen sind zu beachten (Nachtwache, Sturz aus dem Fenster!). Histologisch findet sich neben Ödem eine zellig exsudative Entzündung;

Streptokokken liegen besonders in den erweiterten Lymphbahnen der Randpartien (Blutgefäße frei).

Behandlung mit Bettruhe, guter Pflege, Fieberdiät, herzstärkenden Mitteln (Cardiazol, Kampfer, Digitalis). Innerlich Chinin und Pyramidon. Auch spezifische Therapie mit Streptokokkenserum (50—100, Schutzdosis 25—30 ccm) oder Streptokokkenvakzine (10—50 Millionen Keimzahl) wird empfohlen, ferner Olobintininjektionen. Örtlich Umschläge mit Salizylresorzinwasser (1°/oo, 2%) oder Liqu. Alum. acet. (1—2%), beide mit 25—50% Spirituszusatz, später Bedecken mit reinem Ichthyol oder 20—30% Ichthyolsalbe (2% Salizylzusatz). Peripheres Fortschreiten und Wandern sucht man durch Umpinseln des Randes mit Ichthyolkollodium (oder Pflaster) zu verhüten. Lichtbestrahlung (Höhensonne) örtlich oder allgemein wirkt besonders bei Kindern günstig; auch Solluxlampe (Wärmestrahlen) und Elektrothermkissen werden empfohlen. Blasen werden eröffnet und mit 2% Arg. nitr.-Lösung betupft. Bei Rezidiven (meist Ausgang von der Nase) Betupfen der Schleimhaut mit 1—2% Sol. arg. nitr. und schwache Hg-praec.-Salbe (1—2%); evtl. Röntgenbestrahlung (1/3 E. D. bei 0,5 Al. wie bei Ekzem); Rhagaden werden ebenso behandelt. Isolierung; Selbstschutz, da Berufsinfektion sonst möglich ist.

Erysipeloid, Rosenbachscher Rotlauf (Schweinerotlauf). An eine kleine Verletzung mit Knochen usw. sich anschließende, peripher und proximalwärts fortschreitende, mit serpiginösem Rand scharf begrenzte, im Zentrum bläulich abblassende Röte und leichte Schwellung an Fingern oder Handrücken, mit Jucken und Brennen, selten geringer Lymphangitis einhergehend. Kein Fieber und dadurch sowie geringerem Umfang und Entzündungsgrad vom echten Erysipel unterscheidbar. Hervorgerufen durch den Schweinerotlaufbazillus (identisch mit Bac. murisepticus), für weiße Mäuse pathogen, züchtbar in Bouillon, auf Gelatine, Agar, am besten aus ausgestanzten Gewebsstückchen.

Verband mit essigsaurer Tonerde evtl. mit Spirituszusatz (1 Löffel Liqu. Alum. acet. und 1 Löffel Alkohol auf 5—6 Löffel Wasser); danach 3% Borzinköl, 5% Bor- oder 2% Salizylsalbe. Diese Behandlung genügt meist; in schwereren Fällen und bei dem seltenen generalisierten Schweinerotlauf des Menschen ist Serumbehandlung mit Susserin für Humanbehandlung (10 ccm intraglutäal) ratsam.

Erythema exsudativum multiforme. Scheibenrose. Akute hämatogene, im Frühjahr und Herbst häufiger auftretende Erkrankung, der Angina oder Darmstörung vorausgehen kann. Meist ohne merkliche allgemeine Störung treten, besonders an den Streckseiten der Hände,

Unterarme und Unterschenkel, aber auch sonst am Körper runde scheibenförmige rötliche, in der Mitte sehr oft bläulich gefärbte, leicht erhabene, kleinere und größere Effloreszenzen auf, die auch Blasen tragen und Mund- und Genitalschleimhaut betreffen können; auch Handflächen zuweilen befallen. Manchmal rheumatoide Beschwerden. Rückgang in 1—2 Wochen; zuweilen Rückfälle, zumal in Form bullöser Schleimhauterkrankungen Erythema bullosum recidivans mucosae oris bzw. genitalium), häufig (2—3mal im Jahre) wiederkehrend. Ursache unbekannt. Unterscheidung gegen Arzneiausschläge (Jod, Antipyrin usw.) wichtig.

Erythema nodosum, Knotenrose. Ähnliche nur an den tiefen subkutanen Venen angreifende hämatogene Erkrankung mit 2—3wöchigem Verlauf. Schmerzhafte, kutan-subkutane mäßig prominente Knoten, deren Oberfläche rötlich bis rötlichblau gefärbt ist. Prädilektionsstellen sind die Streckseiten der Unterschenkel, seltener sind Oberschenkel und Unterarme betroffen. Mitunter allgemeines Krankheitsgefühl und rheumatische Erscheinungen. Auf Lues, bei der das ganz ähnliche akute und chronische nodöse Syphilid („Erythema nodos. syphil.") vorkommt, und Tuberkulose, die das derbere torpidere Erythema induratum zeigt, ist stets zu achten!

Selten werden mehr strangförmige Herde beobachtet, die auch als Phlebitis migrans im Anschluß an Infektionskrankheiten (Grippe, Lues usw.) an den Beinen (Unterschenkeln, Fußrücken), Armen usw. auftreten und sprungweise wandern. Histologisch findet sich eine von den Klappen und Teilungsstellen ausgehende Endo-, Meso- und Periphlebitis mit oder ohne Thrombose auch bei den knotigen Formen.

Bei beiden Arten des Erythems lokal Umschläge mit Salizylresorzinwasser (1 ‰, 1 %) oder essigsaurer Tonerde, evtl. Hochlagerung der Glieder und evtl. Bettruhe; innerlich Aspirin 3mal 0,5—1,0; bei Verstopfung Abführmittel (Ol. ricini usw.). Juckreiz und Brennen an den Herden wird durch Thymol-Mentholspiritus (1, 2 %), 2 % Bor- oder 1 % Mentholzinköl, Tumenolpaste oder -Schüttelmixtur bekämpft.

Erythema infectiosum (Großflecken), **Ringelröteln.** Dreieckige, leicht urtikarielle Gesichtsröte beider Wangen (maskenartig), große oder ringförmige bläulichrote Flecke an Streckseiten der Arme und Beine, Gesäß usw.; besonders an der Peripherie größerer Herde feine Ringbildungen. Kein oder ganz leichtes Fieber. Allgemeinbefinden kaum gestört. Übertragbare harmlose nur wenige (bis 10) Tage dauernde Infektionskrankheit unbekannter Ätiologie. Von Röteln (s. dort) durch Lokalisation und Ringbildung meist gut unterscheidbar, ebenso von Erythema multiforme und Urticaria.

Evtl. Bettruhe, Pudern mit Talkum, bei Juckreiz und Brennen 1 % Mentholspiritus. Schulbesuch für etwa 10 Tage untersagen.

Erythema migrans, Wanderröte. Eigenartiges, zu großen Scheiben peripher wachsendes flächenhaftes Erythem an Beinen, Leisten usw.; Rand frischer gerötet, Zentrum mehr blaß oder blaßbläulich. Meist ohne Nebenerscheinungen oder Beschwerden. Zuweilen von Zeckenstichen, aber auch vom Bubo usw. ausgehend. Differentialdiagnose gegen Erysipeloid (Bac. murisept., s. dort).

Behandlung. Salizylresorzinumschläge, Borzinköl oder Bor- bzw. Ichthyolsalbe.

Erythema papulo-erosivum und **vacciniforme, Erosives** und **vakzineartiges Syphiloid der Neugeborenen, Grindpocken.** Die bei Säuglingen auftretende Affektion besteht in hanfkorn- bis linsengroßen, roten bis braunroten Papeln, die in der Mitte erodiert und oft gedellt sind und, auf gerötetem Grund verschieden dicht stehend, an den Nates, der Genitalhaut und der Hinter- und Innenfläche der Oberschenkel lokalisiert sind. Schwer von Syphilis zu unterscheiden. Daher ist stets auf Spir. pall., serologische Reaktionen und Erscheinungen von kongenitaler Syphilis zu untersuchen. Verursacht ist die besonders bei schwächlichen Kindern auftretende Erkrankung durch Benetzung mit Urin und Stuhl (Diarrhöe!) und wohl als Impetigo bei Ekzematisation aufzufassen, also den Pyodermien (Streptokokkosen) nahestehend.

Die Kinder sind peinlich sauber zu halten (häufiger Windelwechsel), 1 mal täglich warm mit Zusatz von Kal. permang. oder Schwefel zu baden, mit 3% Bor- oder Tumenolammoniumzinkpaste oder Salizylborzinköl (je 1—3%) und reichlicher Puderung (Zinktalkum, Dermatol) zu behandeln. Dabei meist schnelle Heilung.

Erythrodermien (exfoliierende), Schälröteln sind charakterisiert durch allgemeine Rötung, Entzündung und mehr oder weniger großlamellöse Schuppung. Man unterscheidet primäre und sekundäre.

Zu den primären gehören:

Erythema scarlatiniforme recidivans, falscher Scharlach. Eine akute, mit Fieber einsetzende, sich schnell ausbreitende scharlachähnliche Dermatose, ähnlich wie ein universelles Hg-Erythem mit großen Lamellen, besonders an Händen und Füßen handschuh- und sockenförmig, abschuppend. Rezidiviert öfters und täuscht Scharlachrückfälle vor; Angina und Himbeerzunge fehlen (vgl. bei Scharlach).

Dermatitis exfoliativa generalisata. Schälrötelsucht. Langsamer beginnende subakute oder chronische, universell werdende, zum Verlust der Haare und Nägel führende schwere Erkrankung; Spannung der Haut, dauerndes Frieren, Diarrhöen beeinträchtigen das Befinden und führen nicht selten nach mehreren Monaten bis einem Jahr zum Tode. Betroffen sind besonders Männer (Alkoholiker). Ursache unbekannt.

Pityriasis rubra Hebrae, Zehrröteln. Mehr chronisch verlaufende und langsamer sich ausbreitende Dermatose, die allmählich zur Atrophie der Haut und Marasmus führt. Dabei Drüsenschwellungen und geringere feinere Schuppung. Obduktion ergibt sehr häufig Tuberkulose, besonders in den Lymphdrüsen; auch in Hautherden wurden Kochsche Bazillen zuweilen gefunden.

Erythrodermia desquamativa. Leinersche Krankheit, Säuglingsschälflechte). Seltene, oberflächliche Entzündung und Rötung der Haut mit grauweißer bis graugelblicher seborrhöeähnlicher Schuppung bei Kindern von 1—3 Monaten, meist vom Kopf ausgehend, mit Neigung zu universeller Ausbreitung über Gesicht- und Körperhaut. Dabei Darmstörungen (grünliche Stühle usw.).

Die **prämykotischen, die leukämischen** und **pseudoleukämischen Erythrodermien, Wucher-, Weißblutröteln,** chronische, sehr heftig juckende, der Pityriasis rubra ähnliche Erkrankungen sind ebenfalls hier zu nennen (s. bei Mycosis fungoides und Leukämie).

Als **sekundäre Erythrodermien** oder **exfoliierende Dermatitiden** bezeichnet man allgemeine Hautentzündungen, die sich aus Ekzemen, Psoriasis, Lichen ruber (Bläschen-, Schuppen-, Knötchenschälsucht), besonders nach zu scharfer Lokalbehandlung entwickeln; auch der Pemphigus foliaceus und die Dermatitis Ritter (s. dort) bieten ähnliche Bilder.

Zur Behandlung des Eryth. scarlatiniforme recidivans genügt 1—2% Salizylvaseline und Puder. Bei den übrigen Formen innerlich Roborantien (Lebertran), Arsen (Elarson, Eisenelarson oder Solarson), Thorium X (auch intravenös [Vorsicht!] s. Einleitung), Radiumemanation. Äußerlich 2—3% Borzinköl evtl. mit Zusatz von 1—2% Acid. salic. oder 5—10% Tumenol und Puder oder jucklindernde Salben und Pasten mit Tumenol, Anthrasol, Liqu. carbon. deterg., Bromokoll usw. (s. bei Ekzem); ferner Röntgenbestrahlung (Totalbestrahlung mit 1/3 E. D. oder 3 x dreimal in 10tägigem Intervall). Außerdem Behandlung des Grundleidens. Bei Leinerscher Krankheit Kleie- oder Kal. permang.-Bäder, Salizylborzinköl, Salizyltumenolpaste (2, 5%), sorgsame Pflege und Diät.

Exanthematische Infektionskrankheiten (Masern, Röteln, Scharlach). Diese 3 differentialdiagnostisch wichtigen Ausschlagkrankheiten sollen hier kurz skizziert werden, während Variola, Varizellen, Erythema infectiosum an anderer Stelle besprochen werden.

Morbilli, Masern. Hochgradig kontagiöse, meist durch direkte Ansteckung übertragene, wohl von den Rachenorganen ausgehende Infektionskrankheit vornehmlich des kindlichen Alters. Inkubationszeit bis zu den Prodromen 10, bis zum Exanthem 13—14 Tage. Vorboten sind Schnupfen, Bindehautkatarrh, Bronchitis, dazu weiße stecknadelkopfgroße sog. Koplikscher Flecke an der Wangenschleimhaut gegenüber den Backzähnen. Dann folgt neben einem aus zackigen roten Flecken bestehenden Enanthem (Gaumen usw.) das von höherem Fieber begleitete Exanthem, das aus dunkelroten, dicht stehenden, doch nicht ganz konfluierenden, leicht erhabenen Flecken besteht, die, meist hinter den Ohren beginnend, das Gesicht einschließlich Mund- und Kinngegend stark und zuerst und dann Hals, Rumpf und Extremitäten befallen, nach einigen Tagen abblassen und kleienförmige Abschuppung zur Folge haben. Diazoreaktion meist positiv, im Blutbild anfangs Leukozytose, bei Exanthemausbruch meist Leukopenie. Erreger unbekannt (ein kleiner Diplokokkus [Caronia] ist unbestätigt). Masern können Komplikationen nach sich ziehen (Otitis, Bronchopneumonie, Pleuritis usw.) und sind wichtig, weil sie Schrittmacher für Tuberkulose sind, auch multiplen Lupus postexanthematicus zur Folge haben können.

Differentialdiagnose gegen Röteln, Scharlach, morbilliforme Lues, Arznei- (Antipyrin, Hg usw.) und Serumexantheme manchmal schwierig.

Behandlung: Bettruhe, Fieberdiät, Isolierung. Zur Prophylaxe wird Rekonvaleszentenserum oder Erwachsenenblut [40 ccm intramuskulär empfohlen (Degwitz)]. Meldepflichtig.

Rubeola, Röteln. Harmlosere Infektionskrankheit des kindlichen Alters, meist nur in kleinen Epidemien vorkommend. Inkubationszeit 14—21, durchschnittlich 17 Tage. Charakteristisch ist Schwellung der nuchalen, mastoidealen und okzipitalen Drüsen im Prodromalstadium. Das aus linsengroßen und größeren lebhaft düster roten spärlicheren und weiter aneinanderstehenden Flecken gebildete Exanthem erscheint am zweiten Fiebertag nach katarrhalischen Prodromen im Gesicht, am Rumpf und den Extremitäten. Diazoreaktion und Leukozytose fehlen meist; Plasmazellen im Blut; Verlauf leichter und schneller als bei Masern; Abblassen nach wenigen Tagen, Abschuppung unbedeutend. Prognose günstig. Meist Heilung ohne Folgen.

Behandlung mit Bettruhe, Fieberdiät, Isolierung nicht streng erforderlich. Nicht meldepflichtig.

Scarlatina, Scharlach, ist die schwerste und gefährlichste, direkt und indirekt übertragbare unter den drei kindlichen Inkubationskrankheiten. Inkubationszeit 2—7 Tage. Beginn plötzlich mit hohem Fieber, oft Erbrechen, hochroter Angina, bald auch Himbeerzunge. Das aus punktförmigen scharlachroten Fleckchen (wie gespritzt) zusammengesetzte Exanthem fließt bald zusammen und erscheint auf Glasdruck leicht gelblich; das Gesicht, besonders die Umgebung des Mundes, bleibt abgesehen von Fieberröte der Wangen frei (Masern gegenüber wichtig!); gewöhnlich werden Hals und Brust zuerst, bald aber auch Rumpf und Extremitäten in ganzer Ausdehnung betroffen. Dabei Hyperleukozytose, Eosinophilie. Durch fünfminutenlange Abschnürung am Oberarm entstehen in der Ellenbeuge oft Petechien (Rumpel-Leedesches Zeichen); Urobilinogen ist öfters nachweisbar. Einspritzung von $^1/_2$—1 ccm menschlichen Normalserums löscht das Exanthem in etwa Talergröße dauernd aus (Auslöschphänomen), während Serum von Scharlachkranken das nicht tut — differentialdiagnostisch wertvolles Zeichen. Nach mehrtägigem hohem Fieber erfolgt bei normalem Verlauf Abblassen und später Abschuppung in größeren Schuppen und Lamellen, zumal an Händen und Füßen. Als Komplikationen sind gefürchtet schwere diphtheroide Streptokokkenangina, Otitis media, Nephritis usw., die die Prognose ernst machen. Ob der hämolytische Streptokokkus die alleinige Ursache ausmacht, ist noch strittig; eine sehr wesentliche Rolle spielt er sicher. Die Dicksche Probe auf Scharlachempfänglichkeit (0,1 ccm Dicksches Toxin (hämolyt. Streptok.-Filtrat, intrakutan gibt nach 1—2 Tagen Rötung und Infiltration) ist nicht ganz sicher (bei Empfänglichen +, bei Immunen —).

Differentialdiagnose gegen scarlatiniforme toxische, septische und Arzneiexantheme (Salvarsan, Quecksilber, Chinin usw.), ferner gegen Erythema scarlatiniforme recidivans (s. dort) ist oft recht schwierig; manchmal auch gegen Masern. Befund an der Rachenschleimhaut und Tonsille wichtig.

Behandlung erfordert strenge und lange Isolierung, lange Bettruhe, sorgsamste Mund- und Rachenpflege, Fieberdiät, roborierende und evtl. herzanregende Mittel. Scharlachserum (25 ccm und mehr, hochwertig) ist in schweren Fällen, frühzeitig angewandt, nützlich. Meldepflichtig. Desinfektion der Wohnung und Gebrauchsgegenstände.

Die vierte Krankheit (Dukes-Filatow), eine harmlose Ausschlagskrankheit, ist in ihrer Eigenart noch ungewiß und gleicht am meisten einem leichten Scharlach mit geringer Nachschuppung.

Framboesia tropica (Yaws, Pian, Boubas usw.), Himbeerseuche. Syphilisähnliche, früher oft mit Syphilis zusammengeworfene, chronische, in den Tropen vorkommende Spirochätose. Nach 3wöchiger Inkubation unbedeutender papillärer Primäraffekt, nach weitern 3 Wochen oder mehr makulopapulöses und dann framboesiformes, also himbeerähnliches papilläres charakteristisches Exanthem im Gesicht und am Körper, auch Ringform zeigend. Schleimhäute selten befallen, indolente Drüsenschwellung vorhanden; Alopezie und Erkrankungen des Nervensystems sollen meist fehlen. Iritis und Periostitiden kommen vor; ebenso Spätfolgen an der Haut usw. Erreger ist die der Spir. pallida sehr ähnliche und nicht von ihr unterscheidbare Spirochaeta pallidula (Castellani 1905); Nachweis ähnlich wie bei Lues. WaR. ist auch positiv. Auf Affen und Kaninchen übertragbar.

Prognose günstiger als bei Lues. Heilung mit wenigen Salvarsaninjektionen (Neo- oder Natriumsalvarsan, Neosilbersalvarsan) in üblichen Dosen leichter erreichbar. Auch Jod hat in großen Dosen eine heilende, Quecksilber eine weniger günstige Wirkung; Wismut wohl meist neben Salvarsan entbehrlich.

Granuloma annulare, Ringelplatten. Seltene chronische bei Kindern und Erwachsenen an Hand- und Fingerrücken, mitunter auch anderwärts vorkommende derbe keloidartige flache Papeln etwa von Hautfarbe oder wenig rötlich, die bald Ringe und durch peripheres Wachstum und Konfluenz ringförmige Figuren bilden. Histologisch findet sich ein tiefer gelegenes, perivaskuläres Infiltrat mit Lymphoid- und Epitheloidzellen, mitunter um eine nekrotische Zone. Beziehungen zur Tuberkulose werden angenommen, Pirquet-Reaktion zuweilen positiv. Verschwindet manchmal nach Biopsie. Eine Abart ist wohl das Erythema elevatum diutinum.

Behandlung mit Lebertran, Arsen- oder Goldpräparaten, grauem Pflaster, Licht- und Röntgentherapie.

Granuloma pediculatum, Stielknollen, sog. menschliche Botryomykose. Bis nußgroße, meist gestielt aufsitzende und dann pilzförmige gutartige Granulationsgeschwülstchen an Händen, Lippen, Genitalien usw., leicht blutend und grau belegt, zu Rückfällen neigend (Staphylokokken).

Exzision mit Stiel anzuraten, da sonst Rezidive; evtl. Kaltkaustik oder Abtragung mit galvanokaustischer Schlinge; nachfolgende Röntgenstrahlung ($^1/_2$—$^2/_3$ E. D. oder 15—20 x bei 4 mm Alum.-Filter) wohl meist entbehrlich.

Granulosis rubra nasi, rote Schweißnase. Kleine hell- bis dunkelrote Knötchen der Nasenspitze auf bläulicher, kalter, lokale Hyperhidrose zeigender Haut: fast stets im jugendlichen Alter. Zusammenhang mit Tuberkulose (Tuberkulid?) ist unerwiesen.

Warm waschen, Betupfen mit 1—2% Salizylresorzinspiritus; CO_2-Schnee (10—15″), Röntgenbestrahlung mit $^2/_3$ E. D. oder 10 x bei 1 mm bzw. 20 x bei 4 mm Alum.-Filter; evtl. Elektrolyse der Knötchen und innerlich Arsen.

Graviditätsdermatosen (Gestosen), Schwangerschaftsausschläge. Im Laufe der Schwangerschaft auftretende, wohl durch autotoxische Stoffe hervorgerufene geringere oder schwere urtikarielle, erythematöse, vesikulöse oder bullöse Exantheme, die sich bei spätern Graviditäten nicht selten verschlimmern; ferner unregelmäßig rundliche Pigmentierung an Stirn, Schläfen und Wangen (Chloasma gravidarum); endlich schwere Erkrankungen, wie Herpes gestationis und Impetigo herpetiformis (s. dort).

Behandlung s. bei den zuletzt genannten Leiden.

Gummihaut, Cutis hyperelastica, beruht auf einer abnormen Dehnbarkeit und Elastizität der Haut, die in großen Falten ausgezogen werden kann und mit hörbarem Ruck wieder zurückschnellt (Kautschukmenschen). Zu unterscheiden von Cutis laxa (Chalodermie), Weichhaut und Dermatolyse (s. bei Neurofibromatose).

Behandlung nicht erforderlich, da angeborene Veränderung der Cutisfasern vorliegt.

Gutartige Hautgeschwülste, Tumores benigni cutis. Neben Fibromen (Bindegewebs-) sollen Lipome (Fett-), Myxome (Schleim-), Neurome (Nerven-), Chondrome (Knorpel-), Osteome (Knochen-), Dermatomyome (Muskel-), Häm- und Lymphangiome (Blut- und Lymphgefäßgeschwülste) hier genannt werden. Sie können nach Konsistenz, Farbe, Empfindlichkeit auf Druck, Lokalisation und kutan-subkutanem Sitz zum Teil erkannt, aber erst durch Biopsie sicher diagnostiziert werden. Harte und größere Fibrome sitzen meist subkutan, häufiger multipel in Mischform als multiple Fibrolipome. Oberflächlich treten sie als etwa linsengroße harmlose Noduli cutanei oder faltenartig gestielt und weich als Fibromata pendula auf. Lipome sind meist weicher, oft größer und weniger scharf begrenzt, sie liegen gewöhnlich subkutan; bei Zusammendrückung der überliegenden Haut öfter Lappung erkennbar. Myxome sind sehr selten, weicher und meist größer. Dermatomyome (Leio-, sehr selten Rhabdomyome) sind hellrötliche bis bläulichrote derbe Knötchen und halbkugelig prominente, auf Druck und bei Kälte recht empfindliche Tumoren, oft in regionär-flächenhafter Anordnung. Hämangiome sind rot bis blaurot, Lymphangiome blaßhäutig, beide durch Druck entleerbar, weich; Mischformen kommen vor, z. B. im Munde.

Nicht selten ist bei älteren Leuten das senile Angiom der Lippe ein etwa linsengroßer blauer Knoten; ferner multiple kleine Angiome am Rumpf. Chondrome und Osteome sind ebenso wie Kalkknoten durch ihre harte Konsistenz zu vermuten. Ausgereifte Neurome sind sehr selten, unausgereifte bei Neurofibromatose häufiger. Bezügl. Xanthome, Dermatofibrosarkome, Zysten s. dort. Vgl. auch Naevi.

Behandlung gutartiger Blastome oft nicht erforderlich, evtl. chirurgische. Bei Angiomen auch Radium; auch Dermatomyome reagieren zuweilen auf große Röntgendosen ($^2/_3$ E. D. und etwas mehr, stark gefiltert). Kleine Knoten können nach Kromayer ausgestanzt werden. Auf die Möglichkeit maligner Entartung ist wohl zu achten (Biopsie!).

Haar- und Hautpflege. Bei gesundem Haarboden Reinhaltung durch Seifenwaschung bei Frauen etwa alle 3—4 Wochen, bei Männern alle 1—3 Wochen. Bei trocknem Haarboden neutrale oder überfettete Seife (Palmitin-, Lanolin-, Rasierseife) oder Teerseife (Bergers Teerseife, Pittylenseife, Pixavon), bei fettiger Kopfhaut Schwefel- oder Pittylenschwefelseife empfehlenswert. Zum Trocknen von Frauenhaar darf der Föhnapparat vorsichtig benutzt werden. Nach der Waschung bei trocknem Haar etwas Brillantine oder Klettenwurzelöl. Kämme und Bürsten sind häufig mit heißem Soda- oder Salmiakwasser zu reinigen; in Frisierstuben eigene Bürsten, Kämme usw. (s. bei Trichophytie)! Spirituöse Haarwässer, vor allem die in Rez. 58 bis 61 genannten, sind zur Haarpflege zu empfehlen. Festsitzende steife oder schwere Hüte (Helm, Mütze), schwere, besonders nicht saubere Einlagen (Toupets) sind schädlich. Weiteres s. bei Alopezie. Zur Reinigung und Pflege gesunder Haut dienen warme Vollbäder oder auch Duschen (täglich oder 2—3mal wöchentlich) mit Abseifen (Palmitin-, Lanolin-, Niveaseife usw.). An stark schwitzenden Stellen Pudern mit Zinktalkpuder, Kaloderma- oder Vasenolpuder zur Behebung des scharfen Achselgeruchs usw. Bei fettiger und schwitzender Haut auch Salizylspiritus (1—2 % evtl. mit etwas Glyzerin), Kölnisches Wasser usw. Empfehlenswert ist auch Bürsten der Haut morgens nach dem Waschen oder Bad, wodurch angenehmes Wärmegefühl und infolge des Luftbades Abhärtung (Austritt von H-Substanz; vgl. physiologische Einleitung) erzeugt wird. Zur Verhütung von rauher Haut Einfetten mit Chloralhydratglyzerin (1 %), Cold-, Mitin-, Eucerin-, Niveacreme.

Hämorrhoiden, Blutgefäßknoten am After. Variköse, oft schmerzhafte, nicht selten blutende Knotenbildungen, die zu Pruritus und

Eczema ani Anlaß geben (s. dort). Dabei Lues (breite Papeln) usw. nicht übersehen!

Größte Reinlichkeit. Waschen mit Seife; dabei wird der eingeseifte (evtl. gummibekleidete) Finger morgens zur Reinigung aller Falten in den After eingeführt, wodurch auch regelmäßige Stuhlentleerung gefördert und Pruritus und Ekzem vorgebeugt wird. Zur Verödung der Blutknoten wird $^1/_4$ bis höchstens $^1/_2$ ccm einer Mischung aus reinem Glyzerin und Acid. carbol. liquef. in diesen bzw. seinen Stiel eingespritzt; der anfängliche Schmerz läßt schnell nach und es folgt Verödung. Auch Injektion eines bis weniger Tropfen von Acid. carb. liqu. wird empfohlen. Gegen Schmerz evtl. Allional und Anästhesinzäpfchen.

Hautatrophie, Hautschwund. Entweder sekundär nach Sklerodermie, Lupus erythematodes, Röntgenentzündung usw. oder primär als idiopathische Hautatrophie, Acrodermatitis chronica atrophicans (Erythromelie) an den Extremitäten in großen Flächen auftretend; bei letzterer Haut verdünnt, gefältelt (zigarettenpapierähnlich), subkutane Venen durchscheinend und braunrötliche Färbung gebend. Daneben mitunter Fibromeinlagerungen, z. B. an den Ellbogen. Endokrinid (Thyreoidea)? Ursächlich zuweilen Erkältungen und Durchnässungen mitwirkend; Beginn an Streckseiten der Hände, Füße, Ellbogen, Knien. Kleinfleckige, sekundäre Atrophie in runden, zum Teil hernienartig vorgewölbten Herden (Maculae atrophicae oder Anetodermie) kommt z. B. nach syphilitischen Exanthemen vor.

Behandlung kann nur in guter Hautpflege, warmen Bädern, Einfetten mit Vaselin, Eucerin oder 1—2% Salizyl- bzw. Thigenol oder Ichthyolsalbe bestehen. Terpentininjektionen (Olobintin 1mal wöchentl. 1,0—2,0 ccm, evtl. steigend mehr) neben Schwitzkur öfters im Beginn wirksam.

Hautgangrän, multiple, sog. **neurotische Gängrän, Hautbrand.** Blasen, nekrotische Schörfe und torpide, oft längliche oder rundliche Ulcera, die angeblich oder scheinbar spontan auftreten. Stets an Selbstverletzung bei Simulanten oder Hysterischen (Pemphigus hyster.) denken und auf Hypalgesie, Fehlen des Rachen- und Kornealreflexes prüfen! Hautreaktion (Urticaria factitia) zuweilen auffallend stark. Auf Nervenleiden (Syringomyelie, Lepra nervor.) achten! Außer den durch Ätzmittel (Säuren, Alkalien, Karbol, Petroleum, Pflanzenextrakte) bedingten Ätzgeschwüren gibt es ferner besondere Gangränformen der Extremitäten (Ausgang von der großen Zehe [Unguis incarnat.-ähnlich]) infolge von Diabetes, Arteriosklerose, Nikotin, Nephritis, Ergotismus.

Dermatitis dysmenorrhoica symmetrica, Schorfsucht, wird eine im Gesicht, auf Brust, Armen und anderwärts symmetrisch und oft in Streifen auftretende erythematös-urtikarielle, nässende und krustöse Hauterkrankung genannt, die bei jungen chlorotischen Mädchen vorkommen und endokriner Natur sein soll (Funktionsstörung des Ovarium; dabei Menstruationsstörungen). Es handelt sich doch wohl um

Artefakte bei Hysterischen. Achten auf Verdrängungskomplexe (Phobien).

Zunächst feuchte antiseptische Verbände mit Liqu. Alum. acet., Kampferwein, H_2O_2; dann Airol, Jodoform oder Pellidolpaste (2%) oder Arg.-Perusalbe (1,10%); auch Granugenpaste. Daneben warme Bäder mit Kal. perm.- oder Schwefelzusatz. Schmutzige und torpide Geschwüre werden durch Bestrahlung mit Höhensonne oder Kohlenbogenlicht oft schnell gereinigt, trocken und besser granulierend (s. Lichtbehandlung). Evtl. völlig abschließender Zinkleim- oder Gipsverband! Ferner Roborantien (As, Eisen) und evtl. Hypophysin (Praephyson) bzw. Behandlung des Grundleidens; bei Dermatit. dysmen. auch Ovoglandol oder Kalziumtherapie. Genaue Untersuchung auf Ätz- oder sonstige Selbstverletzungsmittel.

Hereditäre Dermatosen, erbliche Hautleiden. Mancherlei Hautkrankheiten werden mehr oder weniger häufig vererbt; Näheres siehe in der Einleitung (Erbbiologisches).

Herpes gestationis, Schwangerschaftsbläschen. Eine der Dermatitis Duhring ähnliche polymorphe, symmetrisch ausgebreitete, mitunter bei jeder Gravidität auftretende und zwar bei jeder folgenden früher einsetzende Dermatose.

Behandlung wie bei Duhringscher Krankheit; ferner intravenöse Injektion von Serum gesunder Schwangerer (s. bei Impetigo herpetiformis); Unterbrechung meist nicht erforderlich.

Herpes simplex (facialis, labialis, genitalis, analis), Bläschenausschlag, Reizbläschen. Die in Bläschengruppen bestehende Affektion kommt sehr oft am Munde und im Gesicht, besonders aber an erster Stelle bei Magendarmstörungen und einer Anzahl fieberhafter Krankheiten vor, ferner bei Frauen häufig synchron mit, vor oder nach der Menstruation, bei Dysmenorrhöe oder uterinen Beschwerden. An Genitalien oft rezidivierend; bei Frauen gelegentlich schwere Ausbrüche mit heftigen Schmerzen, Schwellung und zahlreichen Gruppen von Bläschen und mikropolyzyklisch begrenzten Erosionen oder Ulcera zu Beginn der Gravidität zur Zeit der aussetzender Menses. Regionäre Lymphdrüsen sind oft mehr oder weniger geschwollen und empfindlich. Der Herpes simplex und febrilis ist auf die Kaninchenhornhaut übertragbar in Form einer weiter impfbaren punktförmigen Keratitis; ebenso auf die Meerschweinchenplanta. In den Kernen der Epithelien dabei Einschlußkörperchen, sog. Strongyloplasmen, deren Natur noch fraglich ist. Differentialdiagnose gegen Ulcus molle (Streptobazillen) und Lues (Spir. pall. und Nachbeobachten auf Drüsen und WaR.), Ulcus vulvae acut. (s. dort); strenges Verbot des Koitus bis zur Klärung der Diagnose!

Örtlich etwas Salizyl- oder Borsalbe (Byrolin), Puder (Dermatol); wo Schmerzen, Umschläge mit Liqu. Alum. acet. Bei rezidivierenden Formen 2% Salizylbor- oder Tannineucerin und Arsen; evtl. Röntgenstrahlung. Bei Herp. genit. auch örtliche Bäder mit Kal. perm. und Tanninpuder (Rez. Nr. 6).

Herpes zoster, Gürtelrose, Gürtelbläschen. In Gruppen auftretende halbseitig und in einem oder mehreren Segmentbezirken lokalisierte Bläschen, denen oft Schmerzen, Brennen und Rötung der Haut vorausgehen. Zuweilen entwickeln sich nach der Blaseneruption blauschwarze, gangränöse Schörfe (Nekrosen); besonders bei ältern Kranken können Neuralgien zurückbleiben. Regionäre Lymphdrüsen sind geschwollen und schmerzhaft. Kohlenoxyd, Arsen (auch Salvarsan), Wirbeltuberkulose kommen außer dem unbekannten Virus des genuinen Zoster ursächlich in Betracht. Letzteres ist auf die Kaninchenkornea schwerer überimpfbar (Einschlußkörperchen), aber doch dem des Herpes simplex wohl nahestehend (s. dort!). Neben aberrierten außerhalb der Segmentzone gelegenen Bläschen kommen auch Fälle von Zoster generalisatus vor, die varizellenartigen Charakter haben. Beziehungen des Zoster zu Varizellen (s. dort) sind auch deshalb wahrscheinlich, weil von Zosterfällen Windpocken ausgehen und umgekehrt (v. Bokay). Histologisch zeigen Zosterbläschen ballonierende Degeneration der Retezellen und keilförmige Nekrose neben starker reaktiver Entzündung im Korium. Die zugrunde liegende, die segmentale Lokalisation verursachende Erkrankung eines oder mehrerer Ganglia intervertebralia besteht in akuter hämorrhagischer Entzündung.

Örtlich Schutzverband mit 2% Salizyl- oder 3% Borzinköl oder -paste; auch Bepinseln mit Zinkleim; evtl. Tumenolschüttelmixtur (Rez. 38 und 39). Bei großen Schmerzen 10% Anästhesin- oder Zykloformsalbe; bei nekrotischen Formen Umschläge oder Verband mit Salizylresorzinwasser, dann Borsalizyl- (5, 2%) oder Jodoformsalbe (10%). Bei Neuralgien Aspirin, Pyramidon usw., örtlich Heißluftdusche mit dem Föhn, evtl. Röntgen.

Huntersche oder **Möllersche Glossitis** besteht in einer streifen- oder fleckförmigen, mit Brennen einhergehenden Rötung der Zunge auf dem Rücken und an der Spitze (Verdünnung des Zungenepithels). Sie ist ein oft frühes und daher wichtiges Symptom für perniziöse Anämie.

Behandlung des Grundleidens mit Leber (Hepatrat); örtlich Anästhesinbonbons, Spülen mit Kamillen- oder Salbeitee. Bepinseln mit 3% Chromsäure und 2% Arg. nitr.-Lösung.

Hydroa vacciniformis, Lichtpocken. Angeborene, sehr seltene, durch Überempfindlichkeit der Haut gegen Licht (ultraviolette Strahlen) bedingte und daher meist nur an den bloßgetragenen Stellen lokalisierte Krankheit, charakterisiert durch pockenähnliche Bläschen, die mit Narben abheilen und zu Verstümmelungen an den Fingern, Ohren und der Nase usw. führen können. Meist besteht gleichzeitig starke Pigmentierung. Im Urin öfters (Hämato-) Porphyrin (fleischrote Färbung!). Manchmal fast lepraähnlich.

Lichtschutz durch Hüte, dunkle (rote) Schleier und Handschuhe oder Bestreichen der Haut mit Chininsalbe, Zeozon, Ultrazeozon (s. bei Epheliden). Ferner Mittel zur allgemeinen Kräftigung; zur schnelleren Abstoßung der Schörfe Salizyl-, Bor- oder Pellidolsalbe oder Umschläge mit Salizylresorzinwasser oder essigsaurer Tonerde.

Hyperhidrosis, lästiger Schweiß. Übermäßige Schweiße können allgemein oder lokal auftreten; erstere besonders bei Tuberkulose, Neurasthenie, Basedow usw. Lokale Schweiße betreffen besonders Handflächen und Fußsohlen (Hand-, Fußschweiß), ferner Achselhöhlen und Genitalgegend. Besonders unangenehm ist übelriechender (Bromidrosis, Stinkschweiß) oder farbiger Schweiß (Chromidrosis).

Bei allgemeinen Schweißen wollene Unterwäsche und Bäder, am besten mit Kal. permang.- oder Schwefelzusatz, besonders bei riechendem Schweiß, daneben Puderbehandlung (3% Salizylpuder [Rez. Nr. 3], Fissanschweißpuder, 10—20% Tannoformtalkum), Vasenoloform, bei höheren Graden 5 bis 10% Formalinspiritus (Formalin, Glycer. aa 5, Spir. colon. 100,0). Resorzinperkutol (s. unten) wirkt oft recht günstig. Innerlich besonders bei schwächenden Nachtschweißen Atropinpillen oder Kompretten zu 0,0005 bis 0,001 (!), Acid. camphoric. 0,5—1,0 in Oblaten oder Agarizin (0,01—0,03) in Pillen. Thallium meiden, da es Alopezie hervorrufen kann (s. dort).

Handschweiß (Hyperhidrosis manuum) wird in leichteren Graden ebenso behandelt; besonders Resorzinperkutol (s. unten) oder 5—20% Formalinspiritus, mit Zusatz von 2% Salizylsäure und 3% Camphor. trit. und Borpuder (Acid. boric., Talc. ven. aa) empfehlenswert. Daneben 3 bis 5% Tanninglyzerin nach dem Waschen und evtl. 2—3% Salizylhebrasalbe nachts (Handschuhe darüber). Ferner Alaunbäder (1 Eßlöffel auf 1 Schüssel) und als Puder auch Fissanpuder, Vasenoloform. Weite Handschuhe!

Bei Fußschweiß auf Plattfüße achten (evtl. Einlage!). Weite Schuhe, täglich warmes Fußbad mit Kal. permang.-, Alaun- oder Schwefelzusatz, täglich reine wollene oder halbwollene Strümpfe. Mulleinlage zwischen die Zehen. Puder, Salizylhebrasalbe wie oben; reines Borsäurepulver (oder mit Talc. ven. aa) wirkt gut. Vortrefflich und einfach ist Behandlung mit Resorzinperkutol (33% Resorzin), von dem wenige Tropfen abends und morgens auch gut zwischen die Zehen usw. eingerieben werden; es wirkt schnell, auch gegen den Geruch, und öfters nach mehrtägigem Gebrauch für längere Zeit (fertig in Fläschchen zu haben). Außerdem Pinseln mit 10 bis 20% Formalinspiritus oder 5% Chromsäurelösung (wunde Stellen meiden!) mehrere Tage lang; dann Salizylnaftalanhebrasalbe (2, 20%); auch abendliche Pinselung mit Tct. jod. 10,0, Tannin, Glyzerin. aa 20,0 zwischen den Zehen (4—6mal) oder dem HCl-haltigen Liquor antihydrorrhoicus Brandau werden gelobt. Röntgenbehandlung ($^3/_4$ bis evtl. $^9/_{10}$ E. D. bei 0,5 mm Zinkfilter) gibt manchmal gutes Dauerresultat; Vorsicht mit Wiederholung! Neurasthenie und Anämie sind mit Eisenarsenmitteln usw. zu behandeln. Nordsee oder Höhenklima evtl. nützlich.

Hypertrichosis, lästiger Haarwuchs. Beseitigung wird fast nur von jungen Frauen bei Frauenbart oder übermäßig starken besonders dunkeln Haaren an Brust und Armen gewünscht.

Am einfachsten Bleichen der Haare durch H_2O_2-Salbe (Perhydrol Merck 2—3,0, Eucerin. oder Lanolin. anhydr. ad 20,0) und Kurzschneiden mit der Schere. Enthaarungsmittel, die meist Arsen. sulfur. oder Barium sulfurat. enthalten, wirken ebenfalls nur vorübergehend; empfehlenswert Beiersdorffs Depilatorium (nach Unna) oder Bar. sulfurat. rec. par., Zinc. oxyd. aa 15,0; diese werden mit Wasser zu einer Paste verrieben, messerrückendick aufgetragen und nach einigen Minuten mit den erweichten Haaren abgewischt; danach Eucerin- oder Mitincreme. Geruchloser ist das deutsche Präparat Evacreme, Atrix, Dulmin oder das französische Taky. Auch mechanische Entfernung mit dem Polierstein (Schwanenapotheke Hamburg) nach Einseifen (evtl. 5% Pernatrolseife) leistet im Gesicht und besonders an den Armen Gutes.

Röntgenstrahlung ($^1/_2$—$^2/_3$ E. D. 0,5 mm Zink) ist bei Wiederholung gefährlich, da unangenehme Pigmentierung und zumal bei Wiederholung Bindegewebsentartung, Atrophie und Teleangiektasien leicht entstehen können; also nicht anzuraten. Endgültig hilft oft nur Elektrolyse, die bei starken Haaren dem Geübten gute Erfolge gibt, aber zeitraubend und schmerzhaft ist; bezüglich der Ausführung s. Einleitung.

Ichthyosis, vulgaris und **congenita, gemeine** und **angeborene Fischschuppenkrankheit, Hornsucht.** Von der leichtesten vulgären Form (kleienartig schuppende, spröde und trockne Haut) bis zu fischschuppen- oder stachelartiger Hautverdickung wechselnde Affektion, die auf erblicher Anlage beruht und je nach Grad als Ichthyosis follicularis (Lichen pilaris), nitida, serpentina, hystrix bezeichnet wird. Gegenüber dieser Form, die sonst mehr oder weniger Gesunde betrifft, steht die Ichthyosis fetalis (Hyperkeratosis universalis congenita), die schon bei der Geburt besteht und das Leben in Frage stellt. Neben der schwersten, sofort oder in den ersten Tagen zum Tode führenden wird eine mittelschwere auch angeborene und dritte erst kurz nach der Geburt auftretende Form unterschieden; panzerartige mächtige Hornmassen und Platten sind kennzeichnend; die mit Rötung einhergehende Erythrodermia congen. ichthyosiformis entspricht vielleicht der mittelschweren Form; sie geht mit Rötung und Blasenbildung einher. Eine lokalisierte, nur Handflächen und Fußsohlen betreffende Erkrankungsform ist das Keratoma palmare et plantare hereditarium, Mal de Meleda, das, oft mit Hyperhidrose einhergehend, außer Handflächen und Fußsohlen auch z. T. auf die dorsalen Flächen übergeht. Diese und die vorige Form sind dominant bzw. rezessiv vererblich. Selten ist eine fleckenartige Form (Keratoma palmare et plantare dissipatum).

Die Behandlung der vulgären Formen besteht im Erweichen der Haut und Geschmeidigerhalten durch Seifenbäder (evtl. Schwefelbäder) und nachherige Einreibungen mit 2 bis 5% Salizylsalbe, Salizylschwefelsalbe (2,10%) evtl. mit Resorzinzusatz; als Grundlage Vaselin. flav. am. oder Eucerin empfehlenswert. Auch Glyzerin mit 2—3% Acid. salicyl. ist in leichteren Fällen brauchbar. Wo es sich um sehr starke Verhornung handelt, sind die Hornmassen nach dem Baden mit 5—10% Salizylsalben oder 20—40% Salizylpflastern zu erweichen und möglichst zu entfernen. Bei dauerndem Salizylgebrauch achten auf Ohrensausen, Schwindelgefühl usw. Heilbar ist die Affektion nicht, doch kann durch geeignete kontinuierliche Therapie die Haut geschmeidig und die Arbeitsfähigkeit erhalten bleiben. Rhagaden werden mit 5% Albargin- oder 2—5% Arg. nitr.-Lösung bepinselt. Zu versuchen sind evtl. Bestrahlungen mit Höhensonne oder Quarzlampe oder Röntgenstrahlen ($^1/_3$ E. D. oder 4 x 0,5 mm wie beim tylotischen Ekzem); evtl. Röntgenreizbestrahlung des Thymus ($^1/_{10}$—$^1/_5$ E. D. oder 3—5 x 4 mm Al.). Die schwere fetale Form ist prognostisch ungünstig und schwer zu beeinflussen. Auch bei Keratoma palmoplantare ist ein dauernder Erfolg selbst mit starken Röntgendosen (s. bei Schweißfuß) zweifelhaft.

Impetigo herpetiformis, Zehrgrind. Seltene, fast nur bei schwangeren Frauen auftretende Krankheit, durch an Genitokruralgegend, Unterbauch, Nabel, Brüsten, Achselhöhlen usw. lokalisierte, serpiginös fortschreitende eitrige Bläscheneruptionen charakterisiert. Allgemeinbefinden schwer geschädigt; häufig Fieber und Schüttelfrost, vielfach tödlicher Ausgang. Schwangerschaftsdermatose durch Graviditätstoxine (?).

Blande Diät, Sanatogen, Elarson (evtl. mit Eisen). Injektion von 10—20 ccm Serum einer gesunden Schwan geren (s. Einleitung) öfters wirksam; evtl. Leukogen, Staphylokokkenfrischvakzine. Äußerlich Schwefel- oder Kal. permang.-Bäder. Umschläge mit Liqu. Alum. acet., Schwefelpaste, Zinnoberschwefelsalbe oder -Schüttelmischung (Rez. Nr. 30, 23, 42).

Insektenstiche (Flöhe, Wanzen, Mücken, Bienen, Zecken. Ernte-, Vogelmilben). Der Menschenfloh, Pulex irritans, erzeugt Urtikaria oder Purpura pulicosa, letztere oft mit blassem Hof, der Hundefloh beißt selten. Die Wanze, Cimex lectularius, macht eine starke, knotige, mitunter bullöse Urtikaria besonders an Unterarmen, Unterschenkeln und Füßen. Die übrigen bewirken mehr oder weniger starke urtikarielle Entzündung und wie die ersten Jucken und Brennen.

Gegen Flohstiche 2% Salizylmentholspiritus, Reinlichkeit, Aufwischen der Dielen mit Karbol- oder Kresolseifenlösung; stellenweises Anfeuchten des Hemdes mit 2% Karbollösung auf Reisen usw. wird empfohlen. Gegen Wanzen Thymolmentholspiritus, besonders an Unterschenkeln, Fußrücken, Unterarmen; Betten, Bilder, Tapeten absuchen und desinfizieren; Insektenpulver. Gegen Mücken prophylaktisch Nelkenöl (Ol. caryophyll. 1,5—3,0, Lanolin. 10,0, Ung. glycerin. ad 30,0); für Stiche Salmiakgeist oder Thymolmentholspiritus. Bei Bienenstichen Verband mit essigsaurer Tonerde und Spiritus (1 Spir. + 1 essigs. Tonerde + 6 Wasser). Zecken (Holzbock, Ixodes ricinus) nicht abreißen, sondern mit Terpentin, Benzin oder Äther betupfen oder dicht mit Leukoplast bedecken, worunter sie in 1—2 Tagen absterben. Gegen Erntemilben (Leptus autumnalis [„Sendlinger, Siebengebirgs- usw. Beiss" an Beinen, Strumpfband-, Gürtelgegend usw. (Druckstellen) kleine urtikarielle Knötchen]) 20% Perugensalbe, Ristin, Menthol-Naphtholspiritus (2, 5%). Dasselbe bei Vogel- (Hühner-) Milben (Dermanyssus avium).

Keloide, spontane und **Narbenkeloide, Wulstnarben.** Derbe strang- oder krebsscherenartige Neubildungen nach Ätzung, Verletzung oder anscheinend spontan entstehend, besonders häufig und stark bei Negern; auch nach Lues in Narben auftretend. Histologisch bestehen sie aus derben vielfach parallel zur Oberfläche verlaufenden elastinfreien, anfangs kernreicheren, später kernarmen Bindegewebsfaserbündeln. Vorzugssitz Brust-, Nackengegend, manchmal multipel und zahlreich; zuweilen z. B. bei Tuberkulösen allgemeine Keloidosis in Gestalt sehr vieler scheinbar spontaner größerer und kleinerer Tumoren.

Exzision meist nicht ratsam, da häufig Rezidiv. 10—20% Thiosinaminguttaplast, Fibrolysininjektionen, alle 3 Tage 1 Ampulle = 2 ccm, im ganzen 20—30 Spritzen, nützen meist wenig. Bessere Resultate erzielt man durch Röntgenbestrahlung ($^2/_3$ E.D.

oder 20 x bei 4 mm Alum.), besonders nach CO_2-Erfrierung (10—20″), oder Radium (stark gefiltert). Auch Elektrolyse gibt mitunter besonders neben Bestrahlung gute Heilerfolge. Pepsinsalzsäure- oder Pepsinborumschläge (Pepsin-Witte 1,0 Acid. boric. 3,0 (oder Acid. hydrochl. 0,5), Aqu. dest. ad 100,0) soll bei längerer (mehrere Monate) Anwendung im Verein mit Borpepsinsalbe (einmassieren und verbinden) günstig wirken, ebenso Pepsinsalzsäurepflaster (Beiersdorf).

Keratoma senile, Altersflecke. Scharf begrenzte linsengroße und größere, gelblich bis dunkelbraun gefärbte Gebilde mit glatter oder leicht zerklüfteter Oberfläche, besonders im Gesicht und an Handrücken auftretend, haben als präkanzeröse Veränderung Bedeutung. Das Keratoma sen. wird von den Alterswarzen (Verruc. senil.) getrennt.

Oft genügt Betupfen mit Acid. carbol. liquef. ein- oder mehrmals; sonst Kaltkaustik, CO_2-Schnee und folgender Röntgen- oder Radiumbestrahlung (s. Verrucae seniles).

Keratosis pilaris rubra atrophicans faciei (Ulerythema ophryogenes), Hornröte des Gesichts. Rötung an Brauen, Wangen, seltener am Hals und anderswo mit follikulärer Keratose und Neigung zu Haarschwund und Atrophie.

Behandlung mit Salizyl-, Resorzinsalben, evtl. CO_2-Schneeerfrierung (10—15″), s. auch Ichthyosis und Lichen pilaris.

Kopfhautfaltung, Cutis verticis gyrata. Nävusartige Hirnwindungen ähnliche Falten- und Furchenbildung der zu weit gewordenen Schädelhaut entweder nur auf der Höhe des Hinterhaupts oder im Bereich der ganzen Kopfhaut, die in Falten leichter aufhebbar ist.

Hier sei auch die Cutis rhombica nuchae, Nackenhautfurchung, genannt, die sich bei alten Leuten (Männern) infolge von Degeneration (Verwitterung) als regelmäßige rhombische Furchung entwickelt.

Bei ersterer evtl. chirurgische, bei letzterer Massagebehandlung.

Leishmaniosis cutis, Aleppo- oder Orientbeule. Übertragbare Krankheit, besonders in Kleinasien usw. Inkubation 10 Tage. Rote bis braunrote, langsam wachsende, kutane Knoten, die aufbrechen und furunkelähnliche Geschwüre bilden können, wenig schmerzhaft; sehr torpider Verlauf. Gewöhnlich an unbedeckten Körperstellen (Händen, Gesicht usw.). Mikroskopisch Leishmania tropica s. furunculosa (Wright), ein im Ausstrich abgekratzten Gewebes nach Giemsa färbbarer kleiner Flagellat. Züchtung gelingt im Kondenswasser von Kaninchenblutagar. Spontaner Rückgang oft sehr langsam. Übertragung durch Insekten (Phlebotomen).

Schutzimpfung bei Kindern (aus Kultur), auch Vakzinetherapie empfohlen. Antimonpräparate wirksam. Statt 1% frischer steriler Lösung von Tartar. stibiat. (5,0—10 ccm intravenös, in 3 Wochen 12 Spritzen) werden Stibenyl (sterile Ampullen) von 0,05—0,1 g allmählich bis 0,4 g intraglutäal, Neostibosan 5 % frische Lösung 0,1 g (2 ccm), dann 0,2 und 0,3 g intravenös 2 mal wöchentlich im ganzen 8—10 Spritzen (Kinder 0,05—0,1—0,25 g) angewandt. Örtliche Kaltkaustik Ätzung mit Kal. permang.; evtl. Exzision.

Lepra, Aussatz, als Lepra tuberosa und maculo-anaesthetica und in gemischter Form auftretend. Für Erkennung wichtig Nachweis des säurefesten Leprabazillus (Bac. Hansen-Neißer 1873 bzw. 1879) in Knoten, Nasensekret und Nerv. Verdickung der Nerven (N. ulnaris, peron., auricular. magnus). Ausfall der Superzilien, charakteristische Knotenbildung (Leprome), besonders im Gesicht (facies leonina), Ohrknoten, Klauenhand, vitiligoartige Pigmentverschiebung, dissoziierte Empfindungslähmung, zuerst für Wärme und Kälte, dann für Schmerz, erst spät für Berührung und Druck. Histologisch Infiltrat von Epitheloid-, spärlicheren Plasma- und Mastzellen und Lymphozyten, darunter mit ungeheuren Bazillenmassen erfüllten „Leprazellen", bei einzelnen Formen tuberkuloider Bau (Riesenzellen). Differentialdiagnostisch kommen bei L. tuberosa Lupus, tuberöse Lues, Mycosis fungoides, Leukämie und multiple Tumoren, bei L. nervosa Syringomyelie, Raynaud usw. in Betracht. WaR. ist bei L. tuber. oft positiv.

Lepra ist anzeigepflichtig; Isolierung in Deutschland vorgeschrieben. Sie gilt nicht mehr als ganz unheilbar. Heiße Bäder, gute Pflege, Chaulmoograöl (5—150 Tropfen steigend) ist wohl das beste Mittel, auch Antileprol (Äthylester der Chaulmoograsäure) in Kapseln von 0,5—5 g steigend und Röntgenbestrahlungen haben eine gewisse Wirkung; ferner innerlich Natr. jodat. (5 % Lösung 1 ccm mit Pause von 5 Tagen vorsichtig steigend, um stärkere Reaktion zu vermeiden). Örtlich CO_2-Schnee empfohlen, ferner Antileprolinjektionen (2 mal wöchentlich 1,5—2,0 in Amp.) und Goldpräparate (Solganal [Amp.]) in Dosen von 1—10—20 mg einmal wöchentlich intravenös. Auch Terpentinölinjektionen sind zuweilen nützlich.

Leukämie (Leukose) der Haut, Weißblutausschläge. Die Erscheinungen treten bei lymphatischer Leukämie und Pseudoleukämie als chronische, heftig juckende, ekzemartige Herde, als universelle Erythrodermien, als Prurigo leucaemica und als eigenartig braunrot gefärbte weiche Tumoren auf. Hierher gehört wohl auch die sog. Lymphodermia perniciosa. Auch bei myeloischer (bes. Myeloblasten-) Leukämie kommen bläuliche, auf Druck zwischen den Fingern schmerzhafte Knoten vor, oft schnell entstehend; daneben hämorrhagische Diathese und schneller ungünstiger Verlauf. Histologischer Befund charakteristisch; im ersten Fall lymphozytäres, im zweiten myeloides Infiltrat mit pos. Oxydasereaktion. Große Röntgenempfindlichkeit des Gewebes. Mitunter Zahnfleisch- und Schleimhautgangrän (nekrotische Angina). In verdächtigen Fällen genaue Blutuntersuchung!

Zu den seltenen atypischen Leukosen gehören außer Leuko-, Lympho- und Myelosarkomen die durch grünliche Färbung ausgezeichneten Chlorome, die an Schädel- und Gesichtsknochen lokalisierte halbkugelige Schwellungen machen (Chloromyelome bzw. -Lymphome und Leukoblastome); sie gehen mit und ohne Vermehrung der weißen Blutzellen einher, im Urin findet sich der Bence-Jonessche Eiweißkörper (bei etwa 60° milchiger Niederschlag, der sich beim Kochen löst und beim Erkalten wieder ausfällt).

Röntgenbestrahlungen (1/3 E. D. oder 3 x ohne Filter bzw. 4 x 0,5 mm Al.) neben As (am besten Acid. arsenic.- oder Solarsoninjektionen) wirken günstig. Dabei Blutbild verfolgen, um zu starke Röntgenwirkung zu verhüten. Äußerlich Thymolmentholspiritus und Tumenolschüttelmixtur usw. wie bei Pruritus. Auch Leberbehandlung kann versucht werden.

Leukoplakie, Weißschwielen. Weißliche Verdickungen der Schleimhaut des Mundes, der Lippen, der Zunge und der Glans penis (Leukokeratosis penis), mitunter schwartenartig. Sehr häufig bei starken Rauchern und alten Syphilitikern; in andern Fällen ohne erkennbare Ursache entstehend. Differentialdiagnose gegen Lues, Lichen planus, Lup. erythem. beachten. Wichtig als präkanzeröse Erkrankung.

Stets auf Syphilis untersuchen (WaR, Sp. pall.). Wo diese nachweisbar oder möglich, energische antisyphilitische Kur (Bi + Salvarsan), die dann meist die Leukoplakie wesentlich bessert. In allen anderen Fällen sorgsame Mundpflege, Fernhalten mechanischer und sonstiger Reize, Tabakverbot. Pinselung mit 3—5% Chromsäurelösung, 2% Salizylresorzinglyzerin, Perubalsamsalbe (20%). Ferner Röntgenbestrahlung (1/3 E. D. oder 4 x bei 0,5 mm Alum.-Filter 3mal). Starke Ätzungen und Kauterisationen meiden, da sie Karzinom fördern können. Achten auf warzige Wucherungen (Papillom, Karzinom!); dabei Exzision weit im Gesunden und Radium oder starke Röntgenstrahlung (1 E. D. oder 30 x bei 0,5 mm Zinkfilter). Kranke mit Karzinomfurcht beruhigen!

Lichen nitidus (Pinkus), Feinknötchenflechte. Kleinste, kaum stecknadelkopfgroße helle, gelbbräunliche Knötchen mit glänzender Oberfläche und punktförmiger Vertiefung, nicht konfluierend; besonders am Penis, Handgelenken, Vorderarmen, doch auch anderswo. Histologisch tuberkelähnlicher Befund. Seltene Krankheit, mit Tuberkulose verwandt?

Arsenpräparate, Höhensonnebäder, Salizylichthyolsalbe (2%, 5—10%) versuchen.

Lichen pilaris (Keratosis follicularis), Hornknötchen. Follikuläre hellere oder rotbläuliche Hornknötchen, besonders an den Streckseiten der Arme, unschön wirkend; der Ichthyosis nahestehend (vgl. dort).

Einfettung mit Salizyl- (2—5 %) oder Resorzinschwefelsalbe (2.10 %): warme Waschungen oder Seifenbäder, evtl. Abreiben mit Bimsstein (Polierstein s. bei Hypertrichose) und Resorzinschwefelseife. Bei Reizung 2 % Salizyleucerin oder Lanolincreme.

Lichen ruber planus und **acuminatus, flache** und **spitze Knötchenflechte.** Diese Erkrankung ist charakterisiert durch kleine polygonale, wachsglänzende, z. T. gedellte, grau- bis bläulichrote, einzeln oder in Gruppen stehende Knötchen, die fast stets sehr stark jucken. Beugeseiten bevorzugt (Handbeugen, Ellenbeugen usw.). Öfters kommt es durch Konfluenz zu größeren, kleienförmig abschilfernden Plaques, strichförmig oder korallenschnurartig angeordneten Effloreszenzen, ringförmigen und mit Atrophie oder Pigmentierung abheilenden Herden; diese zirzinäre Form besonders an den Genitalien. Bisweilen Entwicklung stark hyperkeratotischer, verruköser Herde (Lich. rub. verrucosus), zumal an den Unterschenkeln bei Varizen. An der Schleimhaut der Wange eigenartige, weißliche, oft ring- und netzförmig angeordnete Knötchenlinien, an der Zungenoberfläche hanfkorn- bis groschengroße, weißliche, meist rundliche, feinzackig begrenzte Herde. Ähnliche Erkrankung kann als lichenoides Salvarsanexanthem auftreten, weshalb der Lich. ruber als kutane Reaktion auf verschiedene Ursachen angesehen worden ist. Differentialdiagnose der Hautherde gegen Psoriasis (größere Papeln, mehr lockere Schuppen, kapillare Blutung, Streckseiten bevorzugt, kein Jucken, Schleimhäute frei, evtl. Biopsie), papulöses Syphilid (tiefere Infiltration, WaR., Spir. pall., kein Jucken), Lichen Vidal (diffuser angeordnet, keine typischen Planusknötchen), Lichen scrofulosorum (mehr graue nicht gedellte und selten glänzende Knötchen); die Schleimhautherde zeigen gegenüber Lues, Lup. erythemat., Leukoplakie zartere Linien, Ringe und netzartige Figuren (s. bei diesen).

Lichen ruber acuminatus, Spitzknötchenflechte ist durch spitze kegelförmige Hornknötchen und Stacheln, die reihenförmig zusammenstehen und reibeisenartig sich anfühlen, gekennzeichnet (s. Pityriasis rubra pilar.). Mischformen (Kombinationen) von Lichen planus und acuminatus kommen zuweilen vor.

Ursache unbekannt (dermotropes Virus, Stoffwechselanomalie, neuropathische Erkrankung?); nicht ansteckend. Histologie der Planuspapel charakteristisch; es besteht umschriebene Hyperkeratose, oberflächliches, gut begrenztes Rundzelleninfiltrat (schüsselförmig), Grenze zwischen Retezapfen und Papillen mehr oder weniger verwischt (s. Abb. 4).

Geradezu als Spezifikum wirkt Arsen bei innerlicher Darreichung sowohl von Pillen zu 0,005 Acid. arsenicos. (Rez. Nr. 55, 56) als auch der Fowlerschen Lösung (Rez. Nr. 52). Von ersteren gibt man 3mal 1—3—5 Pillen allmählich steigend und fallend; von letzterer 3mal täglich 4—20 und mehr Tropfen. Noch besser wirken As-Injektionen (1 % Lösung von Acid. oder Natr. arsenicos. in 3 % Aqu. carbolis., Rez. Nr. 57), wovon 1/4—1 oder gar 2 ccm täglich oder alle 2 Tage gegeben werden; ferner Solarson täglich 1—2 ccm intraglutäal. Der Erfolg der

As-Behandlung tritt erst nach 3—4 Wochen deutlich hervor. Gegen den Juckreiz sind Thymolmentholanthrasolspiritus (1, 2, 5—10%), Karbolmentholsublimatspiritus (2,1, 0,1%) oder Salbe gleicher Stärke, 10% Tumenolzinköl oder -Paste, Veielscher Spiritus (Rez. Nr. 13), Solut. lithanthr. aceton., Calmitol- oder Teersalben (5—10% Anthrasol), ferner warme Duschen, Kleie- oder Kamillenbäder, vor allem Röntgenbestrahlungen (1/3 E. D. oder 3 x alle 7—10 Tage) empfehlenswert.

Röntgenstrahlung auf das Rückenmark (s. Einleitung) ist mitunter günstig.

Bei verrukösen Herden sind Salizylteersalben und gefiltertes Röntgenlicht (1/3 E. D. oder 4 x bei 0,5 mm Alum.); evtl. auch Salizyltrikoplast (5—10%) und erweichende Dunstverbände angezeigt.

Bei dem hartnäckigen, nicht belästigenden Schleimhautlichen H_2O_2-Spülung, Pinselung mit Sublimatglyzerinlösung (1,10%) und Beruhigung des Kranken.

Lingua geographica Glossitis exfoliativa marginata), Landkartenzunge. Bogig begrenzte wandernde Flecke mit 1—2 mm breitem grauweißen Randsaum; mitunter kombiniert mit Furchen- oder Faltenzunge, Lingua plicata, einer angeborenen Mißbildung. Harmlose Erkrankung, nicht mit Lues (Plaques, tertiärer narbiger Glossitis) oder Hunterscher Glossitis (s. dort) verwechseln! Eine andere Zungenerkrankung ist die schwarze Haarzunge, die braunschwarze bis schwarze verlängerte Papillae filiformes zeigt; mitunter bei Hg-Kuren und H_2O_2-Gebrauch.

Behandlung: Mundpflege (H_2O_2), Pinseln mit 3% Chromsäurelösung (nichts verschlucken, da giftig!); bei schmerzhaften Herden von Landkartenzunge Röntgenstrahlung (1/3 E. D. oder 4 x 0,5 mm Alum. 3mal, jeden 10. Tag) günstig. Bei Haarzunge Abreiben mit 2—5% Salizylglyzerin oder Sal.-Glyz.-Spiritus.

Lupus erythematodes discoides (et disseminatus), Zehrrose. Scharf begrenzte rote Flecken und Scheiben, meist in Schmetterlingsform im Gesicht (Nase, Wangen, Ohren) lokalisiert und mit festhaftenden weißlichen Schuppen, die follikuläre Zapfen zeigen, bedeckt; auf Kratzen und Sondendruck oder Strich empfindlich. Neigung zu peripherem Wachstum und zentraler Abheilung mit oberflächlicher Atrophie, die auf dem Kopf mit definitiver Alopezie einhergeht. Seltener auch andere Körperstellen, besonders Hand- und Fingerrücken (Nagelumgebung!), Hohlhände, Lippen, Mundschleimhaut, betroffen. Frauen von 20—50 Jahren besonders häufig befallen. Gewöhnlich sehr chronischer Verlauf. Manche Fälle mehr akut, erythem- oder ekzemähnlich und empfindlich gegen die gewöhnliche Therapie. Bei Lupus erythematodes disseminatus zahlreiche kleine Herde über den Körper verbreitet, mit Fieber und schwerer Störung des Befindens einhergehend; hierbei nicht selten tödlicher Ausgang.

Manchmal dabei charakteristische Schleimhauterkrankung, streifige grauweiße Plaques mit roten Gefäß- und erosiven Flecken durchsetzt; zuweilen auch ulzerös. Ätiologie nicht völlig geklärt; Zusammenhang mit Tuberkulose wahrscheinlich. Pirquetreaktion oft stark positiv; mediastinale Drüsenschatten im Röntgenbild; Tuberkelbazillen ganz vereinzelt nachgewiesen. Auf alten L. e.-Herden oder Narben entsteht nicht ganz selten Karzinom; Licht- und Röntgenstrahlen fördern die Neigung dazu. Auch der Lup. eryth. ist mitunter lichtempfindlich (Art Lichtdermatose ?).

Erythema (Erysipelas) **perstans faciei, Zehrrosenschwellung** stellt wahrscheinlich eine besondere, seltene Form des Lupus erythematodes mit langwierigem Ödem der Augengegend (auch Fieber) dar; Beziehungen zur Tuberkulose wie bei Lup. eryth. dissem. meist deutlich.

Histologisch zeigt der Lup. eryth. Hyper- und Parakeratose, Gefäßerweiterung, Ödem, Infiltrat von Rundzellen und zum Teil degenerierten Bindegewebszellen, besonders um die mit Hornpfröpfchen gefüllten Follikel; keine Lupusknötchen. An zugrunde gehenden Follikeln zuweilen Fremdkörperriesenzellen; bei Erythema perstans Riesenzellen häufiger.

Differentialdiagnose gegen Lupus vulg., Rosacea, Psoriasis, Ekzem, Favus (s. dort).

Der Lup. eryth. ist eine sehr hartnäckige, in seinem Verlauf unberechenbare Krankheit, die mitunter durch vielerlei Verfahren, regelmäßig aber durch keines geheilt wird. Statt des lange gebräuchlichen Chinins (Chin. hydrochl. 0,25, 2—3mal täglich evtl. in Geloduratkapseln) und Neosilbersalvarsans (0,05—0,15 alle 3—4 Tage) sind Goldpräparate empfehlenswert, da sie sicherer wirken. Wir bevorzugen Aurophos, da es selten unliebsame Nebenwirkungen hat; 2mal wöchentlich wird es intravenös zu 1 mg steigend auf 2,5, 5, 7,5, 10 mg, bei guter Verträglichkeit bis zu 0,3—0,4 g gegeben; bei den größeren Dosen 1mal wöchentlich. Krysolgan und Triphal machen häufiger Intoxikationserscheinungen und erfordern große Vorsicht; ersteres (Ampullen zu 1—5 cg) wird von 0,1 mg (2mal) über 0,25, 0,5, 1 mg bis zu 5 cg, letzteres (Amp. zu 0,025, 0,05, 0,1) von 0,025 bis 0,2 vorsichtig gesteigert.

Von andern Goldmitteln ist Solganal (bei Lepra empfohlen) intravenös (0,01 bis 0,25, 0,5 und mehr mit 3—8tägiger Pause) weniger erprobt, Sanocrysin teuer. Bei der Goldbehandlung ist auf Nebenwirkungen, Herdreaktionen tuberkulöser Herde, Albuminurie, Temperatur und besonders Dermatitis, zu achten; beim ersten Beginn ähnlich wie bei Salvarsandermatitis Aderlaß, körperwarme Ringerlösung und Natriumthiosulfat 0,3, 0,6 usw. (s. bei Salvarsantherapie).

Äußerlich ist bei disseminierten, akuteren und chronischen reizbaren Formen Lichtschutz und größte Vorsicht geboten, um weitere Ausbreitung zu verhüten; jede Irritation, auch Seife und Wasser, ist zu meiden. Umschläge mit Salizylresorzin- oder Borwasser, auch Kühlsalbe (Ung. leniens) oder Borzinköl (2%) sind beruhigend. Nach Rückgang der Irritabilität neben Goldbehandlung schwache Ichthyol- oder Resorzinpasten (1—3%); daneben Betupfen mit Salizylresorzinspiritus (1—2, 2—5%) mit Glyzerinzusatz (10—20%). Einfach und manchmal wirksam ist Bepinselung mit Karbolmilchsäure (Acid. carbol. liqu. 2,0, Acid. lactic. fort. ad 10,0) nach Ätherabreibung oder auch mit Acid. carb. liqu. allein (mittels Wattestab), wodurch oberflächliche Verschorfung entsteht. Kohlensäureschnee-Erfrierung (10—15″) wirkt an Haut und Schleimhaut öfters recht prompt; in andern Fällen ist Lichtbehandlung (Blaulichtkompression) mit der Kromayerschen (5—10′) oder Finsenlampe (10—12′) wirksam. Bei weniger reizbaren umschriebenen Scheiben wird auch Pinselung mit Tct. jodi kurz nach Chinineinnahme empfohlen. Auch Röntgenbestrahlung ($^2/_3$ E. D. oder 10—12 x bei 2 mm Alum.) kann bei rebellischen Herden versucht werden, evtl. nach CO_2-Erfrierung, ferner oberflächliche Verschorfung mit Kaltkaustik oder dem Paquélin. Sonst stärkere Resorzinpasten (10—20%), weiße Präzipitatsalbe (5—10%) oder Pyrogallussalbe oder -spiritus (5—10%). Sonnenlicht wirkt oft verschlimmernd; günstig Thorium X-Degeasalbe. Allgemeinbehandlung (As., Solarson), kräftige Ernährung, evtl. Gebirgsaufenthalt) nicht versäumen. Mit Tuberkulin ist große Vorsicht erforderlich. Heilung schwierig; bei disseminierter Form Prognose zweifelhaft.

Lymphogranulomatosis, Hodgkinsche Krankheit. Seltenes, durch Drüsenschwellungen am Hals usw., Milz- und Leberschwellung, später Kachexie gekennzeichnetes Krankheitsbild. Eigenartiges, vielgestaltiges Granulom, Lymphozyten, Fibroblasten, epitheloide, eosinophile, Plasma- und größere sog. Sternbergsche Zellen enthaltend; besonders in Lymphdrüsen, Milz, Knochenmark, aber auch in der Haut auftretend. Urtikarielle, papulöse, tumorartige, pemphigoide und erythrodermieartige Exantheme sind beobachtet. Im Blut polynukleäre Leukozyten vermehrt. Im Röntgenbild der Finger kleine zystische Aufhellungen in den Phalangen. In seltenen Fällen Drüsenschwellung gering. Differentialdiagnose gegen Leukämie, Tuberkulose, Lues usw. schwierig; charakteristischer histologischer Befund.

Behandlung: Arseninjektionen (Solarson) und Röntgenbestrahlungen ($^1/_3$—$^2/_3$ E. D. oder 5—10 x mit 0,5 mm bzw. bei 4 mm Al.-Filter alle 2—4 Wochen) bei Kontrolle des Blutbildes (wie bei Leukämie).

Malleus, Rotz. Von rotzkranken Pferden oder Eseln auf den Menschen übertragene Krankheit, verursacht durch den gramnegativen Bac. mallei (Löffler). Nachweis durch intraperitoneale Meerschweinchenimpfung, der bald typische Hodenerkrankung folgt (Strausssches Experiment). Bei der akuten Form schwere Allgemeinerscheinungen mit hohem Fieber, pustulösem Exanthem und rascher, zum Tode führender Verlauf. Bei der chronischen Form bilden sich sog. Rotzknoten in der Haut und im Munde, die zu torpiden tuberkulose- oder luesähnlichen Geschwüren werden und zu tiefen meist tödlichen Zerstörungen führen. Diagnose durch Agglutination und Komplementbindung leichter als durch Tierexperiment und Kultur; evtl. Malleinreaktion.

Isolierung und Anzeigepflicht. Kaustische Zerstörung der Knoten. Auskratzen weniger ratsam. Malleininjektionen. Jodkali, Neosalvarsan neben gefilterten Röntgenstrahlen ($^2/_3$ E. D. oder 20 x 4 mm Al.) sind zu versuchen. Gut wirkt Autovakzine (2 mal wöchentl. von kleinen Mengen steigend).

Malum perforans, Lochgeschwür. Tiefes, trichterförmiges torpides Geschwür, besonders unter dem Capitulum des 1. oder 5. Mittelfußknochens mit schwieligem Rand; bei Tabes, Lepra, Arteriosklerose (Fußpuls fehlt), Nikotinabusus, Diabetes.

Warme Fußbäder, Ruhe, feuchter Verband (evtl. Kampferwein), Salizylpflaster, 2% Pellidolpaste, 10% Protargol- oder Arg.-Perusalbe, Granugenpaste, evtl. Kauterisation; Hühneraugenring. Behandlung des Grundleidens.

Melanodermitis (E. Hoffmann), Kriegsmelanose (Riehl), **Schwarzsucht.** Durch Erythem und diesem folgende dunkle bis schwarze Pigmentierung und mehr oder weniger starke Keratose (mitunter Pityriasis rubra pilaris ähnlich) gekennzeichnete Toxidermie, besonders im Gesicht und an den Armen, aber auch anderwärts, zuweilen fast universell. Folge verschiedener toxischer Substanzen (Analogon zur Pellagra); kann durch unreines Pech, Teer- und Schmieröl, Kriegsvaseline usw. oder auch innerlich aufgenommene oder eingeatmete toxische Substanzen entstehen; durch Licht und Wärme begünstigt. Histologisch sehr zahlreiche Chromatophoren in der oberen Kutisschicht.

Behandlung wie bei Arzneiausschlägen.

Menstruationsexantheme, Monatsausschläge. Manche Krankheiten exazerbieren bei Frauen mit den Menses oder treten etwa mit ihrem Beginn oder vikariierend an ihrer Stelle auf. Bekannt ist der Herpes menstrualis an den Lippen usw., auch die Exazerbation von Ekzem, Urticaria usw. Zu Beginn der Gravidität kann schwerer, z. T. ulzeröser Herpes genitalis zur Zeit der ausbleibenden Regel entstehen und durch Geschwürsbildung venerische Infektion vortäuschen; polyzyklische Begrenzung, Fehlen von Sp. pall., Streptobazillen, Gonokokken, WaR. sichert die Diagnose (vgl. bei Herpes).

Behandlung s. bei den einzelnen Krankheiten. Bei Herp. menstrual. Abhärtung der Haut durch Chloralhydrattanninglyzerin oder -Salbe (1—2, 3—5%).

Miliaria cristallina et rubra, Schweißfriesel. Rote oder wasserklare kleine Bläschen. Folge starken Schwitzens. Im Tropenklima tritt infolge übermäßigen Schweißes der stark juckende rote Hund, prickly heat, auf, bei dem die ganze Haut, zumal wo die Kleidung anliegt oder drückt, entzündet ist.

Reichliches Einpudern mit Talkum, Vasenolpuder. evtl. 1% Salizyl- oder Thymolspiritus. Afridolseife wird gegen roten Hund empfohlen (auch vorbeugend).

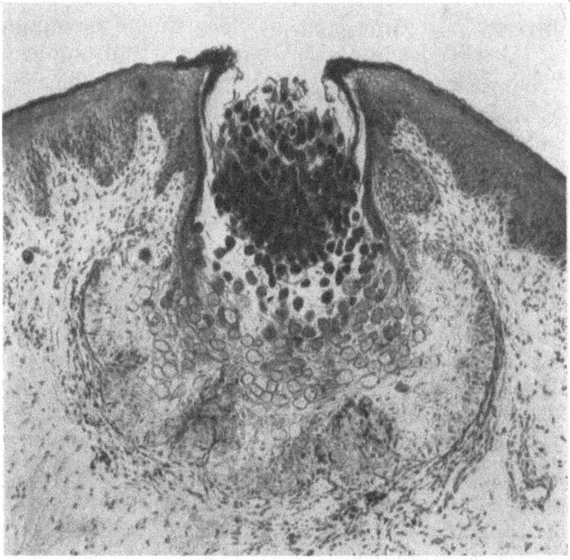

Abb. 18. Molluscum contagiosum. Im zentralen Porus (Dellwarze!) zahlreiche durch Osmiumsäure geschwärzte Molluskumkörperchen, lappiger Bau des infektiösen Epithelioms. (Vergr. 75 mal.)

Molluscum contagiosum, Dellwarze. Hanfkorn- bis erbsengroße, eigenartig glasig transparente, halbkugelige, glatte, harte Geschwülstchen, die auf der Höhe eine Delle (Porus) zeigen. An Genitalien und im Gesicht (Lider) am häufigsten, einzeln oder in Gruppen stehend, sehr langsam wachsend. Auf Druck mit Pinzette ausstülpbar (Condyloma subcutaneum); mikroskopisch Molluskumkörperchen (Glyzerinpräparat). Mit sehr langer Inkubationszeit (2—3 Mon.) übertragbares filtrierbares Virus, nach Lipschütz feinkörnig (Strongyloplasma hominis ?). Histologisch lappige talgdrüsenähnliche epidermoidale Bildung mit zahllosen ovalen, intrazellulär entstehenden Hornkügelchen, den reaktiv durch das Virus erzeugten Molluskumkörperchen (s. Abb. 18).

Expression oder Abkratzung mit dem scharfen Löffel (Äthylchlorid) und Betupfen mit Acid. carbolic. liquefact. oder Eisenchlorid, danach Resorzinsalbe (2—5%).

Morbus Fox-Fordyce, Fox-Fordycesche Krankheit. Seltene, fast nur bei Frauen in den Achselhöhlen, an Pubes, großen Labien, Anal- und Mammillargegend vorkommende (apokrine Drüsen), durch kleine halbkugelige bis konische hautfarbene bis graurötliche, dicht stehende Knötchen gekennzeichnete, mehr oder weniger stark juckende Erkrankung; daneben bräunliche Pigmentierung. Exazerbation bei Menses macht endokrine (ovarielle?) Störung wahrscheinlich. Von Neurodermitis zu unterscheiden.

Behandlung: Salben und Röntgenbestrahlung wie bei Neurodermitis (s. dort); dazu Ovarialpräparate.

Mundpflege. Da eine Anzahl Haut- und Geschlechtskrankheiten die Mund- und Zahnschleimhaut befallen können, ist sorgsame Pflege erforderlich.

Als Mundwasser empfiehlt sich an Stelle von Odol u. a. Salol 2,5, Ol. menth. pip., Ol. carv., Ol. caryophyll. āā 0,5, Saccharin. 0,04, Spir. vin. ad 100,0, zum Zahnputzen Pebeko-paste.

Mycetoma pedis, Madurafuß. In den Tropen (nackte Füße) vorkommende Pilzerkrankung der Füße und selten Hände, bei der Pilzmassen (gelbe, weiße, schwarze Fadenpilze, auf Pilznährböden züchtbar) die geschwellten Weichteile durchwachsen und Fisteln mit körnigem Eiter erzeugen; allmählich erhebliche Geschwulstbildung mit Einschmelzung und selbst Zerstörung der Knochen.

Behandlung ziemlich machtlos, Amputation im Gesunden evtl. erforderlich. Mercurochrom und Salvarsan ist zu versuchen. Auch Lugolsche Lösung wird intravenös (1—10 ccm mit 4tägigem Intervall vorsichtig) und lokal empfohlen.

Mycosis fungoides, Wucherflechte. Seltene, sehr chronisch verlaufende, stark juckende Dermatose. Man unterscheidet drei Stadien: 1. das prämykotische, erythematöse (Erythrodermia praemycotica), das, von heftigem Juckreiz begleitet, sehr lange, sogar mehrere Jahre bestehen kann; 2. das Stadium lichenoider Eruptionen oder flacher Infiltrate (verschieden große braunrote, ekzemähnliche Infiltrate); 3. das Tumorstadium, d. h. haselnuß- bis faustgroße und noch größere, braunrote, oft pilzförmige Tumoren, die nässen oder geschwürig zerfallen. Drüsen wenig geschwollen. Eosinophilie, sonst kein charakteristischer Blutbefund, wohl aber histologische Eigenart. Ätiologie unbekannt; nicht übertragbares Leiden. Histologisch findet sich ein Infiltrat bzw. Granulationsgewebe, das aus Leukozyten, vielen eosinophilen und epitheloiden, spärlicheren Plasma- und Mastzellen besteht, neben ekzemartigen Veränderungen. Differentialdiagnose gegen Ekzem, Psoriasis, Lichen ruber, Leukämie und Tumoren oft schwierig; Biopsie entscheidet sie meist klar.

Am besten wirken Arsen (Solarson-, Natr. arsenic.- oder Neosalv.-Injektionen) neben Röntgenbestrahlungen, und zwar bei oberflächlichen Herden $^1/_3$ E. D. oder 3 x ohne Filter bzw. 4 x 0,5 mm Al. jeden 7.—10. Tag, bei tieferen 10 x 4 mm Al.-Filter mehrmals in üblichen Abständen; Vorsicht, um nicht zu starken Zellzerfall herbeizuführen (toxische Wirkung). Daneben Kal. perm.-Bäder und antiseptische Verbände (Liqu. Alum. acet., H_2O_2, Kampferwein) bei Tumoren; in den ersten Stadien jucklindernde Mittel, Calmitol, Menthol, Tumenol-Ammon., wie beim Ekzem (s. auch Pruritus).

Myiasis dermatosa (muscosa aut oestrosa). Fliegenmadenkrankheit. Ansiedlung von Fliegenmaden durch Eierablage von Musziden oder Östriden, verschiedenen Fliegenarten in Wunden, Nase, Ohr oder auf verlaustem Haar. Stark bewegliche Maden, leicht erkennbar.

Behandlung mit Naphthalinöl (10 %), wie bei Pediculi capitis, bei Ansiedlung auf dem Kopf; sonst Ablesen, Sublimatlösung, 5 % Salizyl- oder Karbolöl.

Myiasis linearis cutis, Creeping eruption, Larva migrans, Hautmaulwurf. Eigentümlich gebogene und verschlungene, oft sehr lange schmale rote Linie, von der Larve von Gastrophilus, Hypoderma, Dermatobia gebohrt; diese sitzt am Ende des Ganges und ist sehr schwer zu fassen.

Behandlung besteht in Zerstörung des Gangendes und Entfernung oder Vernichtung der Larve. Versuch mit Jodtinktur oder Sublimat-Salizylsäurespiritus (1 %, 2 %), Chloräthylerfrierung des Gangendes.

Myxoedema cutis, Schleimschwellung der Haut, ist eine endokrin durch Insuffizienz der Schilddrüse bedingte teigige Schwellung der Haut, die auf Fingerdruck keine Grube hinterläßt, und Teilerscheinung der Cachexia thyreo- (strumi-) priva; dabei stumpfer Gesichtsausdruck, Zunge schwerer beweglich, Kretinismus. Histologisch findet sich Ablagerung einer muzinartigen Substanz in Kutis und Subkutis. Auch ein umschriebenes Myxoedema tuberosum ist selten beobachtet mit an Sklerodermie erinnernder schmerzloser derber Schwellung der Haut und Veränderung des Haarwuchses daselbst (Unterschenkel usw.).

Behandlung mit Schilddrüsenpräparaten (s. Einleitung).

Naevi, Muttermäler. Angeborene oder erst mehr oder weniger lange nach der Geburt auftretende gutartige Neubildungen (bzw. Mißbildungen), letztere als Naevi tardi bezeichnet. Sie entstehen durch Vermehrung der Blutgefäße als rote bis blaurote Flecke, Scheiben und zusammendrückbare, zum Teil entleerbare Geschwülste (Naevi aranei, vasculosi, Angiome, Kavernome), durch Zunahme des Pigments als braune Flecke oder größere scharf begrenzte Flächen (Naevi pigmentosi) oder auch des

Bindegewebes und gewisser Zellen, sog. Naevuszellen, deren epidermoidale Herkunft als wahrscheinlich gilt, als verschieden konsistente und mehr oder weniger dunkle warzige Tumoren (verruköse weiche und harte Naevi). Durch tiefer gelegene große Chromatoblasten gebildete blaue Naevi von Linsen- bis Bohnengröße (Gesicht, Gesäß, Handrücken usw.) und völlig pigmentlose kleinere und größere Naevi albi bzw. anaemici (Brust, Rücken usw.), die gegenüber Vitiligo sich auf Reiben nicht röten, werden seltener beobachtet (vgl. Neurinomatosis). Durch Sprossung und Wucherung epidermoidaler Zellen von Drüsen (Naevi sebacei, syringomatosi), Haarbälgen (Naevi trichoepitheliomatosi) kommen ferner gruppierte oder zerstreut stehende kleine Tumoren von verschiedener Färbung oder Konsistenz zustande. Manche Naevi sind strichförmig angeordnet (Naevi lineares), andre dunkel gefärbt und stark behaart (Naevi pilosi und Tierfellnaevi). Auch die seltenen flächenhaft aus hautfarbenen wenig auffallenden flachen eckigen Papeln (Bindegewebsvermehrung) zusammengesetzten Pflastersteinnaevi, die fleischrote druckschmerzhafte Knötchen zeigenden myomatösen (aus glatten Muskelfaserbündeln bestehend) und die sehr seltenen heterotopes Fettgewebe aufweisenden adipösen seien hier genannt. Die Diagnose dieser Naevi und Neubildungen ist oft nur durch die histologische Untersuchung (Biopsie) möglich. Vgl. gutartige Hautgeschwülste und Adenome (Syringome usw.).

Zur Behandlung der Naevi dienen Exstirpation, CO_2-Schnee (10—30—60''), Elektrolyse, Röntgen- ($^2/_3$—1 E. D. oder 20—30 x 4 mm Alum. oder 0,5 mm Zink), Radium- oder Mesothorbestrahlung (s. Einleitung). Für Naevi aranei ist Elektrolyse, Kaltkaustik, Mikrobrenner, für alle andern Gefäßnaevi und Angiome oder Kavernome (auch Lymphangiome) CO_2-Schnee mit folgender Radium- oder auch Röntgenbestrahlung das beste (s. dort); das gleiche gilt für Naevi sebacei und die seltenen Schweißdrüsennaevi, zellige Warzen- und Pigmentnaevi. Bei flachen Pigmentnaevi CO_2-Schnee. Bei kleinen weichen Naevi auch Elektrolyse, Kaltkaustik oder Elektrokoagulation; auch Buckysche Grenzstrahlung wird empfohlen. Myomatöse Naevi werden exstirpiert oder mit Röntgen behandelt ($^2/_3$—1 E. D. oder 20—30 x 4 mm Al.-Filter); auch Diathermie und Kaltkauter wirken oft günstig und schnell.

Bei strichförmigen Naevi und Tierfellnaevus ist ebenfalls CO_2-Schnee mit nachfolgender Röntgen- oder Radiumbestrahlung oder Kaltkaustik zu versuchen.

Trefflich bewährt für Feuermäler (Naevi vasculosi) ist Thorium X-Degeasalbe (1000 oder 2500 e. E.) in folgender Anwendung: Aufstreichen der frisch bezogenen Salbe in dünner Schicht, darüber Guttapercha und Pflasterverband; Abnahme nach 24, später 48 Stunden; nach 6—8 Wochen wird die Applikation wiederholt, im ganzen 5—8 mal; dabei erfolgt langsame Aufhellung des Naevus unter schwacher vorübergehender Pigmentierung (s. Einleitung).

Nagelerkrankungen, Onychosen. Die Nägel wachsen täglich etwa 0,1 mm oder wenig mehr (bis 0,14 mm), also im Monat etwa 3—4 mm Bei fieberhaften Erkrankungen entstehen nicht selten Querfurchen, vertiefte sog. Beausche Linien, aus deren Entfernung von der Nagelmatrix die Zeit der Infektionskrankheiten (Grippe, Epididymitis usw.) ungefähr berechnet werden kann. Die Nagelaffektionen sind oft schwer zu deuten und vielgestaltig; ihre richtige Bewertung erfordert viel Übung. Die wichtigsten sind angeborener Mangel der Nägel, Anonychia, Ausfall der Nägel, Onycholysis totalis, der bei verschiedenen Krankheiten (Epidermolysis heredit., Sklerodermie, Erythrodermien, toxischen Erythemen usw.) erfolgen kann; Onycholysis partialis, teilweise Ablösung vom Nagelbett, die durch gewerbliche Schädigungen usw. bedingt werden kann. Als Koilonychie, Löffelnägel (spoon nails) wird eine Ablösung am Rande und napfförmige Aushöhlung (Verbiegung) der Nagelplatte bezeichnet, die bei verschiedenen Krankheiten (Ekzem usw.) vorkommt. Bei Ekzem der Finger ist die Nagelplatte nicht selten unregelmäßig, zeigt Furchen und Vertiefungen mannigfacher Form. Bei Psoriasis finden sich punktförmige Löcher in der Substanz (Grübchen- oder Tüpfelnägel) und parakeratotische Lockerungen der subungualen Hornschicht und der Nagelplatte selbst (graugrünlichschmutzig gefärbt) mit teilweiser Abhebung derselben. Dystrophische Veränderungen sind bei manchen Nervenleiden (Syringomyelie, Neuritis, Morvan- und Raynaudscher Krankheit, Tabes, Hemiplegie usw.) in Gestalt von Atrophie, Brüchigkeit (Scabrities unguium), Deformierung, auch Verdickung bekannt. Als Onychogryphosis wird eine Veränderung bezeichnet, die in einer sehr harten Konsistenz und Verdickung mit widderhornförmiger Krümmung besteht und besonders an der großen Zehe (durch Druck?) auftritt. Vergrößerung des Nagels, Onychauxis (Megalonychie), wird z. B. bei Akromegalie gefunden. Hyperkeratosis subungualis findet sich bei verschiedenen Krankheiten, auch Lues, Ichthyosis, Pityriasis rubra pilaris, selten auch bei Psoriasis. Als Leukonychia bezeichnet man fleckförmige (partialis) und völlige (totalis) Weißfärbung der Nagelplatte; sie beruht wohl auf Luftgehalt des Nagels. Besonders wichtig sind die parasitären Onychomykosen (O. favosa, trichophytica), die bei diesen Krankheiten beschrieben werden; auch eine Leukonychia trichophytica (glatte, weiße, rundliche Flecke mit reichlichen Pilzfäden) kommt vor. Nicht verkannt werden darf die Onychia syphilitica, die bei erworbener Lues meist einige, bei Lues congenita oft alle Nägel betrifft und mit Paronychie einhergeht; sie kann auch ulzerös werden; auch andre Störungen (Längsfurchung, Brüchigkeit usw.) kommen bei Lues vor. Von sonstigen Nagelaffektionen sei noch die Längsleisten- und Längsspaltenbildung, die Aufsplitterung in einzelne Blättchen (Onychoschisis), die abnorm weiche Konsistenz (Hapalonychia), wie sie bei Schweißfuß vorkommt, und ihr Gegensatz, die sehr harte undurchsichtige Beschaffenheit mit gelblicher Verfärbung (Skleronychia), die stärkere Wölbung und Verbreiterung bei Herz- und Lungenkranken (Trommelschlegelfinger), endlich die schmerzhaften sub- und periungualen Warzen genannt. Sehr selten sind subunguale Tumoren (Angiome, Angiosarkome, Endotheliome), die schmerzhaft und von Gefäßerweiterungen (auf Druck bestehen bleibend) bedeckt sind. — Über Glanznägel s. bei Prurigo.

Schließlich seien noch die durch pyogene Kokken bedingten Paronychien und der eingewachsene Nagel, Unguis incarnatus, erwähnt; bei hartnäckigen Erkrankungen solcher Art muß auch an Ulcus molle (Streptobazillen, sehr schmerzhaft, Bubo), Primäraffekt, Chancre panaris (nicht immer auffallend hart, mehr seröse Absonderung, Spir. pall., indolente Drüsen), und die seltene Tuberkulose bzw. Lupus gedacht werden. Schädigungen dieser und andrer Art können durch unsaubere Mani- und Pedikuren hervorgerufen werden.

Die Behandlung dieser mannigfachen Nagelkrankheiten erfolgt je nach dem vorliegenden Grundleiden (Lues, Psoriasis Ekzem, Favus, Trichophytie usw.). Bei vielen Nagelkrankheiten wirken Röntgenbestrahlungen ($^1/_3$ E. D. oder 3 x ohne bzw. 4 x bei 0,5 mm Al.-Filter alle 10 Tage, im ganzen 3) gut, die besonders bei Psoriasis, Ekzem und trophischen Störungen zu verwenden sind. Innerlich Arsenpräparate zur Kräftigung der Hornbildung und Hormonpräparate (Glandole usw.) bei der Möglichkeit einer endokrinen Störung. Äußerlich Salizylanthrasol- oder Liqu. carbon. det.-Salbe (2, 5—10%), Salizylanthrasolspiritus (2,10%), Veielscher Spiritus, Sacksche Lösung wie bei Ekzem, Psoriasis usw. Bei Pilzkrankheiten ist verd. Jodtinktur mit Zusatz von Acid. salicyl. (10%), Chrysarobin (1% Paste), Pyrogallol (5—10% Spiritus), Arningsche Tinktur oder Salizylresorzinsalbe (je 10%), daneben Bäder mit Seife, Liqu. Alum. acet., Kal. permang., Sublimat usw. vorteilhaft. Bei Hyperkeratosen müssen stärkere Salizylsalben und Pflaster (letztere 20% u. mehr) benutzt werden. Schließlich ist nicht selten chirurgische Behandlung erforderlich (Extraktion eines Teils oder des ganzen Nagels nach Längsspaltung mit feiner Schere), bei Tumoren Exzision im Gesunden.

Niednägel sind vorsichtig und sauber mit feiner gebogener Schere zu entfernen. Einreiben mit Lanolincreme (evtl. mit 2% Acid. salicyl.) glättet den Falz; Polierpulver (Stann. oxydat., Pulv. lapid. smirid., Talc. ven. $\overline{aa}$ 5,0, Karmin 0,2) mit Spir. Colon. verrieben, macht die Nagelplatte evtl. schön glänzend.

Nasenröte (s. auch Acne rosacea). Bei anämischen Frauen, mitunter Folge von Erfrierung, auch endokriner Störung (Wechseljahre).

Warm waschen; Betupfung mit heißem Salizylresorzinwasser. 1% Salizylspiritus oder Benzin. Ichthyol- oder Thigenolsalben (2—5%), Entfernung mit Benzin, das vorübergehendes

Blasserwerden bewirkt; tags hautfarbener Puder (s. Einleitung). CO_2-Schneebehandlung (10″) gut. Vermeidung heißer und alkoholischer Getränke, Arsen oder Ichthalbin innerlich zu versuchen.

Neurofibromatosis (Neurinomatosis), Recklinghausensche Krankheit. Auf angeborener Anlage beruhende Mißbildung der Haut und des Nervensystems, bestehend aus braunen Pigmentmälern, selten auch weißen (Naevi albi), meist massenhaften kleinern und größern weichen Geschwülsten, blauen Flecken; auch plexiforme Neurome und pachydermische Hautlappenbildungen (ähnlich schlaffen Mammae pendutae), Dermatolysis genannt, kommen vor, z. B. an Augenbrauen, Rumpf, selbst Fußsohle. Daneben oft geistige Minderwertigkeit, Tumoren im Munde, am Zentralnervensystem und markhaltige Nervenfasern auf der Retina. Beginn im kindlichen oder jugendlichen Alter. Histologisch handelt es sich um Fibrome und Nervenfasergeschwülste oder Neurinome (von Schwannschen Zellen ausgehend = periphere Gliome). Ätiologisch liegt eine Systemerkrankung auf erblicher Veranlagung wohl mit Störungen endokriner Drüsen (Vergrößerung der Hypophyse, Nebenniere usw.) vor.

Behandlung kann nur in Exstirpation großer Tumoren bestehen.

Nodositates juxtarticulares, gelenknahe Hautknoten. Subkutane rundliche oder gelappte derbe Knotenbildungen in der Nähe der Arm- oder Beingelenke (bes. Streckseite der Ellbogen und Kniee), schmerzlos, verschieblich, können ulzerieren und fistulös werden; meist in den Tropen, bei Farbigen. Ursache dieser fibromartigen Bildungen ist oft Lues und Framboesie (Sp. + im Gewebe); serolog. Reakt. positiv.

Behandlung mit Salvarsan (+Bi bei Lues) erfolgreich.

Ochronosis, Knorpelverfärbung. Seltene durch gelbe bis schwarzbraune körnig-schollige Pigmentmassen (dem Melanin bzw. Lipofuszin nahestehend) in Knorpeln, Gelenkkapseln, Sehnen usw. bedingte Verfärbung, die infolge von Interferenz durch die Haut blaugrau bis -schwarz erscheint und besonders an Ohren-, Augen-, Nasenknorpel erkennbar, selten das ganze Gesicht betrifft. Tritt infolge von chronischer Phenolintoxikation (Karbolumschläge auf Geschwüre) und Alkaptonurie auf.

Behandlung besteht in Weglassen der schädigenden Ursache.

Oslersche Krankheit, Teleangiectasia haemorrhagica hereditaria. Sehr seltenes familiäres, anscheinend dominant vererbbares Leiden, erkennbar an Teleangi-, Phlebektasien, venösen Angiomen der Gesichtshaut und Varizen der Mund- und Nasenschleimhaut (Septum) mit Neigung zu häufigen und schwächenden Blutungen, die zu Anämie führen und die Lebensdauer herabsetzen; von Hämophilie abzutrennen (Status varicosus).

Behandlung allgemein mit Kalzium, Styptica, Roborantien (Arsen, Eisen usw.); Leberdiät soll nützlich sein. Ruhe und Vorsicht mit Traumen. Örtlich mit Kaustik, Elektrolyse, Karbolinjektion (vgl. Varizen und Hämorrhoiden).

Pediculosis, Läusekrankheit. Hierher gehören die durch Pediculus capitis, pubis und vestimentorum hervorgerufenen Erkrankungen.

a) **Pediculi capitis, Kopfläuse.** Bei Jucken, Kratzeffekten, impetiginösem Ekzem, Drüsen an Kopf und Nacken stets sorgfältig nach Pediculi und Nissen suchen, auch bei Kindern und Frauen besserer Kreise (Übertragung in der Schule, auf Reisen); am leichtesten an Schläfen- und Nackenhaaren zu finden, zweifelhafte Nissen mit Lupe oder Mikroskop ansehen, wobei man vollsaftige, lebende von vertrockneten, toten unterscheiden kann. Durch Pediculi capitis (Blepharitis, Halsdrüsen, Ekzem) kann Skrofulose vorgetäuscht werden.

Ältere bewährte Mittel zur Abtötung der Läuse und ihrer Eier sind 10% Naphthalinöl*) (Naphthalin 10,0, Ol. sesam. oder lini ad 100,0), Acetum sabadillae; ersteres ist bei starker Krustenbildung und wunden Stellen vorzuziehen, da es nicht so beißt wie Sabadillessig; Petroleum und Perubalsam, zu gleichen Teilen mit Öl gemischt, sind auch gebräuchlich. Anlegen eines gut schließenden Flanellverbandes (Läusekappe) ist für den Erfolg wesentlich; darüber evtl. noch Gummipapier. Gewöhnlich sind nach 24 Stunden, in schwereren Fällen erst nach 48 Stunden die Läuse und ihre Brut vernichtet; bei starker Verklebung der Haare (Weichselzopf) läßt man die Kappe 3 Tage erneut anlegen. Frauenhaar braucht und soll nicht kurz geschnitten werden, da diese grausame entstellende Maßnahme überflüssig ist; bei Männern und Knaben Kurzschneiden empfehlenswert. Nachbehandlung mit heißen Seifenwaschungen und sorgfältigem Durchkämmen erst mit gröberem, dann mit Staubkamm. Neuerdings wird das bequem anwendbare Cuprex (Orig.-Fl. zu 25, 50, 200, 500 und 1000 g) vorgezogen; 50 g genügen zur gründlichen Einreibung (bei Augenschutz durch Tuch oder Zellstoff); schon nach 1 bis 1½ Stunde kann mit lauwarmem Wasser und Seife gewaschen und Staubkamm ausgekämmt werden. Bettwäsche wechseln, Desinfizieren der Hüte und sonstigen Kopfbedeckungen mit Sublimatspiritus (1%), Benzin oder Terpentin. Gegen Pyodermien und Ekzem 5—10% Salizylschwefel- oder Hg-Präzipitatsalbe oder bei sehr reizbarer Haut Salizylborsalbe (2 bzw. 5%) evtl. neben Arg. nitr.- oder Trypaflavinpinselung.

b) **Pediculi pubis (Phthirii inguinales, Morpiones), Filzläuse.** Diese sitzen nicht nur in den Schamhaaren, Achselhaaren und stärkeren Haaren des Rumpfs und der Extremitäten, sondern auch an feinern Lanugohaaren, selten auch im Bart, an Augenbrauen und Wimpern und ganz

*) Intoxikationen sah ich nie, doch ist besonders bei kleinen Kindern darauf zu achten.

ausnahmsweise an den Rändern des Kopfhaars. Lividblaue Flecke, Maculae caeruleae (Tâches bleues) besonders an Hüften, Kreuz, Achseln usw., durch Biß und Sekret der Tiere entstehend (Umwandlung des Hämoglobins?) gestatten dem Geübten Diagnose aus der Ferne.

Das beste Mittel ist Einreiben mit 1% Sublimatglyzerin (weniger gut Acet. Sabadill.) 1—2mal täglich, 3 Tage hintereinander, zur Sicherheit nach 8 Tagen nochmals 2 Tage und Seifenbäder. Bei Hautreizung Pudern. Cuprex (25 g-Flasche genügt) beseitigt bei 10' langer gründlicher Einreibung die Phthirii; danach Wäschewechsel. Graue Salbe ist zwar wirksam, aber zu widerraten, weil sie die Wäsche beschmutzt und die Haut stark reizen kann. Auch Ung. Calomel. Heyden oder 20% weiße Präzipitatsalbe, Mitigal, Ristin u. a. können ähnlich wie Sublimatglyzerin angewendet werden. Bezüglich Hg-Dermatitis s. bei Arzneiausschlägen. Wäschewechsel und Reinigung! Phthirii der Zilien sucht man ab und wendet 1—2% gelbe Quecksilbersalbe an; an den Brauen Sublimatglyzerin. Auch Peruol oder Perubalsam (mit Spiritus $\overline{aa}$) sind brauchbar.

c) **Pediculi vestimentorum, Kleiderläuse.** Sitzen vorzugsweise in den Hemden- und Kleiderfalten, Nisse aber auch an den Haaren (After, Pubes). Charakteristische Kratzeffekte an Schulter-, Kreuz- und Hüftgegend. Wichtig als Überträger von Krankheiten, vor allem des Flecktyphus (Verschleppung durch Luftstrom)! Bei Kindern selten. Gute Beleuchtung und Lupe für Erkennung weniger Exemplare wichtig. Nach langem Bestehen tiefdunkle Hautpigmentierung (Vagabunden-Melanodermie). Differentialdiagnose gegen Morbus Addison (s. dort).

Desinfektion aller Kleider und Wäsche in strömendem Wasserdampf, trockner Hitze von 80° in mit Naphthalindampf gesättigter Luft (Kästen mit seitlich luftdicht angebrachter Retorte zum Erhitzen des Naphthalins — auch für Ledersachen unschädlich!) oder durch Ausschwefeln (schweflige Säure). Außerdem 25% Schwefelsalbe zur Einreibung des Körpers (Nisse an Haaren!) oder Perubalsam (mit Alkohol aa) oder Ol. therebinthin. rectificat. Prophylaktisch ist am besten Einbürsten der Wäsche und Kleiderfalten mit Sulf. praecip., Talc. ven. aa. Das ferner empfohlene 3% Trikresolpuder oder Naphthalin riecht übel. Im Krieg hat sich Entlausung in besondern Entlausungsanstalten bestens bewährt. Außerdem sind heiße Seifenbäder und seidene Unterwäsche empfehlenswert.

Pellagra, Maismehlvergiftung. In südlichen (Italien, Balkan usw.) Ländern vorkommende chronische Intoxikation durch verdorbenes Maismehl (Polenta). Nervöse und Allgemeinsymptome, wie Kopf- und Gliederschmerz, Unruhe, Diarrhöe, Fieber, Abmagerung; später Kachexie, psychische Störungen und Demenz. Oft tödliches Leiden. An der Haut das pellagröse Erythem im Gesicht (zuweilen mit Hyperkeratose und Krustenbildung an der Nase), am Hals (pellagröses Halsband), Handrücken, Vorderarmen usw., also an den unbekleideten Teilen als Folge der Sonnenbestrahlung (aktinisch-toxische Dermatose). Später Atrophie der Hautstellen. Analoge Lichtschädigung bei der Buchweizenkrankheit der Schweine (Fagopyrismus) usw. Vgl. auch Melanodermitis durch Teer, Schmieröl usw.

Behandlung besteht in Fortlassung des verdorbenen Maismehles (auch Maisschnaps!), roborierender Diät, Zitronensaft, Schutz vor Sonnen- bes. Ultraviolettstrahlung.

Pemphigus hystericus und **arteficialis, Selbstverletzungen** bei Hysterischen oder Simulanten, s. bei Hautgangrän.

Genaue Beobachtung, Durchsuchung der Sachen, abschließender Verband, psychische Behandlung; örtlich Salizyl-, Pellidolpaste oder Borsalbe, Bäder.

Pemphigus vulgaris (acutus) chronicus, Pemphigus foliaceus, vegetans, Blasensucht. Schwere, häufig tödlich endende Krankheit, oft mit Fieber und Allgemeinstörungen einhergehend, charakterisiert durch das Auftreten großer erst seröser, dann getrübter Blasen auf der Haut und den Schleimhäuten. Akute Form selten, schwer und bald zum Tod führend (Art Sepsis?). Gewöhnlich subakut oder chronisch; Beginn nicht selten an den Schleimhäuten (Mund, Larynx usw.). Epidermis oft bei Druck leicht verschieblich gegen Unterlage (Deckschichtlockerung — Nikolskysches Phänomen). Oft Eosinophilie im Blute und in den Blasen sowie im Gewebe an ihrem Grunde. Beim Pemphigus foliaceus (Schälblasensucht) versiegt die Blasenbildung, und es kommt zu hochgradiger blätterteigartiger Abstoßung der Hornschicht am ganzen Körper (ähnlich Dermatitis exfoliativa); bei Pemphigus vegetans (Wucherblasensucht) entstehen an breite Kondylome erinnernde wuchernde Flächen an Genitalien, After, Achselhöhlen usw. mit einem Saum feinster Bläschen am Rand; Verwechselung mit Lues vermeiden (Sp. pall., WaR.)! Bei frischem vulgären Pemphigus Möglichkeit einer Verwechselung mit bullösem Erythema exsudativum, bullöser Impetigo, Pemphigus hystericus, bullösen Arzneiexanthemen beachten! Gegenüber Dermatitis Duhring pflegt keine externe und interne Jodüberempfindlichkeit zu bestehen.

Innerlich vor allem Chinin (3 mal 0,25—0,5) lange Zeit; auch Arsenpräparate (Solarson, Neo-, Neosilbersalvarsan) manchmal nützlich, Salvarsan wirkt aber auch zuweilen schädlich; bei pruriginösen Formen auch Antipyrin oder Aspirin; bei hochgradigem Schmerz und Schlaflosigkeit Morphium oder Pantopon, Schlafmittel. Auch Kalzium und Injektion von Normalserum (s. Einleitung) wird empfohlen.

Äußerlich Bäder mit Kal. perm. oder Schwefel, Puderung, 1—2% Salizylborzinköl, Borsalizylsalbe (5, 1%) mit Verbänden, 5% Tumenoltrockenpinselung. Bepinseln mit 1 bis 2% Trypaflavinlösung evtl. mit Spirituszusatz (30—50%), zur Verhütung sekundärer Infektion (Pyodermie, Sepsis). Bei großer Schmerzhaftigkeit 10% Zykloform- oder Anästhesinzusatz zu den Salben. Weiche Wäsche, lockere Verbände. Offene Stellen mit 2—5% Arg. nitr.-Lösung betupfen. Auch Teersalben und Teerpinselungen können nützlich sein. In schweren Fällen Hebras permanentes Wasserbad (37°) s. dort. Blasenbildungen im Munde werden mit Gurgelung von H_2O_2, Pinselungen mit Arg. nitric. (evtl. auch Alpin. nitr. 2—5%) behandelt. Daneben gute Ernährung, Stärkungsmittel (Somatose, Tropon, Sanatogen, Vigantol, Recresal usw.).

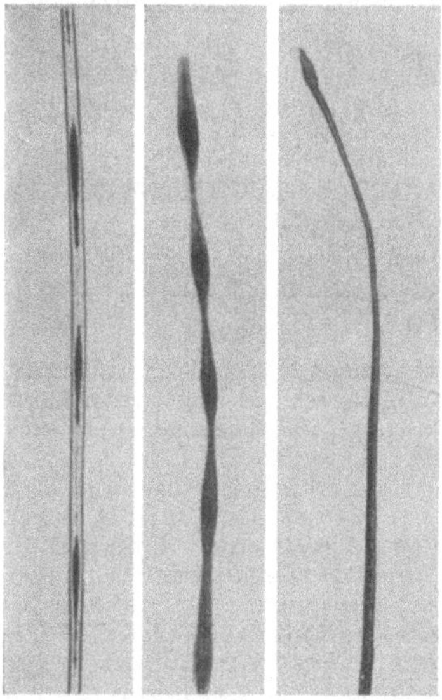

a) b) c)

Abb. 19. Haarerkrankungen.
a) Ringelhaar von Menschen.
b) Spindelhaar beim Menschen.
c) Haar bei Alopecia areata über dem Wurzelende dünner und pigmentlos.
(Alle 30mal vergr.)

Bei Pemphigus foliaceus und vegetans neben Kal. perm.- oder Schwefelbädern Sal.-Resorzin- oder Liqu. Alum. acet. Umschläge, ferner Röntgenbestrahlung (1/3 E.D. oder 3 x ohne bzw. 4 x bei 0,5 mm Al.-Filter jeden 10. Tag) und Schwefeltrockenpinselung.

Auch Lichtbehandlung (Höhensonne) ist mitunter nützlich bei Pemphigus vulgaris. Ferner wird Röntgenbestrahlung der Ovarien (bzw. Hoden) empfohlen (10—20% der H. E. D. unter 0,5 mm Cu oder Zn).

Pili annulati, Ringelhaare. Haare bei gleicher Dicke abwechselnd hell und dunkel gefärbt infolge intermittierenden Luftgehalts (s. Abb. 19).

Behandlung: 10% Sulfoformöl und evtl. Haare färben.

Pili moniliformes (Aplasia pilorum intermittens), Spindelhaare. Haare zeigen regelmäßig spindelartige Auftreibungen (etwa

1 mm lang), sind kurz und brechen an den Einschnürungen leicht ab. Familiäre erbliche Anomalie, mit Keratosis pilaris vergesellschaftet (s. Abb. 19).

Salizylsulfoformöl (2,10%), Salizylschwefelsalbe (2,10%), evtl. auch Quarzlampe können versucht werden.

Pityriasis rosea, Schuppenröschen. Akute, früher mit Trichophytie zusammengeworfene Erkrankung, beginnt mit oberflächlichen roten Flecken, die schnell peripher wachsen, sehr bald im Zentrum trockne Schüppchen zeigen und runde oder ovale, mit der Längsachse in der Spaltrichtung der Haut gelegene medaillonartige Scheiben bilden, die rosaroten Saum und gelbliches schilfriges Zentrum aufweisen. Lokalisation Rumpf, besonders Seitenteile, seltener Extremitäten, Hals und Gesicht, sehr selten Kopfhaut. Ursache unbekannt. Tragen ungewaschener Wollwäsche häufig anamnestisch festzustellen. Pilzbefund negativ. Im Beginn Verwechselung mit Roseola syphil. vermeiden, die nie Schuppung zeigt (ferner Drüsen, WaR. usw.).

Nicht baden! Wasser und Waschen befördert die Ausbreitung. Zur Behandlung genügt 2% Salizylvaseline, 2% Salizylschwefel- oder Resorzinsalbe nebst Talkumpuderung. Auch 5—10% Schwefeltrockenpinselung (Rez. 41, 42) empfehlenswert. In hartnäckigen Fällen stärkere Salizylschwefelsalbe (2,10%) oder auch $^1/_{10}$% Chrysarobinpaste, evtl. Röntgenbehandlung (wie bei Psoriasis). Wollwäsche meiden! Bei reizbarer Haut nur 2% Salizylvaseline oder Salizylborzinköl. Bei nachbleibendem Juckreiz Thymolmentholspiritus ($^3/_4$, 1%) mit 10% Glyzerinzusatz und Pudern. Höhensonnebestrahlung (5 Min.) ist gut wirksam, aber meist nicht nötig.

Pityriasis rubra pilaris, Stachelflechte. Wird von manchen mit Lichen ruber acuminatus für identisch gehalten; charakteristisch durch das Auftreten derber follikulärer konischer, weißgrauer bis rötlichbrauner Knötchen und reibeisenartige Rauhigkeit der Haut. Prädilektionsstellen sind die Streckseiten der Unterarme und Unterschenkel, Hand- und Fingerrücken (besonders Grundglieder), doch können auch alle übrigen Körperteile befallen sein. Oft weisen Handteller und Fußsohlen dicke Schwielenbildungen auf. Vgl. Lichen ruber acuminatus.

Arsen meist ohne Erfolg. Täglich oder 2—3mal wöchentlich heiße Seifenbäder und danach Einreiben mit 5—10% Salizyl- oder Salizylschwefelsalbe (auch mit Anthrasol), an den schwieligen Handtellern und Fußsohlen 5—10% Salizylhebrasalbe oder Salizylseifentrikoplast. Evtl. Röntgen wie bei Lichen ruber.

Plaut-Vincentsche Halsentzündung, Angina ulcero-membranacea (fuso-spirochaetosa). Die nicht seltene Erkrankung macht neben akut einsetzenden Halsschmerzen wenig Allgemeinbeschwerden und meist kein Fieber, selten höheres; sie tritt gewöhnlich einseitig mit gelbgrauem diphtheroiden Belag auf, begleitet von mäßiger

Schwellung der regionären in Kieferwinkelhöhe vor und unter dem M. sternocleidomastoideus gelegenen Zervikaldrüse; häufig wird sie ulzerös, selten ist sie lakunär. Umgebende Schleimhaut ist lividrot; auch Mundschleimhaut und Gaumen können von membranösen oder ulzerösen rundlichen Herden betroffen sein (s. Stomatitis ulc.-membr.). Im Ausstrich zahlreiche grobe Spir. Vincenti und fusiforme Bazillen (Dunkelfeld, Karbolfuchsinfärbung, Tusche). Differentialdiagnose gegen syphilitischen Primäraffekt (derbere auf Glasdruck abblassende Röte der Tonsille, harte Drüse, Sp. pall. + im tieferen Geschabe und Drüsenpunktat, evtl. serologische Reaktion — übrigens kann ein Primäraffekt mit Pl. V.-Angina ebenso wie mit Diphtherie superinfiziert sein!), Angina syphilitica (Sp. p. +, WaR. +, meist zartere doppelseitige Beläge, sonstige Zeichen wie Exanthem usw.), Gumma (WaR. +, tiefere Ulzeration), Diphtherie (dickerer Belag, schwerere Erkrankung, Di.-Baz. + (mikroskopisch und Kultur). Gegen Angina lacunaris (Fieber, Kopfschmerz, stärkerer Halsschmerz, gelbe lakunäre kleine, seltener mehr konfluierte Beläge, Streptokokken +) und Peritonsillitis, Mandelabszeß ist die Diagnose leichter abzugrenzen.

Örtliche Behandlung mit Neosalvarsan-Glyzerin (0,15 : 15,0—20,0) oder Solut. Lugol täglich; auch intravenöse Injektion (0,3—0,45 g) in schwereren Fällen; sonst Schonung, Gurgeln; Bettruhe nur selten erforderlich. Urinüberwachung, Nachbeobachten auf Lues besonders bei auffallender Drüsenschwellung (Sp. pall. s. oben, serol. Reaktion). Neos.-Glyzerin ist auch bei andern Halsentzündungen, selbst Diphtherie, manchmal nützlich (gewöhnl. Angina, Aphthen usw.).

Polycythaemia, Polyglobulie, Rotblütigkeit. Mit Vermehrung der Zahl der Erythrozyten einhergehende auffallend blaurote Färbung der Haut und Schleimhäute mit Neigung zu Blutungen, Schwindel und Kopfschmerz, Milz und Leber vergrößert, Trommelschlegelfinger. Auf Lues achten.

Behandlung: Aderlaß, Röntgenbestrahlung der Knochen mit 0,5 mm Zink- + 1,0 Alum.-Filter ($^1/_3$—$^1/_2$ E. D.). Evtl. Salvarsanwismutkur.

Porokeratosis (Mibelli), **Porschwielen.** Seltene, durch rundliche Scheiben mit bogigem scharfen rillenförmigen Hornsaum charakterisierte nävusartige, familiäre, erbliche Dermatose, bes. an den Extremitäten (Händen).

Behandlung mit Salizylsalben, Röntgenstrahlen versuchen.

Prurigo, Juckblattern. Mit dieser Bezeichnung werden mehrere chronische Dermatosen belegt, die primären heftigen Juckreiz und nachfolgende kleine Knötchen (Prurigopapeln) oder Lichenisation gemeinsam haben. Hierher gehören:

1. **Prurigo simplex infantum, Strofulus** (Urticaria chronica oder Lichen urticatus) **infantum, Juckpöckchen.** Eine in den ersten Lebensjahren häufige, durch heftig juckende papulöse, oft ein kleines Bläschen

tragende urtikarielle Knötchen charakterisierte Krankheit, die nach Monaten oder Jahren (im 4.—6. Lebensjahr) gewöhnlich erlischt, aber in seltenen Fällen in die echte Prurigo Hebrae übergehen kann. Mitunter bei Verdauungsstörungen zur Zeit des Zahndurchbruchs (sog. „Zahnpocken"); oft auch bei sonst gesunden Kindern infolge Nährschadens (zu viel fette Milch, Überempfindlichkeit [Allergisierung] gegen artfremdes Eiweiß).

2. **Prurigo Hebrae, Juckblattern,** ebenfalls in früher Kindheit, meist im 2. Lebensjahr beginnend, mit starkem Juckreiz an den Streckseiten der Extremitäten und dem Gesäß; dabei kleinste, mehr fühl- als sichtbare Knötchen, die bald aufgekratzt werden. Gesicht (eigentümlich blaßgraue Farbe), Knie- und Ellbeugen gewöhnlich frei, schubweise Exazerbationen. Allmählich Anschwellung der Femoral- und Achseldrüsen (Prurigobubonen). Mildere und schwerere Formen (Prurigo mitis bzw. ferox); bei letzterer Juckreiz so heftig, daß Schlaf und Ernährung gestört ist, und Bürsten, Striegel usw. zum Kratzen benutzt werden statt der nicht mehr genügenden, glatt abgeschliffenen, wie polierten und glänzenden Fingernägel (Glanznägel). Oft Eosinophilie in der Haut und im Blut und Kombination mit neurodermitischen Herden. Auf endokrine Störungen achten; ferner auf sog. Hausallergene (Schimmelpilzsporen usw.), worauf der Umstand, daß Aufnahme ins Hospital oft schon bessert, hinweist.

3. **Prurigo symptomatica** oder **diathetica, Juckknötchen.** Prurigoartige Effloreszenzen bei Pseudoleukämie, Malaria chron., chronischen Nierenleiden, Tumoren, Intoxikationen usw.

4. **Prurigo nodularis (Urticaria perstans papulosa [et verrucosa]). Juck- (Nessel-) Knoten.** Seltene, durch Auftreten mehr oder weniger zahlreicher, besonders an den Armen, aber auch an Rumpf, Beinen und im Gesicht lokalisierter stark juckender erbsen- bis bohnengroßer Knoten, die tiefer im Corium liegen oder dieses halbkugelig überragen und dann oft warzige Oberfläche zeigen, gekennzeichnete Krankheit; bei Reiben Aufschwellen und Zunahme des Pruritus; daneben an Stirn und Wangen mitunter kleinere (hirsekorngroße) in der Haut liegende Lymphozytomknötchen, auch schwellfähig auf Reiben. Blutbefund normal. Manchmal latente Tuberkulose. Sehr hartnäckiges, ätiologisch ungeklärtes Leiden.

5. **Prurigo vulgaris** oder **lichenoides** (= Neurodermitis), **Juckflechte,** wird von manchen Autoren hierher gerechnet, auch in Form sog. pruriginöser Ekzeme der Gelenkbeugen und des Gesichts (gewissermaßen Prurigo inversa (Hoffmann), also mit umgekehrter Lokalisation), s. bei Ekzem unter Neurodermitis chronica.

6. Die sogen. **Prurigo aestivalis, Sommerjucken,** im Frühjahr oder Sommer auftretende juckende Knötchen, gehört wohl ins Gebiet der Hydroa vacciniformis (s. dort).

Bei allen Prurigokranken auf Verdauungsstörungen und Diät achten. Mehr vegetabilische Kost; bei Kindern zu reichliche Milch- und zu fette Nahrung und Eier meiden. Innerlich Kalzantabletten oder Kalziumkompretten; über Afenil, Bromostrontiuran usw. s. bei Pruritus. Menthol in Pillen (Mentholi 5,0, Mass. pilul. q. s. ut fiant pilul. Nr. 50, Obduc. gelatin. 3mal täglich 1—2 Pillen oder Menthol. 0,1, Ol. amygdal. 0,25 in Geloduratkapseln 3mal 1 Kapsel auch bei Kindern. Eigenserum- oder Eigenblutinjektion ist manchmal nützlich (intraglutäal oder intravenös). Ferner Pilokarpininjektionen zu 0,01—0,02 täglich (Pilocarpin. hydrochlor. 0,2, Aqu. carbol. ad 10,0, $^1/_2$—1 ccm subkutan zu injizieren); bei Kindern Syr. Jaborandi 1—2 Teelöffel oder 1% Pilokarpinlösung tropfenweise zum Schwitzen. Bei Anämie Arsen- und Eisenpräparate. Auch Brom mit Antipyrin, Aspirin, Novatophan zu versuchen. Evtl. Schlafmittel (Adalin, Phanodorm, Veramon). Gute Hautpflege, Bäder mit Kleie-, Kal. perm.- oder Schwefelzusatz täglich oder alle 2 Tage; auch mit Balnazid (100 g). Beim Strofulus daneben Salizylnaphtholsalbe (je 2%) oder Tumenol- (5—10%), Naftalanpaste (20%) oder Mentholanthrasolsalbe (1%, 2—5%) und Pudern mit Talkum; bei gleichzeitiger Pyodermie Salizylnaphtholschwefelsalbe (2, 2, 10%). Überfütterung vermeiden (nicht zu viel Milch und Süßigkeiten!). Bei Prurigo Hebrae weiche Mentholtumenolammoniumpaste (1%, 10%), Salizylanthrasolsalbe (2%, 5—10%); auch Thymolmentholanthrasolspiritus (s. bei Pruritus) oder Epikarinmentholglyzerinspiritus (s. bei Skabies); ferner Tumenolbromokollschüttelmixtur (s. Rez. Nr. 39) und andre bei Pruritus genannte Mittel (Calmitol, Heliobrom). Oft wirkt Entfernung aus der gewohnten Umgebung, und zwar Krankenhausaufenthalt oder Nordsee- oder Gebirgsklima bei schweren Fällen sehr schnell günstig. Auch Röntgenstrahlen sind empfehlenswert ($^1/_3$ E. D. oder 3 x 3mal jeden 7., evtl. 4 x bei 0,5 mm Alum.-Filter jeden 10. Tag). Ebenso wirken Höhensonnebestrahlungen manchmal gut.

Bei Prurigo nodularis Roborantien, Arsen und Eisen; ferner Salben, Röntgenstrahlen usw. wie bei Neurodermitis; Versuch mit endokrinen Mitteln.

Pruritus (universalis et localis), Jucksucht. Reiner Juckreiz, bei dem die Haut außer Kratzeffekten und evtl. sekundären Pyodermien keine primären Effloreszenzen zeigt. Auf Skabies, Pediculi usw. genau achten, ebenso auf Ersatzwaschmittel (schlechtes Persil), imprägnierte Pelzsachen usw.! Andre juckende Dermatosen, z. B. beginnenden Lichen planus, Urticaria usw. nicht übersehen! Auf Intoxikation (übermäßigen Kaffee-, Tee-, Alkoholgenuß, Mißbrauch von Tabak, Morphium, Kokain, Arsen usw.) fahnden! Endlich auf veranlassende innere und Nervenleiden achten (z. B. Diabetes [auch Hyperglykämie], Gicht, Arteriosklerose, Leber- und Nierenleiden, Magendarmleiden, Leukämie, Tumoren der Drüsen oder inneren Organe)! Bei Pruritus genitalium et ani Prostata und Blase, Uterus usw. untersuchen, auf Oxyuren, Hämorrhoiden usw. achten! Pruritus hiemalis tritt bei Kälte und zu trockner (Heiz-) Luft besonders an den Unterschenkeln auf. Pruritus senilis Folge von Arteriosklerose oder Altersveränderung der Haut (Xerodermie). Zur Feststellung der Ursache ist Blutuntersuchung (Eosinophilie, Lymphozytose), Nieren-, Leberfunktionsprüfung, Blutzuckeruntersuchung, interferometrische Prüfung des Blutes u. a. heranzuziehen; auch Adrenalininjektion (0,5 mg) zur Prüfung des vegetativen Nervensystems. Einfache Belastungsproben auf Azidose oder Alkalose können durch täglich 3malige Darreichung von Salzsäurepepsinlösung (auch Phosphorsäurelimonade) bzw. Natr. bicarbon. (je 1 Teelöffel) angestellt werden und durch Verstärkung oder Verringerung der Beschwerden Hinweise geben, die auch für die Therapie wertvoll sind. Bei alten Leuten mit Prur. ani an Mastdarm-Ca denken!

Nachweisbare Ursache ausschalten. Diät und Stuhlgang regeln, evtl. einige Zeit leichte Abführmittel; reizlose mehr vegetarische Kost. Kühl schlafen, keine Wollwäsche, evtl. Klimawechsel (Hochgebirge, See). Innerlich wirken Bromsalze, Bromostrontiuran (5—10 ccm intravenös), Ekzebrol (ebenso), Afenil oder glukonsaures Kalzium (ebenso) günstig; auch Mentholpillen oder Kapseln (s. bei Prurigo), evtl. auch Karbolpillen (Acid. carbol. 6,0, Extr. rad. Althaeae, Ung. glycerin. q. s. ut fiant pilul. Nr. 100 3mal täglich 1—3 Pillen), Aspirin, Antipyrin usw. können versucht werden; ferner wird Novatophan (mehrmals 0,5) 3—4 Tage lang neben Atropinpillen ($^1/_2$ mg) empfohlen. Anorganische Säuren (z. B. Acid. muriat. 8 bis 10 Tropfen in Zuckerwasser 1—2mal täglich nach dem Essen) sind besonders bei gleichzeitiger Phosphaturie (auch Gicht) nützlich. Alkohol, Tabak, starken Kaffee verbieten! Besondere Indikationen sind: Bei positiver Indikanprobe Karlsbader Salz, evtl. Tierkohle (in Tabletten, 2 vor dem Essen) oder 0,5 Natriumthiosulfatpulver nach den Mahlzeiten. Bei Nierenschädigung und Retention Kalziumdiuretin, Pilokarpininjektionen, lakto-vegetabilische Diät, Kochsalzbeschränkung. Bei Hyperglykämie Zuckerdiät, Insulin (evtl. Synthalin peroral). Bei Arteriosklerose lakto-vegetabilische Diät, Jod, evtl. Aderlaß. Mitunter tritt Besserung des Juckreizes durch Natr. bicarbon., manchmal durch Salz- oder Phosphorsäure ein.

Gute juckstillende Mittel sind Menthol, Thymol, Karbolsäure, Tumenolammonium, Liqu. carbonis detergens, Anthrasol und andre Teerpräparate, Calmitol, Bromokoll,

Heliobrom, Anästhesin, Chrysarobin, Salizylsäure, β-Naphthol, Ichthyol. Die bequemste und reinlichste Anwendungsform ist die spirituöse Lösung mit 5—10% Glyzerinzusatz; hierfür eignen sich Menthol (1—3%), Thymol (1/2—1%), Karbolsäure (2%), Naphthol (1—2%), Anthrasol und Liqu. carbon. deterg. (5—20%). Bewährte Formeln sind Rez. Nr. 11 und Thymol 1,5, Menthol 4,0, Liqu. carbon. deterg. (oder Anthrasol) 5,0 (—20,0), Glycerin. p. 10,0, Spir. vin. ad 200,0. Diese Lösungen werden eingerieben und danach gepudert, auf wunden Stellen brennen sie; bei älteren Leuten kühlt Menthol öfters unangenehm stark. Nächstdem sind wirksam Trockenpinselungen (Zinkschminken) mit 10% Tumenolammonium oder 5—10% Liqu. carbon. deterg.; beiden kann 10—20% Bromokoll zugesetzt werden (Rez. 38, 39, 40). Bei starkem Pruritus nachts statt dessen Pasten mit 10% Tumenolammonium; an den Genitalien und dem Anus weiche Pasten (Past. zinc. mit Vaselin. flav. opt., Ung. paraff. oder Eucerin aa). Bei trockner Haut (Pruritus senilis, hiemalis) besser Salben, z. B. 2% Salizylnaphtholsalbe, Salizylanthrasolsalbe (2,5—10%), Mentholtumenolsalbe (2,10%), bei sehr empfindlicher Haut auch Kühlsalbe mit Liqu. Alum. acet. (Rez. Nr. 19). Ein gutes Mittel ist das Calmitol (alkoh.-äther. Lösung eines jodierten Kampferpräparats mit Menthol und Hyoszin), das in Salbe (5—10%) und Spiritus (mit Glyzerin), aber auch rein verwandt werden kann. Bei Pruritus ani et genital. ist die farblose Kalomelanthrasolsalbe empfehlenswert (Calomel. v. p. 3,0, Anthrasol 1,5—3,0, Eucerin oder Vasel. flav. ad 30,0), in hartnäckigen Fällen ferner die Arningsche Tinktur oder 1/4—1/2, evtl. 1% weiche Chrysarobinzinkpaste. Als Teerpräparat ist ferner die Solut. lithanthrac. aceton. bzw. Rez. Nr. 13 bequem anwendbar und wirksam. Auch die im Handel vorrätige 20% Bromokollsalbe kann, evtl. mit obigen Zusätzen, empfohlen werden, desgl. Cadogel, ein farbloses, in 3 Stärken vorrätiges Teerpräparat und Fissanpaste mit Menthol, Tumenol, Teer usw.

Vielfach wirken warme Bäder mit Kleie-, Eichenrinden-, Balnazid- oder Schwefelzusatz günstig, werden aber nicht immer gleich gut vertragen. Auch warme Duschen (40° und mehr) von 2—3 Minuten Dauer sind zu versuchen, gelegentlich auch heiße oder kühle Luftdusche (Föhn). Besonders an Genitalien und Anus sind recht warme Waschungen mit Kamillentee, Salizylresorzinwasser, Liquor. Alum. acet.- oder 1‰ Sublimatlösung und Aufdrücken heißer, damit getränkter Schwämme sehr empfehlenswert; ferner recht warme Spülungen von Vagina (Kal. perm.) und Mastdarm (Kamillentee), außerdem Anästhesin- oder Ichthyolsuppositorien mit Belladonna (0,15 Ichthyol, 0,02 Extr. Bellad. pro suppos.). An den Unterschenkeln sind manchmal Zinkleimverbände wirksam. In schweren Fällen kann auch Aderlaß mit Blutwaschung oder Einspritzung von Eigenblut oder normalem Serum versucht werden. Gut wirksam ist auch, wo sonst nichts hilft, die Röntgenstrahlung (1/3 E. D.

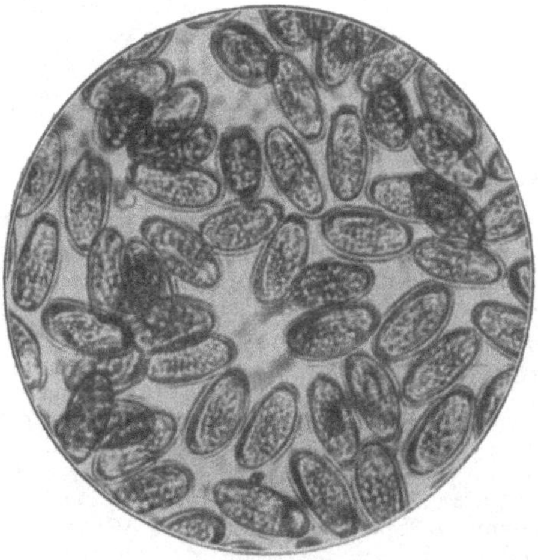

Abb. 20. Eier von Oxyuris vermicularis durch Ausquetschen eines reifen weiblichen Wurms gewonnen. (Vergr. 200mal.)

oder 3 x ohne Filter alle 7—10 Tage oder an Genitalien und Anus oder bei hartnäckigem anderswo lokalisiertem Pruritus 4 x 0,5 mm Alum.-Filter alle 10 Tage, 3 Bestrahlungen in einer Serie, dann längere Pause); sie darf aber nicht zu häufig angewandt werden. Unzuverlässiger ist Hochfrequenz-, Sollux- und Höhensonnebestrahlung.

Auf Oxyuren und deren Eier (s. Abb. 20) ist genau zu untersuchen. Längere Kur mit Gelonida subacetici (3mal tägl. 1 Tabl. zu 1,0, bei Kindern zu 0,5 innerlich und lauwarmes Klistier zu 100 g mit gleich starkem Zusatz 1—2mal täglich). Größte Reinlichkeit zur Vermeidung der Selbstinfektion: tägl. 1 Sitzbad, Nägel gründlich bürsten; diese und After mit Mentholsalizylsalbe einreiben (Menthol 0,1—0,2, Acid. salicyl. 0,6, Vasel. flav. am. ad 20,0), evtl. 5—10% Tumenol-Ammon.-Zusatz. Wäschewechsel, Badehose! Ungiftig und wirksam ist auch Butolan, ein Phenolderivat, das zu 0,2—0,5 mehrmals 3 Tage lang gegeben wird; dann Abführmittel und nochmals 3 Tage Tabletten (vorrätig in Tabl. zu 0,5, die teilbar sind); Säuglinge vertragen 0,2 3mal täglich. Bei Kindern ist ferner Schwefel (Sulf. praecip., Pulv. Liqu. comp. āā 10,0, 3mal tägl. 1 gute Messerspitze) brauchbar. Auch Knoblauchklistiere oder Chloramineinläufe (1—2 Eßlöffel einer Chloraminverdünnung von 20 : 250 auf $^1/_2$ Liter warmes Wasser 5—6 Abende hintereinander ins Rektum zu gießen; evtl. nach Pause Wiederholung) werden empfohlen. Oxymors, Oxural bzw. Oxylax sind fertige Präparate, die viel angewandt werden (mit genauer Vorschrift versehen).

Pseudoxanthoma elasticum, elastische Gelbfleckung. Sehr seltene gelbliche weiche Flecke und Herde, besonders an den Gelenkbeugen, auf Degeneration des elastischen Gewebes (Elastorrhexis) beruhend. Z. T. netzartige Anordnung und perifollikuläre Flecke ringsum.

Therapie: Versuch mit Quarzlampenkompressionsbestrahlung, Kaltkaustik.

Psoriasis vulgaris, Schuppenflechte. Wegen der Häufigkeit ihres Vorkommens und ihrer Chronizität ist sie eine der wichtigsten Hautkrankheiten; sie ist unregelmäßig vererbbar und daher nicht selten familiär, nicht kontagiös. Ursache unbekannt (dermotropes Virus oder dermotrope Stoffwechselerkrankung [Exkretionsdermatose]? Endokrine Störung? Exogen parasitäre Krankheit?). Beginn meist in der Jugend (6. bis 20. Lebensjahr), sehr selten bei Säuglingen. Sie ist gut charakterisiert durch frischrote, scharf begrenzte, leicht erhabene Papeln und Scheiben, die trockne, silberglänzende, in Lamellen leicht abkratzbare Schuppen tragen, nach deren Entfernung punktförmige Blutung auftritt (Zeichen des blutigen Taues). Peripheres Wachstum mit oder ohne zentrale Rückbildung; durch Konfluenz Ring- und Figurenbildung mannigfachster Art von großen bogig begrenzten Scheiben bis zu girlandenartigen Bändern wechselnd (Psoriasis punctata, guttata, nummularis, annularis, figurata, gyrata; als seltene Abart auch microgyrata, die feinste Bogenlinien z. B. im Gesicht bildet). Charakteristische Lokalisation an den Streckseiten der Extremitäten, besonders Ellbogen und Knien, ferner Kopf, Rumpf bevorzugt, Flachhände, Fußsohlen seltener befallen. Selten Beschwerden und Juckreiz. Viele Rückfälle. Mitunter Gelenkaffektionen (Psoriasis arthropathica). Dabei manchmal pustulöse oder gereizte (krustöse) oder atypisch in den Leisten, andern Gelenkbeugen, Analkerbe usw. lokalisierte Formen; zuweilen Übergang in Dermatitis universalis mit starker Exfoliation; Nagelveränderungen (Grübchen, Bildung subungualer graugelblicher Hornmassen) erleichtern dann die Diagnose. Schleimhauterkrankung fehlt so gut wie immer. Abheilung der

Herde mitunter mit vorübergehender Pigmentierung, seltener mit Leukoderm. Histologisch gut charakterisiert durch Akanthose (Wucherung des Rete und seiner Zapfen), Parakeratose (Kerngehalt des Stratum corneum bei Fehlen der Körner des Stratum granulosum), oberflächliches Rundzelleninfiltrat und Leukozytenhäufchen (sog. Munrosche Abszesse) unter der Hornschicht, stark mit Blut gefüllte, bis dicht unter die Schuppe reichende Papillargefäßschlingen (s. Abb. 8). Differentialdiagnose wichtig gegen papulöse Syphilide (stärker infiltriert, weniger schuppend, WaR., evtl. Sp. pall., Lokalisation mehr an Beugeseiten, Palmae und Plantae), seborrhöisches Ekzem (geringere mehr fettige Schuppung, Lokalisation an Beugeseiten, Brust- und Rückenrinne, keine typische kapillare Blutung bei Kratzprobe), Trichophytie (akuter, auch Bläschen, Pilzbefund), Parapsoriasis, Lichen planus, Lupus erythematodes (s. bei diesen). — Eine sehr seltene Abart ist die feinzirzinäre Psoriasis microgyrata (Judassohn).

Die Behandlung der Psoriasis ist keine dankbare Aufgabe, da auch nach guten Kuren Rückfälle nach mehr oder weniger langer Zeit eintreten. Heilung kann nicht versprochen werden, wohl aber mehr oder weniger langes Verschwinden aller Krankheitszeichen. Die interne Behandlung leistet wenig, daher ist auf die externe und Röntgenstrahlentherapie größerer Wert zu legen. Von innern Mitteln gilt Arsen (Pillen, Sol. Fowl., Solarson- oder Natr. arsen.-Injektionen, s. Einleitung) als zuweilen wirksam und soll bei 6—10 wöchiger Kur auch die Rezidive hintanhalten. Auch größere Dosen Jodkali sind meist erfolglos; intravenöse Injektionen steriler 20% Natr. salicyl.-Lösung zu 10—15—20 ccm alle 2—3 Tage (5—10 Inj.) sollen (auch in Form des in Ampullen zu 10 ccm käuflichen Psoriasals = 10% Lösung) den Rückgang bei gleichzeitiger externer Therapie befördern (?); ferner wird das Borysche Mittel (Sulf. praecip. pur. 0,5, Guajakol 2,5, Camphor. 5,0, Eukalyptol 10,0, Ol. sesam. ad 50,0), 3—5 ccm, wöchentlich eine, im ganzen 10—12 Injektionen intraglutäal empfohlen; Erfolg zweifelhaft. Versuch mit Thymus- oder Thyreoideapräparaten (Thymo- oder Thyreoglandol, je 1—2 Tabl. täglich oder 1 ccm (Ampulle) jeden 2. bis .3 Tag bzw. Thyreoidin oder Glandulae thymi sicc., je 3 mal täglich 1—2 Tabletten) kann gemacht werden. Die von Brock zur Erzielung einer endokrinen Wirkung empfohlene Röntgenbestrahlung des Thymus (und der Thyreoidea) mit einer Reizdosis ($^1/_5$—$^1/_4$ E. D. oder 4—6 x bei 4 mm Alum.) hat uns keinen deutlichen Erfolg gegeben.

Wechsel der Ernährung, vor allem vegetarische Diät, wirkt zuweilen günstig. Die brauchbarsten äußeren Mittel sind Chrysarobin, Cignolin, Hydr. praecip. alb. und Röntgenstrahlen, Teer, Pyrogallol.

Vor Beginn der eigentlichen Kur werden die Schuppen durch warmes Seifenbad und mehrmalige Einreibung von 2—5% Salizylvaseline (oder Eucerin) entfernt.

Als einfache wirksame, auch ambulant durchführbare Behandlung hat sich 1—2 mal tägliche Einsalbung aller befallenen Hautstellen mit $^1/_{10}$% Cignolinvaseline gut bewährt; dabei gehen die Herde unter leichter Dunkelfärbung der gesunden Haut ziemlich schnell zurück, ohne unangenehme Beschmutzung und Entzündung. Auch $^1/_{20}$% Salbe ist manchmal schon wirksam; stärker wirkt $^1/_4$—$^1/_2$%, färbt und entzündet die Haut aber schon erheblicher. Auf dem Kopf und im Gesicht ist Cignolin nicht ratsam. Ein anderes reinliches, ebenso anzuwendendes Mittel ist Salizylquecksilberpräzipitatsalbe (2 bzw. 5—10%), die auch im Gesicht und auf der Kopfhaut gebraucht werden kann. Zur schnelleren Wirkung wird ihr zweckmäßig 5, besser 10% Liqu. carbon. deterg. oder Anthrasol zugesetzt. Beschleunigt wird die Wirkung durch vorausgehende Einpinselung der Herde mit Veielschem Teerspiritus (Rez. 13), Sackscher Teerlösung oder 10% Pyrogallolspiritus; bei blondem Haar ist letzterer zu widerraten, da er dunkel färbt und Salizylsublimatteerspiritus (2, 1, 10% Anthrasol oder Liqu. carb. det.) vorzuziehen. Will man den Veielschen Teerspiritus weniger dunkel anwenden, so kombiniert man mit farblosem Teer (Pic. liqu., Liqu. carb. det., Anthrasol $\overline{\text{aa}}$ 1,5, Glycerin. pur. 3,0, Spir. vin. rect. ad 30,0; filtrieren). So ist er bei Frauen im Verein mit Sublimathaarwasser (s. später) an Stelle der das Frisieren erschwerenden Salbentherapie oft vorzuziehen. Die Kombination von Salizylpräzipitatsalbe mit Teer- oder Pyrogallolspiritus ist auch in der Privatpraxis gut durchführbar; Cignolin macht sie an der Körperhaut meist entbehrlich. Bei Hg-Idiosynkrasie wird nur Salizylanthrasolsalbe bzw. Teer- oder Pyrogallolspiritus gebraucht.

Günstig und ohne jede Belästigung wirkt Röntgenstrahlung. $^1/_3$ E. D. oder 3 x ohne Filter wird mit 7—10 tägigem Abstand 2—3 mal gegeben; auf diese Weise kann auch der Kopf 1—2 mal mit 14—20 tägigem Intervall bestrahlt werden, ohne daß die Haare ausfallen. Die Bestrahlung geschieht nur bis zum Rückgang der Effloreszenzen, nicht länger, da sonst ein Rezidiv provoziert werden kann. Bei reizbarer Haut ist neben Röntgen nur 1—2 % Salizylvaseline anzuwenden, sonst evtl. auch obige Salben. Entfernung der Schuppen vor der Bestrahlung ist stets ratsam.

Bei akuten Psoriasisausbrüchen (reizbaren Formen) Vorsicht mit Arsen und irritierenden Mitteln; hier erst nur 1—2 % Salizylvaseline, 2 % Bor- oder 1—2 % Salizylzinköl evtl. mit 3—5 % Tumenolzusatz; erst allmählich Übergang zu Liquor carbon. det.- und Hg-präzipitatzusatz und Röntgenbestrahlung Auch bei universeller Psoriasis unter dem Bilde einer exfoliativen Dermatitis nur milde Salizylvaseline und evtl. vorsichtige Röntgenstrahlung. Bei hartnäckiger Psoriasis der Handflächen und Fußsohlen sowie der Nägel (auch Handrücken und Finger) ebenfalls Röntgen und Salizylteersalben (Ol. cadin. 5—10 %). Derbe inveterierte Psoriasisherde werden hier wie auch sonstwo besser mit 1/3 E. D. oder 4 x bei 0,5 mm Alum. jeden 10. Tag bestrahlt. Wirken diese Mittel nicht hinreichend, so geht man zur Chrysarobinbehandlung über.

Die Chrysarobinkur verschmutzt die Wäsche, auch wenn schwache Pasten gebraucht werden. Schwache (1/10—1/4—1/2, evtl. 1 %) Zinkpasten werden täglich einmal eingerieben (Borstenpinsel); daneben 1—2 mal wöchentlich warmes Seifenbad. Rückgang in 2—4 Wochen bei Weißfärbung der Herde und Violettfärbung der gesunden Haut. Bei sehr trockner Haut ist 1/8—1/2 % Chrysarobinsalbe oder ganz weiche Paste empfehlenswerter. Diese milde Kur kann auch in der ambulanten Praxis durchgeführt werden, wenn alte Wäsche geopfert wird. Einzelne begrenzte Herde werden einfacher mit 10 % Chrysarobintraumatizin (oder 10 % Cignolinkollodium oder -aceton) täglich einmal bepinselt. Stark wirkend, wenig reizend, aber sehr schmutzend ist die Dreuwsche Salbe (Acid. salicyl. 10,0 Chrysarobin, Ol. rusci aa 20,0, Sapon. virid., Adip. lanae aa 25,0), womit die Herde 5—6 Tage lang morgens und abends bepinselt werden; dann einige Tage Vaselineinfettung und Wiederholung des Turnus, falls es erforderlich sein sollte. Wegen der Gefahr von Konjunktivitis und Hornhautgeschwür soll Chrysarobin im Gesicht und am Kopf nicht gebraucht werden. Das durch Chrysarobin bedingte dunkle Erythem (Erythema violaceum) hat nicht selten vorübergehende Pigmentierung zur Folge.

Bei ausgedehnter Verwendung von Chrysarobin, Teer, Pyrogallol Urin (Eiweiß, Verfärbung) und sonstige Intoxikationserscheinungen (nervöse Symptome usw. s. Einleitung) beachten. In sehr chronischen Fällen sind auch Teer-, weniger Schwefelbäder gut wirksam (s. dort). Sonnen- und künstliche Höhensonnebäder haben ebenso wie Klimawechsel (See, Gebirge) zuweilen einen günstigen Einfluß.

Ein Mittel, das die Rückfälle verhindert, kennen wir nicht; Arseninjektionen wirken manchmal in diesem Sinne. Auch nach Rückgang aller Erscheinungen ist Psoriatikern häufiges Baden und Einsalben mit 2% Salizyleucerin, Glyzerin oder Vaseline anzuraten. Für die Kopfhaut ist Sublimathaarwasser (Sublimat 0,4, Acid. salicyl. 2,0, Resorcin. alb. 5,0, Spir. lavand. 30,0, Spir. dilut. ad 200,0) als Vorbeugungsmittel sehr zu empfehlen, das bei geringgradiger Erkrankung auch langsam heilend wirkt, schneller bei Zusatz von 5—10% Liqu. carb. deterg. oder Anthrasol (besonders für Frauenhaar bequem).

Bei immer wiederkehrenden Rückfällen verzichten manche Kranke schließlich auf jede stärkere Kur und begnügen sich mit regelmäßigen Bädern, Salizylvaseline und evtl. Teerspiritus; die $^1/_{10}$% Cignolinvaseline stellt aber für viele doch eine einfache Kur dar, die Rezidivexantheme schnell beseitigt; ähnlich wirkt das Sublimathaarwasser bei regelmäßigem Gebrauch. Eine gewisse Vorsicht bzgl. der Diät ist zumal Fettleibigen und Hyperglykämischen anzuraten.

Heirat kann unter Hinweis auf die Möglichkeit der Vererbung, die aber oft ausbleibt, erlaubt, Ansteckungsfurcht zerstreut werden.

Parapsoriasis, Schüppchenflechte. Man unterscheidet zwei Formen dieser seltenen chronischen, von der Psoriasis abweichenden Erkrankung: a) die Parapsoriasis guttata (Pityriasis lichenoides chronica), Jadassohnsche Schüppchenflechte, die rötliche (lachsfarbene) kleine Papeln mit in toto ablösbarer deckelartiger Schuppe an Rumpf und Extremitäten aufweist und Lues vortäuschen kann (hierbei ist auch Leukoderm möglich, vgl. Psoriasis), selten auch als akute varioliforme (krustöse) Abart vorkommt (Habermann); b) die Parapsoriasis maculosa (Erythrodermie pityriasique en plaques disseminées), Brocqsche Schüppchenflechte, eine oberflächliche, sehr hartnäckige, feinschuppende, nicht juckende, vorwiegend am Rumpf lokalisierte, an ein seborrhöisches Ekzem erinnernde, aber therapeutisch viel schwerer zu beeinflussende Dermatose; hierher gehört auch die Xanthoerythrodermia perstans Crockers. Auch Mischformen von a) und b) sind möglich.

Diagnose oft schwierig, durch Biopsie, Chronizität und mangelnden therapeutischen Erfolg zu sichern; Lues beachten!

Behandlung bei a): Salizylpräzipitatanthrasolsalbe, auch sonst wie bei Psoriasis; bei b): Schwefelbäder, Salizylschwefelsalbe, Salizylschwefelteersalbe, Veielscher Spiritus (Rez. Nr. 13), Sol. lithanthr. aceton. Sack; bei beiden ferner Röntgenstrahlen ($^1/_3$ E. D. oder 3 x jeden 7.—10. Tag, dreimal); Pilokarpininjektionen manchmal gut (s. bei Prurigo); auch Goldinjektionen empfohlen. Erfolg ist freilich meist gering.

Purpura, Blutsprossen. Folge von Intoxikation (Jod, Kopaivbalsam, Quecksilber, artfremdem Serum usw.) oder bei bestimmten Infektionskrankheiten (Scharlach, Angina, Pocken, Flecktyphus usw.) oder bei Bluterkrankungen (Leukämie usw.) und Kachexie oder eigene Krankheit, die als Purpura rheumatica leichter oder als Morbus maculosus Werlhofii schwerer verläuft; sehr stürmische Formen werden als Purpura fulminans bezeichnet. Skorbut und Barlowsche Krankheit sind wohl verwandte Leiden. Besondere rein dermatologische Formen sind die Purpura senilis (Blutungen an den Unterschenkeln alter Leute), ferner die oft mit Polyzythämie (s. dort) einhergehende Purpura annularis teleangiectodes Majocchi, chronische kreisförmige gelbliche Purpuraflecke mit Teleangiektasien, mitunter auch mit Jucken einhergehend, ebenfalls meist an den Beinen; falls ausgedehntere Flecke bestehen, wird sie auch Schambergsche Krankheit benannt.

Eine chronische Form, Purpura chronica, die hereditär sein kann und mit Thrombopenie, Verminderung der Blutplättchen von 300000 auf 30000 und weniger, Verlängerung der Blutungszeit und Brüchigkeit der Kapillaren (Quetsch- und Abschnürungsprobe) einhergeht, kann jahrzehntelang zugleich mit hämorrhagischer Diathese bestehen; zuweilen Milzschwellung dabei (thrombopenische Purpura).

Bei toxischer Purpura Beseitigung der Ursache; bei Purpura rheumat. und Werlhofii Salizyl- (Aspirin, Salipyrin) und Kalziumpräparate (s. dort), Gelatine, Eigenblutinjektion. Sorgsame Diät (grüne Gemüse, Zitronen usw.) zumal bei Kindern. Bei Purpura senilis Hüten vor Anstrengung, Salizyl- (1%), Ichthyolsalbe (2—4%), Wickelung der Beine. Bei Purpura teleangiectodes dasselbe, evtl. Ichthyolkalziumkompretten. Beachtung etwaiger Polyglobulie (s. dort). Bei chronischer thrombopenischer Purpura Autohämo- oder Autoserumtherapie, Leberbehandlung (Hepatrat).

Pyodermien, Grind- oder Eiterausschläge sind in mannigfacher Form auftretende oberflächliche oder tiefere Erkrankungen der Haut und ihrer Anhangsgebilde (Haare, Schweißdrüsen, Nägel), die durch Eiterkokken (Staphylo- und Streptokokken) verursacht und in verschiedenem Grade kontagiös sind. Die oberflächlichen Infektionen erzeugen anfangs klare, später getrübte, peripher fortschreitende Blasen, die bald zu Krusten eintrocknen (Impetigo contagiosa oder vulgaris) oder als solche weiterkriechen (Impetigo bullosa manuum oder Bulla rodens) oder bei Neugeborenen in Form zarter Blasen als Pemphigus neonatorum (Pemphigoid) auftreten; ferner können sie bei Lokalisation an den Balgöffnungen das Aufschießen primärer Pusteln (Impetigo follicularis) bewirken. Die tiefergreifenden

Erkrankungen sind das Ekthyma vulgare, das besonders an den Beinen in Form flacher, runder Geschwüre vorkommt, Furunkel und Karbunkel, knotige Entzündungen der Haarbälge und des sie umgebenden Gewebes, Schweißdrüsenentzündungen der Achseln, die flächenhafte, zur Abszedierung neigende Knoten darstellen, und die multiplen (Schweißdrüsen-) Abszesse der Neugeborenen (Periporitis), selten sind ferner mehr chronische papilläre und ulzeröse Formen. Auch andere Dermatosen, wie Skabies, Ekzem, Dyshidrosis, können mit Eiterkokken sekundär infiziert werden, man nennt sie dann impetiginisiert. Durch pyogene Kokken werden ferner hervorgerufen das streptogene Erysipel und die durch Staphylo- oder Streptokokken erzeugten Phlegmonen, die tiefer greifende chirurgische Leiden darstellen. Nahe stehen den Pyodermien die Dermatitis Ritter, die Folliculitis barbae, die tiefen abszedierenden und unterwühlenden Follikulitiden der Kopfhaut (Perifolliculitis capitis abscedens et suffodiens) und die sklerosierende Follikulitis der Nackenhaut (s. dort). Auch eine lichenoide follikuläre Eruption (Lichen pyodermicus) kommt ausnahmsweise vor.

Die Impetigo follicularis, Periporitis, Furunkel und Karbunkel, einige Fälle von Impetigo contag. und Pemphigoid sind staphylogen (Staphylodermien), während Ekthyma vulgare, Bulla rodens und die meisten Fälle von Impetigo contag. und Pemphigoid streptogen (Streptodermien) sind. Bei diesem Verhalten scheint eine streng ätiologische Benennung und Trennung als Staphylo- bzw. Streptodermie nicht erforderlich.

Zur Behandlung der Pyodermien dienen neben Bor- und Salizylsalben vor allem eiterwidrige Mittel, wie Schwefel- und Quecksilbersalben und Pasten, ferner Liquor Alum. acet. (mit Spirituszusatz) als feuchter Verband, Chloraminumschläge ($^1/_4$ %), und Kal. perm., Sublimat und Schwefel in Bädern. Alle tiefern und hartnäckigen Pyodermien, besonders Furunkulose und Periporitis werden durch Staphylokokkenvakzine (intraglutäale Injektionen — intravenöse bieten keinen Vorteil —) günstig beeinflußt. Neben selbst hergestellter Autovakzine oder polyvalenter Frischvakzine kommen für den Praktiker käufliche Mischvakzinen, so das Leukogen (Höchst) und Opsonogen (Güstrow) in Betracht, die als schwächeres (100 Millionen Keime im ccm) und stärkeres (500 Millionen im ccm) in Amphiolen zu 1 ccm abgegeben werden; beide sind auch in Fläschchen zu 5 ccm und in Kartons mit steigenden Dosen käuflich. Davon werden Erwachsenen alle 3—4 Tage steigend 50, 100, 250, 500, 750, 1000, evtl. auch 1250 Millionen Keime und mehr intraglutäal injiziert; tritt Fieber ein, so vergrößert man die Pause und erhöht die Dose nicht so schnell; bei Säuglingen gibt man 10, 20, 30, 50, 75, 100 Millionen, evtl. auch mehr. Im ganzen genügen oft schon 6—8, manchmal erst 8—12 Einspritzungen. In schweren oder fieberhaften Fällen empfiehlt es sich, die Dosis noch vorsichtiger zu wählen und mit 10—25 Millionen bei Erwachsenen, 2—5 bei Säuglingen anzufangen. Sehr empfohlen werden neuerdings Staphar (besonders aufgeschlossene Mast-Staphyl.-Vakzine, kleine Packung zu 5 Amp.), von der 5 intraglutäale Injektionen genügen sollen (erste $^{1}/_{2}$, dann 1 ccm); ferner Staphyloyatren (Jodderivat des Benzolpyridins), das, intravenös zu 0,5—1 ccm mehrfach (alle 3—5 Tage) gegeben, schnell wirkt. Wir haben die besten Ergebnisse mit selbst hergestellter Frisch- oder Autovakzine, sonst mit Leukogen. Auch Olobintininjektionen sind mitunter günstig. Zu beachten ist, daß eine Anzahl von Pyodermien, wie Impetigo, Ekthyma, Furunkulose, im Anschluß an andere Krankheiten auftreten, und zwar infolge von Pedikulosis, Skabies, Ekzem, Strofulus usw. Daher nach Pediculi, Milben suchen und die Behandlung des Grundleidens nicht versäumen!

a) **Impetigo contagiosa** oder **vulgaris, Grindblasen.** Beginn mit wasserhellen, sich bald trübenden und zu honiggelben oder dunkler gefärbten Krusten eintrocknenden Blasen, die peripher wachsen, rundlich gestaltet sind und konfluieren können; wegen der schnellen Verkrustung sieht man meist nur die scharf begrenzten gelben bis bräunlichen Borken, unter denen sich eine Erosion befindet; Umgebung kaum entzündet. Nach Abheilung bleiben noch einige Zeit rote Flecke zurück. Meist sind die Borken dick, in seltenen Fällen dünn; dann Unterscheidung von Trichophytie schwierig (Pilzbefund!). Hauptlokalisation: Gesicht. Die vornehmlich bei Kindern vorkommende Erkrankung ist übertragbar (oft familiär). Auf Nageleiterung (Paronychie) wegen Autoinokulationsgefahr achten! Urin wegen Möglichkeit einer allerdings seltenen Impetigo-Nephritis überwachen!

Die Behandlung ist einfach und geschieht am besten mit 6%, seltener auch 10% Quecksilberpräzipitatzinksalbe (Hg. praec. alb., Zinc. oxyd. aa 2,0 [evtl. 3,0], Vasel. flav. amer. ad 30,0); bei Idiosynkrasie kann Reizung eintreten. Dann Salizylborvaseline neben Arg. nitr.-Lösung. Auch Zinnobersalbe (Rez. Nr. 23) und Salizylschwefelsalbe oder -Paste (2,0—10%) sind empfehlenswert. Hartnäckige Herde können auch mit 2—3% Arg. nitric.-Lösung, 2% Trypaflavinlösung oder verdünnter Jodtinktur (1 : 4 Spir.) gepinselt werden. Die roten Flecke, welche öfters zurückbleiben, gehen durch schwache (5%) Hg-Präzipitatsalbe schneller zurück. Weitere Übertragung durch Autoinokulation verhüten, Nägel kurz schneiden und gut reinigen!

b) **Impetigo bullosa manuum** (Bulla rodens) und **Paronychie, Kriechblase, Nagelgrind.** Kleinere oder größere peripher fortkriechende Blasen mit anfangs klarem Inhalt; an Fingern und Händen, auch am

Nagelfalz; letztere mitunter hartnäckig eiternd. Achten auf die Möglichkeit eines Chancre panaris (Sp. pall.), Ulc. molle.

Behandlung besteht in Abtragung der Blase, Verband mit essigsaurer Tonerde (mit Spirituszusatz), dann Hg-Präzipitatsalbe (s. oben); auch Betupfen mit Arg. nitric. (2—5%), 2% Trypaflavin oder Tinct. jodi. Evtl. auch Kal. perm.- oder Sublimatbad.

c) **Impetigo follicularis (Bockhart), Grindpöckchen.** Zahlreiche follikuläre Pusteln, in kleineren oder größeren Herden gruppiert; Inhalt der Bläschen von vornherein eitrig.

Behandlung mit Salizylschwefelsalbe oder -Paste (2,10%) oder Präzipitatzinksalbe (s. oben); auch Z i n n o b e r s a l b e oder Schüttelmischung, bei Hg-Empfindlichkeit Salizylborsalbe (2,5%). Vorher evtl. antiseptische Umschläge (Liqu. Alum. acet. mit Spirituszusatz). Pinselung mit 2% Salizylspiritus zum Schutz der Haut.

d) **Pemphigus neonatorum** (Pemphigoid der Neugeborenen), **Schälblasen.** Bis walnußgroße, helle oder getrübte Blasen, die eintrocknen oder sich in oberflächliche Erosionen verwandeln. Ansteckend! Unterscheidung vom syphilitischen Pemphigus wichtig (bei diesem Handflächen und Fußsohlen betroffen, Spir.-Nachweis, WaR., Schniefen und sonstige Zeichen von Lues!).

Behandlung besteht in Bädern mit Kal. perm. oder Sublimat (s. Einleitung), ferner 2—5% Präzipitatzinksalbe, Borzinköl oder Salizylborsalbe (2 bzw. 3%) und Pudern; evtl. Arg. nitric.- oder Trypaflavinpinselung (2%).

e) **Ekthyma vulgare, Grindgeschwüre.** Eine hauptsächlich an den Unterschenkeln, aber auch sonst, z. B. am Gesäß, vorkommende, mit Eiterpusteln beginnende Dermatose, die zur Entstehung krustenbedeckter oberflächlicher Ulzerationen (Schmutzgeschwüre) führt.

Zur Behandlung empfiehlt sich Bettruhe, Verbände mit essigsauer Tonerde (+ Spiritus), Dermatol, Bor-, Präzipitat-, Arg.-Perusalbe usw.

f) **Furunkel, Furunkulose, Karbunkel, Schwären, Schwärsucht.** Furunkel gehen aus follikulären Pusteln hervor und stellen schmerzhafte bohnen- bis walnußgroße und größere Knoten dar, die einen zentralen nekrotischen Pfropf und Vereiterung aufweisen. Neigung zu regionärer oder allgemeiner Ausbreitung durch Autoinokulation. Achten auf Diabetes als Ursache und Albuminurie als Folge der Furunkulose! K a r b u n k e l sind flächenhaft sich ausbreitende, sehr schmerzhafte furunkelartige große Infiltrate, besonders im Nacken (Diabetes!). E i n z e l n e F u r u n k e l können auch sonst an gewissen Stellen (L i p p e, G e s i c h t, G e h ö r g a n g, F i n g e r r ü c k e n usw.) mit starkem Ödem, p h l e g m o n e a r t i g e r sehr schmerzhafter Entzündung einhergehen [an den Händen einem P a n a r i t i u m, tiefer Zellgewebsentzündung (Umlauf) ähnlich]; hierbei zuweilen Lymphangitis und Gefahr der Sepsis (Lippe).

Jeder einzelne Furunkel ist von vornherein sorgfältig zu behandeln. Bedecken mit reinem Ichthyol oder Schwefelbolusglyzerin (Sulf. praec. 10,0, Bol. alb., Glyc. pur. āā ad 100,0 evtl. mit 2% Acid. salicyl.), 10% Hg-Pflaster oder Guttaplast (Doppelpflaster s. Einleitung). Schnellen Erfolg gibt auch Brennen des zentralen Porus mit Kaltkaustik oder Spitzbrenner oder Ätzen mit spitzem, in Acid. carbol. liquef. getauchten Stäbchen. Bei starker Entzündung Liqu. Alum.-Spiritusverband mit heißen Breiumschlägen darüber; ringsum Salizylschwefelzinkpaste (2,10%) zum Schutz der gesunden Haut; innerlich evtl. Aspirin oder Pyramidon. Bei Furunkeln im Gesicht (Fieber, Gefahr des Sepsis) Ruhigstellung, Sprechverbot, sonst gleiche Behandlung; Inzision nur im Notfall (evtl. kaustisch). Karbunkel sind nötigenfalls frühzeitig breit zu inzidieren; Stauung durch Gummiband um den Hals wird empfohlen. Für die schmerzhaften Gehörgangsfurunkel ist Tamponeinlage mit Salizylmentholperubalsamöl (2, 1, 5%) oder Salizylresorzinwasser und Wärmebehandlung, im Notfall Eröffnung neben Röntgenbestrahlung anzuraten (s. u.); auch Solluxlampe wirkt günstig.

Bei regionär verbreiteter und allgemeiner Furunkulose Frisch- oder Autovakzinebehandlung (s. oben); örtlich Salizylschwefelsalbe oder Paste (2,10%) empfehlenswert. Die einzelnen Furunkel dürfen nicht ausgedrückt werden; Biersche Saugglocken dienen zur Entleerung und wirken mitunter auch bei beginnenden Schwären gut. Schwefelbäder (Sol. Vlemingkx oder Thiopinol) sind günstig. Auch Wassermanns Histopinsalbe und Pflaster (Histoplast) wird empfohlen. Resorzinschwefelmischung (Rez. Nr. 41 und 42), 2% Salizylresorzin- oder 1% Sublimatspiritus evtl. auch 10% Salizylspiritus dienen zum Schutz der Haut (auch prophylaktisch). Sorgsamer Verband oder Pflasterdecke zur Verhütung weiterer Ausbreitung sehr wichtig. Hefe- und Arsenpräparate sind manchmal nützlich; statt homöopathischer Pillen (Sulf. jodat. D 6 bzw. D 3, 3mal täglich 1 Tabl. vor den Mahlzeiten wochenlang ([Bier]) geben wir Schwefelpulver (Sulf. subl., Calc. lact., Pulv. radic Rhei aa morgens 1 Messerspitze und mehr).

Bei Nackenfurunkulose weiche Kragen! Hier Röntgenbehandlung ($^1/_2$—$^2/_3$ E. D. oder 15—20 x 4 mm Filter) ausgezeichnet (s. Aknekeloid). Auch sonst wird Bestrahlung des reifen oder rückgängigen Furunkels ($^1/_3$—$^1/_2$ E. D. oder 10—15 x 4 mm Al.) empfohlen zur schnelleren Erweichung und Erhöhung der Immunität (durch Leukozytenzerfall). Wichtig ist Fortlassung aller scheuernden Kleidungsstücke (Hosenträger, Korsett, Gurt, steife Kragen usw.), da diese die Autoinfektion befördern! Bei allen 3 Formen Frisch- oder Autovakzinetherapie (s. oben).

g) **Schweißdrüsenfurunkel, Hidradenitis, Achselschwären.** Furunkelartige, aber flächenhaftere Knotenbildungen mit Neigung zur Abszedierung. Vgl. auch Aknekeloid.

Umschläge mit Liqu. Alum. + Spiritus und heißen Kataplasmen, evtl. kleine Inzisionen (Kaltkauter), später Schwefel- oder Ichthyolsalben (5%) oder Salizylborzinköl oder -Paste wie bei Furunkulose; Röntgenbestrahlung ($^1/_2$—$^2/_3$ E. D. oder 10—20 x 4 mm Al.) sehr empfehlenswert, evtl. auch kleinere Entzündungsdosis ($^1/_5$ E. D. ebenso gefiltert). Vakzinetherapie (s. oben) ratsam.

h) **Multiple Schweißdrüsenabszesse der Säuglinge (Periporitis), Säuglings- oder Porenschwären.** Zahlreichere kleinere und größere, von den Schweißdrüsenporen und Haarbälgen ausgehende Knoten und Abszesse, die, oft zu 100 und mehr auftretend, die kleinen Kinder sehr quälen und herunterbringen. Nicht selten tödlicher Ausgang (Sepsis).

Hierbei frühzeitige vorsichtige Frisch- oder Autovakzinetherapie sehr wichtig (5, 10, 20 usw. Millionen Keime, s. oben). Daneben Bäder mit Kal. perm. oder Schwefel, Salizylschwefel- oder schwache Präzipitatsalben oder Pasten, Resorzin- oder Zinnoberschwefelmischung (Rez. Nr. 41 und 42). Öffnen größerer Knoten mit Kaltkauter oder spitzem Skalpell. Dermatol, evtl. innerlich Kalomel.

i) **Pyodermia chronica papillaris et exulcerans** (Hoffmann), **Wucherschwären.** Ziemlich seltene chronische, serpiginös fortkriechende Pyodermie mit geschwürigem Zerfall, papillären Wucherungen und Eiterfisteln an Handrücken, Gesicht, Rumpf. Auch durch den histologischen Bau (Granulationsgewebe mit einzelnen Riesenzellen) der verrukös-papillomatösen Tuberkulose, Blastomykose oder tuberkuloiden Syphiliden ähnlich. Differentialdiagnose durch Kultur, serologische und histologische Untersuchung (Hefe, TB, WaR. usw.) und Tierexperiment (bei Kaninchen Abszeßbildung) zu sichern.

Behandlung mit Frisch- oder Autovakzine, Kampferwein, Jodoform usw., evtl. Pyrogallolsalbe (5—10%) ähnlich wie bei Lupus vulgaris; auch Röntgen- oder Lichtbestrahlung (s. o.).

Raynaudsche Krankheit. Vasomotorische Neurose durch lokale Synkope (blasser „toter Finger"), Akrozyanose mit Schmerzen und Parästhesien und schließlich Gangrän gekennzeichnet. Auf syphilitische Arteriitis achten (WaR. nicht versäumen!).

Schutz vor Kälte; warme Lokalbäder, Handschuhe. Heißluftbehandlung (s. bei Congelatio) monatelang wirkt günstig. Elektrotherapie Eisenelarson. Evtl. Jod und Salvarsan. Auch periarterielle Symphatektomie wird empfohlen.

Rhinophyma, Knollen-, Pfundnase. Hochgradige Wucherung der Nasenhaut, besonders an der Spitze auf Grund einer Acne rosacea; höckerige Oberfläche mit Gefäßerweiterungen; mächtige Talgdrüsenwucherung. Verwechselung mit Gummen, Lupus hypertroph., Jododerma tuberos., Leukämie usw. vermeiden.

Bei leichteren Graden CO_2-Schnee-Erfrierung 20—60" und Röntgenbestrahlung ($^2/_3$ E. D. oder 20 x bei 4 mm Alum.-Filter); auch Skarifikationen, Kaltkaustik usw. In hochgradigen Fällen Abtragung mit breitem Messer unter Lokalanästhesie, bis die Nasenform wieder hergestellt ist; Blutstillung durch Kompression, aseptischer Verband. Überhäutung erfolgt von stehengebliebenem Follikelepithel aus. Nachbehandlung mit CO_2-Schnee, Salizylschwefel-, Pellidolsalbe und den bei Acne rosacea angegebenen Mitteln.

Rhinosklerom (Hebra 1870), **Nasenverhärtung.** Chronische von der Nasenschleimhaut ausgehende Geschwulstbildung in Gestalt derber bläulichroter keloidartiger Knoten, die auch Oberlippe und Gesichtshaut, die Schleimhaut der Nase und des Mundes, Larynx, Trachea befallen können. Die breite verdickte und durch die knorpelharten Knoten verlegte Nase ist charakteristisch; sehr torpider Verlauf. Ursache ist ein gramnegativer Kapselbazillus, Bac. rhinoscleromatis (v. Frisch 1892), der in Massen in dem gequollenen sog. Mikuliczsche Zellen enthaltenden Granulationsgewebe liegt. Erkrankung kommt besonders im Orient vor (Galizien, Balkan usw.); übertragbar auf weiße Mäuse; Nachweis durch Bazillenbefund, angeblich Komplementbindung.

Behandlung mit Tartaruspräparaten und zugleich Röntgenbestrahlung, evtl. chirurgisch.

Röntgenverbrennung entsteht nach zu starken Dosen besonders weichen Röntgenlichtes als Erythem, blasige Dermatitis oder gar Röntgenulkus; letzteres ist schmutzig grau belegt, sehr schmerzhaft und äußerst torpide. Sekundäre Infektion mit Bakterien, auch Diphtheriebazillus, spielt anscheinend nicht selten eine Rolle. Nach Abheilung skleromartige Härte mit weißen und braunen Flecken, Teleangiektasien und weißen Narben (Alabasterhaut); Neigung zu Warzen- und Karzinombildung, besonders bei weiterer Ultraviolett- oder Röntgenstrahlung. Ähnliche Veränderungen entstehen bei langdauernder Einwirkung kleiner Dosen (bei Ärzten, Technikern usw.); nicht selten tödlicher Ausgang durch Karzinom. Über Spätfolgen, die z. B. als Röntgenulzera durch Hinzutreten eines Trauma usw. als Kombinationsschäden entstehen, und tiefe Bindegewebsentartung s. allgem. Teil.

Bei Erythem und akuter Dermatitis milde Behandlung mit Kalkwasserleinölliniment (s. Combustio), Borzinköl oder

Zinkwismutsalbe, warmen Umschlägen mit Salizylresorzinwasser, warmen Kal. permangan.-Bädern, Kamillentee. Beim Röntgenulkus Verband mit 2% Wasserstoffsuperoxydlösung, filtr. Kamillentee, Salizylresorzinwasser, Borwasser, später 2% Pellidol- oder Granugenpaste, 5% Protargol- oder 10% Perusalbe; Heißluftkasten, protrahierte warme Bäder mit Kal. perm. und täglich 10—15' Bestreichen mit Radiolux versuchen. In torpiden Fällen CO_2-Erfrierung des Geschwürsrandes; schließlich Exzision im Gesunden und Transplantation. Auch periarterielle Sympathektomie oder Umspritzung des Geschwürs mit einem Wall von Eigenblut wirkt zuweilen günstig.

Bei chronischer Dermatitis gut einfetten (1% Salizyl-, 2% Ichthyol- oder Thigenolsalbe). Handschuhe, Lichtschutzsalben (Zeozon) zur Verhütung von Karzinomen! Warzen mit CO_2-Schnee, durch Exzision oder Tiefenstrahlung (²/₃ E. D. oder 20 x 4 mm Alum. bei guter Abdeckung) beseitigen. Auf Karzinom bei Warzenbildungen histologisch untersuchen! Warme Bäder, Föhn. Rechtzeitige Amputation in progredienten Fällen.

Sarkome, Fleischkrebse der Haut. Außer primären einzelnen unpigmentierten oder pigmentierten Rundzellen- und Spindelzellensarkomen kommen multiple primäre (auch Lympho-) oder metastatische Pigmentsarkome vor. Sehr schnell verlaufen oft die Melanosarkome; generalisierte Formen kommen pigmentiert und unpigmentiert vor. Eine eigenartige Form ist das Sarcoma idiopathicum haemorrhagicum oder Acrosarcoma Kaposis, das symmetrische blauviolette Knoten und polsterartige Schwellungen an Händen und Füßen, aber auch an den Schleimhäuten (Gaumen) bewirkt, bösartig ist, doch langsamer verläuft; kommt besonders bei russischen und galizischen Juden vor. Erkennung der einzelnen Formen durch Biopsie. Differentialdiagnose gegen Lues, Tuberkulose, Mycosis fungoides, Nävokarzinom usw. Vgl. auch Dermatofibrosarkom.

Die eigentlichen Sarkome werden nach den Regeln der Chirurgie und Radiotherapie behandelt (das Lymphosarkom ist besonders radiosensibel); sonst As-Injektionen. Beim Kaposischen Sarkom ebenfalls As-(Solarson-)Injektionen und Röntgenstrahlen (1 E. D. oder 30 x 0,5 mm Zinkfilter), die auch bei andern Formen ebenso wie Radium, Mesothorium gut wirken.

Scabies, Krätze, hervorgerufen durch den Acarus hominis (mehrfach entdeckt, endgültig von dem korsikanischen Studenten Renucci 1834 in Paris), der als charakteristische Effloreszenz wenige Millimeter bis 1 cm lange zickzackförmig verlaufende grauweißlich oder durch Schmutz schwärzlich gefärbte Milbengänge erzeugt. Daneben kleine Ekzemherde, Kratzeffekte, mitunter auch Pusteln und Pyodermien; besonders an der weichen Haut der Kinderhände und -Füße zuweilen hochgradige Eiterblasenbildung (Scabies pustulosa), die auch am ganzen Körper auftreten kann (Sekundärinfektion), dann Gänge und Milben usw. in der Blasendecke. Bei Lepra, Tabes infolge Anästhesie oft längere Gänge.

Für die Diagnose besonders wichtig ist die Lokalisation: Zwischenfingerräume, Handgelenksbeugen, Ballen, Achselfalten, Ellbogenstreckseiten, Nabel, Penis und Hodensack (urtikarielle derbe Papeln, die Lues vortäuschen können!), Mamillen, Glutäen und Gesäßfurchen; bei kleinen Kindern Hohlhände und Fußsohlen. Manchmal nur vereinzelte Gänge, wodurch die Diagnose schwierig wird. Mikroskopischen Nachweis von Milbe, Eiern und Kot im mit Impflanzette flach abgetragenen Gang mit 10% Kalilauge im Zweifelsfalle nicht versäumen (s. Abb. 21); Ausstechen der am Gangende sitzenden Milbe mit Nadel-

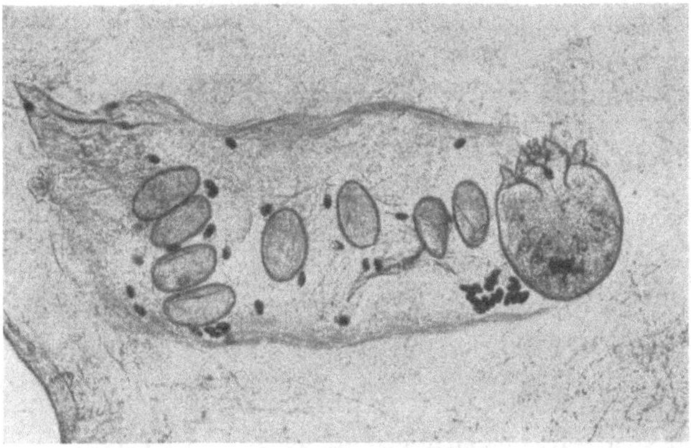

Abb. 21. Milbengang bei Scabies hominis. Rechts weiblicher Acarus hom., links Eier und Kotballen, Skybala. (Vergr. 50mal.)

spitze schwieriger. Tierkrätze entsteht durch Übertragung von Milben räudekranker Tiere (Pferde, Hunde, Katzen, Kaninchen, Frettchen usw.) auf den Menschen; ist der menschlichen Skabies ähnlich, nur fehlen die Milbengänge (Räude war im Krieg häufig, bei Pferden ist sie eine schwere, selbst tödliche Krankheit).

Zur Beseitigung der Krätze ist eine sorgsam durchzuführende Kur (evtl. im Krankenhause) notwendig. Die ganze Haut vom Halse abwärts bis zu Zehen- und Fingerspitzen muß 3—6mal gründlich mit einem milbentötenden Mittel eingerieben werden, wobei die am meisten betroffenen Stellen besonders zu berücksichtigen sind, aber keine Hautstelle vergessen werden darf. Die Einreibungen geschehen morgens und abends, am besten durch geschultes Wartepersonal; nach der letzten wird Leib- und Bettwäsche gewechselt und die alte in Seifenlauge getan und gekocht; die Kleider werden desinfiziert oder bleiben 14 Tage unbenutzt (gut lüften und klopfen!). Vor der Kur ist ein Seifenbad zu empfehlen, nach der letzten Einreibung wird mit Talkum gepudert (täglich 1—2mal) und erst nach mehreren Tagen gebadet, da sonst leicht Hautreizung entsteht. Familienangehörige in der gleichen Wohnung sind genau zu untersuchen und am besten gleich mitzubehandeln, um erneuten Ausbruch durch Wiederansteckung zu verhüten. Lieber einmal zuviel behandeln, als durch solches Versäumnis den Kurerfolg gefährden! Die besten Krätzemittel sind Schwefel, Mitigal, Perubalsam (Peruol) und Ristin. Der Schwefel wird in 25% Salbe (Sulf. praecip. 50,0 Adip. benzoat. ad 200,0) verordnet und 3—4mal gründlich eingerieben; Goldsachen sind abzulegen (s. Merkblatt im Anhang). Schwefel wirkt auch auf Pyodermien günstig. Mitigal, ein wenig riechendes, nicht sehr schmutzendes Schwefelöl, wirkt, 6mal eingerieben, gewöhnlich sicher und schnell juckstillend; es stellt unsere Normalbehandlung dar; zur größeren Sicherheit kann nachher noch 1—2mal mit Schwefelsalbe nachgerieben werden. Trefflich wirkt das teurere Ristin schon bei 3maliger Einreibung; es ist wie Mitigal besonders in der Privatpraxis zu empfehlen. Der bei Soldaten gebräuchliche Perubalsam wird 3—4mal eingerieben in Form eines 50% Spiritus (Balsam. peruv. [evtl. Perugen], Alkohol aa 75,0) oder 30% Salbe; er wirkt schnell und wird gut vertragen, riecht aber stark; vorsichtiges Bad bereits nach 2 Tagen erlaubt. Peruol (150 g) schmutzt und riecht weniger. 4—5malige gründliche Einreibung genügt meist zur Kur. Bei Kindern ist statt 25% Schwefelsalbe Mitigal, Ristin, Peruol oder 25% Perubalsam- oder Perugensalbe empfehlenswert. In der Armenpraxis kann der billige aber übelriechende Styrax (Styrac., Ol. lini aa 75,0) in gleicher Weise verwandt werden. β-Naphthol (giftig!) kann entbehrt werden. Die in Wien beliebte schmutzende Wilkinsonsche Salbe (Sulf. praec., Ol. rusc. aa 30,0, Axung. porc., Sapon. virid. aa 60,0, Cret. alb. 5,0), die, 2mal eingerieben, und unter Flanelldecke oder Wäsche 3 Tage auf der Haut verbleibt, wonach Reinigungsbad folgt, gewährt eine Schnellkur, die auch mit 30% Schwefelsalbe oder Ristin sauberer möglich ist.

Auch nach gelungener Kur bleibt meist noch etwas Juckreiz bestehen; genügt Pudern mit Talc. ven. allein zu seiner Beseitigung nicht, so gibt man 10% Liqu. carbon. deterg.- oder Tumenolammonium-Trockenpinselung (Rez. 38—40); auch Epikarinmentholspiritus ist dafür empfehlenswert (Epikarin 4,0, Menthol 2,0, Glyzerin 10,0, Spirit. ad 200,0). Zur Nachbehandlung restierender Pyodermien dient Salizylschwefelsalbe (2,10%). Mitunter entsteht bei Hypochondern Skabiophobie; dabei sorgsame Nachbehandlung und psychische Beeinflussung.

Sklerodermia circumscripta et universalis, umschriebene und **diffuse Darrsucht (Scleroedema, Sclerema).** Während umschriebene Formen harmlose Hautleiden darstellen, ist die diffuse und generalisierte Erkrankung ein schweres langsam progredientes und meist zum Tode führendes in seiner Ätiologie unklares Leiden. Umschriebene Sklerodermie (Morphaea) tritt in einzelnen runden oder strichförmigen Herden auf; Haut hart, elfenbein- oder wachsähnlich, zuweilen pigmentiert; in der Umgebung blauer Hof (lilac ring). Bandförmige Erkrankung findet sich z. B. an der Stirn neben der Mittellinie von der Braue bis auf die Kopfhaut (en coup de sabre), auch in den Voigtschen Grenzlinien der Extremitäten. Beziehungen zur Hemiatrophia faciei. Kleinste Abart, Weißfleckenkrankheit, stellt linsengroße und größere weiße härtliche Flecke dar; eine eigenartige lichenoide Form ist der sog. Lichen sclerosus oder albus (derbe chagrinierte polyzyklisch begrenzte weißliche Platten), von manchen zum Lichen planus gerechnet. — Die diffuse Sklerodermie beginnt oft als Sklerodaktylie, wobei die Finger hart, steif, hölzern werden; anfangs bläuliche, dann weißlichgelbe Farbe, schließlich geht die Verhärtung in Atrophie über; dabei Pigmentierung, Bildung von Teleangiektasien usw. Maskenartiges Gesicht. Klauenstellung der Hände, endlich Steifheit der Glieder und des Körpers, da auch Muskeln, Sehnen, Faszien usw. verhärten; daneben Raynaud-Symptome und Gangrän; trophische (Druck-) Ulzera über Knöcheln usw. Infolge von Hyperkalkämie auch Kalkablagerung im Gewebe (Röntgenbild) besonders an den Fingern. Ausgang häufig in Dekubitus und Tod; selten Rückgang.

Eine in ihrer Stellung noch unklarere buntscheckige chronische Dermatose, die Poikilodermia vascularis atrophicans (Buntdarrsucht), wird von einigen zur Sklerodermie, von andern zum Lupus erythem. gerechnet; sie zeigt Atrophie, Pigmentierung, Gefäßsprenkelung usw.

Als Sklerödem, Schwelldarre der Erwachsenen, bezeichnet man eine ödematöse tiefer (subkutan) gelegene Verhärtung an Nacken, Rücken, Brust, Armen, die auf Infektionskrankheiten (z. B. Influenza) folgt und wieder zurückgeht (in Frankreich auch generalisierte [ödematöse] Sklerodermie genannt). Bei Säuglingen gibt es ein Sklerödem, ödematöse Verhärtung (Fingerdruck erzeugt Grube) besonders an Beinen, Rücken usw., Haut blaß und kühl, Temperatur subnormal; ferner ein Sclerema neonatorum, Fettsklerem, Fettdarre, wobei das Unterhautfett erstarrt; Haut ebenfalls blaß, kalt und hart (wie gefrorener Leichnam). Beide bei atrophischen Kindern. Prognose schlecht.

Die Ätiologie dieser meist beschwerdelos (wenigstens anfangs) verlaufenden Erkrankungen ist unbekannt; Beziehungen zum endokrinen und vegetativen Nervensystem werden angenommen (pluriglanduläre Insuffizienz ?); manchmal Vergrößerung der Sella turcica (Hypophyse) im

Röntgenbild, mitunter Veränderung an Hautnerven (perineurales Infiltrat). Interferometrische Untersuchung ergibt evtl. einen gewissen Anhalt (Hypophyse, Thyreoidea, Nebennieren).

Bei Sclerodermia circumscripta und diffusa warme Bäder evtl. mit Kal. perm., danach Massage mit 2—10% Salizylsalbe; Bedecken mit Thiosinaminguttaplast; warme Umschläge mit Salizylresorzinwasser (1‰, 2%), Heißluftbehandlung mit Föhn Heizkasten, Diathermie. Auch bei diffuser Sklerodermie wendet man diese Mittel an; bei beiden Formen innerlich Salizylpräparate oder Fibrolysin intraglutäal (1 ccm, 20—30 Spritzen); intravenöse Injektionen, auch solche von Kochsalzlösung (10% tägl. 10 ccm) werden empfohlen. Einfacher ist die Terpentinbehandlung (Klingmüller) mit Olobintin ($^1/_2$—1,0 bis 3,0 ccm) 1—3 mal pro Woche. Bei Atrophie der Schilddrüse auch Thyreoidintabletten (0,1—0,2—0,3 pro die), evtl. Hypophysin usw.; Erfolg meist gering. Heiße Sand-, CO_2- oder Moorbäder, passive und aktive Bewegungen, Verhütung von Dekubitus (s. dort). Daneben gute Ernährung, weiche Lagerung und Salbenverbände. In schweren Fällen soll die periarterielle Sympathektomie nach Lériche-Brüning zuweilen nützlich sein. Bei Kindern mit Sklerödem und Sklerem Frauenmilchernährung, warme Bäder und Wärmezufuhr (Couveuse).

Sporotrichose (Schenk 1898), **Sporpilzkrankheit.** In Deutschland sehr seltene, unter mancherlei an Akne, verruköse Tuberkulose oder Gummen erinnernden Formen an der Haut auftretende, durch einen Pilz (Sporotrichon Beurmanni 1903, Sporpilz) verursachte Krankheit; histologisch tuberkuloider Bau (Riesen- und Epitheloidzellen). Besonders charakteristisch ist die Bildung von indolenten subkutanen, durch verdickte Lymphstränge miteinander verbundenen Knoten, die erweichen und zu torpiden skrofulodermartigen Geschwüren werden. Unterscheidung von Lues und Tuberkulose, Nachweis durch Kultur auf Maltoseagar und Tierimpfung (Ratte), Sporoagglutination, Intrakutanreaktion, Komplementbindung; WaR negativ.

Als Spezifikum wirkt Kal. jodat. 3—4 g täglich.

Stomatitis aphthobullosa (pecorina), Maul- und Klauenseuche, stellt eine durch ein invisibles filtrierbares Virus bedingte, selten auf den Menschen übergehende Erkrankung von Schweinen, Rindern, Ziegen, Schafen usw. dar. Inkubation 2—5 Tage, selten länger. Schwellung der Mundschleimhaut mit Rötung und Bläschenbildung, ebenso Bläschen und Erythem an Händen und Füßen, Allgemeinstörung gewöhnlich gering; Lymphdrüsenschwellung. Differentialdiagnose durch Impfung auf die Planta des Meerschweinchens, nach 24—28 Stunden Blasenbildung; Unterscheidung gegenüber Erythema multiforme, Pemphigus. Übertragung meist durch Milch, Butter, Käse von kranken Kühen oder durch direkte Berührung (Tierärzte usw.).

Schutz durch Abkochen der Milch, Vorsicht mit kranken Tieren. Behandlung mit Mundspülung (Kal. perm., Rivanol usw.), Betupfen mit Sol. arg. nitric. (2%) oder Lugolscher Lösung; für die Haut Liqu. Alum. + Spiritusumschläge. Borzinköl (3%).

Stomatitis aphthosa, rezidivierende Aphthen, rückfällige Mundbläschen. Kleine gelbe von breitem hochroten Saum umgebene Erosionen, schmerzend, oft rückfällig an Lippe, Zunge, Mund- und Gaumenschleimhaut (enthalten kein auf Kaninchencornea übertragbares Virus wie der Herpes). Mitunter schwerere Fälle mit zahlreichen tiefen ulzerösen Aphthen auch der Zunge und des Gaumens, hochgradiger Schmerzhaftigkeit, Fieber.

Behandlung gute Mundpflege, Betupfen mit Lugollösung oder Tct. jodi, Tct. ratanh. aa; Sol. arg. nitr. (2—5%); Spülen mit Salbei- oder Kamillentee; innerlich Arsen.

Stomatitis ulcerosa (Mundfäule), gangraenosa und **Noma (Wasserkrebs).** Durch Spirochäten und fusiforme Bazillen bedingte, zuerst gelbgraue membranartige Verfärbung, dann mehr oder weniger tiefe bogig begrenzte fötide Ulcera an Zahnfleisch, Wangenschleimhaut (letzter Molar), Gaumen, Mandeln. Zuweilen durch Intoxikation (Hg usw.) bedingt oder mitverursacht. Differentialdiagnose gegen Lues, Leukämie, Agranulozytose, Aleukie wichtig. Bei Noma Übergang gangränöser Stomatitis auf die Wange, die schwarzwerdend schnell brandig zerfällt; entsteht meist im Anschluß an Infektionskrankheiten (Masern, Scharlach, Diphtherie, Typhus usw.) bei Kindern (vgl. Plaut-Vincentsche Angina).

Behandlung: örtliche Mundpflege, Lugolsche Lösung, Jodtinktur (s. oben); auch 5% Chlorzinklösung zum Ätzen empfohlen. Xeroform- oder Jodoformgaze, mit Pulver Vorsicht wegen Intoxikation. Auch 10% Neosalvarsanlösung in Glyzerin zum Pinseln und intravenöse Injektion nützlich. Roborierende Mittel und Diät (frische grüne Gemüse, Fruchtsäfte, Vigantol).

Strandbad- und **Wiesendermatose, Strandbadhautentzündung.** Nach Lagern (nackt) auf Wiesen usw. durch Schafgarbe (Achillea millefolium), scharfe Gräser, Uferpflanzen hervorgerufene streifige, z. T. blasige Dermatitis, lebhaft brennend und juckend. Anamnese und Reizprobe (s. Ekzem) wichtig (individuelle Empfindlichkeit). Hinterläßt mitunter Pigmentierung.

Ursache ausschalten, 2% Borzinköl, evtl. mit Tumenol-Ammon. (5—10%), Kühlsalbe, Salizyl-Mentholspiritus (2,1%) mit 10% Glyzerin und evtl. Bromokoll.

Sycosis simplex (vulgaris, Folliculitis barbae), gemeine Bartflechte. Sehr chronische, jahrelang zu Rezidiven neigende, entzündliche Erkrankung der Bartgegend, bei der die Haarwurzeln aufgequollen, getrübt oder eitrig sind, den staphylogenen Follikulitiden nahestehend. Gewöhnlich Wangen und Kinn, oft auch Oberlippe und Naseneingang, mitunter auch andre Stellen, z. B. Augenbrauen, Mons Veneris, betroffen; Haut gerötet, mit oft dichtstehenden Pusteln oder Krusten bedeckt, mehr oder weniger tief infiltriert; manchmal furunkelartige Knoten. Nicht selten Ausgang von der Nase (Rhinitis). Über narbige Formen (Sycosis lupoides des Bartes, Ulerythema sycosiforme der seitlichen behaarten Kopfhaut) s. Alop. atroph. Differentialdiagnose gegen Trichophytia profunda, für welche abgebrochene grauweiß verfärbte Haare mit Pilzbefund, härtere und größere Knoten, akuterer Verlauf charakteristisch sind. Unterscheidung von Ekzem, Akne meist leicht möglich.

Zunächst sind Umschläge oder feuchte Verbände mit Salizylresorzinwasser (0,1%, 1—2%) oder essigsaurer Tonerde (1 : 6—8) anzuwenden, deren Wirkung bei tieferen Infiltraten durch heiße Breikissen oder Thermophor verstärkt werden kann; auch kieselsaure Tonerde (1 : 8—10) und essigsaure Tonerde mit Spirituszusatz (1 Liqu. Alum. + 1 Alkohol + 6 Teile Wasser) wirken günstig. Dabei sind die kranken Haare mit der Epilationspinzette zu entfernen, evtl. vorhandene kleine Abszesse zu öffnen. Alsdann Salben- oder Pastenbehandlung mit Schwefel, Zinnober und Resorzin. Schwefel wird als Salizylschwefelsalbe (2,10%) oder ebenso starke Paste verordnet; statt Acid. salicyl. kann auch Tannin (2—5%) einer weichen Paste (Past. zinc. c. Talc., Vaselin. flav. aa) zugesetzt werden. In manchen Fällen werden Schüttelmixturen mit 5—20% Sulf. praecip. oder auch Thigenol besser vertragen (Rez. Nr. 41). Sehr gut bewährt sich uns 1—2% Zinnoberschminke (Hydrarg. sulfur. rubr. 1—2,0, Zinc. oxyd., Talc. ven., Glycerin. pur. aa 20,0, Aqu. dest. ad 100,0), auch mit Schwefel- und Resorzinzusatz oder als Zinköl; ferner Arningsche Tinktur. Konsequente Epilation aller kranken Haare ist für den Erfolg wesentlich; sie wird heutzutage am besten durch einmalige Röntgenbestrahlung erreicht (2/3 E. D. oder 8—10 x bei 0,5 oder 1 mm Alum.-Filter s. bei Sycos. paras.); nach 2—3 Wochen werden die Haare locker und müssen, soweit sie nicht von selbst ausfallen, mit der Pinzette leicht entfernt werden; kein Haar darf stehenbleiben. Diese Behandlung ist als Normalmethode anzusehen; heiße Seifenwaschungen, Schwefelresorzinschüttelmischung, Tanninschwefelsalbe, Salizylresorzinschwefelsalbe oder Paste müssen dann für den Dauererfolg sorgen. In hartnäckigen Fällen sind auch Hg-Präparate nützlich, vor allem Sublimat in Form 0,5—1‰ Lösung zu Umschlägen, 5—10% Präzipitatzinksalbe (Hg. praec. alb. Zinc. oxyd. aa 1,5, Eucerin ad 30,0); zur Nachbehandlung eignet sich neben Zinnoberschminke oder -Salbe auch die **Brookesche Paste**, die am einfachsten folgendermaßen verschrieben wird (Acid. salicyl., Ichthyol aa 1,0, Hydrarg. olein. [5%], Past. zinc. c. Talc. par. aa ad 50,0). Sie wird dünn, aber gründlich eingerieben und überpudert; Entfernung mit Benzin. Auch Hydrarg. oxyd. rubr.- oder flavum-Salben (1—2%) sind manchmal brauchbar. Derbere Infiltrate werden mit 10% Hg-Guttaplast bedeckt.

Behandlung begleitender Seborrhoe des Kopfes ist wichtig. Zur Verhütung von Rezidiven gute Nachbehandlung mit heißen Seifenwaschungen und Einreibung von Salizylschwefelsalbe über Nacht. Vorsichtiges Rasieren mit milder Seife oder Rasiercreme; wird Rasieren während Bestehens der Sycosis nicht vertragen, müssen die Haare mit der Schere oder Haarschneidemaschine gekürzt werden.

Die Nasenschleimhaut ist stets genau zu untersuchen und evtl. mitzubehandeln; Epilation der Vibrissen, Betupfen mit 2—5% Arg. nitr.-Lösung, 5% Hydr. praecip.-Salbe sind dafür empfehlenswert. Bei Neigung zu Abszessen und Eiterung ist Staphylokokkenvakzine (s. dort) sehr empfehlenswert. Innerlich wird auch Schwefel, Hefe oder das Zinnpräparat Hordostan (3mal tägl. 1—2 Tabl.) empfohlen (in Zinnbergwerken sollen eitrige Erkrankungen selten sein).

Anders lokalisierte Herde (Augenbrauen, Kopf, Mons Veneris usw.) werden ebenso wie Bartherde behandelt. Bei Rezidiven erneute Röntgenepilation usw.; doch nicht zu schnell hintereinander und nicht zu häufig (Gefahr der Spätatrophie und Fleckung).

Tätowierung, künstliche Mäler. Flecke und Zeichnungen durch absichtliche Einführung von Farbpartikeln (Tusche, Zinnober usw.) in die gestichelte Haut. Ähnlich **Anthracosis cutis** (gewerbliche Einsprengung von Kohleteilchen), Schießpulverflecke, Siderosis cutis (Eiseneinsprengung an Händen, z. B. bei Müllern); man könnte sie Kohle-, Pulver-, Eisenmäler nennen.

Behandlung schwierig. Ätzung mit Acid. carbol. liquefact., auch konz. Chlorzinklösung, evtl. nach Stichelung oder Skarifikation der Stellen; tiefer wirkt wiederholte CO_2-Schnee-Erfrierung (15—30″) oder Kaltkauter mit Pyrogallussalben- (2%) dann Pellidolpasten (1%)-Nachbehandlung. Auch Elektrolyse und Exstirpation kommen bei kleinen Herden in Betracht. Ferner wird Wiederholung der Tätowierung mit konzentrierter Tanninlösung und nachfolgende Ätzung mit Arg. nitr.-Stift empfohlen, wodurch sich ein etwas tieferer Schorf bildet.

Teleangiektasien, Haargefäßerweiterungen. Neben erblich bedingten Teleangiektasien im Gesicht (Wangen) gibt es sog. essentielle Ektasien (Brocq), die an den Streckseiten der Extremitäten, Gesäß, Mammae sich besonders häufig bei Frauen entwickeln, am häufigsten im Gefolge der Syphilis (WaR. bzw. Liquor +), ferner bei Tuberkulose, Basedow, Sklerodermie usw.; bei Lues oft besenreiserartige Flecke neben feinen erst nach Einölen (Zedernöl) mit Lupe deutlichen Netzen. Auch die Livedo racemosa (Ehrmann), bestehend in baumförmig verästelten Gefäßfiguren am Gesäß, Beinen usw. in Gestalt bizarrer zackiger blaßroter Bänder, von denen Äste 2. Ordnung ausgehen, beruht meist auf Lues, seltener auf Tuberkulose, Alkoholismus usw.; histologisch tiefer gelegene Arteriitis.

Behandlung des Grundleidens (Lues, Tbc.) verspricht gegenüber den bleibenden Gefäßerweiterungen wenig Erfolg.

Trichorrhexis nodosa, Haarknötchen. Graue Knötchen an den Bart- oder Kopfhaaren durch pinselartige Aufsplitterung. Ursache Trockenheit, Brennen der Haare (Parasiten?).

Als Trichomycosis nodosa (palmellina) Pilzhaarknötchen, werden rötliche bis braunrote Knötchenmassen an den Achsel- und Schamhaaren bei stark Schwitzenden bezeichnet, die wohl durch Pilzanhäufungen verursacht sind. Ein ähnliches Leiden in den Tropen (Kolumbien) ist die Piedra (Trichosporosis) mit braungelblichen bis weißlichen Knötchen in Kopf- und Barthaaren, ebenfalls auf Pilzinfektion beruhend.

Einfetten mit 10% Sulfoformöl (Sulfoform 2,0, Ol. olivar. ad 20,0 — auch fertig käuflich) oder Salizylanthrasolschwefelsalbe (Acid. salic. 0,4, Anthrasol 1,0, Sulf. praecip. [oder Sulfoform] 2,0, Eucerin oder Vasel. flav. am. ad 20,0). Brennen, Ondulieren, Trocknen mit heißer Luft, stark spirituöse Haarmittel vermeiden. Evtl. Arsen innerlich. Bürsten und Kämme gut reinhalten (s. unter Haarpflege).

Bei Trichomycosis und Piedra heiße Seifenwaschung, 2% Salizylresorzinspiritus oder 10% Sulfoformöl, Sublimatglyzerin (1%) usw.

Trichotillomanie, Haarrupfsucht. Infolge schlechter Gewohnheit oder eines krankhaften Zwanges erfolgendes Ausreißen von Haaren, so daß eine Art traumatische Alopezie entsteht, besonders bei geistig zurückgebliebenen Kindern oder Erwachsenen.

Psychotherapie.

Trophoedema Meige (Pseudoelephantiasis neuroarthritica), Meigesche Hautschwellung. Sehr seltene, symmetrisch an Handrücken und Unterarmen, Unterschenkeln usw. meist bei jungen Frauen vorkommende ödematöse, nicht sehr derbe Schwellung mit glatter Haut, zuweilen nach Ovarienerkrankung oder Entfernung; wohl endokrin bedingt. Hier sei das umschriebene harte traumatische Ödem des Handrückens genannt, das nach Quetschung selten beobachtet wird; mitunter durch Abschnürung artefiziell erzeugt (Unfall!).

Behandlung mit Ovarienpräparaten, Umschlägen. Auf Artefakt achten.

Tuberkulose der Haut, Schwindausschläge. Hierunter verstehen wir alle Erkrankungen der Kutis und Subkutis, die durch den von Rob. Koch 1882 entdeckten Tuberkelbazillus (TB., Kochschen Bazillus, Schwindstäbchen) und seine spezifischen Produkte verursacht werden. Sie können Folge exogener oder hämatogener Infektion sein oder von tieferen Teilen (Drüsen, Sehnenscheiden, Knochen) oder auf dem Lymphwege fortgeleitet werden. Die tuberkulöse Natur eines Hautleidens wird sicher bewiesen durch den Nachweis des TB. im Schnitt, Ausstrich oder durch Kultur oder Meerschweinchenimpfung, ziemlich sicher durch Herdreaktion auf subkutane Einspritzung von $^1/_{10}$, 1 und 5 mg Tuberkulin (sprungweise steigend) oder örtliche Reaktion nach Einreibung von 50% Tuberkulinlanolin (Moro) oder Ektebin; sie wird wahrscheinlich gemacht durch klinische Eigenarten (Lupusknötchen, weiches Granulom usw.) und den charakteristischen histologischen Bau (Langhanssche Riesenzellen, Epitheloidzellen mit mehr oder weniger Lymphoid- und Plasmazellen ringsum), ferner durch Fehlen der WaR und Ausbleiben deutlicher Heilwirkung von Jod, Wismut und Salvarsan. Ektebin-, Pirquet-, Intradermo- und Allgemeinreaktion auf Tuberkulin haben bei der Häufigkeit latenter Tuberkulose nur beschränkten Wert. Die einzelnen Formen der Hauttuberkulose sind nach Erscheinung, Verlauf, Ausbreitung und Heilbarkeit sehr mannigfaltig. Früher unterschied man zwischen echten Tuberkulosen (durch TB. erzeugt) und Tuberkuliden, die durch deren Toxine hervorgerufen sein sollten. Indessen sind auch bei letzteren spärliche TB. (evtl. abgeschwächt) gefunden worden und man ist mehr geneigt, die einzelnen Krankheitsformen auf die verschiedene Reaktionsart (oder den jeweiligen Grad der Allergie) des befallenen Organismus zurückzuführen, wobei die milderen Erkrankungen (Tuberkulide) neuerdings auch filtrierbarem Tb-Virus von einigen Autoren (Darier) zugeschrieben werden.

Die allgemein oder ziemlich allseitig anerkannten klinischen Formen, zwischen denen natürlich Übergänge vorkommen, sind beim Versuch der Durchführung einer ätiologischen Benennung folgende:

1. **Tuberculosis luposa, Lupus vulgaris, Schwindflechte.** Stellt die häufigste Form der chronischen Hauttuberkulose dar. Beginn als kleiner unscheinbarer rötlichblauer Fleck, der sich sehr langsam peripher vergrößert, bei Glasdruck eine transparente apfelgeleefarbige, aus Knötchen zusammengesetzte Einlagerung erkennen läßt und bei Sondendruck weich und morsch erscheint. Durch Destruktion kommt es zur Bildung von Narben, in denen Lupusknötchen oft besonders deutlich hervortreten. Sitz meist im Gesicht (Nase, Wange), seltener an anderen Körperteilen. Nasenschleimhaut häufig, Mund- und Konjunktivalschleimhaut seltener beteiligt. Neben den flachen makulo-squamösen Formen gibt es hypertrophische und tumorartige (diese öfter im Gesicht), papillo-

matöse, ulzeröse und elephantiastische, letztere besonders an den Extremitäten, wobei der Elephantiasis meist rezidivierende Erysipele oder erysipelähnliche Entzündungen vorausgehen. Neigung zu Mutilation (Zerstörung — Abgegriffensein — der Nasenspitze, Ohren, Mikrostomie, Ektropion, Verstümmelung an Händen und Füßen). Differentialdiagnose gegen Lues, besonders deren tertiäre lupoide Form (WaR), sehr wichtig, ferner gegen Tumoren, Sporotrichose, Blastomykose, Lepra.

2. **Tuberculosis verrucosa, Verruca necrogenica, warzige Schwindflechte, Schwindwarze (Leichentuberkel).** Im Beginn warzenartige Erhebung auf bläulichem Grund, allmählich zu einer rauhen grau- bis graublau gefärbten Platte oder durch zentrale Narbenbildung zu einem ebensolchen Ring auswachsend, häufig fortwandernd. Keine Lupusknötchen, derbere Beschaffenheit, nicht selten mit kleinsten Epithelabszessen. Sitz meist an den Händen, zumal Hand- und Fingerrücken, Entstehung durch Inokulation bei Ärzten, Fleischern, Abdeckern usw. Ähnliche Erkrankung mit weicheren papillomatösen Wucherungen an den Armen, Beinen usw. wird als Tuberculosis fungosa serpiginosa, wuchernde Schwindflechte bezeichnet; sie neigt zu flächenhafter serpiginöser Ausbreitung.

3. **Tuberculosis colliquativa, Skrofuloderm, Schwindbeulen.** Blaurote weiche Knoten oder Knollen, subkutan beginnend, meist fortgeleitet von Knochen-, Drüsen-, Sehnenscheidentuberkulose, neigen zur Einschmelzung, Abszeß- und langdauernder Fistelbildung, ferner zu schwammiger Wucherung. Differentialdiagnose gegen Lues gummosa, Sporotrichose, Blastomykose, Aktinomykose usw.

4. **Tuberculosis ulcerosa, Ulcera tuberculosa, Schwindgeschwüre.** Ulcera mit polyzyklischem sinuösen Rand, an dem zuweilen graue Knötchen (Tuberkel) bemerkbar sind, gewöhnlich im Munde und an den Lippen, am After, auch den Genitalien, schlaffe Konsistenz und geringe Heilungstendenz zeigend, oft sehr schmerzhaft. Sie kommen im Gefolge von offener Lungen-, ferner Darm- und Nierentuberkulose vor. TB. mikroskopisch oft schnell und reichlich zu finden.

5. **Tuberculosis luposa miliaris faciei, Lupus miliaris disseminatus, Schwindfinnen.** Kleine bräunliche oder mehr rote Knötchen im Gesicht, zunächst wie eine Akne oder Rosacea aussehend; auf Glasdruck aber gelbliche Lupusknötchen deutlich hervortretend, histologisch gut erkennbar. Im Zweifelsfall Biopsie (s. Abb. 9).

6. **Tuberculosis lichenoides, Lichen scrofulosorum, Schwindknötchen.** Gruppen grau oder graurötlich erscheinender follikulärer Knötchen besonders am Rumpf und mit Vorliebe bei Kindern und jugendlichen weiblichen Kranken; oft nur bei genauem Zusehen bemerkbar. Ähnliche nur etwas mehr entzündete Knötchengruppen entstehen bei der Ektebinprobe z. B. an der Bauchhaut in Nabelnähe. Unterscheidung vom lichenoiden Syphilid, Lichen planus, Trichophytid wichtig.

7. **Tuberculosis indurata, Erythema induratum, Schwindknoten.** Gewöhnlich bei jungen Mädchen an den Unterschenkeln auftretende derbe subkutane oder kutan-subkutane Knoten und Platten, zuweilen ringförmig durch Einsinken im Zentrum, von blauroter Farbe. meist schmerzlos und zuweilen ulzerierend. Verwechselung mit Gummen oder nodösen Syphiliden (WaR., JK), Erythema nodosum (akut ent-

zündlich), Erythrocyanosis supramalleolaris puellarum (mehr blaurote Kältezyanose, s. dort) vermeiden.

8. **Tuberculosis pernio, Lupus pernio, Schwindknollen.** Dunkelblaurote, an Frostbeulen erinnernde polsterartige Infiltrate im Gesicht (Wangen, Nase, Ohren), an Händen, Gesäß usw., wenig scharf begrenzt, auf Glasdruck feinste Lupusflecke oder diffuse gelbliche Färbung zeigend. Im Röntgenbild der Finger rundliche zystenartige Aufhellungen in den Phalangen, ferner oft Hilusschatten; sehr selten Schwielen im Nebenhoden und Iridocyclitis (Erblindung). Evtl. Biopsie.

9. **Tuberculosis papulo-necrotica, papulo-nekrotische Tuberkulide, Schwindpocken.** Rote Knötchen, die sich nach einigen Tagen mit Kruste bedecken, ulzerieren und in 4—6 Wochen mit runder weißer Narbe abheilen; Lokalisation besonders an Streckseiten der Arme und Hände (Finger), aber auch am Kopf und unteren Extremitäten. Oberflächlichere Effloreszenzen werden als Folliclis, tiefere als Acnitis bezeichnet. Bei diesen Formen besteht oft hochgradige Tuberkulinempfindlichkeit (Vorsicht mit Indradermoreaktion usw.). Beziehungen zur Acne cachecticorum, die mehr pustulösen Charakter hat (s. dort).

10. **Tuberculosis lupoides, Miliarlupoid** oder **Boecksches Sarkoid, Zehrflechte.** Kleinere oder größere, zuweilen scheibenförmig sich ausdehnende braunrote Knötchen und Knoten, derber als Lupus, bei Glasdruck feinste staubförmige Fleckchen erkennen lassend, ohne oder mit glatter sehr oberflächlicher Narbe heilend; keine Neigung zu Ulzeration. Lokalisation besonders im Gesicht, auch an Schultern und Streckseiten. Die tiefe subkutane Form Dariers entspricht wohl dem Erythema induratum.

Über eine Abart, das Angiolupoid (Brocq-Pautrier) s. dort.

Die tuberkulöse Natur des Lupus pernio und Miliarlupoids wird z. T. noch bezweifelt (filtrierbares Tb-Virus?); erwiesen ist sie z. T. bei Pityriasis rubra Hebrae (s. dort). Unsicher sind die Beziehungen zur Tuberkulose bei der Acne cachecticorum, Lymphogranulomatose, dem Lupus erythematodes und dem Lichen nitidus (s. bei diesen).

Bei allen Erkrankungsformen der Haut ist sorgsam auf Tuberkulose der inneren Organe und Drüsen zu fahnden (Röntgenbild); schwere und offene Tuberkulose ist bei den meisten (außer Nr. 4, zuweilen auch Nr. 3) auffallend selten; latente Herde (Hilusdrüsen) sind häufiger nachweisbar. Trotz großer Ausdehnung z. B. eines großen Lupus erscheinen die Betroffenen oft kräftig und wohlgenährt. Auf alten Lupusherden entstehen nicht ganz selten schnell wachsende Karzinome (Lupuskrebs), sehr selten Sarkome. Entwicklung einer Miliartuberkulose tritt fast nie ein.

Bei der Differentialdiagnose ist die Verwechselung mit der chemotherapeutisch leicht zu beeinflussenden Lues, zumal auch den gummösen und lupoiden, mitunter seronegativen Spätformen zu vermeiden und die Lessersche Regel, probeweise Jod und evtl. Neosalvarsan zu geben, zu beachten. Gegen Verkennung von malignen Tumoren, z. B. Karzinom, schützt Biopsie, die von Randteilen in zweifelhaften Fällen stets anzuraten ist. Blastomykose, Sporotrichose sind durch Kultur, Tierimpfung und Agglutination zu erkennen.

Die Behandlung der Hauttuberkulose stellt an die Geduld des Kranken und Arztes große Anforderungen. Bei allen Formen ist die Allgemeinbehandlung von größter Wichtigkeit, bei den schwereren, besonders Tuberculosis luposa, verrucosa, fungosa, colliquativa, ulcerosa auch die energische örtliche Therapie zur Zeit unentbehrlich. Auch hier gilt der Satz, daß Früherkennung die schnelle Heilung, z. B. bei beginnendem Lupus, ermöglicht.

Die Allgemeinbehandlung, die auf Kräftigung und Anregung zu erhöhter Schutzstoffbildung hinzielt, kann durch spezifische Mittel (Tuberkulin usw.), diätetisch-medikamentöse Maßnahmen oder Bestrahlungen (Lichtbäder) gewährt werden. Daß von allen diesen Mitteln übertriebene Erfolge angegeben worden sind, kann bei der Möglichkeit spontaner Besserung unter günstigen hygienischen Bedingungen nicht wundernehmen.

1. Spezifische Behandlung. Nach der Enttäuschung, die infolge zu hoch gehender Begeisterung das alte Kochsche Tuberkulin hinterließ, wurde es nur noch an einzelnen Stellen systematisch gebraucht, so an der Bonner Hautklinik (Doutrelepont), wo es sich als unterstützendes Moment für die Lokalbehandlung bei den meisten Formen der Hauttuberkulose wertvoll und bei Schleimhauttuberkulose, bei papulonekrotischen Tuberkuliden, bei Lupus miliaris faciei, Erythema indur. öfters nützlich erwies. Vorsichtiges Ansteigen und Beginn mit kleinsten Dosen ist geboten, zumal wenn innere Tuberkulose zugleich vorliegt. Man gibt $^1/_{500}$, $^1/_{300}$, $^1/_{200}$, $^1/_{100}$, $^1/_{75}$, $^1/_{50}$ mg subkutan und steigt, wenn keine Reaktion erfolgt, ganz langsam weiter bis zu 1 bis mehreren mg; bei Auftreten von Fieber wird zunächst dieselbe Dosis gegeben, bei Herdreaktion in innern Organen ausgesetzt. Die Injektionen geschehen 2—3mal wöchentlich. Ungefährlich und bei den meisten Tbc-Formen (Skrofuloderm, Lupus usw.) empfehlenswerter ist die kutane Tuberkulinbehandlung mit großen Pirquetreaktionen (nach Ponndorf), wobei 4 cm^2 am Oberschenkel kreuz und quer oberflächlich skarifiziert und mit 1 Tropfen Alttuberkulin eingerieben werden; bei Kindern ein-, bei Erwachsenen evtl. doppelseitig. Wiederholung alle 10 Tage evtl. mit etwas mehr Tuberkulin. Zur Feststellung des Allergiegrades empfiehlt es sich immer, erst eine kleine Pirquetprobe vorausgehen zu lassen, da bei

sehr hoher Überempfindlichkeit sonst ulzeröse Reaktion entstehen kann. Noch leichter durchführbar sind Einreibungen mit Ektebin (nach Moro), welches außer Tuberkulin abgetötete Bazillenleiber vom Typus humanus und bovinus enthält und, an der Bauchhaut eingerieben, follikuläre bald wieder verschwindende Papeln erzeugt. Bedenklicher ist die Behandlung mit lebenden, auch Kaltblüterbazillen (Friedmann), die trotz angeblich erzielter Erfolge nicht anzuraten ist.

2. Diät- und medikamentöse Behandlung. Während bisher kräftige gemischte Kost für Tuberkulöse als nützlich galt, wird neuerdings durch Sauerbruch die sog. Gerson-Diät (kochsalzfrei, Mineralogensalz, besondre Diätküche, reichlich Eiweiß, Kohlehydrateinschränkung!) als heilend empfohlen; im Verein mit allgemeinen Lichtbädern soll sie vorteilhaft sein (Jesionek). Nach früheren Erfahrungen bleibt abzuwarten, wieweit die berichteten Heilerfolge der Kritik standhalten. Von Medikamenten ist neben gesundheitsgemäßer Lebensweise (viel Licht und Luft, da Tbc eine Domestikationskrankheit ist) Lebertran (Joletran, Phosphorlebertran), besonders im kindlichen Alter nützlich. Tuberkulide und Miliarlupoid werden nicht selten durch Arsen (Tropfen oder Solarson usw.) gut beeinflußt; Neosalvarsan bietet demgegenüber keine wesentlichen Vorteile. Jodkali kann vor Röntgenbestrahlung versucht werden (s. unten). Die bei Lupus erythem. geschilderte Goldtherapie (vorsichtige Dosierung s. dort) wird neben externen Methoden empfohlen und z. T. günstig befunden; unsere Ergebnisse mit Aurophos waren nicht eindeutig.

3. Lichtbäder, nach einem systematischen Kurplan täglich oder mit kurzen Pausen verabfolgt, sind bei den meisten Hauttuberkuloseformen angezeigt, bei Lungentuberkulose (Neigung zu Hämoptoe) kontraindiziert oder nur mit größter Vorsicht zu versuchen. Treffliches leistet die Heliotherapie (am wirksamsten im Hochgebirge) oder Bestrahlung mit künstlicher Höhensonne oder besser Kohlenbogenlicht (allgemeines Lichtbad), ebenfalls allmählich steigend von $^1/_2$ bis 1 Minute bis 30 und mehr. Dadurch meist Hebung des Appetits, Allgemeinbefindens und Körpergewichts und eine gewisse Beeinflussung der Hauttuberkuloseherde, die vor allem auch für Lichtkompressions- und Röntgenbehandlung empfind-

licher (sozusagen sensibilisiert) werden. Alles weitere findet sich in der Einleitung (Lichtbehandlung). Die Wiener Kohlenbogenlichtmethode (6 Lampen in 2 Reihen) oder 2 Höhensonnen haben sich uns bewährt, in Gießen besonders auch die Wandellichtbäder. Statt des täglichen Lichtbades, das zu stärkerer Pigmentierung führt und von uns meist benutzt wird, geben andere Erythemdosen mit folgender Abschälung mit 4—7 tägigen Pausen und sprechen der Pigmentierung keinen Heilwert zu (Rost).

Die äußere Behandlung ist für die Erreichung eines schnellen und sicheren Dauererfolges besonders bei den oben genannten schwereren Formen (Lupus usw.) unentbehrlich. Hierfür kommen in Betracht: 1. Chirurgische Methoden. Bei kleinen Herden führt Exzision (tief und weit im Gesunden!) und glatte Naht am schnellsten zur Heilung; sie ist daher, wo sie ohne Entstellung möglich, zur Frühheilung dringend anzuraten. Bei größeren Exzisionen ist Deckung durch gestielten oder Krauseschen Lappen empfehlenswert. Nach breitem Ausschneiden des ganzen Herdes bis auf die Faszie und Röntgenbestrahlung diesen zugranulieren zu lassen (Freund), ist wohl weniger ratsam. Sehr gebräuchlich ist Auskratzung mit dem scharfen Löffel und sogleich folgende Pacquelinisierung oder Kaltkaustik zur Verhütung von Metastasen und anschließende Pyrogallusbehandlung. 2. Chemische Methoden. Für den Praktiker geeignet und schnell wirkend ist die Pyrogallusbehandlung. 10% Pyrogallolvaseline wird auf Leinwand dick gestrichen und auf den kranken Herd aufgelegt; nach 24 Stunden Verbandwechsel und sofort wieder Bedeckung mit neuer Salbe, da sonst zu starke Schmerzen auftreten. Vorher empfiehlt es sich, die Hornschicht durch Kaltkaustik (oder 10% Kalilauge) zu erweichen oder noch besser eine etwas tiefere Zerstörung durch Kaltkaustik vorzunehmen, um besseres Eindringen und schnellere gründlichere Wirkung des Pyrogallols zu ermöglichen. Dieses ätzt elektiv die Lupusgranulationen aus; nach 4—10 Tagen Übergang zu 2% Pyrogallussalbe und allmählich auf $^1/_4$—$^1/_{10}$% herabgehen. Dadurch erfolgt schöne Überhäutung (Veiel). Bei zu erheblichem Schmerz Einstreuen von Anästhesin- oder Zykloformpuder und Pellidolpaste oder Salizylborsalbe oder feuchter Verband mit 1‰ Sublimatlösung. Das Verfahren kann mehrfach wiederholt und mit Röntgenbestrahlung in die wundgeätzten Stellen kombiniert werden. Stets ist dabei der Urin auf Eiweiß zu prüfen (täglich) und auf Intoxikationserscheinungen zu achten (s. Einleitung); zu große Flächen dürfen nicht auf einmal behandelt werden. Bei genügender Geduld und Sorgfalt sind die Heilerfolge recht schöne. Wo Pyrogallol nicht vertragen wird, kann Lekutylsalbe (ein organisches Kupferpräparat) oder besser Pyotropin (s. unten) zur Ätzung angewandt werden; durch ersteres tritt nach dickem Auftragen und gutem Verband bei täglichem Wechsel nach einigen Tagen Nekrose ein, dann Borsalbe und Wiederholung des Ätzzyklus. Auch bei Lupus der Nasenschleimhaut ist 5—10% Pyrogallusvaseline in Form von Tampons (um Zelluloidröhrchen oder Federkiel herum) gut wirkend und wird abwechselnd mit in 1‰ Sublimatlösung getränkte Tampons verwandt. Für Hautherde ist auch die Boecksche Pinselung (Pyrogallol, Resorcin. alb. aa 5,0, Talc. venet., Gelanth aa 7,0) empfehlenswert, besonders an den Ohren und kleineren Herden im Gesicht; sie wird aufgetragen, mit dünner Watteschicht bedeckt und bleibt eintrocknend 3 bis 4 Tage liegen, um nach Bedarf erneuert zu werden. Auch 10% Pyrogallolmastixlösung, die dick aufgepinselt und mit einfacher Gazelage angeklebt wird, hat man empfohlen. Ferner wurde Kochsalzbrei (mit wenig Wasser angerieben) zur Ätzung empfohlen, ist aber recht schmerzhaft. Nicht ganz so Gutes leistet die Pyotropinbehandlung, bei der nach schmerzhafter Ätzung mit einer stärkeren, später evtl. schwächeren Ätzflüssigkeit (I u. II) (kohlensaurer Kalk, Kaliumphenolat und etwas freies Phenol) eine Salbe (III) (Salizylsäure, Natriumsalizylat, Glyzerin, Zucker, Walrat) aufgelegt wird (für 24 bis 48 Stunden) bei luftdichtem Abschluß des Verbandes; Wiederholung nach Bedarf. Bei Schleimhautherden wirkt die Ätzflüssigkeit, die allein verwandt wird, besser.

Zur Behandlung von Schleimhautlupus (Zunge, Gaumen, Zahnfleisch) dienen sonst Ätzungen mit Acid. lactic (50—80%) in Form täglicher oder 2 mal wöchentlicher energischer Pinselung; auch Trichloressigsäure (Acid. trichlorac. 17,0, Liqu. Kal. arsen. 3,0), starke Jodlösung (Jodi 1,0, Kal. jodat. 2,0, Aqu. dest. 2,0) sind empfehlenswert. Gute Erfolge soll bei Nasenlupus die Pfannenstillsche Methode geben: Die Kranken nehmen 6 mal täglich 0,5 Natr. jodat.; die Nase wird locker bis zu den Choanen mit wasserstoffsuperoxydhaltigen Tampons gefüllt; diese werden alle Viertelstunden bei zurückgebogenem Kopf mit einer 2—3% H_2O_2-Lösung, der ½% Essigsäure zugefügt werden kann, befeuchtet. Die Behandlung muß 2—3 Monate fortgesetzt werden (evtl. neben Röntgenstrahlung). Bei Skrofuloderm sowie erweichten Drüsen wirken Injektionen von Jodoformglyzerin oder Öl (10%) nach Punktion und Entleerung des Eiters günstig; auch Einspritzung weniger Tropfen von Acid. carbol. liquef. ist empfohlen.

3. Strahlenbehandlung. Neben den oben besprochenen allgemeinen Lichtbädern sind örtliche Bestrahlungen mit konzentriertem Bogenlicht (nach Finsen) oder der Kromayerschen Quarzlampe (Weißlicht) bei Lupus der Haut und Schleimhaut vorzügliche Heilmittel (s. Einleitung). Die Belichtung geschieht nacheinander an verschiedenen Stellen von außen nach innen; nach Abheilen der photochemischen bullösen Entzündung erneute Belichtung, bis bei Glasdruck kein Knötchen mehr bemerkbar ist. Die Narbenbildung ist hierbei eine sehr schöne. Freilich ist diese Behandlung, die im Kopenhagener Finsen-Institut ausgezeichnete Dauererfolge gibt, sehr langwierig und teuer. Für Schleimhautherde gibt es besondere lange Quarzansätze. Gut wirkt manchmal auch die örtliche Röntgenbestrahlung, über die im allgem. Teil das wesentliche gesagt wurde. Röntgendosen von ⅔ E. D. oder 20 x bei 4 mm·Alum.-Filter sind anzuraten, die besonders bei gleichzeitigen allgemeinen Lichtbädern besser wirken. Um den Erfolg zu verbessern, empfiehlt es sich, zugleich innerlich Jodkali oder Sajodin kurz vor der Bestrahlung zu geben und diese evtl. auf die mit Pyrogallol erzeugten Geschwüre zu machen. Besonders gewucherte ulzerierte Lupusformen, Tuberculosis verrucosa und fungosa, Skrofuloderm, Erythema indurat., Lupus pernio, tuberkulöse Drüsen- und Gelenkaffektionen sowie der Schleimhautlupus (Nase, Mund) sind für diese Methode geeignet und reagieren gut. Gerade die Kombination von allgemeiner Belichtung und örtlicher Lichtkompressions- oder Röntgenbehandlung ist für den schnellen Rückgang wesentlich. Radium (oder Mesothorium) sind besonders bei Keloiden und derben Hautherden sowie Schleimhautlupus empfehlenswert; bezüglich der Methode s. den allgemeinen Teil.

4. Kaustische Methoden. Kleine Lupusknötchen und Schleimhautherde werden durch galvanokaustische Nadel oder

Mikrobrenner oft schnell beseitigt, besser noch Kaltkaustik, mit der kleine Lupusherde schnell zerstört werden können. Zur Verbesserung der Narbenbildung Nachbehandlung mit 2 bis $^1/_4$ % Pyrogallolsalbe (s. oben); der kosmetische Erfolg ist nicht so schön wie bei Lichtbehandlung, doch ist die Methode besonders bei Schleimhautlupus und bei Patienten, denen es auf schnelle Heilung ankommt, zu empfehlen. Große Lupusherde können mit der schneidenden Kaltkaustikschlinge (s. Einleitung) in Narkose oder Lokalanästhesie beseitigt werden; zur Nachbehandlung wird in erster Linie Pellidolpaste empfohlen. Wir benutzen seit langer Zeit zur schnellen Heilung des Lupus ein kombiniertes Heilverfahren, indem wir, wo Exzision nicht möglich ist, die Herde durch Kaltkaustik-Pyrogallolbehandlung möglichst weitgehend elektiv beseitigen, daneben allgemeine Lichtbäder im Verein mit Quarz- oder Finsenkompression an den Narben anwenden, evtl. unterstützt durch Aurophos, Lebertran, Diät usw. und sind mit den Erfolgen zufrieden.

In allen Fällen von Lupus usw. ist nach Abschluß der Kur lange Nachbeobachtung neben guter Ernährung und Sonnenbädern zur Verhütung stärkerer Rezidive besonders wichtig, da Rückfälle leider oft schon bald eintreten.

Ulcera caustica manuum (Pigeonneau, Rossignol, „Stieglitz"), Gerber- oder Färbergeschwüre. Bei Gerbern, Färbern usw. auftretende, vogelaugenartig aussehende tiefe und schmerzhafte Geschwüre an Fingerrücken und Fingerspitzen. Gewerbliche Schädigung; meist wenig zahlreiche linsenförmige runde oder ovale steilrandige Ulzera mit schwarzer festsitzender Borke; langsam heilend; sie kommen auch sonst bei Gebrauch scharfer ätzender Mittel vor (z. B. zum Imprägnieren von Holz).

Hier seien die Tintenstiftverletzungen angefügt, blauviolette, durch den der Triphenylmethangruppe angehörigen Farbstoff Methylviolett hervorgerufene, über das gefärbte Gebiet sich ausdehnende gefährliche Nekrosen an den Fingern, der Umgebung des Mundes usw.

Behandlung mit Kal. permang.-Bädern, Sal.-Resorzinumschlägen, Pellidol-, Protargol- oder Arg.-Perusalbe. Beruf aussetzen. Bei Tintenstiftnekrosen Exzision genügend weit im gesunden Gewebe.

Ulcus cruris, Ulcus varicosum, Unterschenkelgeschwür. Als Ursachen kommen meist Varizen, Phlebitiden, chronisches Ekzem, variköser Pruritus, Verletzungen usw. in Betracht. Die ovalen oder auch polyzyklisch begrenzten Beingeschwüre zeigen roten oder bläulichen, mehr oder weniger schlecht granulierenden Grund, nässen und sind mit Krusten bedeckt. Rand oft schwielig verdickt. Haut in der Umgebung vielfach pigmentiert, atrophisch, sklerotisch (es entsteht zuweilen eine an Sklerodermie erinnernde Verhärtung, Dermatosklerose) oder ekzematös. Wichtig Differentialdiagnose gegen Syphilis (WaR., Jodkaliprobe), Tuberkulose (Erythema indurat., Ulc. tuberculos.) und Karzinom (Probeexzision vom Rande).

Zur Vorbeugung bei Varizen sorgfältige Hautpflege (warme Waschung, Hüten vor Verletzung und Kratzen, Einfetten mit Lanolin, Eucerin usw.). Bei Pruritus und Unterschenkelekzem Tumenol-, Naftalanpaste (vgl. dort). Jedes kleine Ulkus ist sorgsamst zu behandeln. Anfangs sind Umschläge oder Verbände mit Salizylresorzinwasser (0,1 ‰, 1—2 %), Liqu. Alum. acet. (1 : 8), 3 % Borwasser usw. neben Ruhe und Hochlagerung angezeigt; bei übelriechendem Belag oder Gangrän Kal. perm.-Waschung und Kampferweinverband. Die umgebende Haut wird dabei mit Salizyltumenol- (2, 5 %) oder Naftalanpaste (10 %) bedeckt und gegen Mazeration geschützt. Bei großen Schmerzen Bestreuen des Geschwürsgrundes mit Anästhesin oder Zykloform. Äußere Insulinbehandlung durch Beträufeln oder in Salbenform soll öfters nützlich sein, evtl. ist auch intravenöse ratram (Hyperglykämie). Ist das Geschwür rein und frischer aussehend, geht man zum Salbenverband über; dazu dienen zunächst 3—5 % Borsalbe, 10 % Wismutsalbe, 10 % Naftalan- oder 5 % Tumenolsalbe, später Arg.-Perusalbe (1,10 %) oder 1—2 % Pellidolsalbe. Bei schlechten Granulationen Bestreuen mit Jodoform, Airol, Granugenpaste; bei Pyozyaneusinfektion 10 % Protargolsalbe (Protargol 3,0, solv. in aqu. dest. frig., Lanolin. anhydr., Vaselin. flav. aa ad 30,0); auch Zykloform- oder Pellidolprotargolsalbe ist empfehlenswert (erstere in Tube käuflich). Sorgfältige Reinigung der Ränder (Wundtoilette, d. h. vorsichtiges Abwischen mit gereinigtem Benzin und Entfernung der Auflagerungen mit Myrtenblattsonde) sowie Bedecken schwieliger Ränder mit Salizyltrikoplast sind für die Heilung wesentlich; ferner sind gute Verbände vom Fuß aufwärts, besonders aber ein tadellos angelegter Zinkleimverband (s. dort) außerordentlich wichtig, zumal bei ambulanter Behandlung. Zur Anregung guter Granulationen sind Bestrahlungen mit Höhensonne, Kohlenbogen- oder Quarzlampe, zur Beseitigung des begleitenden Juckreizes, Ekzems und der Dermatosklerose Röntgenbelichtungen ($^1/_3$ E. D. oder 3 x alle 7—10 Tage bzw. 4 x 0,5 mm Filter alle 10—12 Tage) dringend anzuraten. Zur Behebung der bedeutungsvollsten Ursache des Ulkus dient die Verödung größerer variköser

Venen durch Einspritzung endothelschädigender Mittel in ihr Lumen (Linser), wozu früher 1% Sublimatlösung (Subl. 1, Natr. chlorat. 10. Aqu. dest. ad 100,0) oder 1% wäßrige Hydrarg. bijodat.-Lösung (1 ccm für etwa 10 cm lange Vene) benutzt wurden; ähnlich wirken starke Zuckerlösungen (50—66% Traubenzucker, 50% Invertzucker [= Kalorose]). Statt dieser Mittel ist konz. Kochsalzlösung (23%) oder Varikophthin zurzeit das Mittel der Wahl; letzteres kann wegen seines Novokaingehalts bei Überempfindlichen unangenehme Nebenerscheinungen machen. Die Kochsalzlösung wird durch Aufkochen von reinem NaCl in destill. Wasser bis zur Sättigung hergestellt. Nach Anlegen einer Staubinde (bei hängendem Bein) wird die Rekordspritze in die Vene des hochgelagerten Beins eingestochen (Lage durch Blutaspirieren gut kontrollieren!), dann werden nach Abnahme der Binde und Ausstreichen des Blutes 5—10 ccm (evtl. auch mehr) schnell injiziert. Darauf wird die Spritze schnell herausgezogen, um ja jeden paravenösen Tropfen zu vermeiden, da sonst Nekrose folgen kann. Den entstehenden Krampf lindert man durch leichte Streichmassage. Paravenöse Injektion sollte bei guter Technik nicht vorkommen; erfolgt sie trotzdem, so ist sofortige Injektion von 10 ccm Blut (oder Ringerlösung) und Diathermie zur Verhütung einer Nekrose erforderlich. Durch diese an mehreren Venen mögliche Verödung ist die chirurgische Behandlung (Zirkumzision des Ulkus, Transplantation, Venenunterbindung) überflüssig. Nach Heilung des Ulkus sorgsame Hautpflege und Bindenwickelung (Idealbinde) oder Dr. Stephans Krampfadergamasche.

Ulcus tropicum, Tropengeschwür stellt ein meist im untern Drittel der Unterschenkel sitzendes, von kleiner Verletzung (Sandfloh, Quetschung usw.) ausgehendes oft zu ausgedehnter Nekrose führendes putride riechendes Geschwür dar; bei barfuß laufenden Eingeborenen häufig. Beginn mit kleinem kreisrunden, blutig eiternden Defekt, der peripher und in die Tiefe wächst, gelblichen stinkenden glasigen Schleimeiter absondert und ödematöse gewulstete, später unterminierte Ränder zeigt. Nicht selten werden Sehnenscheiden und Knochen bloßgelegt; bösartige Formen auch an den Zehen. Im Ausstrich fusiforme Bazillen und große Spirochäten (Sp. Schaudinni). Nicht selten monatelanger Verlauf; Heilung mit depigmentierten oft tiefen Narben.

Behandlung s. Ulcus gangraenosum (Kampferwein, Ätzung mit Chlorzinkbrei, Trypaflavin, recht warme Rieselspülung mit Kal. perm. oder Hg. oxycyan., Kaltkaustik, Granugenpaste, Arg.-Salbe usw.). Mitunter Amputation nicht zu umgehen.

Urtikaria, Nesselsucht. Rote oder weißliche, gewöhnlich heftig juckende pralle Erhebungen (Quaddeln oder Nesseln), die nach kurzer Zeit wieder verschwinden, aber vielfach rezidivieren. Sie beruhen auf einem akuten Reizödem, das durch vermehrte Tätigkeit (Sekretion) oder Durchlässigkeit der Kapillarendothelien (Änderung ihres kolloidalen Zustandes, erhöhte Permeabilität) hervorgerufen wird. Neuere Untersuchungen an der vordern Augenkammer des Kaninchens nach Exstirpation des Gangl. cerv. sup. des Sympathikus scheinen den Einfluß der Gefäßnerven auf die Durchlässigkeit der Gefäßwand zu beweisen. Außer den gewöhnlichen münzen- und scheibenförmigen Quaddeln kommen annuläre und figurierte Herde, selten auch hämorrhagische und Pigmentflecke hinterlassende, sowie bullöse Formen vor (Urticaria cum pigmentatione, bullosa). Persistierende urtikarielle Papeln oder Knoten (Urticaria perstans) finden sich bei Pseudoleukämie, Mycosis fungoides, Tuberkulose und sehr selten ohne nachweisliche Ursache (s. Prurigo nodularis). Über eine besondere, im kindlichen Alter (1.—6. Lebensjahr) auftretende Form, den Strofulus (Urticaria papulosa) infantum, s. bei Prurigo simplex. Mitunter gehen heftige Quaddelausbrüche mit Fieber einher (Nesselfieber). Eine der Urtikaria verwandte Affektion ist das Quinckesche Ödem (Urticaria gigantea); hierunter versteht man umschriebene ödematöse Anschwellungen der Haut und Schleimhäute, die plötzlich auftreten, bald wieder verschwinden und vielfach rezidivieren. Lieblingsort Gesicht (Lippen, Augenlider, Zunge usw.); gefährlich werden die Ödeme im Rachen und Kehlkopf; Glottisödem kommt manchmal so schnell, daß bis zur Ankunft des Arztes Erstickung erfolgen kann. — Als Urticaria factitia (Dermographismus) bezeichnet man eine auf mechanische Reizung (Sondenstrich, Kratzen) auftretende Rötung mit Quaddelbildung; als Kälte- bzw. Lichturtikaria seltene Formen, die infolge von Überempfindlichkeit gegen Kälte- (Äthylchloridspray) oder Lichtreiz zustande kommen.

Als Ursachen kommen gewöhnlich in Betracht artfremdes Eiweiß (Krebse, Hummern, Erdbeeren, Muscheln, Fische, Eier, Käse, Pferdeserum usw.), Säuren (Ameisen-, Bernstein-, Obstsäuren usw.), Medikamente (Kopaivabalsam, Morphium, Chinin, Antipyrin, Salvarsan usw.), verschiedene Erkrankungen (Magendarmleiden, Leber-, Nierenerkrankungen, Eingeweidewürmer und Echinokokken, Bluterkrankungen, Neurasthenie usw.), endlich Epizoen (Stechmücken, Wanzen, Flöhe, Bienen, Raupen, Askariden, Quallen usw.) und gewisse Pflanzen (Brennesseln, Primeln usw.).

Die Raupenurtikaria ist wegen ihrer besondern Lokalisation am Hals, mitunter auch Brust, Rücken usw. erwähnenswert; sie tritt im Sommer als Folge des Gifts haariger Raupen, z. B. Liparis dispar, auf. Daß zahlreiche Fälle von Urtikaria auf angeborener bzw. erworbener Überempfindlichkeit beruhen, wurde bereits gesagt (s. Allergosen); über die Natur der Quaddel und ihre 3 Komponenten (Gefäßerweiterung, Ödem, periphere reflektorische Rötung) s. physiologische Einleitung.

Die Behandlung der Urtikaria entspricht im großen und ganzen der bei Pruritus geschilderten (s. dort). Stets ist nach der Ursache zu fahnden und diese zu beseitigen; veranlassende Erkrankungen sind entsprechend zu behandeln.

Bezüglich der Diät, Bäder und Wäsche gilt das bei Pruritus Gesagte (evtl. zeitweise vegetarische Kost); Kuren mit Karlsbader Salz, Bitterwasser sind besonders bei chronischen Formen von Urtikaria und Quinckeschem Ödem empfehlenswert, ebenso Aufenthaltswechsel (Hochgebirge). Bei Kindern mit Strofulus vorwiegend vegetabilische Diät mit weitgehender Einschränkung der Milchzufuhr, Eiabstinenz; bei älteren Kindern Milch ganz fortlassen (vgl. bei Ekzem); Beseitigung von Verdauungsstörungen. Von inneren Medikamenten ist Kalzium in Form von Pulver (Calc. phosphor., Calc. lact. aa 10,0, 3mal 1 Messerspitze), Ichthyolkalziumtabletten (3mal täglich 2—3) oder Lösung (Calc. chlorat. 10,0, Succ. Liquir. 20,0, Aqu. ad 200,0, 3mal täglich 1 Eßlöffel), bei Kindern Calc. lactic. (10,0/200,0, 3mal täglich 1—2 Teelöffel) empfehlenswert. Glukonsaures Kalzium kann intern und intraglutäal gegeben werden. Außerdem können Bromnatrium mit Antipyrin (Natr. brom. 15,0, Antipyrin 6,0, Aqu. dest. ad 200,0, 3—4mal 1 Eßlöffel), Ephedralin, Novatophan, Arsen evtl. mit Chinin, Pyramidon, Aspirin versucht werden. Gut wirken außer Aderlaß und Blutwaschung (auch Eigenblut- oder -Seruminjektion) intravenöse Injektionen von Afenil (5—10 ccm langsam) etwa alle 5—10 Tage (bei zu schneller Injektion Wärmegefühl!) oder glukonsaurem Kalzium, ferner Bromstrontiuran (5—10 ccm). In schweren Fällen sind Schlafmittel nicht zu entbehren (Adalin, Phanodorm, Allional, Veramon, Veronal [1 Tablette zu 0,5 vor dem Schlafen]). Für die äußere Behandlung empfehlen sich an Stelle der Hausmittel (Abreiben mit Essigwasser, Zitronensaft) Betupfungen mit 1% Thymol-, 2 bis 3% Menthol-, 2% Karbolspiritus, dem auch Liqu. carbon. deterg. oder Calmitol (5—20%) zugesetzt werden kann (vgl. bei Pruritus); auch Schüttelmixturen mit 10% Liqu. carbon. deterg. oder Tumenolammonium sind in der dort angegebenen Weise empfehlenswert, ebenso Calmitol-, Liqu. carbon. det.- (je 5—10%), Salizyl-, Naphthol- oder Mentholsalben (je 2%). In schweren Fällen von Urtikaria und Quinckeschem Ödem außer Aderlaß und Blutwaschung oder Injektion von normalem Serum mehrfach Bromstrontiuran intravenös und Klimawechsel (Gebirge). Vgl. auch bei Insektenstichen.

Urticaria pigmentosa oder **xanthelasmoides, Braunnesseln.** Bald nach der Geburt, selten später auftretende bräunliche quaddelartige juckende Effloreszenzen, die oft über den ganzen Körper verbreitet sind und braune Flecke hinterlassen, welche auf Reiben wieder aufschwellen und als Quaddeln hervortreten. Histologisch Mastzellenanhäufung. Bei Erwachsenen uncharakteristische nicht deutlich braun gefärbte Papeln an Armen, Rumpf usw., die auf Reiben urtikariell aufschwellen, nicht ganz selten; Erkennung schwieriger (Scheuerprobe), am besten durch Biopsie.

Behandlung machtlos. Versuch mit Arsen, Chinin, Kalziumkompretten; äußerlich Bäder, Thymolmentholspiritus, Calmitol- oder Salizylanthrasolsalbe ähnlich wie bei Urtikaria.

Vakzine, Impfausschläge, Kuhpocken. Im Anschluß an die Kuhpockenimpfung, Vakzination, kommen örtliche und allgemeine Störungen vor. So ist die Roseola vaccinica ein kleinfleckiges toxisches allgemeines Exanthem, bald nach der Impfung oder auf der Höhe der Pockenbildung auftretend und bald schwindend; mitunter ähnlich bedingte, einem Erythema multiforme oder einer Urtikaria ähnelnde toxische Ausschläge, auch skarlatiniforme, besonders bei Impfung im heißen Sommer. Örtliche Komplikationen sind, abgesehen von überzähligen Pocken (Pustulae supernumerariae) in der Umgebung (Lymphüberwachung?), erysipelähnliche Entzündung der Umgebung der Impfpocken, tieferer ulzeröser Zerfall (Ulcus vaccinicum) durch sekundäre Streptokokkeninfektion, ekzemartige Dermatitis, echtes Erysipel und Phlegmone. Ferner kommt Autoinokulation auf andre Hautstellen vor, besonders bei Hauterkrankungen wie Ekzem usw. (Vaccina implantata). Dadurch entstehen erstens vereinzelte grauopake Pocken und nässende graue entzündliche Papeln, die an der Vulva, der Mammille, dem Kinn usw. Syphilis vortäuschen können, auch bei Personen der Umgebung Geimpfter (Kindern und Erwachsenen) auftreten und dann diagnostische Schwierigkeiten bereiten. Schwerere Störungen und ein eigenartiges Bild macht Überpflanzung des Vakzinevirus auf Gesichtsekzeme und andere Hauterkrankungen (Ekzema vaccinatum); hierdurch entstehen besonders bei noch ungeimpften kleinen Kindern auch gefährliche Zustände, zumal wenn große Ekzemflächen infiziert wurden. Daneben wird auch eine durch hämatogene Ausbreitung entstandene Vaccine generalisata, die ganz pockenähnlich erscheinen kann, angenommen.

Bei alleinigem Auftreten im Munde (Zunge, Lippen, Gaumen) ist die Erkennung schwierig; auch die sog. Glossitis papulosa acuta (Michelson) gehört wohl hierher.

Beim Melken können Kuhpocken vom kranken Euter auf die Hände der Melker und Melkerinnen übertragen werden und machen dann braunrote derbe Pocken mit grauopaker Oberfläche an den Handrücken (sog. Steinpocken oder Melkerknoten). Diese dürfen nicht verwechselt werden mit den Melkerschwielen an den Daumen und Zeigefingern, die bei Schweizer Melkart dorsal am Daumen lokalisiert sind.

Behandlung besteht bei Kindern in sorgfältiger Pflege, antiseptischen Umschlägen (Salizylresorzinlösung, Liqu. Alum. acet. 1 : 8 usw.) und Salben, wie Salizylborsalbe, Präzipitatzinksalbe (5—6%). Verhütung der Vaccine implantata durch Unterlassung der Impfung bei hautkranken, besonders ekzemkranken Kindern.

Varicella, Windpocken (Wasserpocken). Kontagiöse exanthematische Infektionskrankheit mit leichten Allgemeinerscheinungen, vorwiegend bei Kindern, selten bei Erwachsenen (Varicella adultorum). Inkubation meist 12—17 Tage. Fieber nur ausnahmsweise höher, meist nur leichte Temperaturerhöhung; keine erheblichen Beschwerden. Charakteristisches papulo-vesikulöses Exanthem, bestehend aus kleinsten Flecken bis zu fast linsengroßen Bläschen, die zu krustösen schwärzlichen Effloreszenzen eintrocknen, auch getrübt, eitrig und gar ulzerös werden können; mitunter durch größere Bläschen den echten Pocken, zuweilen durch roten infiltrierten Grund dem varizelliformen Syphilid sehr ähnlich; in schweren Fällen auch nekrotische Effloreszenzen (lochartige Ulzera — Varic. gangraenosa). Erreger unbekannt; Übertragung auf Kaninchenkornea ergebnislos. Auch die Schleimhaut des Mundes, besonders weicher und harter Gaumen und Zunge, zeigt schnell zerfallende und in seichte aphthenartige Erosionen oder flache Geschwüre übergehende Bläschen. Das aus so vielen verschieden großen und auf verschiedener Entwicklungsstufe stehenden Bläschen, krustösen Papeln und roten Flecken zusammengesetzte Bild (wie ein „Sternhimmel mit Sternen 1. bis 7. Größe") im Verein mit den eigenartigen Schleimhauteffloreszenzen erlaubt meist leicht die Erkennung. Differentialdiagnose gegen Lues (WaR., Spir. pall., Drüsen usw.) und Pocken (gleichmäßige Entwicklung gedellter Pocken, hohes Fieber, Kreuzschmerz usw. s. dort).

Zwischen Varizellen und Zoster bestehen Beziehungen, indem in der Umgebung Zosterkranker bei Kindern nach der üblichen Inkubation Varizellen auftreten und neben Zoster als generalisierte Form Varizellen vorhanden sein können (v. Bokay).

Behandlung mit Bettruhe, 1% Salizylmentholspiritus mit 10% Glyzerinzusatz, Salizylmentholsalbe; Gurgeln mit H_2O_2, Mundpflege; Kontrolle des Urins.

Variola, Variolois, echte Pocken, können hier nur kurz erwähnt werden. Schwere gefährliche Infektionskrankheit, sehr ansteckend. Inkubationszeit 10—13 Tage. Hohes Fieber, schwere Prodrome mit Kreuz- und Gliederschmerzen. Ausschlag beginnt im Gesicht, schreitet rasch (in etwa 3 Tagen) nach unten über die ganze Körperhaut, aber so, daß alle Effloreszenzen an gleicher Körpergegend auf gleicher Entwicklungsstufe stehen (wichtig gegenüber Varizellen!); charakteristisch gedellte Bläschen mit Pockennabel. Gesicht und Hände meist besonders stark betroffen. Abheilung mit tiefen Narben (größer als bei Varizellen), den bekannten bleibenden Pockennarben; auch Schleimhäute betroffen. Die mildere Variolois mit spärlicherem Exanthem kann Varizellen und dem varioliformen Syphilid sehr ähnlich sein. Als Alastrim, weiße oder Kaffernpocken, wird eine mildere ohne Narbenbildung abheilende, mehr den Varizellen ähnelnde Erkrankung bezeichnet. Für die Differentialdiagnose ist auch das Tierexperiment, Impfung der Kornea des Kaninchens, wichtig; am 2. Tag zeigt die Kornea in 70% Alkohol trübere pockenartige Stellen und histologisch die Guarnierischen Körperchen (kugelige Einschlußgebilde im Protoplasma der Hornhautepithelien, hervorgerufen durch das Pockenvirus). Im Pockeninhalt Paschensche Körperchen in dünnen Ausstrichen mit Löfflerbeize nachweisbar.

Anzeigepflichtig! Isolierung. Bettruhe, Fieberdiät und Abschluß ultravioletten Lichtes (rote Vorhänge oder Pinselung mit Sol. Kal. permang. concentr. tägl. möglichst frühzeitig) zur Erzielung geringerer Narbenbildung und milderen Verlaufs.

Verrucae, Warzen. Hierunter faßt man drei Arten umschriebener, z. T. übertragbarer Neubildungen zusammen. 1. Verrucae vulgares, Stachelwarzen. Kleine bis erbsengroße, z. T. stachelige hornige Neubildungen, besonders an den Händen, auch an und unter den Nägeln, an Handflächen und Fußsohlen, hier auch schwielenartig (schmerzhaft!); übertragbar mit langer Inkubationszeit (2—3 Monate); Virus unbekannt, filtrierbar. 2. Verrucae planae juveniles, Flachwarzen, kleine flache hellgraue Knötchen, oft in großer Zahl im Gesicht oder an den Händen, mitunter neben und um Verrucae vulgares (Mutter- und Tochterwarzen), übertragbar; in der Hohlhand auch Ringformen. 3. Verrucae seniles oder seborrhoicae, Alterswarzen. Graugelbe, leichter abkratzbare, rauhe oder glattere, mehr oder weniger erhabene, etwa linsengroße Neubildungen am Rücken, an Brust und Gesicht älterer Leute; nicht ansteckend und selten zu Karzinom führend im Gegensatz zu dem dunkleren Keratoma senile (s. dort).

Als **Verrucosis generalisata, allgemeine Warzensucht,** bezeichnet man eine chronische, über den Körper ausgedehnte Bildung meist flacherer Warzen, z. T. bald nach Geburt, ohne Neigung zum Rückgang, später zu Karzinom führend; anscheinend identisch mit Epidermodysplasia verruciformis. Sehr seltenes, noch nicht genügend klargestelltes Leiden von histologisch ähnlichem Bau (vgl. Abb. 5).

Bei Verrucae juveniles Arsen (Sol. Fowleri oder Solarson- oder Natr.-arsen.-Injektionen) mehrere Wochen bis zur Wirkung; oder Hydrarg. jodat. flav.-Pillen 2—3mal täglich 0,01—0,03 (Mundpflege); bei Kindern 0,005—0,01; Erfolg unsicher. Daneben 5—10% Resorzinsalbe oder Röntgenstrahlen ($^2/_3$ E. D. oder 20 x bei 4 mm Alum.); hierdurch mitunter schneller Rückgang. Verrucae vulgares können durch Ätzung, Kaltkaustik (s. dort, Vorsicht!), Elektrolyse, CO_2-Schnee und Röntgenstrahlen (evtl. neben Arseninjektionen) beseitigt werden. Gute Ätzmittel sind: Eisessig (Acid. salicyl. 1,0, Acet. glacial. 9,0), Acid. trichloracetic., Acid. carbol. liquef. Vorsichtig nur Warze selbst ätzen, umgebende Haut evtl. durch Pflaster schützen. Acid. nitr. fum. ist nicht ratsam, da leicht Keloide entstehen. Vor der Ätzung können große Warzen mit dem scharfen Löffel abgekratzt werden. Vereisung mit CO_2-Schnee 20—30″, danach sofort Röntgenstrahlung ($^2/_3$ E. D. oder 20 x 4 mm Alum.) oder Radium mit 0,5 mm Messing. Auch Elektrolyse (einpolige oder zweipolige Nadel) gibt gute Resultate (s. allgem. Teil). Für seborrhoische Warzen empfiehlt sich Resorzinschwefelsalbe (5,

10%) evtl. mit Acid. salic. (2%) oder CO_2-Schnee evtl. mit folgender Röntgen- oder Radiumstrahlung (s. oben). Neuerdings wird behauptet (Bloch), daß Suggestivtherapie, das alte „Besprechen“ der Warzen, wirksam sei (Betupfen der Warzen mit Tct. jodi oder dgl. färbender Substanz, Besprechen in dunkelm Raum, kräftiger suggestiver Einfluß!). Eindeutige Statistiken (Auszählen an Parallelschulen mit und ohne Besprechen) erscheinen mir erforderlich, da Warzen auch spontan schnell und unberechenbar verschwinden. — Manche Warzen sind ungemein hartnäckig, besonders auch bei der Verrucosis generalisata.

Vitiligo, Leukopathia acquisita, Scheckhaut. Scharf und großbogig begrenzte weiße Herde mit stärker gebräuntem Rand, symmetrisch besonders an Genitalien, After, Händen, Gesicht, aber auch an andern Stellen. Auch die Haare werden in erkrankten Zonen pigmentlos (Poliosis). Die depigmentierten Herde sind lichtempfindlicher als gesunde Haut; sie geben keine Dopareaktion; es fehlt ihnen also die Dopaoxydase (das Melanin erzeugende Ferment). Ursache unbekannt, endokrine oder neurogene Störung wohl wahrscheinlich; selten Anschluß an Trauma; Zusammenhang mit Lues meist nicht erweislich (WaR.).

Behandlung besteht in Anwendung 5—10% Hydrarg.-präzipitat.- oder $\frac{1}{2}$—1% Sublimatsalbe (auch 10% Perhydrol-Lanolinsalbe wie bei Hypertrichose) zur Depigmentierung des auffallenden braunen Randes der weißen Zonen. Versuch mit endokriner Behandlung.

Wurmkrankheiten kommen für Hautleiden nicht ganz selten in Betracht; nur die wichtigsten seien genannt.

1. **Madenwurm, Oxyuris vermicularis,** weiß, ♂ 3—4, ♀ 10 bis 12 mm lang, verläßt besonders nachts den Dickdarm und lebt zeitweise auf der Haut der Analgegend, dort Pruritus und Ekzem bewirkend (Eier s. Abb. 20).

Behandlung mit Oxymors usw. s. bei Pruritus.

2. **Spulwurm, Ascaris lumbricoides,** regenwurmartig, ♂ 10—12, ♀ 25—40 cm lang, lebt im Dünndarm, Eier mit dicker konzentrisch gestreifter Schale. Gelegentlich Pruritus und Urticaria; Eosinophilie.

Gelonida Alum. subacet (mit genauer Anweisung für Erwachsene und Kinder); Santonin (Erwachsene 0,05 tägl. 3mal, Kinder 0,025, Ol. ricin. vor- und nachher und Klistier) giftig, mit Vorsicht zu gebrauchen. Ungiftig ist Helminal (Merck), das in Tabletten oder bei Kindern in Kügelchen gegeben wird (3mal tägl. 2—3 Tabl. bzw. 1 Teelöffel 4—5 Tage lang, dann Abführmittel und evtl. Wiederholung).

3. **Bandwürmer, Taenien (T. saginata, solium, Botriocephalus latus),** 1 bis mehrere Meter lang, aus Kopf und zahlreichen Gliedern

(Proglottiden) bestehend. Manchmal Urtikaria, Erytheme oder Pruritus; daneben Eosinophilie. Der Hundebandwurm, Taenia echinococcus, macht große Blasen mit Tochterblasen in Leber, Milz, Nieren, Lungen usw. und beim Platzen von Blasen schwere Urticariaausbrüche (vgl. bei Cysticercus cellul.).

Behandlung mit Helfenbergs Bandwurmmittel (mit genauer Vorschrift für Erwachsene und Kinder). Sonst 1. Tag: Einschränkung der Nahrung, Rizinusöl, hohe Eingüsse. 2. Tag: Morgens Kaffee, dann halbstündlich 2 Kapseln Extract. filicis maris (Erwachsene 1,0, Kinder 0,5), danach 2—4 Teelöffel Rizinusöl. Möglichst Krankenhauskur, Bettruhe, Kontrolle, ob Kopf abgegangen ist.

4. **Trichina (Trichinella) spiralis, Trichine,** in Ratten, Schweinen vorkommend, von letzteren durch Genuß ungekochten Fleisches (Schinken) auf den Menschen übergehend. Neben Fieber Muskelschmerzen, Übererregbarkeit, Eosinophilie, Hautödeme besonders der Lider, Urtikaria.

Behandlung reichlich Alkohol, in frischen Fällen Palmitinsäurethymolester 10 ccm in Kognak nüchtern, gleiche Dosis nach 4 Stunden; bei späteren Fällen intramuskuläre Injektion von 3—5 ccm 2mal täglich; doch wenig erfolgreich.

5. **Ankylostoma duodenale, Hakenwurm,** ♂ 10, ♀ 12—13 mm, dringt durch die Haut ein, Brennen, Rötung und Schwellung erzeugend (meist an den Füßen), später krätzeartiges papulo-vesikulöses Ekzem (ground itch, Grundjucken); ferner Darmstörungen und schwere Anämie.

Behandlung mit β-Naphthol (3mal 1 g mit 2stündiger Pause), 2 Stunden danach Rizinusöl mit 0,7 g Chloroform. Auch Thymol (gefährlich), Ol. chenopodii (3mal mit 2stündiger Pause je 16 Tropfen, danach Rizinus wie oben), Tetrachlorkohlenstoff 2—3 ccm (gut wirksam, Vorsicht).

6. **Medina-** oder **Guineawurm, Dracunculus medinensis,** eine in Hautgeschwüren sitzende 30—120 cm lange Filarie, die durch Zyklopsarten (kleine Krebse) übertragen wird, erzeugt Urtikariaanfälle und Vergiftungserscheinungen.

Behandlung mit Einspritzung von $1^0/_{00}$ Sublimat- oder $3^0/_0$ Karbollösung in den Wurm und Umgebung; auch Brechweinstein intravenös wird empfohlen.

7. **Filarien: Filaria bancrofti,** ♂ 30—45 mm, ♀ 80—100 mm lang, findet sich geknäuelt in Lymphgefäßen des Samenstrangs, Hodens usw.; Larven (Mikrofilaria nocturna) erscheinen nachts im Blut. Die Würmer erzeugen Fieberattacken, erysipelartige Entzündungen, toxische Exantheme, Lymphvarizen und hochgradige Elephantiasis (s. dort) an Beinen, Skrotum, Mammae usw. sowie mächtige Drüsenschwellung; auch Chylurie. Übertragung durch Stechmücken (Culex fatigans, Anophelen u. a.).

Behandlung mit Hectine 0,1—0,2 intramuskulär bzw. Neosalvarsan intravenös jeden 3. Tag 20 Tage lang, nach 3 Wochen nochmals 10 Injektionen zu 0,1 (wöchentl. 2mal).

Filaria loa, ♂ 25—35, ♀ 45—63 mm lang, findet sich im subkutanen Bindegewebe; Larven (Mikrofilaria diurna) sind tags im Blut. Bewirkt die sog. Kamerun- oder Calabarschwellungen, derbe 1—4 Tage dauernde ödematöse Knoten an Knöcheln, Gelenken, schmerzhaft und monatelang an anderen Stellen rezidivierend; ferner Konjunktival- und Muskelabszesse. Übertragen durch Stechfliegen (Chrysops).

Behandlung Kokaineinspritzung und Exstirpation der Knoten bzw. schnelles Herausziehen mit Pinzette.

Onchocerca (Filaria) volvulus macht meist harmlose bis taubeneigroße derbe Hauttumoren, in denen die durch Insekten (Similium damnosum) übertragenen Würmer (♂ bis 30, ♀ bis 40 mm lang) zu Paaren liegen. Sollen Pruritus und „Filarienkrätze" machen, was aber bestritten wird.

Behandlung Exstirpation.

Xanthome, Gelbknoten. Man unterscheidet das Xanthoma planum, flache gelbe Knötchen oder Platten, besonders an den Augenlidern (Xanthoma palpebrarum); ferner das Xanthoma tuberosum, multiple gelbe Knötchen oder tumorartige Knoten, selten strichförmig in Hautfurchen, z. B. der Hohlhand; und das Xanthoma diabeticorum, mehr rötlichgelbe akutere Eruption, besonders an den Streckseiten. Ursächlich kommen kongenitale Veranlagung, Leberleiden und Diabetes vorzüglich in Betracht. Diagnose meist leicht, sonst Biopsie; histologisch Xanthomzellen mit doppeltbrechender lipoider Einlagerung, auch größere und Riesen- (Xanthom-) Zellen. Geht oft einher mit stärkerer Cholesterinämie. Sekundäre Xanthomisation findet sich zuweilen bei andern Erkrankungen, z. B. bei Tumoren.

Im Anschluß sei die Xanthosis diabetica erwähnt, eine sehr seltene diffuse leichte Gelbfärbung der Hände, Füße, auch Ohren, Stirn, Nasenfurchen, verursacht durch Lipochrome. Bei Kleinkindern ähnliche Gelbfärbung (Xanthochromie, Aurantiasis, Baelzsche Krankheit) nach Genuß von Möhren (Karotin), auch viel Apfelsinen usw.

Bei umschriebenen Geschwülstchen Exstirpation, Kaltkaustik oder Elektrolyse; auch Finsen- oder Quarzlampenbestrahlung (Kompression) bewirkt manchmal Rückgang; sonst CO_2-Schnee, evtl. mit folgender Bestrahlung (Röntgen, Radium wie bei Warzen). Ferner Phosphor und Diät (Diabetes, Leberleiden) zur Behebung der Cholesterinämie.

Xeroderma pigmentosum, Lichtschrumpfhaut. Im Frühjahr und Sommer treten im Gesicht, an den Händen und frei getragenen Hautstellen Entzündungserscheinungen infolge Sonnenbestrahlung auf, woraus sich allmählich weiße narbige Atrophien, braune Pigmentflecke und Teleangiektasien entwickeln. Auf dieser buntscheckig aussehenden Haut entstehen mit den Jahren warzige Gebilde, die allmählich in Karzinome übergehen (ganz wie bei der „Röntgen- oder Alabasterhaut"). Beginn vom 1. Lebensjahre ab. Tod meist unter Kachexie schon im jugendlichen Alter. Rezessiv vererbliche familiäre Erkrankung (oft Blutsverwandtschaft der Eltern).

Schutz gegen Sonnenstrahlung und helles Licht durch gelbe oder rote Schleier, Chinin-, Zeozonsalbe (vgl. bei Epheliden). Warzen mit CO_2-Schnee und Radium beseitigen (s. Verrucae); bei Karzinomen Röntgen- oder Radiumstrahlung (s. bei Epitheliom) oder Exstirpation, evtl. durch elektrisches Schneiden (s. Einleitung).

Zysten der Haut, Cystes cutaneae. Als Hautzysten kommen vor solche, deren Inhalt aus Epidermiszellen, Talgdrüsensekret und aufgerollten Haaren besteht, und solche mit flüssigem Inhalt. Zu ihnen gehören:

a) **Follikel-** oder **Talgzysten,** die Retentionszysten der Haarfollikel darstellen. Sie erscheinen gelbgrau bis dunkelblauschwarz und sind mehr oder weniger derb. Außer Lanugohaaren können sie auch starke, in regelmäßiger Rolle aufgewickelte Haare enthalten (Rollhaarzysten; Analogon Schrotausschlag des Schweins [zahlreiche derbe Zysten mit spiraligen Borsten]); Vorstadium eingewachsene, spiralig aufgerollte Haare (Pili incarnati), den Friseuren besser bekannt als den Ärzten. Manche dieser Zysten, z. B. an der Brustgrube, enthalten auch flüssigen Talg (Ölzysten). Die Bildungen werden auch als „falsche Atherome" bezeichnet.

b) **Atherome, Balggeschwülste,** sind familiär auftretende Talgepidermiszysten der Kopf- und Hodensackhaut usw.; sie beruhen auf kongenitaler Anlage, sind „Epidermoide" und besitzen einen Papillarkörper in ihrer Wandung, ein Merkmal, das sie von den vorher genannten Retentionszysten als „echte Atherome" unterscheidet.

c) **Epithelzysten traumatischen Ursprungs** sind harte kugelige, nicht schmerzhafte Knoten an der Beugeseite der Finger oder Hohlhand, die durch traumatische Versenkung eines Stückes Epidermis, langsam wachsend, entstehen.

d) **Milium, Hautgrieß.** Hierunter versteht man kleine, stecknadelkopfgroße, subepithelial gelegene, zwiebelschalenartig geschichtete, weißliche, ausschälbare Hornkugeln, die besonders im Gesicht (Augengegend) auftreten (zuweilen familiär). Sie entstehen öfters auch nach Verbrennung, bullösen Exanthemen (Pemphigus, Impetigo) und finden sich besonders reichlich bei der dystrophischen Form der Epidermolysis bullosa (s. dort).

e) **Hidrokystome, Schweißzysten,** sind durchscheinende kleine pralle Erhebungen mit sauer reagierendem wäßrigen Inhalt (beim Anstechen sich entleerend). Sie finden sich im Gesicht, z. B. bei Köchinnen (Hitzewirkung).

Über Epithelioma adenoides cysticum, Adenoma sebaceum, Syringome, Zysten bei Granulosis rubra nasi und Cysticercus cellul. s. bei diesen Krankheiten.

Die Behandlung der Follikelzysten, Atherome und traumatischen Epithelzysten besteht in Exstirpation; die der Milien in Einritzen der bedeckenden Epithelschicht und Ausdrücken der Hornperle mit dem an dem einen Ende ein feines Messerchen tragenden Komedonenquetscher; danach evtl. Salizylresorzinsalbe (je 2% oder mehr).

E. Geschlechtskrankheiten.

Angina syphilitica Rachensyphilis, ist eine diagnostisch sehr wichtige Erkrankung. Manchmal besteht nur Erythem, oft mit opakgrauen Flecken (Plaques), manchmal sind dicke weiße membranöse, Diphtherie vortäuschende Beläge, nicht selten auch ulzeröse Plaques oder tieferer geschwüriger Zerfall vorhanden; auch Plaut-Vincentsche Angina kann vorgetäuscht werden oder aufgepfropft sein. Übergreifen auf Gaumen, Plaques im Munde sind stets zu beachten. Jede chronische Angina ist als luesverdächtig anzusehen, zumal wenn die Beschwerden gering sind. Lymphdrüsenschwellung, andre Erscheinungen, Sp. pall. im Geschabe und serologische Reaktionen entscheiden die Diagnose. Gummöse Erscheinungen in späteren Stadien neigen zu schnellem Zerfall und reagieren prompt auf Jodkali und Neosalvarsan.

Behandlung s. bei Syphilis.

Balanitis, Balanoposthitis, Eichelentzündung (Eicheltripper). Hierunter versteht man verschiedene Formen: 1. Balanitis simplex, durch Rötung, Schwellung und Absonderung infolge von Zersetzung des Smegma bei mangelhafter Reinlichkeit gekennzeichnet; besonders an heißen Tagen und nach körperlichen Anstrengungen (Märschen usw.). 2. Balanitis secundaria, ebenso beschaffen, auf Reizung durch gonorrhöisches oder Schankersekret usw. beruhend. 3. Balanitis erosiva circinata, durch scharf und bogig begrenzte erosive Flächen mit schmalem grauen oder graugelblichen Randsaum und reichliche grobe und feinere Spirochäten (Sp. balanitidis [E. Hoffmann und v. Prowazek]) charakterisiert; dabei mitunter etwas schmerzhafte Drüsenschwellung. Wegen Übergangs in ulzeröse und gangränöse Form (Hospitalbrand) s. bei Ulcus gangraenosum. Nachweis der Spirochäten im Dunkelfeld-, Tusche-, Karbolfuchsin- oder Giemsapräparat. 4. Balanitis mycotica mit weißen abhebbaren Auflagerungen auf gerötetem Grund, die im Kalilaugenpräparat Soorpilze leicht erkennen lassen; meist, doch nicht immer, bei Diabetes. Außerdem kommen schrumpfende, zu Phimose führende Balanitiden auch bei Diabetes (und Nephritis) vor. 5. Balanitis xerotica obliterans, seltene, nach Phimosenoperation beobachtete, narbige Atrophie mit Verengerung der Harnröhrenöffnung, starkem Spannungsgefühl. Von ihr zu unterscheiden ist die Leukokeratosis penis et praeputii, weißliche Verdickung des Epithels, wie bei Leukoplakia oris, zu Verwachsungen im Sulcus coronar. neigend; bei gleichzeitiger Neigung zu Schrumpfung und Atrophie nebst Jucken kann ein der Kraurosis vulvae ähnlicher Zustand auch bei älteren Männern sich entwickeln (Kraurosis glandis et praeputii). Ferner kommen selten chronische auf umschriebener Epithelwucherung beruhende Platten (präkanzeröse psoriasiforme Scheiben!) bei alten Leuten vor. Aus den zuletzt genannten Prozessen können sich Epitheliome (Kankroide) entwickeln. Differentialdiagnostisch sind Lues, Ulc. molle, Psoriasis, Lichen planus zu beachten.

Für die Behandlung sind Reinlichkeit, Trockenhaltung und desinfizierende Mittel wichtig. Hierzu dienen warme Lokalbäder mit hellroter Kal. permang.- oder Salizylresorzinlösung (0,1, 2—3%), Puderung und Bepinselung mit 5% Albarginlösung. Als Puder dient Dermatol oder Tanninpuder (Acid. tannic., Zinc. oxyd., Talc. ven. aa 5,0). Die Pinselung mit Albargin ist nicht schmerzhaft und wird durch 5% Arg. nitr.-Pinselung, die nach solcher Vorbehandlung ebenfalls wenig weh tut, erheblich wirksamer. Nachbehandlung mit 2% Salizylresorzinsalbe, 5% Resorzinglyzerin und Dermatol oder Tanninpuder (s. oben). Bei Diabetes (Urin stets darauf prüfen!) entsprechende Diät, sonst dieselbe Behandlung; evtl. Insulin. Bei Soor wirkt 20% Boraxglyzerin günstig. Bei leukokeratotischer präkanzeröser umschriebener Epithelverdickung und hartnäckigen chronischen Formen Röntgenstrahlen (1 E. D. oder 30 x bei 4 mm Al- oder 0,5 mm Zinkfilter). Achten auf Papillome und Karzinom! Evtl. Biopsie und rechtzeitige Operation. Adhäsive Balanitis bei Kleinkindern (und Erwachsenen) sucht man vorsichtig zu lösen, soweit es möglich ist, sonst durch Albargin-Argentumpinselung und Salizyltanninsalbe aufzuhalten (s. bei Phimose).

Die Pinselung mit 5% Albargin und Arg. nitr. hintereinander ist eine treffliche Schnellheilungsmethode; auf Lues ist Nachbeobachtung stets erforderlich.

Dystrophia adiposo-genitalis, Fehlfettsucht. Abnorme Fettanhäufung an Hüften, Oberschenkeln, Brüsten usw., besonders bei Knaben (femininer Typ), auf Grund einer endokrinen Störung (Hypophysis, Keimdrüsen); dabei mitunter Pigmentarmut, Weichheit, Schlaffheit und auffällige Vulnerabilität der Haut (Chalodermie mit Neigung zu tiefen großen Hautwunden nach Stoß).

Im Gegensatz dazu führt die seltene Lipodystrophia progressiva zu einem fortschreitenden Schwund des subkutanen Fettgewebes von oben nach unten; das weibliche Geschlecht ist fast nur betroffen. Wohl endokrine Störung.

Endokrine Therapie (Hypophysin, Testiglandol usw.), Diät.

Enuresis, Bettnässen. Bei Kindern häufigeres, bei Erwachsenen seltenes Leiden; kann durch äußere Reize (Würmer, Phimose usw.) ausgelöst werden; beruht aber oft auf kongenitaler Anlage, die mitunter durch Spina bifida occulta und andere Degenerationsmerkmale gekennzeichnet wird; zuweilen ist sie psychisch bedingt (epidemisches Auftreten in Internaten). Seltener kommt eine Enuresis diurna (Hosen- oder Schulpissen) vor. Ihr Wesen ist wohl eine Blasenneurose.

Psychische Behandlung mit Berücksichtigung, ob es sich um nervös übererregbare Neuropathen, ängstliche, trotzige oder gleichgültige Psychopathen oder degenerativ Minderwertige handelt. Hochstellen des Fußendes des Bettes auf Holzklötzen. Verminderte Flüssigkeitszufuhr abends, nachts ein- oder zweimal zum Harnlassen wecken. Warme Spülung der Blase mit allmählicher Dehnung; Faradisieren, Strychnininjektion in Nates ($^1/_2$—2 mg) oder Atropin innerlich. Empfohlen wird auch epidurale Injektion in den Sakralkanal: in Knieellenbogenlage werden 5—8 ccm phys. NaCl-Lösung etwa 6—8 cm tief in die untere Sakralöffnung injiziert.

Erektionen, die schon bei kleinen Kindern vorkommen können und bei Erwachsenen morgens bei voller Blase oft auftreten, finden sich vermehrt bei Gonorrhöe (s. dort), bei beginnender Tabes und Nervenleiden. Bei dauernden, manchmal wochenlang bestehenden Erektionen (Priapismus) an Leukämie denken. Blut, Milz usw. untersuchen!

Röntgenbestrahlung (auch lokal $^2/_3$ E. D. oder 20x4 mm Alum. zur Resorption verursachender Thromben).

Geschlechtliche Abnormitäten und Verirrungen. Hierher gehören Masturbation, Homosexualität und Perversitäten.

Masturbatio, Onanie, Selbstbefriedigung. Häufige, fast normale Jugenderscheinung; mitunter schon bei Kleinkindern und besonders bei Degenerierten, auch im reiferen Alter. Mäßig betrieben ist sie kaum oder wenig schädlich, im Übermaß auf Nervensystem, Allgemeinbefinden (Herz) und Charakter ungünstig einwirkend.

Beaufsichtigung der Kinder und Belehrung. Körperliche Ermüdung durch Turnen und Spiel. Schlafen in kühlem Leinenbett mit Händen über der Decke. Kühle Waschungen und Abreibungen. Evtl. abends Bromnatrium (0,5—1 g). Schwimmhose; Bandagen nur im Notfalle.

Homosexualität (konträre Sexualempfindung), krankhafte Neigung zum gleichen Geschlecht, kommt bei Männern (Päderastie) und Frauen (lesbische Liebe) vor; im Pubertätsalter ist schwankendes Verhalten nicht ohne weiteres als pathologisch anzusehen. Homosexualität äußert sich nicht nur in mutueller Onanie und beischlafähnlichen Akten, sondern auch Wachpollution beim Anblick nackter gleichgeschlechtlicher Personen. Sowohl bei männlichen wie bei weiblichen Individuen übernimmt das eine die aktive, das andre die passive Rolle. Nur bei Männern wird „widernatürliche Unzucht" nach § 175 des Reichsstrafgesetzbuchs mit Gefängnis bedroht, wogegen vielfach Einwendungen mit Recht erhoben werden (Erpressung!).

Bei jüngeren Personen wirkt Aufklärung und Psychotherapie nicht selten ablenkend und zur Norm führend. Jedenfalls ist dieser Versuch unter Aufbietung stärkster suggestiver

Einwirkung stets anzuraten. Die Heiratsfrage kann nur nach Lage des Einzelfalles entschieden werden.

Zoophilie, krankhafte Neigung zu Tieren. Bei der Stärke des Geschlechtstriebes ist Entladung Tieren andern Geschlechts gegenüber eine besonders in Jugend- und besten Mannesjahren vorkommende Verirrung. In manchen Ländern sind solche Akte (Ziegen, Pferde, Kälber usw.) geradezu eine Unsitte. Auch bei Frauen kommen derartige Abweichungen vor und werden z. T. in Bordellen gezeigt (mit Hunden).

Psychotherapeutischer Zuspruch ist bei geringeren Graden von Erfolg.

Perversitäten anderer Art (Cunnilingus, Sadismus, Masochismus usw.). Cunnilingus, Befriedigung des Geschlechtstriebes bzw. Auslösung des Orgasmus durch Lecken an den Genitalien, ist eine aus Prostituiertenkreisen stammende Unsitte, besonders mehr oder weniger Impotenten gegenüber. Sadismus (nach Marquis de Sade benannt) bedeutet eine Perversität, bei der die Neigung besteht, die geliebte Person zu demütigen, zu quälen oder zu mißhandeln, und die bis zum Lustmord sich steigern kann. Masochismus (nach Sacher-Masoch) nennt man die entgegengesetzte Neigung, den Orgasmus durch Mißhandlung (Peitschen usw.) seitens der geliebten Person herbeizuführen. Andre Perversionen sind der Narzismus, eine Neigung zum eignen Körper (Spiegelakte bis zur Masturbation), der Transvestitismus, Drang, die Ausdruckstendenzen des andern Geschlechts zu realisieren, der Fetischismus, die Bindung des erotischen Triebes an einen Gegenstand der geliebten Person (Schuh, Taschentuch usw.), Pädophilie, erotische Neigung zu Kindern, Exhibitionismus, Trieb zur Entblößung der Geschlechtsteile u. a.

Alle diese Perversitäten bedürfen der Aufklärung und des psychotherapeutischen Zuspruchs, soweit sie noch behebbar sind. Cunnilingus, aber auch Verletzungen bei den andern Perversitäten können zu extragenitalen Primäraffekten usw. Anlaß geben.

Gonorrhöe, Tripper.

Die Gonorrhöe ist eine akut einsetzende, zu chronischem Verlauf neigende Infektionskrankheit, deren Erreger der von Neißer 1879 entdeckte Gonokokkus ist. Dieser kaffeebohnenförmige Diplokokkus liegt in Vierergruppen, seltener extrazellulär, besonders auf Epithelien, häufiger intrazellulär in Leukozyten. Er färbt sich mit den gebräuchlichen Anilinfarbstoffen schnell und entfärbt sich nach Gram (s. Abb. 22). Form und Größe (Vergleichspräparat!), Lagerung der Kokken zueinander und zu den Zellen (intrazellulär in Leukozyten und rasenartig auf Epithelien) und gramnegatives Verhalten sind charakteristisch. Im Zweifelsfalle entscheidet die Kultur: Er ist auf Serum-, Aszites- oder Kochblutagar, nicht gewöhnlichem Agar, bei 36—37° züchtbar und wächst in feinen, tautropfenartigen Kolonien; für höhere Temperaturen ist er empfindlich.

Zum Nachweis dient und genügt meist kurze Färbung eines Objektträgerausstrichs (Trockenpräparat, über Flamme kurz fixiert) mit **Löfflers Methylenblau**; Abspülen mit Wasser, Trocknen mit Fließpapier, Betupfen mit Zedernöl und Betrachtung mit Ölimmersion. Kurze Differenzierung (½—5 Min. in 10% Natr.-hyposulfitlösung) ist bei dickeren Ausstrichen (Cervix-, Prostatasekret usw.) zuweilen brauchbar (Gk. bleiben tiefblau auf blassem Grund). Eine sehr schöne Färbung gibt **Pyroninmethylgrün** (s. bei Ulc. molle), das Go. **tiefrot** darstellt im Gegensatz zu den übrigen Elementen. Die **Gramfärbung** muß folgendermaßen geschehen: Färbung mit frisch zu bereitender Anilin- oder haltbarer **Karbolgentianaviolettlösung** 1½—2′, **ohne** Spülung Abtrocknen mit Fließpapier, Jodjodkalilösung (Jod 1,0, Kal. jodat. 2,0, Aqu. dest. ad 300,0) 1—2′, Abtrocknen mit Fließpapier, Entfärben in Alc. absol., bis nur noch grauer Farbschimmer zu erkennen ist (etwa 10—30″); darauf Abspülen in Wasser und Nachfärben mit stark verdünnter Fuchsinlösung oder Methylgrünpyronin. **Gonokokken und sonstige gramnegative Keime** sind **dann rot, grampositive Bakterien**, wie **Staphylokokken, Streptokokken** usw. **dunkelblau**. Mit Methylenblau gefärbte Präparate können nach Behandlung mit Xylol (zur Entfernung des Immersionsöles) und Alkohol mittels der Grammethode umgefärbt werden. Auch die **Jensensche Färbung** eignet sich dazu in folgender Art: Färbung mit ½% wäßr. Methylviolettlösung 3—4′, dann Jodjodkalilösung (1 : 2 : 100) 3—4′, darauf Alcohol. absol. bis zur Entfärbung und Nachfärbung mit Neutralrot (Neutralrot 0,5, Aqu. dest. 500,0 1% Essigsäurelösung 1 ccm).

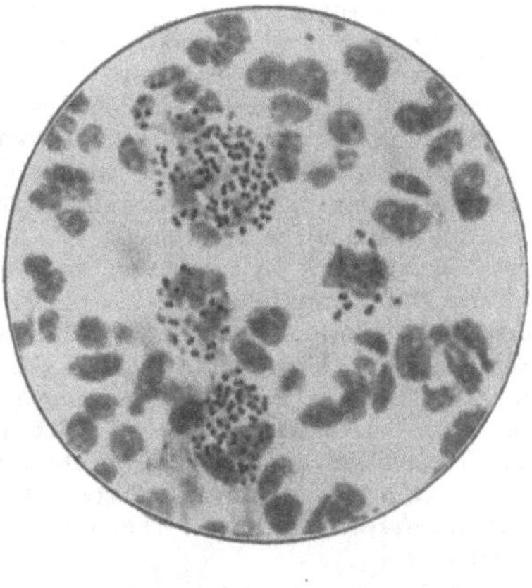

Abb. 22. Gonokokkus (A. **Neißer**, Mai 1879) im Trippereiter. (Vergr. 1000fach.)

Wie es eine **natürliche Immunität** bei Menschen nicht zu geben scheint (wohl aber bei Tieren!), so entsteht auch durch die Erkrankung **keine erworbene Immunität**; Re- und Superinfektion bleiben immer möglich. Dabei spielt die Art des Epithels eine wesentliche Rolle; Zylinderepithel ist leicht, Pflasterepithel schwer infizierbar. Im Blut treten aber trotzdem **Antikörper gegen Gonokokken** auf, die sich durch die **Komplementbindungsreaktion** nachweisen lassen (entsprechend der WaR. bei Lues). Besonders bei Komplikationen (Epididymitis, Adnexitis, Arthritis) ist diese Reaktion deutlich und z. T. diagnostisch nicht ohne Wert. Als Antigen werden Extrakte von Gonokokkenreinkulturen dem Serum der Kranken in üblicher Weise mit Meerschweinchenserum zugesetzt und die Bindung durch Zusatz des hämolytischen Systems nachgewiesen. Auch eine Intradermoreaktion hat man mit Gonokokkenextrakt angestellt; sie beruht auf einer Allergie gegenüber der Leibessubstanz der Gonokokken, ist aber praktisch nicht brauchbar, da sie auch bei Gesunden positiv ausfallen kann.

I. Gonorrhöe, Tripper des Mannes.

Man unterscheidet die akute und chronische Gonorrhöe; letztere wird angenommen, wenn nach 2—3 Monaten Heilung nicht eintritt. Von größter Wichtigkeit ist die urologische Lokalisationsdiagnose, welche die Ausdehnung des Katarrhs bzw. der Entzündung auf die Urethra anterior (bis zum Sphincter externus), Urethra posterior (bis zum Sphincter internus), die Adnexe (Prostata und andere Drüsen) und Harnblase zu bestimmen hat. Erforderlich ist stets die Thompsonsche Zweigläserprobe, wobei nach längerem Anhalten des Urins 50—100 ccm in das erste, der Rest in das zweite Glas entleert wird. Trübung und Flocken in der 2. Portion beweisen Gonorrhoea posterior, während bei Gon. anter. die 2. Portion klar ist; am sichersten ist die Probe morgens mit Nachturin. In subakuten und chronischen Fällen versagt sie mitunter. Dann empfiehlt sich die Spülprobe: Ausspritzung der Urethr. anter., bis die Flüssigkeit völlig klar und flockenfrei abfließt (schwarzes Becken), dann Urinentleerung in 2 Gläser; etwaige Flocken entstammen nun der Urethra poster. Erkrankungen der Prostata können nur durch sorgsame Palpation (Knötchen, Knoten, Schwellung, Fluktuation, stärkere Empfindlichkeit) und nicht selten erst durch Massage und mikroskopische Untersuchung des exprimierten Prostatasafts (Eiterzellen, Gk.) erkannt werden. Weiteres über diese sehr wichtige Methode s. bei Prostatitis.

Über die **Verhütung der Gonorrhöe**, die gut möglich und in einfacher Weise ausführbar ist, s. bei Prophylaxe der Geschlechtskrankheiten.

Als Ziel der Behandlung muß gelten, alle Gonokokken so schnell wie möglich zu beseitigen, ohne die betroffenen Schleimhäute und Organe durch die angewandten Heilmittel zu schädigen. Eine Allgemeinbehandlung, die das leistet, besitzen wir leider noch nicht. Durch äußere Behandlung kann aber eine ganz früh erkannte Gonorrhöe nicht selten früh geheilt werden (s. Abortivheilung). Sonst kommen neben hygienischen und diätetischen Maßnahmen medikamentöse, spezifische Vakzine- und die moderne Chemotherapie in Betracht.

Als **Allgemeinverordnungen** hygienischer und diätetischer Art sind zu beachten: Vermeidung starker körperlicher Bewegung (Turnen, Radfahren, Reiten, Laufen, Tanzen usw.); Tragen eines gut sitzenden Suspensoriums, z. B. des Neißerschen, Neißer-Langlebertschen oder Teufelschen Duplex-Suspensoriums, dessen taschenartige Klappe zum Einlegen von Mull dient und die Beschmutzung der Wäsche verhindert. Sexuelle Aufregungen und schlüpfrige Lektüre sind streng zu vermeiden. Alkoholische und stark kohlensäurehaltige Getränke sind schädlich; geeignete Getränke sind Milch, Kakao, dünner Tee und nicht zu stark alkalische Mineralwässer in ziemlich reichlicher Menge; im Notfall sind 1—2 Glas Rotwein (mit Wasser verdünnt) zu gestatten. Für weichen Stuhlgang ist Sorge zu tragen (Backpflaumen, Feigenmus, Karlsbader Salz, Einläufe usw.). Wegen der großen Ansteckungsfähigkeit ist peinlichste Sauberkeit zur Pflicht zu machen (Augen, After nicht infizieren!). Nach jeder Berührung des Gliedes sind die Hände mit Seife und Wasser gründlich zu waschen; Glans und Präputium sind vor der Behandlung stets gut zu reinigen; die Tripperspritze wird nach dem Gebrauch mit gekochtem, dann abgekühltem Wasser gereinigt oder am besten in einem mit 1 ‰ Hydr. oxycyan.-Lösung gefüllten Glas aufbewahrt (1 Pastille zu 0,5 auf ½ Liter; 10 Past. in Glasrohr verordnen, Gift!). Nach dem Urinieren und Spritzen wird vor die Harnröhrenöffnung (zwischen Eichel und Vorhaut) etwas Mull eingelegt; Watte saugt weniger gut auf und ist nicht empfehlenswert. Der Klosettsitz ist vor Beschmutzung mit Eiter zu schützen (Papier unterlegen!) oder, wenn beschmutzt, mit heißer Seifen- oder 1 ‰ Hg. oxycyan.-Lösung abzuwaschen.

Die **innere Behandlung** ist bei akuter Gonorrhöe, zumal der hintern Harnröhre, und Reizung der Blase nützlich und stets anzuraten.

In erster Linie empfehlenswert sind das Sandelöl und seine Derivate, vor allem Gonocystolpillen (Milchsäureester des Ol. santal. mit Kawaextrakt in Pillenform, 3mal täglich 1—2 Pillen), Santyl (in Fläschchen zu 15 g, 3mal tägl. 20 Tropfen, oder Kapseln, 3mal 1—2 Kapseln nach den Mahlzeiten) und Gonosan (neben Sandelöl auch Kawaharz enthaltend, 3mal tägl. 2 Kapseln); billiger, aber weniger gut verträglich ist Ol. santal. ostindic., 3mal tägl. 10—15 Tropfen oder Geloduratkapseln zu 0,5 nach den Mahlzeiten (3mal tägl. 1—2). Außerdem werden besonders bei Urethritis posterior und Cystitis Hexamethylentetramin (Urotropin), Hexal (sulfosalizylsaures Hexamethylentetramin), Neohexal, Salol, gelegentlich auch Aspirin oder Salipyrin mit Erfolg verwandt; alle diese Mittel sind in Tabletten (20 Tabletten zu 0,5 g im Glasrohr) käuflich und werden 3mal täglich zu 1 g (= 2 Tabl.) verordnet. Ferner werden Buccosperin (fol. Bucco, Bals. Copaiv., Urotropin, Ac. salicyl.), 3mal täglich 1 Kapsel, Cystopurin (Hexamethylentetramin und Natriumazetat), 3mal 1 Tabl. zu 1 g u. a. empfohlen. Bei hartnäckiger Trübung des Urins ist Cylotropin — Urotropin-Salizyl-Präparat — [5 ccm (Ampulle) intraglutäal oder noch besser intravenös] besonders wirksam.

Keines dieser Mittel wirkt gonokokkentötend, aber sie lindern die Schmerzen, vermindern die Sekretion und den Reizzustand und verhüten z. T. Sekundärinfektionen. Außerdem ist bei tieferer Erkrankung ein Tee von Fol. uvae ursi ($1^1/_2$—2 Eßlöffel auf 1 Liter Wasser, 5 Min. kochen, im Lauf des Tages zu trinken) sehr empfehlenswert. Bequemer zu nehmen sind die daraus hergestellten fertigen Extrakte Uvalysat oder Fluidcystol, von denen 3mal täglich 20—30 Tropfen gegeben werden.

Größere Bedeutung hat neuerdings die **spezifische Vakzinetherapie,** die durch Temperaturerhöhung und wohl auch durch kräftigere Erzeugung von Antikörpern wirkt, gewonnen; sie kann neben der medikamentösen und äußeren Behandlung angewandt werden.

Hierzu dienen Arthigon, Gonargin (in Kartons [mit Ampullen] und Fläschchen verschiedener Stärke vorrätig), Resantin, selbsthergestellte polyvalente oder Autovakzine, die entweder intraglutäal oder intravenös eingespritzt werden; letzteres ist wohl wirksamer, kann aber auch leichter unerwünschte Herdreaktionen, hervorrufen; wir ziehen daher intraglutäale Injektionen vor. Als Dosis wählt man bei Arthigon 0,2, 0,5, 1,0, 1,5, 2,0 und mehr ccm intraglutäal und 0,05, 0,1, 0,2, 0,3, 0,5, 0,75 und evtl. mehr intravenös; bei Gonargin, Gonoyatren, Gonokokkenmisch- und Autovakzine 5—10, 25, 50, 100 bis 1000 Millionen und mehr intraglutäal und 2, 5, 10, 20 usw. Millionen intravenös; eine Fieberreaktion ist erwünscht und für den Erfolg wesentlich; die Einspritzungen werden nach Abklingen des Fiebers alle 3—7 Tage wiederholt; das obige Schema gilt nur als Anhalt und muß je nach Stärke der Reaktion individuell abgeändert werden. Auftreten von Komplikationen ist möglich und zwingt zur Unterbrechung dieser Behandlung. Bei akuten und fieberhaften Fällen ist besondere Vorsicht nötig.

Die Vakzinebehandlung ist empfehlenswert bei geschlossenen gonorrhöischen Krankheitsherden, deren Rückgang sie befördert, so bei Epididymitis, Prostatitis, Spermatozystitis, Arthritis, Erkrankungen der weiblichen Adnexe usw., während ihr Erfolg bei oberflächlichen Katarrhen sehr zweifelhaft ist.

Auch diagnostisch ist die intravenöse Injektion von 0,2—0,3 Arthigon und 10—20 Mill. Gonargin oder Frischvakzine anzuraten, da sie latente Gk. wieder zum Vorschein bringt und über 12 Stunden dauernde Temperaturerhöhung verdächtig zu sein scheint. In der ambulanten Praxis ist intraglutäale

Injektion von 50 Mill. Gonargin oder Frischvakzine vorzuziehen. Wurde vorher mit höheren Vakzinemengen behandelt, ist eine gesteigerte Dosis erforderlich.

Neben dieser Isobakterientherapie ist auch Heterobakterientherapie (z. B. Kolivakzine) und Proteintherapie (5—10 ccm bei 80° zweimal sterilisierte Milch, s. allgemeinen Teil) intraglutäal, Aolan, Kaseosan empfohlen worden; besonders bei weiblicher Adnexitis ist Milch manchmal von guter Wirkung. In besonders hartnäckigen Fällen von Adnexitis ist ferner Malariafieberbehandlung (mit 8—10 Tertianaanfällen) in gleicher Weise wie bei Paralyse (s. dort) empfohlen und durchgeführt worden. Auch hartnäckig persistente Gonokokken sollen danach oft verschwinden; unsere Ergebnisse waren nicht immer günstig; vielleicht können sie durch einige Neosalvarsaninjektionen unmittelbar nach der Malariakur gebessert werden. Außerdem werden Terpichin und Olobintin (s. Einleitung) gelegentlich mit Vorteil gebraucht, besonders bei stärkerer Prostatitis.

Auch eine **allgemeine Chemotherapie** ist zur Abtötung oder Schädigung der Gonokokken mit Silbermitteln und Farbstoffen (Trypaflavin u. a.) versucht und z. T. als erfolgreich gerühmt worden; unsere Erfolge blieben unsichere.

An Stelle kolloidaler Silberpräparate, wie Kollargol (5—10 ccm einer 0,5—1% Lösung intravenös), Elektrargol, Fulmargin usw., die nicht ungefährlich sind, werden Akridinfarbstoffe wie Trypaflavin (Gonoflavin, Gonakrine), die durch den Harn ausgeschieden wirken sollen, viel angewandt. Trypaflavin wird zu 5—10, evtl. bis 20 ccm einer 2% sterilen Lösung intravenös täglich oder alle 2—3 Tage gegeben; es macht ikterusähnliche Gelbfärbung und hat zuweilen einen gewissen Erfolg (Achtung wegen schwerer Nekrose bei paravenöser Einspritzung!). Von Gonoflavin (2% sterile Lösung) und Gonakrine (franz. Präp.) wird neuerdings abgeraten; ebenso vor dem methylenblauhaltigen Argochrom (5 ccm 1% Lösung), das leicht Thrombosen macht. Noch ist diese Therapie nicht als so wirksam erwiesen, daß sie allgemein empfohlen werden kann.

Die bei Gonorrhöe häufigen und den Übergang auf die Urethra posterior befördernden Erektionen, die oft schmerzhaft und langdauernd sind, sowie Pollutionen bekämpft man außer durch Liegen auf harter Matratze, leichtes luftiges Zudecken in kühlem Zimmer und kühle Umschläge durch Brommittel (Natrium, Ammon. bromat. aa 1—2 g abends) mit Zusatz von Lupulin und Kampfer; eine wirksame Verordnung ist: Camph. monobrom., Lupulin aa 0,1—0,15, Natr., Ammon. bromat. aa 0,5 (in chart. cerat.).

Auch Luminal 0,1—0,3 in heißem Wasser oder Tee, Styptol (1 bis 2 Tabletten zu 0,05), beide abends genommen und Belladonna- (Extr. Bellad. 0,02), Papaverin- (0,05—0,1) oder Heroin- (0,005—0,01) Suppositorien sind empfehlenswert (evtl. auch Dikodid). Papaverin wird besser intern (Tabletten zu 0,04 g, 3 mal 3 Tabl. täglich) gegeben.

Mit Rücksicht auf die Hitzeempfindlichkeit der Gonokokken sind auch heiße protahierte Bäder (von 38—43°), bei denen die Körpertemperatur durch langsamen Zufluß heißen Wassers möglichst auf 39° gebracht wird, empfohlen worden; sie werden aber leider oft nicht gut vertragen (Messung im Mund, kühle Kompresse auf den Kopf, Herz- und Pulskontrolle); dafür können neben heißen Sitzbädern heiße Harnröhren- und Rektalspülungen (bis 45—46°) angewandt werden.

Zusammenfassend läßt sich sagen, daß neben Gonocystol und Folia uvae ursi (oder Uvalysat) Vakzinetherapie am meisten in Betracht kommt, zumal bei Komplikationen; manchmal auch Olobintin. Zu Trypaflavin- oder Malariabehandlung wird man nur selten in schwereren Fällen greifen. Bei der wenig sicheren Wirkung innerer Behandlungsmethoden ist daher die äußerliche Behandlung von größerem Wert. Sehr wichtig ist die Vorbeugung weiterer Ausbreitung auf die Adnexe durch Belladonna- oder Atropinzäpfchen und Papaverintabletten (3mal tägl. 3 zu 0,04 g), innere Mittel und geeignetes Verhalten.

Zur äußeren Behandlung dienen folgende Mittel und Methoden:

Injektionsmittel und Anwendungsarten.

Die gebräuchlichen und bewährten Injektionsmittel sind 1. die silberhaltigen Antigonorrhoika, 2. Antiseptika und Adstringentia. Zu den ersteren gehören Albargin (0,05—0,2—0,4 $^0/_0$), Protargol ($^1/_4$—2 $^0/_0$), Argonin (2—5 $^0/_0$), Targesin (0,75—5 $^0/_0$), Choleval ($^1/_3$—1 $^1/_3$ $^0/_0$),

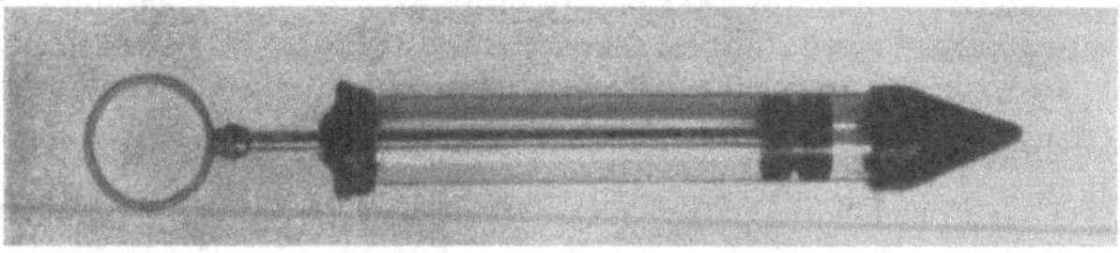

Abb. 23. Tripperspritze mit konischem Hartgummiansatz

Hegonon ($^1/_4$—1—1 $^1/_2$ $^0/_0$), Ichthargan (0,1—0,4/200), Arg. nitric. (0,04—0,2/200) Liqu. Argentamin. ($^1/_{10}$—$^1/_2$ $^0/_0$); zu den letzeren Kal. permang. (0,04—0,1/200), Hydrarg. oxycyan.*) (0,04—0,05/200), Zinc. sulfur. (0,25—1 $^0/_0$) und sulfocarbol. (0,3 $^0/_0$), Resorzin (1—2 $^0/_0$). Ichthyol (1—3 $^0/_0$), Cupr. sulf. (0,2—2/200) u. a. In Amerika wird auch Merkurochrom (0,25—0,5 $^0/_0$ bei akuter, 1—2 $^0/_0$ bei chronischer Gonorrhöe viel gebraucht. Diese Mittel, denen teilweise neben der antibakteriellen

*) Cave Kal. jodat. und andere Jodmittel gleichzeitig innerlich.

auch eine mehr oder weniger intensive Tiefenwirkung zugeschrieben wird, werden entweder zur Injektion, Spülung oder Instillation benutzt oder z. T. als Schmelzbougies angewandt.

Von allen diesen Mitteln haben sich uns Albargin und Protargol (auch Targesin) neben Arg. nitricum, Kal. permang. und Zinc. sulf.-Resorzinmischung am meisten bewährt (letztere für die Schlußbehandlung nach Schwund der Gonokokken).

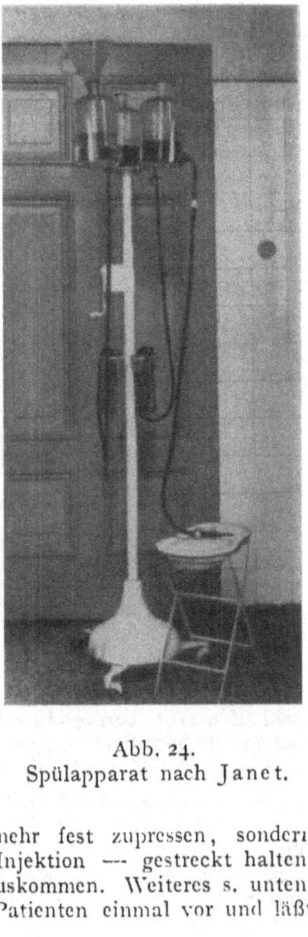

Abb. 24. Spülapparat nach Janet.

Zur Einspritzung, die der Kranke selbst ausführen kann, dient eine Glas-hartgummispritze von 12—15 ccm Inhalt mit konischem Ansatz (Abb. 23); wenn die Kranken damit nicht gut fertig werden, wählt man einen konischen weichen Gummiansatz, der sich besser in die Öffnung einführt. Vor der Einspritzung muß uriniert und die Harnröhrenmündung gut gereinigt werden; dann werden Finger und Eichel getrocknet, die gefüllte Spritze vorsichtig in die Öffnung der Harnröhre gebracht, mit Daumen und Zeigefinger der linken Hand die Eichel fest angedrückt, so daß nichts vorbeiläuft, und nun langsam eingespritzt; erst wird $^1/_3$ Spritze für 1—2′, bald $^3/_4$—1 ganze Spritze für 5—10′ drin gelassen. Damit die ganze Urethralschleimhaut mit der Spritzflüssigkeit in Berührung kommt, wird das Orifizium mit der rechten Zeigefingerkuppe zugehalten, während der linke Daumen und Zeigefinger nicht mehr fest zupressen, sondern das Glied nur weiter — wie bei der Injektion — gestreckt halten. Nachher muß die Lösung im Strahl herauskommen. Weiteres s. unten. Die Einspritzung macht der Arzt dem Patienten einmal vor und läßt sich beim nächsten Besuch zeigen, ob alles richtig verstanden ist.

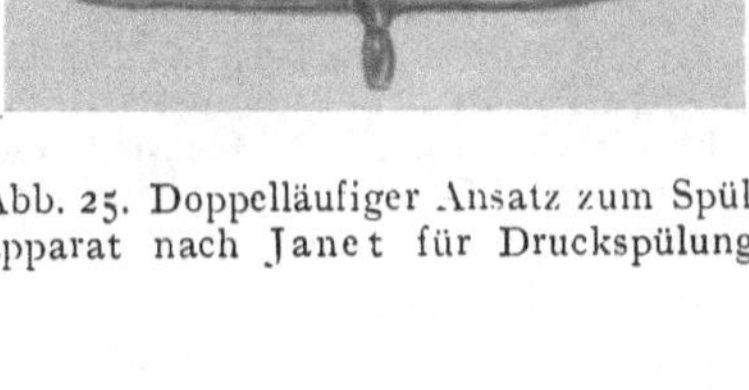

Abb. 25. Doppelläufiger Ansatz zum Spülapparat nach Janet für Druckspülung.

Spülungen ohne Katheter, Janetsche oder Druckspülungen (Abb. 24 u. 25), werden entweder mit dem 1—1,80 m hochgestellten Irrigator oder mit einer 100 ccm fassenden Wundspritze gemacht. Als Ansatz an den Irrigatorschlauch empfiehlt sich eine doppelläufige, stumpfkonisch endigende Glaskanüle, die sowohl Spülungen der vorderen als auch der hinteren Harnröhre ermöglicht. Der Patient sitzt auf einem Behandlungsstuhl oder Bidet; das Glasrohr wird, nachdem er uriniert hat, in die mit Sublimatbausch gereinigte Urethralöffnung mittels der rechten Hand eingesetzt, wobei die linke Hand mit Daumen und Zeigefinger die Urethrallippen gegenpreßt, und nun der Klemmhahn geöffnet; die auf 40—45° erwärmte Lösung dringt dann bis in die Pars bulbosa und läuft durch die Nebenöffnung zurück (Spülung der Ur. anter.). Verschließt man nun die Nebenöffnung mit dem Finger, so stößt die Flüssigkeit gegen den Sphinkter und, wenn nun der Kranke diesen lose hält, als ob er urinieren wollte, läuft sie durch bis in die Blase (Spülung der Ur. poster. und Blase). Anfängliche Schwierigkeiten lassen sich durch vorherige Injektion von 1,5% Alypinlösung meist überwinden. Die Flüssigkeitsmenge, die man

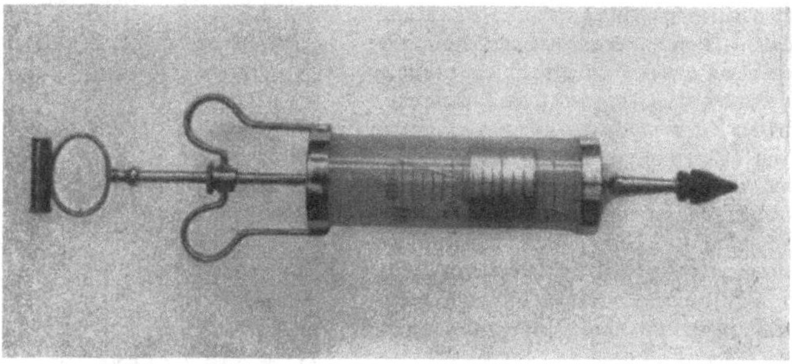

Abb. 26. Janetsche Druckspritze mit Gummiaufsatz.

durchlaufen läßt, beträgt $^1/_2$—1 Liter, wobei natürlich nach Füllung der Blase inzwischen uriniert werden muß. Diese Technik muß geübt und jede Gewalt dabei vermieden werden.

Zur Druckspülung kann auch eine 100 ccm fassende Wundspritze (Glashartgummi- [bzw. Metall-] oder Janetsche Spritze) benutzt werden, wobei der Druck durch das Gefühl kontrolliert und individuell angepaßt werden kann; auch dabei wird erst eine Spritze zur Spülung der Urethra anterior, eine zweite und dritte für die Ur. posterior und Blase verwandt (s. Abb. 26).

Bei großer Empfindlichkeit empfiehlt es sich, statt der Druckspülung eine Katheter- oder Didaysche Spülung zu machen. Hierbei wird nach nicht ganz vollständiger Harnentleerung ein Nélatonkatheter (16 bis 18 Charr.) vorsichtig eingeführt, bis etwas Urin fließt, dann so weit zurückgezogen, daß Urin eben nicht mehr abfließt, und nun die Ur. posterior gespült, indem man ganz langsam zurückzieht (100—200 ccm); sobald das Katheterauge aus der Urethr. posterior in die Pars bulbosa gelangt, fließt die Flüssigkeit vorn ab und überspült rückläufig die P. anterior (ebenfalls 1—2 Spritzen). Diese Methode kann bei Einführung des Katheters nur bis in die Pars bulbosa auch zur vorsichtigen Spülung der Urethra anter.

allein benutzt werden. Ferner kann auf diese Weise ein Blaseneinguß gemacht werden, indem man in die vollständig entleerte Harnblase 100 ccm Lösung einspritzt und sie nach Entfernung des Katheters ausurinieren läßt; eine öfters recht wirksame Methode, da stärker konzentrierte Lösung (Arg. nitr. $^1/_{1000}$—$^1/_{300}$) angewandt werden kann.

Zur Bereitung der Spülflüssigkeit dient folgende Verdünnungstabelle. Von der 5% Stammlösung sind erforderlich für

	1 Liter	$^1/_3$ Liter	300 cm³	200 cm³:
bei Lösung 1 : 20000	1 cm³	0,5 cm³	0,3 cm³	0,2 cm³
„ „ 1 : 10000	2 „	1,0 „	0,7 „	0,4 „
„ „ 1 : 5000	4 „	2,0 „	1,2 „	0,8 „
„ „ 1 : 4000	5 „	2,5 „	1,8 „	1,0 „
„ „ 1 : 3000	6,6 „	3,3 „	2,2 „	1,3 „
„ „ 1 : 2000	10 „	5,0 „	3,3 „	2,0 „
„ „ 1 : 1000	20 „	10,0 „	6,6 „	4,0 „
„ „ 1 : 750	30 „	15,0 „	10,0 „	6,0 „
„ „ 1 : 500	40 „	20,0 „	13,3 „	8,0 „
„ „ 1 : 300	66,6 „	33,3 „	28,2 „	13,3 „

Zur Einträufelung (Instillation) in die Urethra posterior dient eine 5 ccm fassende Rekordspritze und ein Knopf- (sog. Guyonscher) Katheter, der am Ende eine olivenartige Anschwellung trägt. Dieser wird auf die gefüllte Spritze aufgesetzt, vorsichtig bis über den Sphinkter ein-

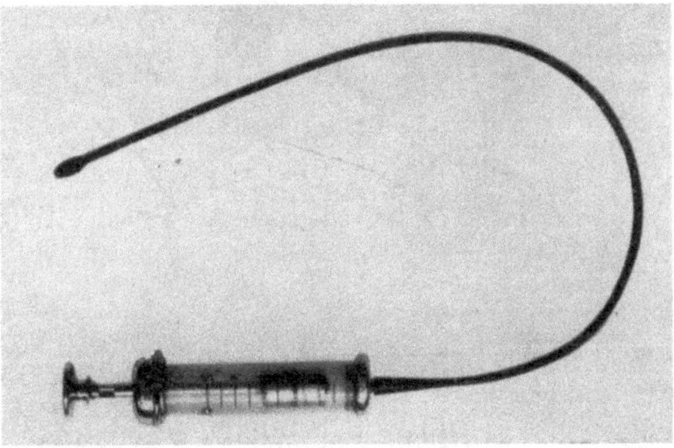

Abb. 27. 5 ccm-Rekordspritze mit Guyonschem Knopfkatheter.

geführt und dann zurückgezogen, bis man seinen Muskelwiderstand eben fühlt; darauf werden 1—2—5 ccm konzentrierterer Lösung langsam eingespritzt, wobei nichts vorn abfließen darf; alsdann wird der Knopfkatheter vorsichtig herausgezogen (vgl. Abb. 27 und 28).

Metallinstrumente werden ausgekocht, evtl. auch mit absol. Alkohol abgewischt und abgeflammt und in $^1/_2$‰ Hg. oxycyan.-Lösung (1 Tabl. zu 0,5 auf 1 Liter Wasser) gelegt. Gummi- und Seiden-

Katheter usw. werden im Formalinkasten gehalten und vor dem Gebrauch in obige Lösung gebracht, gut abgespült und durchgespritzt; die konischen Gummiansätze hält man am besten in 1‰ Sublimatlösung, Glasinstrumente ebenso; beide können auch ausgekocht werden.

Genaueste Asepsis und Desinfektion ist neben peinlichster Sauberkeit auch zur Verhütung von Übertragung (Lues usw.!) dringend erforderlich.

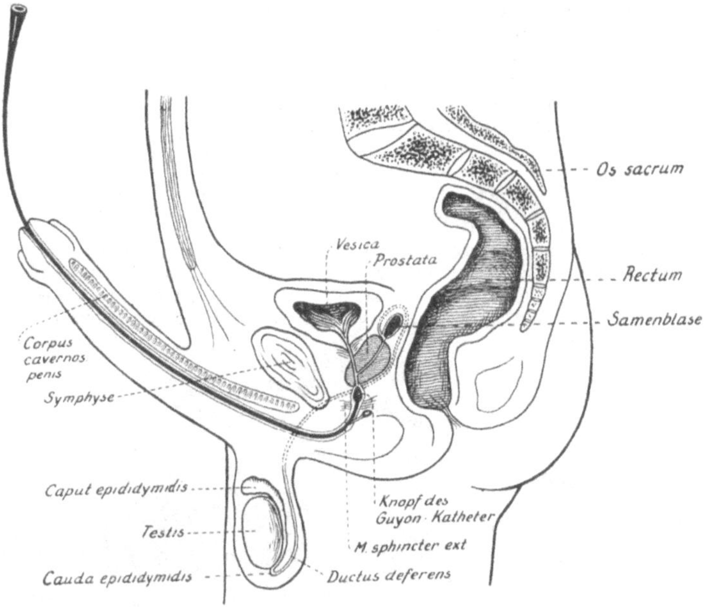

Abb. 28. Guyon-Katheter in der Urethra mit Knopf in der Pars posterior, dem Sphincter ext. anliegend.

Örtliche Behandlung.

Abortivkur. In ganz frischen Fällen (1—5 Tagen nach der Ansteckung), wenn die hintere Harnröhre frei, das Sekret noch kaum eitrig und reicher an extra- als an intrazellulären Gonokokken ist und Entzündung und Schmerzen noch gering sind, ist die **Abortivheilung** der Gonorrhoea anterior aussichtsvoll und öfters erreichbar. Hierzu injiziert der Arzt nach Urinentleerung (und evtl. Anästhesierung mit 1,5% Alypinlösung) 5—8 ccm warmer 2% Albarginlösung und beläßt sie 4—5 Minuten in der Harnröhre; noch sicherer sind 2 Einspritzungen kurz nacheinander zu je 2—3 Minuten. Nach 12—24 Stunden kann bei nicht zu starker Reizung das Verfahren nochmals wiederholt werden. Darauf längere Kontrolle auf Gonokokken und zur Sicherheit evtl. noch einige Spülungen der vorderen Harnröhre mit heißer Albarginlösung (1—2‰, 40—45°). Diese Schnellheilung ist in ganz frischen Fällen der obengenannten Art und auch bei dringendem Verdacht der Infektion stets zu versuchen; sie wird leider noch viel zu selten angewandt.

Statt 2% Albargins wird auch 4% Protargol empfohlen. Ferner hat Neißer zweimal tägliche Injektion von Novinjektolsalbe (Protargol 6,0, Alypin 2,0, Aqu. dest. 24,0, Eucerin anhydr. Adeps lan. anhydr. aa ad 100,0) empfohlen, die, erwärmt, direkt aus der käuflichen Spritztube eingespritzt und in Menge von 6—10 ccm etwa 8 Stunden durch Verband in der Urethra gehalten werden soll; mitunter soll nach 1—2 solchen Dauerinjektionen Heilung erfolgt sein.

Urethritis anterior gonorrhoica, vorderer Harnröhrentripper.

Meist Schmerz oder Brennen beim Harnlassen, selten vermehrte Miktion. Gerötetes Orifizium, spontan oder auf Druck gelbeitriger Ausfluß. Zweigläserprobe ergibt: Urin I mehr oder weniger trüb, flockenhaltig, II klar. In Sekret und Fäden Ek. (= Eiterkörperchen) +, Gk. +.

Möglichst sofortiger Beginn mit Injektionen, deren Konzentration und Dauer allmählich bis zum Schwund der Gonokokken unter Vermeidung erheblicherer Reizerscheinungen gesteigert wird. Nur bei starker Irritation (Ödem, blutigem Ausfluß) werden anfangs lediglich Umschläge mit Liqu. Alum. acet. und Bäder gemacht, doch auch hier baldmöglichst vorsichtige Injektionen oder Spülungen versucht. Das bewährteste Mittel ist Albargin (0,1—0,5/200); hiermit werden je nach Verträglichkeit täglich 3—5 Injektionen von erst 3, dann 5, dann 10 Min. Dauer gemacht und die Konzentration durch Zusammengießen einer schwächeren und stärkeren Lösung ganz allmählich gesteigert, soweit es ohne stärkere Reizung angeht; 1—2‰ Albargin wird fast stets, stärkere Lösungen manchmal nicht oder erst bei allmählicher Gewöhnung vertragen. Statt Albargin können Targesin (1—5%) oder Choleval (0,25—1,5%) benutzt werden, die dem auch durch seine helle Farbe angenehmen Albargin nicht überlegen sind; sie werden in gleicher Weise bei vorsichtiger Steigerung der

Konzentration und Dauer der Injektionen gebraucht und wirken mitunter schnell klärend bei trübem Urin. Abends kann eine prolongierte Einspritzung gemacht werden, wobei die Lösung nach 5 Minuten entleert und nochmals eingespritzt wird (Doppelinjektion); auch 15—30 Minuten Dauer vertragen manche Kranke gut. Verschwinden die Gk. nicht nach 8—10 Tagen, so geht man zu Protargol (0,5—3/200) oder Argonin (4—10/200) über; letzterem kann in besonders hartnäckigen Fällen 0,1—0,5 % Liqu. Argentamini zugefügt werden (Vorsicht!). Sehr zweckmäßig ist es, jeden oder jeden 2.—3. Tag an Stelle einer Injektion eine heiße (40—45°) Spülung der Urethra ant. mit dem altbewährten Kal. perm. ($^1/_5$ bis 1 ‰), mit Albargin ($^1/_{4000}$—$^1/_{500}$ steigend) oder bei mangelnder Reizung und in hartnäckigen Fällen mit Arg. nitr. ($^1/_5$ bis 1 ‰) mit Irrigator oder Druckspritze vorzunehmen (s. oben). Da Gewöhnung an ein Mittel eintritt, ist Ansteigen mit der Stärke, mitunter auch ein Wechsel des Präparats empfehlenswert; mit Vorteil kann dem Albargin (1—2 ‰) zu diesem Zweck Arg. nitric. (0,2—0,4 ‰ und mehr) zu Spülungen und Injektionen zugesetzt werden. Zweimal wöchentlich wird der mikroskopische Befund (Ek., Ep., Gk.) in Sekret und Fäden kontrolliert; erst ca. 20 Tage nach Verschwinden der Gonokokken darf probeweise ausgesetzt werden. Bleibt noch eine geringe gonokokkenfreie Sekretion zurück, so verordnet man Kal. perm. (0,05/200) oder Zinc. sulfur. (Zinc. sulf. 0,5. Resorcin. 1—2, Aqu. ad 200), evtl. auch Cupr. sulf. (0,2—1/200); statt Ichthyol (2—4/200) eignet sich Ichthargan (0,1 bis 0,4/200) gut zur Nachbehandlung, besonders, wenn der Gonokokkenbefund zweifelhaft blieb. Bei dieser Therapie, für die Albargin, Protargol, Arg. nitric. und Kal. perm. gewöhnlich genügen — heilt die unkomplizierte Urethritis anter. in etwa 4—6 Wochen. Zur Feststellung der Heilung ist eine Knopfsondenuntersuchung oder Massage auf einem dicken Metallbougie (Reizprobe) anzuraten, die zugleich auch evtl. Infiltrate erkennen läßt; Einlegen einer Heizsonde wirkt zuweilen noch besser provozierend und zugleich therapeutisch günstig. Daneben intravenöse Injektion von 10 bis 20 Mill. Gonargin oder besser Frischvakzine, die oft latente Gk. zum Vorschein bringt; ambulant besser 50 Mill. intraglutäal. Prostataexpression zum Ausschluß latenter Prostatitis ist stets notwendig. Bei diesem Vorgehen sind andre Reizproben, wie die einmalige Injektion mit Jodlösung (Jodi puri 0,2, Kal. jodat. 1,0, Aq. dest. ad 100,0 oder Tct. jod. 20,0, Kal. jod. 5,0, Aqu. dest. ad 100,0, beide mit 5—6 Teilen Wasser verdünnt), die wohl stark provokatorisch wirkt, aber auch erhebliche schmerzhafte Sekretion macht, gewöhnlich entbehrlich. Wie bei der Frau die Menstruation, so ist beim Mann der Coitus condomatus eine starke natürliche Reizprobe (doppelte Fischblase!), die natürlich nur als letzte, bei so gut wie sicherer Heilung, angeraten werden darf. Man kann die Urethrit. ant. mitunter durch zweimal täglich ausgeführte Druckspülung mit Kal. perm. oder Albargin oder beiden abwechselnd schneller heilen. Das schnelle Verschwinden des Ausflusses besonders in Fällen, die nach Protargol usw. stark sezernieren, ist den Kranken sehr angenehm; Zusatz von Arg. nitric. zum Albargin und evtl. Übergang zu reinen Arg. nitr.-Spülungen (s. oben) befördert öfters die zögernde Heilung.

Urethritis posterior gonorrhoica, hinterer Harnröhrentripper.

Kündet sich manchmal durch Harndrang, Tenesmen, gesteigerte Erektionen, Blutungen am Schluß der Miktion (terminale Hämaturie) an, tritt aber nicht selten schleichend ohne besondere Beschwerden auf. Zweigläserprobe ergibt: Urin I und II getrübt und flockenhaltig (bes. morgens im Nachturin). Ek. und Gk. auch in Flocken und Sediment der 2. Harnportion. Mitunter Harnretention; bei Beschwerden stets auf Blasenfüllung achten!

Bei akuten Reizerscheinungen (besonders Hämaturie, Tenesmen) Bettruhe, blande Diät, innere Mittel (s. oben), heiße Sitzbäder, in denen bei Retentio urinae oft auch Harnentleerung gelingt; sonst vorsichtige Einführung eines Nélatonkatheters (16—18 Charr.) nach vorausgegangener Spülung der Pars anter. Nur im Notfall suprapubischer Blasenstich mit langsamem Ablassen des Urins. Papaverintabletten und Suppositorien mit Belladonna (0,02) und Ichthyol (0,15) (s. bei Epididymitis) sowie heiße Rektalspülungen mit dem Irrigator oder Spritze oder Anwendung der Arzbergerschen Mastdarmbirne sind ratsam. Zur Verhütung von Epididymitis (Ruhigstellung des Vas deferens) werden Papaverintabletten (s. o.) oder Atropinkompretten (zu 0,0005 Merck) bzw. Papaverin-Atropin-Komproiden 3mal täglich je 1 gegeben (nicht Morphiumzäpfchen, das dieses die Peristaltik steigert).

Möglichst bald nach Abklingen der Reizerscheinungen wird mit der Lokaltherapie in ähnlicher Weise, wie sie bei Urethritis anterior geschildert wurde, begonnen; nur steigt man mit Konzentration und Dauer der Einspritzungen noch vorsichtiger und fügt Spülungen oder Instillationen der Urethra posterior hinzu. Hierzu dient entweder eine vorsichtige Druckspülung mit Kal. perm. ($^1/_{5000}$—$^1/_{3000}$) oder Albargin ($^1/_{4000}$ bis $^1/_{1000}$) oder Guyoninstillation mit $^1/_2$—3% Albargin (bei starken Reizerscheinungen auch 1—4% Targesin), stets vorsichtig steigend; letztere Methode ist die einfachste und wird meist gut vertragen; dem Albargin wird vorteilhaft allmählich Arg. nitr. ($^1/_4$—1, evtl. 2%) steigend zugesetzt. Ist der II. Urin stark trüb, so wirken Spülungen nach Diday oder Blaseneingüsse mit Albargin ($^1/_{2000}$—$^1/_{800}$) oft besser (s. oben). Später kann bei guter Verträglichkeit und resistenten Gonokokken auch Arg. nitric. ($^1/_{4000}$—$^1/_{1000}$ für Spülungen, $^1/_{1000}$—$^1/_{300}$ für Blaseneingüsse, $^1/_4$—2% für Instillationen) angewandt werden. Die Spülungen werden mit erwärmten Lösungen (40—45°) jeden 2.—3. oder in der Klinik auch jeden Tag gemacht. Auf Prostata und Nebenhoden ist sorgsam zu achten. Druckspülungen werden mitunter nicht gut vertragen; auch unvorsichtig ausgeführte Instillationen und Katheterspülungen können Komplikationen herbeiführen. In schwer beeinflußbaren Fällen haben sich mir große Spülungen mit Kal. perm. und mit Albargin-Arg. nitric. abwechselnd oder Blaseneingüsse mit Arg. nitr. (s. oben) schließlich am besten bewährt. Die örtliche Behandlung der Pars posterior ist fortzusetzen, bis der II. Urin dauernd (auch morgens) klar und das Prostataexprimat normal oder doch gonokokkenfrei und arm an Leukozyten befunden ist. Reizproben (Massage auf Metallbougie oder Heizsonde), die zugleich die Ausheilung fördern, sind zu deren Feststellung notwendig.

Nichtbeachtung der Prostata und urethralen Infiltrate und Drüsen (Expression, Bougie, Urethroskopie) ist an Mißerfolgen am häufigsten schuld (s. unten).

Cystitis gonorrhoica, Blasentripper.

Beschwerden wie bei Urethritis posterior (Tenesmen, häufige Miktion, mitunter terminale Hämaturie); II. Urin stark getrübt. Im Sediment zahlreiche Ek. (auch Eosinophile) und Gk. Nicht selten aber beruht die starke Harntrübung auf Sekundärinfektion mit Staphylokokken

(Gramfärbung!), Kolibazillen usw. Phosphaturie (durch Eisessigzusatz ausschließen, s. dort). In chronischen Fällen an Tuberkulose denken (Erythrozyten, Eiweiß, geringere Kapazität usw. s. bei Tuberculosis urogenitalis).

Die Behandlung ist die gleiche wie bei Urethritis poster.; besonders Blaseneingüsse mit Albargin ($^1/_{1000}$—$^1/_{300}$) und Argent. nitr. (ebenso) wirken ausgezeichnet. Noch reizloser ist oft Kollargol, von dem nach Spülung der Blase mit warmer 3% Borlösung 10—20 ccm einer 1—2% sterilen wässerigen Lösung durch einen weichen Nelatonkatheder in die Blase eingespritzt werden (Wäscheflecke vermeiden!). Bei Sekundärinfektion Urotropin oder Hexal neben Bärentraubentee oder Uvalysat und strenger Diät nicht vergessen; evtl. Cylotropin (Amp. zu 5 ccm) intramuskulär oder intravenös und Frisch- oder Autovakzinetherapie.

Pyelitis (und Pyelonephrosis) gonorrhoica, Nierenbeckentripper.

Sehr seltene Komplikation, durch hartnäckige Harntrübung (trotz Behandlung), Schmerz in der Nierengegend, mehr Albumen und evtl. Nierenepithelien, Leukozytenzylinder erkennbar. Beruht oft auf Mischinfektion (Bact. coli, Staphylo-, Streptokokken).

Behandlung wie bei Cystitis; Urinantiseptika (Hexal usw.), viel Tee (Trinkkur), strenge blande Diät, lokale Wärmeapplikation (Elektrothermkissen); ferner Vakzinetherapie und evtl. in langwierigen Fällen Ureterenkatheterismus und Instillation von Albargin, Kollargol oder Arg. nitric. 1—2% ins Nierenbecken. Auch Neosalvarsan (0,3—0,45 mehrmals) intravenös wird empfohlen.

Prostatitis gonorrhoica, Vorsteherdrüsentripper.

Häufige Komplikation der Urethritis post., die oft von Druckgefühl und Schmerz, bes. beim Stuhlgang, manchmal von Fieber begleitet wird, sich aber auch nicht selten ohne merkliche Beschwerden einschleicht und latent verläuft. Die akute Prostatitis ist durch mehr oder weniger starke Schwellung und Druckschmerz bei Palpation erkennbar; entweder sind einzelne kleinere oder größere Knötchen (Prostatitis follicularis bzw. nodosa) oder eine starke gleichmäßige Schwellung (Prostatitis parenchymatosa) fühlbar; mitunter kommt es zur Vereiterung und Abszeßbildung (Prostatitis abscedens), wobei meist Durchbruch nach der Harnröhre, seltener nach dem Mastdarm oder Damm erfolgt. Aber auch ohne nachweisliche Schwellung kann lediglich ein Katarrh der Drüsenausführungsgänge (Prostatitis glandularis) bestehen. Für die Diagnose ist daher nicht nur wiederholte und sorgsame Palpation, sondern in subakuten und chronischen Fällen auch

Expression der Gänge durch Massage der Prostata und genaue mikroskopische Untersuchung des Exprimats auf Ek. und Gk. erforderlich. Vor der Expression ist die Harnröhre durch Urinlassen (evtl. Spülung) von Sekret frei zu machen; während der Expression wird die Urethra vorn zugehalten und das Prostatasekret dann auf Objektträger oder in Uhrschälchen aufgefangen oder, wenn nichts herauskommt, aus dem Resturin durch Zentrifugieren gewonnen. Die Unterlassung dieser wichtigen Untersuchung, die nur in akuten Fällen (reichlich Ek. und Gk., Blutung) nicht erlaubt ist, verschuldet viele Mißerfolge und chronische Erkrankungen.

Bei älteren Männern ist Prostatahypertrophie (s. dort) zu beachten, ferner die Möglichkeit eines Karzinoms der Prostata (auffallend hart, Blut im Sperma); auch gummöse Erkrankung kommt selten einmal vor (serolog. Reaktionen, Jodkali, Neosalvarsan).

In akuten Fällen (Schwellung, Schmerz, Tenesmen, Blutung) Behandlung wie bei akuter Urethritis posterior mit Bettruhe, Zäpfchen mit Extr. Bellad., Papaverin, Pantopon, heißen Sitzbädern, heißen Mastdarmeinläufen mit Kamillentee oder Hitzeapplikation mit der Arzbergerschen Mastdarmbirne. Daneben vorsichtige Frischvakzinetherapie (s. oben), welche ebenso wie intramuskuläre Olobintineinspritzungen (0,5—5 ccm alle 2 Tage) öfters schnell und günstig einwirkt. Bei hochgradiger Schwellung und Abszeßbildung Aussetzen der örtlichen Behandlung, doch wird man stets möglichst bald mit milden warmen Spülungen beginnen, wie bei Urethritis post. Vor allem vorsichtige Blaseneingüsse mit Albargin, behutsam ausgeführte Druckspülungen mit Kal. perm. oder Albargin oder Didaysche Spülungen mit letzterem werden gewöhnlich bald vertragen. Ein chirurgischer Eingriff (Punktion vom Mastdam her oder Inzision am Damm) ist meist nicht erforderlich, da bei Bettruhe, strenger Diät, Hitze- und Vakzinebehandlung gewöhnlich Rückgang oder Durchbruch nach der Urethra erfolgt. Mit der Konzentration der Spülflüssigkeit steigt man besonders vorsichtig (s. oben). Nach Abklingen der Reizerscheinungen und in subakuten Fällen bald vorsichtige Massage, danach Entleerung des Resturins und nun Guyon-Instillation mit $^1/_2$—1—2—3% Albarginlösung oder Druckspülung mit Albargin ($^1/_{2000}$—$^1/_{1000}$ bis $^1/_{600}$ langsam steigend); in chronischeren und hartnäckigen Fällen werden statt dessen Arg. nitric.-Blaseneingüsse und Didaysche Spülungen (s. oben) mitunter besser vertragen und wirken schneller. Bei einfacher glandulärer Prostatitis genügen meist die in der Praxis am leichtesten auszuführenden Guyon-Einspritzungen. Daneben Injektionen in die Urethra anterior nach den obigen Regeln durch den Patienten. Nach Rückbildung der Prostataschwellung, Verschwinden der Gk. und Rückgang der Ek. bis auf eine geringe Zahl wird die Massage die 2—3mal wöchentlich durchgeführt wurde, ausgesetzt. Zu lange Fortsetzung derselben züchtet Sexualneurastheniker. Fälle mit vermehrtem Ek.-Gehalt, doch ohne Gk. müssen längere Zeit nachkontrolliert werden, wobei heiße Sitzbäder und Arzbergerspülungen fortgesetzt werden können.

Zur Verhütung von Epididymitis Papaverintabletten, Belladonna- oder Pantoponzäpfchen (s. oben).

Epididymitis, Funiculitis und Spermatocystitis gonorrhoica, Nebenhoden-, Samenstrang-, Samenblasentripper.

Fast stets plötzlicher Beginn mit heftigem Schmerz und oft hohem Fieber. Geschlechtliche Aufregungen, Pollutionen, unvorsichtige örtliche Behandlung, körperliche Anstrengung usw. kommen ursächlich in Betracht, mitunter auch unvorsichtig geleitete Vakzinetherapie. Nebenhoden mehr oder weniger (bis faustgroß) geschwollen, sehr schmerzhaft; mitunter daneben entzündliche Hydrocele (Fluktuation, Durchscheinen gegen Licht) und Schwellung des Samenstranges bis in den Leistenkanal und bis zu seiner Einmündung in die Prostata; dabei selten peritonitische Reizung! Diese vom Rektum fühlbare strangförmige Verdickung des Samenstrangs kann mit der selteneren Spermatocystitis (Schwellung oberhalb der Prostata, mehr knotig) verwechselt werden. Die selten zur Vereiterung führende Epididymitis ist eine häufige Komplikation, meist nur einseitig auftretend. Einseitige Erkrankung hat öfters, doppelseitige — gewöhnlich nacheinander auftretend — fast immer Azoospermie, also Sterilität zur Folge, die übrigens auch durch langdauernde oder schwere Prostatitis bewirkt werden kann. Verwechslung mit Tuberkulose (chronischer, hart, feinhöckerig, weniger schmerzhaft), Syphilis (derbe gummöse Knoten im Hoden, WaR.) vermeiden; Epididymitis an einem nicht deszendierten Hoden kann bei flüchtiger Untersuchung Bubo oder eingeklemmte Hernie vortäuschen! Differentialdiagnostisch ist auch die Epididymitis durch andere Bakterien (B. coli, Staphylokokken usw.) und die Epididymitis erotica (Bräutigamsschmerz) mit krampfartigem Schmerz zu beachten.

Sehr selten ist Übergang der Epididymit. gon. auf das Hodenparenchym, also Orchitis gonorrhoica mit Vereiterung, Durchbruch, Fisteln und späterer Atrophie. Unterscheidung gegen Mumps-, Grippeorchitis, Lues beachten!

Die Samenflüssigkeit, das Ejakulat, bedarf besonderer Beachtung (Pollution oder artefiziell gewonnen); Eiterflocken- oder Blutgehalt zeigen sich auch schon in Wäscheflecken; Ek. und Gk. sind in gefärbten Ausstrichen zu suchen. Wichtig ist oft Kultur aus Samen und aus Prostatasekret. Bez. Azoospermie usw. s. dort. Besonders bei Ehekandidaten ist die Prüfung des Samens wichtig (s. später).

Durch Tragen eines gutsitzenden Suspensoriums, körperliche Schonung, sorgsame Behandlung der Urethritis und beruhigende Tabletten (s. bei Urethr. post.) kann die **Epididymitis** meist verhindert werden. Wichtig für die Ruhigstellung des Ductus deferens (Vermeidung antiperistaltischer Bewegungen) sind auch Suppositorien mit 0,02 Extr. Belladonn. oder 0,001 Atropin neben Papaverintabletten. Bei akuter Epididymitis Bettruhe, Aspirin (mehrmals 1,0) oder Pyramidon (mehrfach 0,3); Suppositorien mit 0,02 Pantopon (auch 0,003—5 Heroin. hydrochl.) neben 0,02 Extr. Belladonn. und 0,2 Ichthyol. (2 mal tägl.). Örtlich Hochlagerung auf Hodenstütze (Pappbrettchen oder käuflichem mit Trikotstoff überzogenen Drahtgestell); Umschläge mit Liqu. Alum. acet. (1 : 10), möglichst bald heiße Leinsamenkissen (Kataplasmen), Thermophor- oder Elektrothermkissen. Vorsichtige Vakzinebehandlung (s. oben). Nebenhodenpunktion, die bei großer Spannung Schwellung und Schmerz zuweilen schneller herabsetzt oder Einspritzung von physiologischer NaCl-Lösung neben den Samenstrang ist meist nicht erforderlich, ebensowenig eine Röntgenbestrahlung (Entzündungsdosis zu $^1/_5$ E. D. bei 4 mm Alum.), wohl aber Diathermie bei langsamem Rückgang. Möglichst frühzeitig, sobald die Schwellung nachgelassen hat, vorsichtiger Beginn mit Injektionen (Albargin usw.) und Spülungen wie bei Urethritis poster. (s. dort). Zur Nachbehandlung der langsam zurückgehenden Infiltrate feuchter Verband in weitem Suspensorium mit Liqu. Alum. acet. (1 : 8 Wasser, evtl. mit 1 Löffel Spiritus), ferner Jodvasogen, Isapogen (Jod-Kampferpräparat), Ichthyol-Isapogen oder 10% Jodkali- oder Jothionsalbe. Selten ist ein Frickescher Heftpflasterverband (Ringtour oberhalb des Nebenhodens, dann Umwicklung desselben mit Pflasterstreifenbügel und ringförmig zur Kompression) oder Fibrolysin erforderlich. Heiße Sitzbäder und Kataplasmen, Vakzine und Jodkalisalbe genügen fast immer zur ausreichenden Rückbildung.

Spermatocystitis wird wie Prostatitis durch Expressionsmassage (möglichst hoch), heiße Sitzbäder und Arzberger-Spülungen, Suppositorien mit Ichthyol und Jodkali (je 0,15—0,2) und Extr. Bellad. oder Pantopon neben Papaverin und Vakzine behandelt.

Bei **Funiculitis** ebenfalls Umschläge und Jodsalbe; bei ausstrahlenden Schmerzen und peritonitischer Reizung zeitweise Eisblase auf den Unterleib (nicht Hoden); daneben Belladonna, Papaverin und Pantopon (s. oben).

Peri- und paraurethrale Gänge und Tysonitis, Trippergänge.

Kürzere und längere, oft schwer erkennbare Taschen und Gänge dicht an der Urethralmündung, zu Seiten des Frenulum (Tysonsche Drüsen) und an der Raphe des Penis und Skrotum, aus denen auf Druck Eiter (Ek. und Gk. +) sich entleert. Ihre Erkrankung ist sehr wichtig als Ursache von Rezidiven, falls sie übersehen wird, und kommt zuweilen auch isoliert, also ohne gleichzeitige Urethritis vor.

Injektionen von 5—10% Albargin oder Arg. nitric. mit stumpfer Pravazscher Kanüle helfen nicht sicher; daher besser elektrolytische Verödung (2 Milliamp. 1—2 Min.) oder Ausbrennen mit dem Mikrobrenner oder Exzision, z. B. an der Raphe.

Periurethrale Infiltrate und Abszesse sowie Cowperitis, Tripperbeulen.

Derbe, von den Littréschen oder der Cowperschen Drüse ausgehende entzündliche Knoten und schmerzhafte gespannte Abszesse, (Fluktuation oft schwer und erst spät sicher fühlbar); manchmal groß, mitunter klein und nur auf Bougie deutlich fühlbar. Cowperitis einseitig ganz hinten am Damm mit schmerzhafter phlegmonöser Schwellung.

Kleine Knötchen (chronische Entzündung) werden mit Kataplasmen und Massage auf Metallbougie behandelt, evtl. auch endoskopisch (Schlitzen mit feinem Messerchen oder Brennen). Große vereiternde erfordern ebenfalls erst Umschläge, Kataplasmen und Bäder, frühzeitig aber breite Inzision in der Längsrichtung des Gliedes und Jodoformgazetamponade. Da Fluktuation wegen der Spannung auch bei der einseitig sitzenden Cowperitis nicht gut erkennbar ist, evtl. Probepunktion auf Eiter. Frühe breite Spaltung bei in die Harnröhre eingeführtem elastischem Bougie und gute Tamponade verhüten am besten Harnröhrenfisteln; Spannung, Fieber und Schmerz lassen dadurch schnell nach. Auch Gk.-Frischvakzine ist nützlich.

Lymphangitis dorsalis penis und Lymphadenitis gonorrhoica, Lymphgefäß- und Leistendrüsentripper.

Derbe entzündliche Schwellung des dorsalen Lymphstranges, mitunter mit einer eine syphilitische Sklerose vortäuschenden Härte im Sulkus (gonorrhöischer Pseudoprimäraffekt, wobei es auch zu einer Erosion auf der Verhärtung kommen kann; auf Sp. pall.

fahnden!). Drüsen erkranken noch seltener und bilden dann strumöse, meist nicht vereiternde Pakete. In chronischen Fällen an Tbc. und Lymphogranuloma inguinale denken (s. dort).

Behandlung: Umschläge oder feuchte Verbände, heiße Kataplasmen, Vakzinetherapie. Bei etwaiger Erweichung Punktion und Injektion von 3—5% Albargin oder Jodoformglyzerin in die Höhle. Bei starker Lymphangitis milde Injektionen (Kal. perm., Albargin) in die Urethra, evtl. zeitweises Aussetzen derselben.

Gonorrhoea chronica (Urethritis chronica gonorrhoica) und Urethritis postgonorrhoica, chronischer und Nachtripper.

Eine Gonorrhöe, die in 2—3 Monaten nicht heilt, bezeichnet man als chronische. Dabei muß man scharf unterscheiden zwischen der noch infektiösen gonorrhöischen und der gonokokkenfreien postgonorrhöischen Erkrankung. Beide sind durch mehr oder weniger (mitunter sehr geringen) Ausfluß (Bon jour-Tropfen morgens), Fäden und Flocken („Tripperfäden"), leichte Trübung des Harns, gelegentliche Verschlimmerung (nach Anstrengungen, Alkoholgenuß, Koitus), öfters auch subjektive Beschwerden (Kitzeln, Brennen, Druck, Harnreiz usw.) gekennzeichnet. Im ersteren Falle sind Gk. im Morgensekret, Fäden, Prostata- oder Drüsenexprimat bei gründlichem Suchen zu finden; im zweiten fehlen Gk., dafür sind neben Ek. Bakterien und andre Kokken (auch intrazellulär) manchmal reichlich, manchmal spärlich, mitunter auch nicht vorhanden. In beiden Fällen ist die Lokalisationsdiagnose nach den oben gegebenen Prinzipien sehr wichtig. Bei chronischer Gonorrhöe oder postgonorrhöischer Urethritis der vorderen Harnröhre ist genau auf Infiltrate zu fahnden. Schon bei ziemlich frischen Fällen können sich Drüsenentzündungen und weiche Infiltrate um erkrankte Littrésche Drüsen bilden, aus denen dann bei mangelnder und unzweckmäßiger Behandlung harte Infiltrate und nach Jahren Strikturen sich entwickeln können. Derartige Infiltrate (Urethritis chron. infiltrativa) können mit starker Knopfsonde (möglichst 22—24 Charr.) besonders beim Zurückziehen gefühlt oder auf ebenso starkem Metallbougie (Beniqué) als knotige Verdickungen palpiert werden; das Urethroskop macht sie als rote sukkulente oder mehr weißliche derbe Vorwölbungen oder später als trichterförmig klaffende Strikturen, die entzündete Drüsenöffnungen, papillomatöse Wucherungen u. dgl. tragen, dem Auge kenntlich. Drüsensekretpfröpfe können im Urethroskop entnommen oder durch Auspressen mit dicker Knopfsonde (beim Zurückziehen und Auflegen der Flachhand auf die Unterseite des Penis — v. Crippascher Handgriff) zur mikroskopischen Untersuchung gewonnen werden. Auch auf chronische Cowperitis (Palpation und Ausdrücken des Sekrets am Damm in Rückenlage bei erhobenen Beinen, dann 3 Gläserprobe) ist zu achten. Bei chronischer Gonorrhoea poster. sind Fäden und Sediment der II. Urinportion, Exprimat der Prostata (s. oben) und Samenblase genau zu prüfen (Nachturin!). Schwellung des Colliculus seminalis und Papillome dieser

Gegend sind nur bei Urethroscopia poster. sicher zu erkennen; Schmerzhaftigkeit und Blutung bei Sondenuntersuchung erwecken bereits Verdacht auf ihr Bestehen. Durch Urethrorrhoea e libidine (schleimiges Sekret nach Erregung, Erektion), Prostatorrhöe (Abgang von Prostatasekret bei Defäkation oder am Schluß der Harnentleerung [Defäkations- oder Miktionsprostatorrhöe]) sowie Trübung des Harns infolge von Pollution lasse man sich nicht täuschen. In chronischen Fällen an Tbc. denken (TB und Erythrozyten im Sediment, etwas Albumen, Meerschweinchenimpfung! s. bei Tubercul. urogenitalis). Stets ist bei hartnäckig-chronischer Gonorrhöe an para-, peri- und intraurethrale Gänge zu denken und auf sie zu fahnden, ferner an papilläre Wucherungen, Papillome, chronische Prostatitis und Spermatocystitis.

Bei derbem knotigen Infiltrat ist an das seltene Karzinom der Urethra (und Prostata) zu denken!

Die Behandlung der **chronischen Urethritis gonorrhoica** geschieht nach den oben angegebenen Methoden mittels Injektionen und Spülungen (40—45°), die sich je nach Lokalisation der Erkrankung nur auf die Urethra anter. oder auch poster. und Blase erstrecken. Massage der erkrankten Drüsen (Littrésche, Cowpersche Drüsen, Prostata, Samenblase) ist im Erkrankungsfalle 2—3mal wöchentlich durchzuführen. Die Massage der urethralen Drüsen geschieht auf einem in die Urethra anter. bis nahe an den Sphincter extern. eingeführten Metallbougie (kurzem geraden nach Kollmann oder gebogenen nach Beniqué) mittels Daumen und Zeigefinger der rechten Hand, während die linke das Bougie festhält; auf diese Weise werden auch derbere Infiltrate mehr oder weniger beseitigt; weichere gehen zuweilen schon bei Spülungen zurück. Auch durch Röntgenbestrahlung sind die Infiltrate mitunter besser zur Resorption zu bringen ($^1/_2$ E. D. 4 mm Alum.). Wo die Massage auf dem Bougie nicht ausreicht, können nach Verschwinden der Gk. Dehnungen mit dem 3- oder 4teiligen Dilatator (alle 5—7 Tage allmählich von 23° um 1—2° bis 35 oder 40° steigend) neben Spülungen oder mit dem Spüldilatator zugleich mit Spülungen (Hydrarg. oxycyan. $^1/_{5000}$ bis $^1/_{4000}$) gemacht werden; dabei sind Einrisse und Blutungen möglichst zu vermeiden; wo sie vorkommen, Aussetzen und noch vorsichtigeres Vorgehen. Kommt man auf diese Weise nicht schnell weiter, so ist Urethroskopie mit dem Valentineschen Instrument und Behandlung stark erkrankter Drüsengänge, granulomatöser oder papillomartiger Wucherungen durch örtliche Ätzung mit 2—5—10% Arg. nitric., Schlitzen mit feinem Messer, intraurethrale Elektrolyse oder Kaustik,

Abtragen von evtl. Polypen mit kalter Schlinge unter Leitung des Auges anzuraten, die nur ein geübter Spezialist vornehmen sollte. Bei ausgedehnten Drüsenerkrankungen und Infiltraten sind auch elektrische Heizsonden von steigender Stärke (Thermometer zeigt außen bis zu 55—60° an) vorteilhaft; zunächst wählt man die weichen elastischen, später die metallischen nach Art der Kollmannstifte.

Die **Urethritis chronica postgonorrhoica** wird ebenfalls mit Injektionen, Spülungen, Bougieren, Dehnungen behandelt. Hier sind besonders bei Vorhandesein zahlreicher Bakterien (Stäbchen oder Kokken) Spülungen mit Hydrarg. oxycyanat., Argent. nitric. und Injektionen mit ersterem oder Zinkresorzinlösung am Platze; zu örtlicher Ätzung ist neben Arg. nitric. (2—5%) auch Cupr. sulfur. (3—20%) zu empfehlen, das bei hartnäckiger Sekretion auch zur Pinselung mit dem Ultzmannschen Pinselapparat in steigender Konzentration (von ½—10 und selbst 20%) nützlich ist.

Das **Ziel der Behandlung** muß sein: 1. die Gk. dauernd zu beseitigen; 2. auch Sekretion, Fadenbildung, Eiterkörperchengehalt des Prostatasaftes und Samens und Trübung des Urins möglichst völlig zu beheben; 3. Wandinfiltrate und beginnende Strikturen zum Rückgang zu bringen.

Wenn dies auch oft gelingt, so bleibt doch in manchen Fällen eine geringe Sekretion (etwas Ausfluß morgens, Fadenbildung) übrig. Findet man auch nach Reizproben keine Gk., so kann die Behandlung ausgesetzt werden, wenn weitere Besserung nicht mehr gelingen will. Eine geringe derartige Absonderung beruht auf Metaplasie des Harnröhrenepithels (Pflaster- statt Zylinderepithel) und oft auch Ansiedlung gewisser Bakterien und hat keine wesentliche Bedeutung. Die Kranken sind zu beruhigen und können selbst heiraten, wenn auch nach Provokation (intravenöse Gk.-Vakzine, Sondenreizung, Heizsonde, evtl. auch Injektion mit Jodlösung [s. oben]) Gk. selbst im Morgensekret (Abstrich und Fäden) sowie im Prostatasaft, Samen (hier Kultur wichtig!) und Sediment des Nachturins 5—8 Tage lang nicht gefunden werden. In hartnäckigeren Fällen ist häufigere (6—10malige) Untersuchung bei mehrfacher Reizung notwendig. Diese Gesichtspunkte sind nach vielfacher Erfahrung für die **Feststellung der Heilung** und auch der **Heiratserlaubnis** als maßgebend zu betrachten. Im Zweifelsfalle ist Konsultation eines erfahrenen Facharztes anzuraten und die kulturelle Untersuchung auch des Samens erforderlich. Auch die Komplementbindungsreaktion (s. oben) ist zur Feststellung der Heilung bis zu einem gewissen Grade brauchbar.

Die Heirat kann ohne Bedenken erlaubt werden, wenn die Gonorrhöe schon länger zurückliegt, der Urin klar und frei von Fäden ist und Eiterkörperchen im Sediment und Prostatasekret fehlen oder spärlich sind. Bei stärkerem Faden- und Eitergehalt des Sediments, Prostatasekrets oder Samens ist äußerste Vorsicht und genaueste genügend häufige Untersuchung mit Reizung geboten, zumal wenn die Erkrankung noch nicht sehr lange zurückliegt.

Strikturen der Harnröhre sind durch allmähliche Dehnung mittels Bougiekur zu behandeln. Bei sehr engen Strikturen gelingt es besonders nach Injektion von sterilem Olivenöl*) in die Urethra anter., ein filiformes Bougie einzuführen, wenn man mehrere solcher bis zur engen Stelle bringt und nun behutsam eins derselben, das gerade vor der Striktur liegt, durchschiebt; mit Hilfe des Urethroskops gelingt die Einführung unter Leitung des Auges oft noch besser. Das Bougie kann dann mit Seidenfaden und Pflaster befestigt werden und 1—2 Tage liegen bleiben. Zur schnelleren Erweiterung empfiehlt sich dann das Lefortsche Verfahren: Metallsonde 10, 12 oder 14 Charriere wird an das eingeführte anschraubbare filiforme Bougie gut befestigt und unter dessen Leitung durchgeschoben. Sonst ist systematische Erweiterung durch allmählich dickere Sonden, und zwar erst Seidenbougies (mit olivenförmigem Ende), dann Metallbougies (möglichst bis 24 Charr.) notwendig; auch hier haben sich Heizsonden, zuerst elastische, dann metallische gut bewährt. Bei diesen Bougierungen sind innere Harndesinfizienzien (Urotropin bzw. Hexamethylentetramin oder Hexal) und peinlichste Asepsis zur Verhütung von Infektion der Blase dringend anzuraten. Bei Katheterfieber gibt man 0,25 Chinin. hydrochl. und etwa 1 Stunde später 0,3 Pyramidon. In schweren Fällen ist chirurgische Behandlung (Urethrotomia interna oder Urethrektomie im Anschluß an die Urethrotomia externa) erforderlich.

---

*) Auch Paraffin. liquid. ist ein gutes Gleitmittel.

Die Gonorrhöe der Frau.

Die Erkrankung kann akut oder subakut (schleichend) beginnen und neben eitrigem, die Wäsche befleckendem oder mehr schleimigem Ausfluß schmerzhafte Entzündung, Urinbeschwerden, intertriginöses Ekzem mit Jucken und Brennen usw. hervorrufen. Sie kann aber auch ganz ohne Beschwerden und ohne irgendwelche Merkmale auftreten, so daß die Patientinnen von ihrer infektiösen Erkrankung keine Ahnung haben und sich für gesund halten können. Die Diagnose ist daher stets und oft nur durch mikroskopische Untersuchung zu stellen, da auch in hochinfektiösen Fällen klinische Merkmale gänzlich fehlen können. Nach dem Sitz der Erkrankung werden unterschieden:

1. **Gonorrhöe der Urethra und Harnwege.** Beschwerden und Miktionsstörungen fehlen nicht selten ganz; auch Röte und Schwellung des Orifizium; selten ist Ektropion oder Prolaps der geschwollenen Urethrallippen vorhanden. Durch Ausdrücken der Urethra mit dem Zeigefinger gegen die Symphyse läßt sich oft ein eitriger oder schleimig-citriger Tropfen ausdrücken (Druckprobe); dieser oder besser das mit Platinöse oder Sekretlöffelchen abgeschabte Sekret wird auf Ek. und Gk. untersucht (Gramfärbung, wenn andere Bakterien und Kokken reichlich vorkommen!). Häufig ist der Urin (Zweigläserprobe wie beim Manne) trübe, da bei der Kürze der Urethra (etwa 4—5 cm) leicht eine Cystitis entsteht; die Prüfung des Sediments (II. Urinportion) ergibt, ob genorrhöische oder sekundäre Cystitis vorliegt. In Fällen hartnäckiger Harntrübung ist an die seltene Pyelitis bzw. Pyelonephrose, ferner an Tbc. zu denken (s. dort). Bei hartnäckiger Sekretion mit positivem Gonokokkenbefund ist Urethroskopie notwendig, um polypöse und papillomatöse Wucherungen nicht zu übersehen (Urethritis polyposa et papillomatosa gonorrhoica).

2. **Gonorrhöe der Cervix, des Uterus und der Adnexe.** Beschwerden fehlen oft ganz. Mehr oder weniger starkes, oft eitriges Sekret aus der Vagina, die bei Erwachsenen meist nur sekundär erkrankt ist. Portio oft gerötet, erodiert (Achtung auf syphilitischen Primäraffekt, Papeln, Ulcera mollia!); in akuteren Fällen eitriges Sekret. Das mit Öse oder Löffelchen entnommene Sekret zeigt Ek. und mehr oder weniger Gk. Sorgfältige Entnahme von der Cervixwand ist wichtig. Nicht selten erfolgt Übergang auf die tiefere Schleimhaut des Uterus, wobei stärkere Sekretion, Schwellung, Schmerz auftreten können, oder auch auf die Adnexe (Tuben, Ovarien, Peritoneum usw.), wobei Fieber, heftige Schmerzen und sehr chronische entzündliche Schwellungen im Unterleib sich einstellen. Besonders stürmisch kann die Erkrankung bei Infektion zugleich mit der Defloration sein. Komplikationen können früher oder später, oft im Anschluß an die Menses, Aborte, Geburten, große Anstrengungen, unzweckmäßige Lokalbehandlung entstehen. Außer der schwer zu beeinflussenden Endometritis gon. kommt eine aufsteigende Entzündung der Tuben in Form der Salpingitis gon. und eitererfüllten Tubarsäcke, Pyosalpinx gon., ferner der Ovarien, Oophoritis gon., und des peri- und parametrischen Gewebes, Peri- und Parametritis gon., sowie eine mehr oder weniger ausgedehnte Pelveoperitonitis gon., die man als Adnexitis gon. oder Adnexgonorrhöe zusammenfaßt, zustande; sie

kann sehr langwierig und entkräftend, selbst lebensgefährlich sein. Ihre Folge ist Sterilität oder Einkindsterilität. Bei Prostituierten, die häufig superinfiziert werden, verläuft die Erkrankung oft symptomlos und sehr torpide. Die Ansteckungsgefährlichkeit hält oft sehr lange an und ist besonders groß nach der Menstruation (natürliche Reizung!).

3. **Gonorrhöe paraurethraler Gänge und der Bartholinischen Drüsen und Vulvovaginitis.** Die neben dem Orificium urethrae gelegenen Skeneschen Gänge und Vulvardrüsen am Hymenring können ähnlich wie die paraurethralen Gänge beim Mann infiziert werden (rote Punkte, Sekret auf Druck!) und, falls übersehen, zu Rückfällen in Urethra und Cervix Anlaß geben. Die Bartholinischen Drüsen können nur im Ausführungsgang oder auch im Drüsenkörper ergriffen werden; dabei rote, sog. Saengersche Flecke (Maculae gonorrhoicae), Sekretion, Schwellung oder schmerzhafter fluktuierender Abszeß ein- oder doppelseitig: chronische Schwellung ist durch Palpieren zwischen Daumen und Zeigefinger erkennbar. Stets mikroskopische Untersuchung des Sekrets! Vulva und Vagina sind bei Erwachsenen seltener erkrankt, da Vaginalschleimhaut den Gk. keinen günstigen Nährboden bietet (Plattenepithel); nur am Praeputium clitoritis finden sich öfter Gonokokken; sekundäre Erkrankung der Vagina (Colpitis granularis) ist häufiger. Bei Kindern ist Vulvovaginitis gonorrhoica (infantum) die regelmäßige Lokalisation; sie kennzeichnet sich durch eitrigen Ausfluß, der gelbe steife Flecke in der Wäsche macht, Schwellung der Vulva und intertriginöses Ekzem und mehr oder weniger starke, mitunter aber fehlende Beschwerden; differentialdiagnostisch kommt Entzündung durch Anwesenheit von Oxyuren in Frage. Sekret wird mit Öse oder Löffelchen aus der Tiefe der Vagina entnommen (oft Gramfärbung nötig!). Auch Urethra und Urin sind stets genau zu untersuchen. Übergang auf Cervix findet meist nicht statt, ist aber möglich (Entnahme von Sekret im Urethroskop).

4. **Gonorrhöe des Rektums.** Rektalgonorrhöe findet sich bei Frauen und Mädchen, besonders Prostituierten und Kindern, viel häufiger als bei Männern. Jucken, Schmerz beim Stuhlgang, Eiter- und manchmal auch Blutabgang kennzeichnen sie; öfters verläuft sie auch symptomlos. Abstrich von der Mastdarmschleimhaut zeigt Ek. (schon sehr verdächtig!) und Gk. (Gramfärbung!); nicht selten gelingt der Nachweis in über Nacht vor den Anus gelegtem Wattebausch besser. Im Gefolge Ulzera, Papillome und Strikturen. Mitunter läßt sich durch Rektoskopie die Diagnose schneller und sicherer stellen (Sekretentnahme unter Leitung des Auges).

Bei chronischen Urethral-, Cervix- und Mastdarmleiden stets auch an Lues (bes. L. I und III) und Karzinom denken.

Allgemeine und innere Behandlung wie bei der Gonorrhöe des Mannes. Körperliche Ruhe, Reinlichkeit (Sitzbäder), reizlose Kost, Sorge für Stuhlgang sind von größter Bedeutung; in akuten Fällen und bei Adnexreizung oder Erkrankung langdauernde Bettruhe und Umschläge (Liqu. Alum. acet.). Während der Menses ist strenge Bettruhe dringend ratsam, um Aszendieren des Prozesses in Uterus und Tuben zu verhüten.

Bei **urethraler Gonorrhöe, Harnröhrentripper** Gonocystol, Santyl, Gonosan usw. wie beim Manne. Bei heftigerem Schmerz und Entzündung Umschläge mit Liqu. Alum. acet., prolongierte warme oder heiße Sitzbäder (s. dort). Baldigst Injektionen in steigender Stärke wie beim Manne mit 10 bis 12 ccm fassender Spritze mit konischem Ansatz. Dabei entweder absatzweise spritzen und ablaufen lassen (etwa 3 ccm) oder ganz langsam die ganze Spritze entleeren; in beiden Fällen ist die Spritze mehrere Minuten fest an das Orifizium zu pressen, um längere Einwirkung zu erzielen; auch können später 2 Spritzen hintereinander verabfolgt werden. Die Konzentration kann bedeutend stärker sein als beim Manne. Protargol 1—2—5%, Albargin $^1/_4$—1—3%, Choleval 1—2%, Targesin 2—10%, Hegonon 2—4%, Argonin 3—20% (evtl. mit Zusatz von $^1/_5$—$^1/_2$% Liqu. Argentamin.), Arg. nitric. $^1/_4$—1%. Diese Injektionen werden 2—3mal täglich vom Arzt oder von geübter Wärterin gemacht; auch Angehörige oder die Kranken selbst (Spiegel zwischen den Knien) erlernen sie. Nach der Injektion Einlegen von 4—5 cm langen Bac. urethrales oder besser Gonostyli (fettfrei) mit 1,5—3—6% und mehr Protargol, 1 bis 2% Albargin, $^1/_4$—1% Arg. nitric., die durch vorgelegte Watte festgehalten werden; auch Styli Spuman c. Protargol werden benutzt. Besonders empfehlenswert sind Quellstäbchen mit Arg. nitric. (Partagonstäbchen), da sie auch in Falten der Schleimhaut das Heilmittel zur Wirkung bringen. In hartnäckigen und chronischen Fällen stärkere Urethralstäbchen, auch Pellidolstäbchen (5%) mit folgender 2stündiger oder längerer Bettruhe oder Bepinseln der Urethralschleimhaut im Harnröhrenspekulum mit 5—10% Albargin oder Arg. nitric.; evtl. auch Dehnung und Massage auf starkem Metallbougie. Karunkeln, Papillome und Polypen sind mit Kaltkaustik zu entfernen; ferner eiternde intraurethrale Drüsengänge durch Schlitzen oder Ätzung mit 10% Arg. nitric.-Lösung (auch Elektrolyse) im Endoskop zu behandeln.

Cystitis wird mit Urotropin, Hexal, Fol. uvae ursi (Uvalysat), Cylotropin und Blasenspülungen (nach Janet oder mit Nélatonkatheter) behandelt wie beim Manne; auch bez. Pyelitis und Pyelonephrose s. dort.

Periurethrale Gänge, Trippergänge und **Vulvardrüsen** sind mit 5—10% Albargin oder Arg. nitric. zu bepinseln; 2 bis

$5^0/_0$ Albargin oder Arg. nitric. kann auch mit abgestumpfter Kanüle injiziert werden. Besser aber geschieht Ausbrennen oder Elektrolyse wie beim Mann.

Bei **akuter Bartholinitis** Bettruhe, Liqu. Alum.-Umschläge, heiße Kataplasmen. Bei Abszedierung breite Spaltung, Schnitt von oben nach unten dicht am Hymen, Tamponade mit Jodoformgaze, gelegentlich Ätzung mit $5^0/_0$ Albarginlösung. Bei Ganginfektion Injektion von 2—$5^0/_0$ Albargin- oder Arg. nitr.-Lösung mit stumpfer feiner Kanüle. Bei chronischer Schwellung am besten Exstirpation mit folgender Naht; evtl. Elektrolyse. Auch Umspritzung mit Eigenblut soll zuweilen nützlich sein.

Beim gonorrhöischen **Cervix-** und **Vaginalkatarrh, Gebärmutterhalstripper** und **Scheidenfluß,** sind heiße Sitzbäder und täglich 2- oder 3malige Spülung mit antiseptischen Lösungen im Liegen erforderlich (2 Liter fassender gläserner Irrigator 1—$1^1/_2$ m hoch mit sauberem gläsernen 10 cm tief eingeführten Scheidenrohr). Nach der Spülung, die ohne Vorbeifließen mit der gläsernen Hasseschen Spülbirne gemacht werden kann, sollen die Kranken 10—15 Minuten liegenbleiben. Gebraucht werden Kal. permang. ($5^0/_0$ Lösung, davon $^1/_2$ bis 1 Eßlöffel auf 1 Liter), Albargin oder Arg. nitric. $^1/_{1000}$, Hydrarg. oxycyan. $^1/_{1000}$*), Zinc. sulfur., Aqu. aa 150,0 (davon 1 Eßlöffel auf 1 Liter), Alaun (1 Eßlöffel auf 1 Liter), Acid. tannic. (1 Eßlöffel auf 1 Liter), Zinc. chlorat., Aqu. aa ($^1/_2$ bis 1 Eßlöffel auf 1 Liter); auch Gyneklorina (chloraminhaltig), Irrigaltabletten (je 1—2 auf 1 Liter) dienen als milde Mittel. Einmal wird täglich ferner ein 10—$20^0/_0$ Ichthyol- oder 2 bis $10^0/_0$ Ichtharganglyzerintampon vor die Portio gelegt und vor der nächsten Spülung herausgenommen. Temperatur der Spülflüssigkeit erst 35—40^0, später möglichst heiß (bis gut 45^0). Nach Abklingen der Reizerscheinungen und in subakuten Fällen vorsichtiges Bepinseln oder Auswischen der Cervix mit 1—$5^0/_0$ Albarginlösung mittels biegsamer watteumwickelter Playfairscher Sonden, Mengescher oder Saengerscher Stäbchen, alle 2 Tage einmal außer bei Graviden). Bei Reizerscheinungen sofort aussetzen. Auch 2—$5^0/_0$ Protargol, 1—$5^0/_0$ Arg. nitric. (evtl. dem Albargin zugesetzt, s. oben) und in ganz chronischen Fällen verd. Jodtinktur, Formalin (Aqu. aa)

*) Cave gleichzeitig Jodkali und andre Jodmittel innerlich.

oder 10—20% Chlorzinklösung können benutzt werden. Bei starkem hartnäckigem Fluor ist Trockenbehandlung mit Lenizetboluspuder oder Lenizetsilberpuder (1/2%) zuweilen erfolgreicher als Tamponbehandlung; das Puder wird in das Spekulum geschüttet, so daß es allenthalben berührt (1 mal täglich); auch bei Vulvovaginitis infantum bewährt. Gegen zurückbleibenden Fluor sind Bacillosantabletten (Milchsäurebakterienpräparat), wovon 2 Tabl. 2 mal in der Woche in die Vagina eingelegt werden, oft schnell wirksam.

Bei **gonorrhöischer Metritis und Adnexerkrankung, Gebärmutter- und Eileitertripper,** Bettruhe, Suppositorien (Extr. Bellad. 0,02, Codein. phosph. 0,03, Ichthyol 0,2, Butyr. Cacao 1,5—2,0), Umschläge, evtl. Eisblase, Papaverin, Pantopon und Behandlung nach gynäkologischen Prinzipien. Auch Kalziumbehandlung wirkt öfters günstig. Behutsame Anwendung von Milchinjektionen (10 ccm 3 Tage hintereinander intraglutäal, gut sterilisiert), Kaseosanquaddeln (0,1—0,5 intrakutan) 3 mal wöchentlich oder Vakzinetherapie und protrahierte heiße Bäder mit Staßfurter Salz und Spülungen damit (1—1,5%) im Liegen sind anzuraten; vorsichtige örtliche Behandlung mit Albargin (Stäbchen behutsam bis ins Cavum uteri führen) nach Abklingen der akuten Erscheinungen schließlich empfehlenswert. Möglichst lange Bettruhe, besonders während der Menses, strenges langdauerndes Koitusverbot! Die angreifende Malariafieberbehandlung (8—12 Anfälle) wird von einzelnen Autoren sehr gerühmt zur Vernichtung hartnäckig wiederkehrender Gonokokken; uns hat sie nicht immer gute Resultate ergeben, vielleicht kann sie durch einige nachfolgende Neosalvarsaninjektionen verstärkt werden. Auch andre fiebererzeugende Mittel (Pyrifer) werden zu gleichem Zweck empfohlen. Schwere Fälle sind nach gynäkologischen Grundsätzen zu behandeln.

Die **Rektalgonorrhöe, Mastdarmtripper,** wird mit Injektionen von Protargol (1/2—5%), Albargin (1/4—1%) mittels etwas größerer Injektionsspritze behandelt (2—3 mal täglich); außerdem mit Spülungen von 1/4—1/3% Albargin (200 ccm) oder Arg. nitric. (1/1000), die 1/4—1/2 Stunde im Liegen gehalten werden sollen; daneben Suppositorien mit 1—5% Protargol oder 10—20% Ichthyol, bei starken Reizerscheinungen mit

Zusatz von Extr. Belladonnae, Atropin oder Pantopon. Gut wirkt auch Injektion von 5—20% Protargolvaseline, die, auf 45° erwärmt, 3mal täglich mit Tripperspritze injiziert wird. Sorge für weichen Stuhl. Heiße, protrahierte Sitzbäder sind nützlich. Bei Geschwüren 10% Jodoform- oder Protargolsalbe. Evtl. rechtzeitiges Bougieren zur Verhütung von Mastdarmstrikturen.

Die **Heiratserlaubnis** ist besonders bei Adnexitis nur nach genügend langer Wartezeit und mit großer Zurückhaltung zu geben; das neue Gesetz verlangt eine solche schon, und erst wenn nach 3 Menstruationen zahlreiche sorgsam untersuchte Präparate (Cervix, Uterus, Urethra, Rektum) negativ befunden und auch der kulturelle Nachweis nicht mehr gelungen ist, darf bei entsprechendem klinischen Befund im Verein mit einem erfahrenen Frauenarzt die Zustimmung erteilt werden, zumal wenn auch die Komplementbindungsreaktion negativ geworden ist.

Die **Vulvovaginitis infantum, kindlicher Scheidentripper,** erfordert Tragen geschlossener Höschen bei Tag und Nacht, um Augeninfektion zu verhüten, und wird mit Injektionen oder Spülungen behandelt. Die Einspritzungen mit der gewöhnlichen Injektionsspritze sind am bequemsten und werden auch von den Angehörigen erlernt; sie geschehen mit Albargin ($^1/_4$—1%), Protargol ($^1/_4$—4%), Arg. nitric. ($^1/_4$—1%); daneben Protargolstäbchen oder Gonostyli (1—6%). Noch besser wirkt Tamponade der Vagina mit in 10% Protargollösung getränktem Mull. Außerdem evtl. Spülungen mit kurzem Nélatonkatheter und recht warmer Lösung von Kal. permang. (0,25—1/1000), Chloramin ($^1/_4$—$^1/_2$%), Protargol (1—10/1000), Albargin (1—5/1000), Arg. nitric. ($^1/_{1000}$); auch Auspinseln mit stärkeren Protargol- oder Albarginlösungen im Urethroskoptubus. Sehr lang fortgesetzte regelmäßige Behandlung (evtl. mit 5—10% warmer Protargolsalbe) wegen der großen Hartnäckigkeit dringend erforderlich. Trockenbehandlung mit Lenizetboluspuder öfters günstig. Bei Urethritis (nicht ganz selten) feine Stäbchen oder vorsichtige Injektionen. Cervicitis ist äußerst selten; Vorsicht bei Vaginalinjektionen und bei Reizerscheinungen Bettruhe dringend anzuraten. Milch- (2 bis 5 ccm) oder Frischvakzineinjektionen (s. oben) wirken unterstützend, ebenso Olobintininjektionen und heiße protrahierte Bäder. Bei Intertrigo hilft Lenizetsilberpuder ($^1/_2$%), Zinktalkumpuder, 2% Borzinköl oder Salizyl-Tumenolpaste neben Betupfen mit 2% Arg. nitric.-Lösung schnell. Die Erkrankung ist ungemein hartnäckig und schwierig zu beseitigen, erfordert größte Geduld und Ausdauer von seiten des Arztes und Patienten; schließlich gelingt nach Monaten oder Jahren aber doch die Heilung. Spätfolgen hinterläßt sie allem Anschein nach nicht. Prophylaktisch ist Untersuchung kleiner Mädchen vor Aufnahme in Ferienheime, Anstalten usw. auf Gonorrhöe (wie übrigens auch auf Lues, Dermatomykosen usw.) dringend anzuraten. Schulbesuch bei noch positivem Go.-Befund ist besser zu unterlassen.

Conjunctivitis gonorrhoica, Augentripper.

Starke Schwellung und Rötung der Konjunktiva und Lider mit erst seröser, dann eitriger Absonderung. Gefahr der Korneaulzeration und Erblindung. Meist einseitig und bei Erwachsenen selten, bei Neugeborenen und Kindern oft doppelseitig mit positivem Gonokokkenbefund. Sehr selten ist metastatische doppelseitige Konjunktivitis mit negativem Go.-Befund im Sekret (meist nur bei Arthritis gonorrhoica).

Prophylaktisch Augenschutz sehr wichtig (Hände und Nägel stets gut mit Seife waschen, dichte Hosen bei Kindern auch nachts; Credésches Verfahren bei Neugeborenen ([Arg. nitr. $1^1/_2$—2%]). Bei einseitiger Erkrankung Schutzverband des noch gesunden Auges (Uhrglas oder Glimmer mit Heftpflaster ringsum, Liegen auf kranker Seite!). Häufige (stündliche) Reinigung und Irrigation („große Waschung") mit warmer Kal. permang- oder Albargin (beide $^1/_{10000}$—$^1/_{4000}$); daneben eisgekühlte Kompressen. Später Pinselungen der Bindehaut mit Albargin, Protargol, Targesin oder Arg. nitric. (1—3%).

Arthritis gonorrhoica, Trippergicht und andere metastatische Erkrankungen.

Metastatische Gonokokkenerkrankung, vor allem Gelenke (Knie-, Fuß-, Hand-, Finger-, Ellbogen- und andere Gelenke), Sehnenscheiden (Achillodynie usw.), selten auch Muskeln (Myositis) und Nerven (Ischias) befallend. Die oft fieberhafte meist nur ein oder wenige Gelenke befallende Arthritis ist intensiver als der gemeine Gelenkrheumatismus, auch weniger sprunghaft; es bestehen langdauernde Ergüsse oder phlegmoneähnliche und destruktive Entzündungen, die nicht selten zu Ankylose führen. Auch Phlebitis großer subkutaner Venen, Endokarditis (Go. an Herzklappen gefunden) und metastatische Conjunctivitis und Iritis kommen selten vor. Im Gelenkerguß sind zu Beginn Gonokokken vorhanden (evtl. Kultur), Kompl.-Bindungsreaktion ist meist positiv. Differentialdiagnose gegen Lues beachten (WaR. usw.).

Exantheme, durch Gonorrhöe bedingt, sind bekannt, aber sehr selten. Außer urtikariell-erythematösen, Purpura- und Erythema nodosumähnlichen Ausschlägen sind gonorrhöische Keratosen besonders an den Fußsohlen und Handflächen beobachtet. Im allerersten Beginn zuweilen Go. +.

Atophan oder Novatophan (3mal 1—2 Tabl. zu 0,5) wirkt oft günstig. Intravenöse Atophanylinjektionen (10 ccm täglich) wirken oft schneller schmerzstillend und belästigen den Magen nicht. Vorsichtige Frischvakzinetherapie stets zu empfehlen, in chronischen Fällen auch Jodkali innerlich neben lokaler Einreibung von grauer Salbe (Ung. Köpp) usw. Bzgl. Chemotherapie s. vorher; auch tägliche intravenöse Injektionen von 5—10 ccm 1% Kollargollösung werden empfohlen. Örtliche Ruhestellung der erkrankten Gelenke, doch nicht zu lange Fixierung, um Ankylose vorzubeugen. Anfangs Verbände mit Liqu. Alum. und Alkohol (1 + 1 + 8 Wasser) oder Ichthyollanolinsalbe (30%). Baldmöglichst Hitzebehandlung mit Heißluftkästen nach Bier (Glühbirnen). Später gute Massage im Anschluß an Erhitzung, bald auch Mobilisierung durch passive und aktive Bewegungen zunächst im warmen Bade. Auch Biersche Stauung ist oft nützlich und schmerzlindernd, ebenso Badekuren (Schwefelthermen, Moor-, Fangobäder), ferner Röntgenbestrahlung ($^1/_2$—$^2/_3$ E. D. oder 15—20 x bei 0,5 mm-Zinkfilter von 2 Seiten; neuerdings wird auch die schwächere „Entzündungsbestrahlung“ (15 bis 20% der E. D. bei 4 mm Alum. oder 0,5 mm Zn), die einmal wiederholt werden kann, anempfohlen. — Die Lokalbehandlung des verursachenden Harnleidens ist mit Vorsicht, aber Ausdauer durchzuführen, um erneute Gelegenheit zu Metastasen zu beseitigen. Auch heiße Bäder und Badekuren sind empfehlenswert (s. oben).

Epididymitis, Nebenhodenentzündung. Über die gonorrhöische und tuberkulöse s. dort. Selten ist die syphilitische Erkrankung (doppel- oder einseitig); WaR. und JK. schützen vor Verkennung, weiteres s. bei Syphilis.

Gangraena acuta genitalium (Gangrène foudroyante), **brandige Entzündung der Geschlechtsteile.** Besonders bei Jugendlichen auftretende, schnell fortschreitende erysipelartige Entzündung der Vorhaut, Penis- und Hodenhaut, Vulva usw., mit Fieber und ausgedehnter Nekrose einhergehend, so daß große Teile dunkel gefärbt und brandig werden. Mehrfach wurden Streptokokken gefunden (Erysipelas gangraenosum genitalium, vgl. bei Erysipel).

Krankenhausaufnahme! Örtliche Bäder mit recht warmem Kal. permangan., Umschläge mit Liqu. Alum. acet. oder besser Kampferwein, Jodoform. Bei Neigung zum Fortschreiten Chlorzinkätzung, Kaltkaustik und Behandlung wie bei Ulc. gangraenos. penis (Hospitalbrand); s. bei Ulc. molle, wegen Serumbehandlung bei Erysipel.

Impotenz, Zeugeschwäche. a) Impotentia coeundi, Mannesschwäche (fehlende oder schwache Erektion), kommt als funktionelle Störung bei Neurasthenikern, Masturbanten usw. vor, kann aber auch organisch bedingt sein durch Erkrankungen des Nervensystems (Tabes, Paralyse usw.) und schwere andere Leiden (Diabetes, Nephritis usw.). Als besondere Form ist die Ejaculatio praecox, die der Immissio penis vorausgehende oder unmittelbar folgende Samenentleerung, zu nennen, die bei nervösen und überreizten Männern in besten Jahren vorkommt, zuweilen im Gefolge von Prostatitis oder Spermatocystitis. b) Impotentia generandi, Zeugungsschwäche, ist eine an Nekrospermie oder Azoospermie erkennbare (spärliche bewegungslose oder gar keine Spermien im frischen Ejakulat!), häufige Folge von Epididymitis, Spermatocystitis oder Protastitis (s. auch dort). Sie ist durch ein- evtl. mehrmalige sorgsame mikroskopische Untersuchung des frisch entleerten Samens festzustellen (Prostata- und Samenblasenexprimat genügt nicht).

Bei **funktioneller Impotentia coeundi** und **Ejaculatio praecox** Aufklärung und Zuspruch, allgemeine Kräftigung; Ruhigstellung der Genitalien (Koitusverbot für einige Wochen), kühle Abreibungen, Bromdarreichung, Roborantien wie die berühmten Erbschen Pillen (Extr. nuc. vomic. spir. 1,0, Ferr. lactic., Extr. Chin. aquos. aa 4,0, Extr. Gentian. q. s. ut fiant pilul. Nr. 100, 3mal täglich 1—2 Pillen), später Yohimbintabletten (3mal täglich 1 zu 0,005) oder Juvenin (As, Strychnin und Yohimbin enthaltend in Tabletten [3mal täglich 1] oder Injektion [alle 2 Tage]). Auch Testiglandol (3mal täglich 1 Tabl.), Testowop und Hormin. mascul. empfohlen. Örtliche Behandlung gonorrhöischer Residuen nur mit großer Vorsicht und Zurückhaltung (evtl. Ätzung des Colliculus mit 1—2% Arg. nitr.). Auch mechanische Apparate (Sklerator usw.) werden empfohlen. Bei Impotentia generandi (Nekrospermie) vorsichtige Beseitigung von entzündlichen Residuen in Prostata, Samenblase (Massage). Operative Behandlung (Vasoorchidostomie) kaum erfolgversprechend. Auch bei negativem Spermienbefund sollte man den Patienten nicht alle Hoffnung nehmen, sondern geringe Zeugungsmöglichkeit offen lassen.

Hypertrophia prostatae, Vorsteherdrüsenvergrößerung. Im höheren Alter häufiges Leiden, mit Erschwerung und Vermehrung des Harnens, später Urinverhaltung einhergehend (volle überfließende Blase).

Residualharn schon früh nachweisbar, Vergrößerung palpatorisch meist fühlbar, zuweilen nur zystoskopisch erkennbar. Später Cystitis und Urosepsis. Bei überfließender Blase auch an Tabes und Nervenleiden denken; Blasenfüllung beachten! Bei auffallender Härte Karzinom nicht übersehen, auch an die Möglichkeit der Lues (Gummen) denken.

Anfangs Schutz gegen Erkältung und Stuhlverstopfung, warme Sitzbäder, Sajodin. Bei Harnverhaltung aseptischer Katheterismus (nicht zu dünner Nélaton, oder Seidenkatheter mit Mercierkrümmung); im Notfall Blasenpunktion. Bei Cystitis Urotropin oder Hexal, 3mal tägl. 1,0, Tee von Fol. uv. ursi oder Uvalysat, Blasenspülungen mit Hydrarg. oxycyan. (0,2 bis 0,25: 1000,0)*). Bei starker Überdehnung der Blase nicht gleich allen Urin ablassen (Gefahr der Blutung). In geeigneten, nicht zu schwer infizierten Fällen Prostatektomie; sonst Spülungen, regelmäßiger Katheterismus, evtl. Dauerkatheter. Versuch mit Röntgenstrahlung ($^2/_3$ E. D. oder 20 x 4 mm Al.; Wiederholung evtl. nach 6—8 Wochen).

Icterus syphiliticus, syphilitische Gelbsucht. Nicht ganz selten tritt kurz vor oder zugleich mit dem ersten Exanthem ein mehr oder weniger schwerer Ikterus auf, bei dem die Leber sich oft derber anfühlt und der durch die Lues bedingt ist. Exantheme sind infolge der Gelbfärbung oft schwer zu erkennen, serologische Reaktionen stark positiv.

Behandlung sehr vorsichtig einschleichend mit Jod, Wismut und bald auch Salvarsan; Karlsbader Salz, warme Umschläge auf die Leber und strenge Diät.

Induratio penis plastica, Schwellkörperschwielen. Harte Stränge oder Platten in den Corpora cavernosa penis, die eine Abknickung des Gliedes bei Erektion bedingen. Als Ursache kommen Gonorrhöe Lues, Diabetes, Arteriosklerose und unbekannte Momente in Betracht. Untersuchung auf Residuen von Gonorrhöe (Striktur), Syphilis (WaR.), ferner Prüfung des Urins und Gefäßsystems erforderlich.

Innerlich Jodkali oder Sajodin, auch Fibrolysin zu versuchen; äußerlich Jodvasogen oder 10% Jodkalisalbe; Röntgen- ($^2/_3$ E. D. oder 20 x 4 mm Al.-Filter) oder Radiumstrahlen (1 mm Messingfilter) werden gerühmt und helfen mitunter, ebenso lokale Diathermiebehandlung. Nie darf Behandlung des Grundleidens versäumt werden.

Lymphogranuloma inguinale, klimatische Bubonen. Gutartige torpide und chronisch verlaufende, paketartige, entzündliche Schwellungen der Inguinal- und Iliakallymphdrüsen mit Neigung zu multipler Erweichung, Durchbruch und Fistelbildung. Schleichender Beginn mit remittierendem Fieber, wenig Schmerzen, Schwäche. Primär-

---

*) Cave gleichzeitig Jod innerlich.

läsion: kleine, wenig charakteristische Erosion oder Ulzeration am Penis, zuweilen auch torpide Lymphangitis dorsalis. Von der Hodgkinschen Lymphogranulomatose verschieden. In warmen Ländern häufiger (klimatische Bubonen), aber auch bei uns vorkommend (ehedem „strumöse Bubonen"). Erreger unbekannt. Histologisch Granulationsgewebe mit nicht konfluierenden Abszessen. Differentialdiagnose gegen Ulc. molle-, tertiär syphilitische, tuberkulöse, septische, Pestbubonen oft nicht leicht. Kutireaktion mit 0,1 ccm des durch Erhitzen sterilisierten (2 Stunden bei 60°) Eiters oder Drüsenbreies (1 : 10 verdünnt) dient zur Stütze der Diagnose (nach 24—28 Stunden pustulöse Reaktion); ferner Fehlen der WaR., Streptobazillen, TB., Gonokokken usw. Beim Geschlechtsverkehr übertragbar.

Auch eine elephantiastische mit Geschwürsbildung einhergehende Form, das Syphiloma anorectale (Fournier), gehört z. T. hierher.

Behandlung wie beim Ulcus molle-Bubo; auch Antimonpräparate, besonders Stibenyl (s. bei Orientbeule); ferner Lymphogranulom-Antigen (Frei) subkutan 0,1—0,6 steigend (alle 4—6 Tage); Röntgenbestrahlung ($^1/_2$—$^2/_3$ E. D. bei 4 mm Al.).

Im Anschluß an das Lymphogranuloma sei auch eine andre tropische Geschlechtskrankheit kurz besprochen:

Granuloma pudendi, venerisches Granulom (Wucherbeule). In warmen Ländern stark verbreitete ansteckende Geschlechtskrankheit, verursacht durch Kapselkokken (Calymmatobacterium granulomatis). Von kleiner Wunde ausgehendes Geschwür mit Neigung zu tumorartigen, rundlich vorgewölbten, schmierig belegten und leicht blutenden Granulationen an männlichen oder weiblichen Genitalien und Umgebung, oft in großer Ausdehnung; selten extragenital. Diagnose durch Nachweis der Kapselkokken; histologisch Granulom mit großen, die Kokken enthaltenden einkernigen Zellen. Chronischer Verlauf über Monate und Jahre; später Anämie und Kachexie.

Behandlung mit intravenösen Brechweinsteininjektionen (1%), 10—12 Einspritzungen zu 0,1 g Tartarus stibiat. (erste 0,05 g) alle 1—2 Tage genügen gewöhnlich zur Heilung (tiefe Narben); wegen Stibenyl s. bei Orientbeule. Achten auf Nebenerscheinungen.

Nephritis syphilitica, syphilitische Nierenerkrankung. Neben mehr chronischen Nierenerkrankungen besonders auch interstitieller Natur ist hier die akute syphilitische Nephrose der Frühperiode, Nephrosis syphilitica praecox, die schon kurz vor oder mit der Roseola auftreten kann, zu nennen. Der Eiweißgehalt kann 20—50‰ und mehr betragen. Stärkere Ödeme, die den Primäraffekt und äußere Erscheinungen verdecken, sind häufig, aber nicht regelmäßig vorhanden. Seroreaktionen stark positiv. Mitunter Sp. pall. im Urinsediment.

Über die Behandlung, vorsichtiges Einschleichen mit Salvarsan und Wismut bzw. Schmierkur, s. bei der Therapie der Syphilis.

Neuralgia testis, Hodenschmerz. Ziehende, nach dem Leib ausstrahlende Schmerzen, primär infolge übermäßiger Erregung (Bräutigamschmerz, Epididymitis erotica) und bei Neurasthenikern; sekundär bei Hoden- und Nebenhodenerkrankung (Lues, Gonorrhoe, Tbc., Tumoren usw.), Blasenstein, Prostatitis, Varikozele usw. (s. bei Epidymitis gon.).

Ruhe, Suspensorium, kühle Umschläge, Verhütung geschlechtlicher Aufregung. Suppositorien mit Extr. Belladonnae und Pantopon; Papaverin, Pyramidon, Aspirin oder Brom innerlich (vgl. Epididymit. gon.). Allgemeine Behandlung der Neurasthenie und des Grundleidens.

Neurasthenia sexualis, sexuelle Nervenschwäche. Oft Folge chronischer Gonorrhöe (Prostatitis) oder sexueller Exzesse (Masturbation); wird aber auch nicht selten durch spezialistische Polypragmasie bei unbedeutenden Residuen von Gonorrhöe gefördert. Äußert sich in Schmerzen und abnormen Sensationen an Genitalien und im Kreuz, Unruhe, Angst (vor Rückenmarksleiden usw.) und schlechtem Schlaf, Störung der Erektion, vorzeitiger Ejakulation (Ejaculatio praecox), Prostatorrhöe und Spermatorrhöe (s. dort). Auch übermäßig häufige Pollutionen, Pollutiones nimiae, wöchentlich mehrmals, wirken beunruhigend und schwächend.

Behandlung nach den für Neurasthenie geltenden Grundsätzen (Brompräparate, körperliche Bewegung bei Vermeidung geistiger und leiblicher Überanstrengung, Hydrotherapie, Zuspruch usw.). Außerdem Kühlung mit der Arzbergerschen Mastdarmbirne oder vorsichtig auch mit der Winternitzschen Kühlsonde (für Urethra), Belladonnasuppositorien; auch bei Pollutiones nimiae neben Aufklärung Brom (Sedobrol) und Beruhigung. Örtliche Behandlung chronischer Prostatitis ist mit großer Vorsicht und nicht zu lange durchzuführen. S. auch Prostatorrhöe.

Neurolues praecox und Neurorezidive. Selten treten schon mit oder kurz vor der Roseola Lähmungen des Nerv. facialis, acusticus, oculomotorius usw. sowie Stauungspapille als Zeichen einer Meningitis basilaris auf, selten auch Fourniersche frühzeitige syphilitische Epilepsie vom Jacksonschen Typus, im späteren Stadium auch durch syphilitische Arterienerkrankung (Endarteriitis cerebralis Heubner) oder sonstige Hirnherde bedingte frühzeitige Apoplexie. Als Neurorezidive bezeichnet man Lähmungen von Hirnnerven usw., die durch unvermittelte oder unzureichende Salvarsandosen gewissermaßen provoziert werden, aber bei weiterer sachgemäßer spezifischer Behandlung wieder zurückgehen. Stets ist genaue Liquoruntersuchung neben serologischer Prüfung erforderlich, da letztere negativ ausfallen kann. So werden auch Tabes (lanzinierende Schmerzen, Gürtelgefühl, reflektorische Pupillenstarre, Fehlen der Patellar- und Achillesreflexe, Romberg, Ataxie, Hyp- und Anästhesie (zonenartig), Blasen- und Mastdarmstörungen, gastrische und andere Krisen usw.) und Paralyse (unmoralische Handlungen, Gedächtnisschwäche, Sprachstörung, Pupillenstarre, gesteigerte Reflexe, paralytische Anfälle usw.) rechtzeitig erkannt, was bei der Möglichkeit der Malariabehandlung nun doppelt wichtig ist.

Behandlung s. Therapie der Syphilis.

Orchitis syphilitica, Hodensyphilis. Harte gummöse Knoten im Hoden, selten auf den Nebenhoden übergreifend; außerdem interstitielle fibröse zu Schrumpfung und hochgradiger Atrophie führende Entzündung; beide Formen treten auch kombiniert auf. WaR. fast stets positiv. Differentialdiagnose gegen Tumor, Tuberkulose (Nebenhoden befallen), Mumps.

Behandlung s. bei tertiärer Syphilis; durch Jodkali, Neosalvarsan und Bismogenolinjektionen wird mehr oder weniger schneller Rückgang erzielt (früher galten Kalomeleinspritzungen als besonders wirksam, sind aber durch Neosalv. + Bi. überholt).

Papillomata, spitze Feigwarzen (Condylomata acuminata). Kleinere und größere hahnenkammartige, gestielte, papilläre Wucherungen an Eichel, Vorhaut, Vulva, Analgegend, auch in Vulva und Urethra, durch den Reiz des Sekrets bei Balanitis, Gonorrhöe, Syphilis usw. veranlaßt. Bei plattgedrückten Papillomen zeigt die in die Furchen eindringende Knopfsonde den Unterschied gegen breite syphilitische Kondylome; ferner sind WaR. und Sp. pall.-Befund entscheidend — Verwechslung der Sp. p. mit feineren Formen der Spir. refringens und balanit. vermeiden! Selten sind große papillomatöse Tumoren, die das Präputium perforieren, mit stinkendem Sekret; dann muß man besonders bei alten Leuten an Karzinom denken!

Prophylaktisch ist Sauberkeit (Bäder, Waschungen mit Kal. perm.) und Trockenhaltung (Puder) wichtig. Bei kleineren Papillomen genügt Resorzinpuder (Resorcin alb., Talc. ven. aa 10,0) oder 20% Resorzinpaste; auch Summitates Sabinae (mit Alum. ust. aa 10,0) führen ebenso zur Eintrocknung und Beseitigung. Sonst ist vorsichtige Ätzung mit Eisenchlorid, Formalin, Trichloressigsäure, Acid. carbol. liquef. erforderlich; auch 10% Chromsäure mit gleich nachfolgender Arg. nitr.-Ätzung (10% oder Stift) wird empfohlen. Größere Papillome werden unter Schleichscher Anästhesie oder besser in Narkose bei guter Spannung der Haut am besten mit großem scharfem Löffel abgekratzt, darauf Ätzung und Blutstillung mit Eisenchlorid (Wattestab), Verband mit Borsalbe (evtl. mit Anästhesin). Abtragung mit der Schere oder galvanokaustischen Schlinge kommt mehr bei spärlichen Papillomen in Frage. Intraurethrale, vaginale und rektale Papillome werden mit der Schlinge abgetragen (evtl. auch Schere); danach Eisenchloridätzung. Röntgenstrahlung ($^2/_3$—$^3/_4$ E. D. oder 20—25 x

4 mm Al.) wirkt oft günstig, zumal neben oder nach Ätzung. Stets sorgfältige Nachbehandlung mit 10—20% Resorzin- oder 25—50% Tanninpuder und Beseitigung der veranlassenden Balanitis, Urethritis, Vaginitis usw. Bei großen Tumoren evtl. operative Entfernung.

Phimosis, Vorhautverengung und **Paraphimosis, Vorhauteinschnürung.** Phimose ist entweder angeboren oder entsteht durch Entzündung, Schwellung oder Schrumpfung des Präputialringes. Bei ganz jungen Knaben besteht nicht selten eine physiologische Epithelverklebung, die sich in den ersten Jahren von vorn bis zum Sulkus allmählich spontan zu lösen pflegt; seltener ist sie abnorm fest und macht Beschwerden beim Urinlassen. Angeborene Phimose führt leicht zu Sekretstauung, Konkrementen und begünstigt Auftreten von Peniskarzinom. Entzündliche Phimose (Phimosis inflammatoria) tritt bei Balanitis, Gonorrhöe, Ulcus molle, Primäraffekt auf, deren Diagnose dadurch erschwert wird (Gk.-, Streptobazillen-, Spir. pall.-Nachweis durch sorgfältige Entnahme mit kleinem Spekulum, Drüsenpunktion!). Schrumpfphimose mit Rhagaden findet sich bei Diabetes (s. bei Balanitis). Paraphimose entsteht durch Zurückstreifen des engen entzündlich verdickten Vorhautrandes und Schwellung der abgeschnürten Eichel (sog. spanischer Kragen), evtl. mit Gangrän.

Die Adhäsionen beider Präputialblätter bei kleinsten Knaben lassen sich meist leicht durch Zug oder mit der Knopfsonde lösen; Einsalben mit Borsalbe oder Byrolin verhütet Wiederkehr. Gleichzeitige **angeborene Phimose** ist bei Kleinkindern bis etwa zum 4.—5. Lebensjahre durch systematische Dehnung, später durch Operation (Dorsalinzision), Einnähen eines dreieckigen (Roserschen) Läppchens am Ende des Längsschnitts oder Zirkumzision und sorgsame Naht zu beseitigen; Durchtrennen des oft zu kurzen Frenulum verbessert den Erfolg. Bei **entzündlicher Phimose** örtliche Bäder mit Kal. perm. oder Sublimat (1‰), Umschläge mit Liqu. Alum. acet., Ausspritzen des Vorhautsacks mit obigen Lösungen. Auch hier evtl. Dorsalinzision zur Erkennung und Ermöglichung lokaler Behandlung; bei Ulcus molle keine Zirkumzision und Naht (Autoinokulationsgefahr)! Bei Diabetes entsprechende Diät. Bei **Paraphimose** stets Versuch der Reposition, die oft erst im Bad und nach kühlen Umschlägen gelingt; nach Kompression der prallen Eichel werden beide Daumen auf sie gelegt und drücken sie durch den mit Zeige- und Mittelfinger gehaltenen engen Vorhautring. Sonst kühle Umschläge und, falls kein Rückgang erfolgt, Inzision des einschnürenden Rings am Dorsum penis; evtl. anschließend gleich Phimosenoperation mit Naht außer bei autoinokulationsfähigen Fällen (also nicht bei Ulcus molle).

Phosphaturie, Salztrübung des Harns. Vermehrte Ausscheidung von phosphor- oder kohlensaurem Kalk und Magnesia und dadurch bedingte gleichmäßige Trübung des Urins, die sich bei Zusatz von Eisessig löst. Differentialdiagnostisch wichtig gegenüber Cystitis und Urethritis posterior. Auf Prostatitis achten! Vgl. Urethritis non gonorrhoica.

Darreichung von Acid. hydrochl. dilut. (8 Tropfen in Zuckerwasser nach dem Essen 1—2 mal täglich); evtl. auch Hexal; bei Nervösen Hydrotherapie.

Prophylaxe der Geschlechtskrankheiten (Schutzmittel). Jeder außereheliche Koitus ist gefährlich; Enthaltsamkeit vor der Ehe ist nicht schädlich; wo sie nicht eingehalten wird, sind Schutzmittel (Einsalben auch vor dem Beischlaf!) dringend anzuraten, obwohl sie nicht sicher schützen.

Ein gut haltbares Präservativ (Gummi oder Fischblase, letztere angefeuchtet, beide leicht gefettet zu gebrauchen) gewährt weitgehenden Schutz, wenn es dicht hält und richtig abgezogen wird; perigenitale Primäraffekte und Ulcera mollia verhütet es nicht. Statt der veralteten fertigen Prophylaktika (Samariter, Amicus, Viro usw.) empfehle ich 5% frische Albarginlösung (Albarg. 0,25, Aqu. dest. ad 5,0) und statt der ursprünglichen Metschnikoffschen 33% Kalomelsalbe (Calomel v. p., Lanolin, Vaselin. flav. aa 10,0) 0,4% Hydrarg. oxycyan. oder Sublimatsalbe (Hydrarg. oxycyan. [oder bichlor] 0,06, Lanolin. pur. ad 15,0 — nicht in Metalltube!) oder Dublosan, eine Chininquecksilberverbindung in Salbenform in käuflichen Tuben. Vor dem Koitus leichtes Einfetten der Genitalien und Umgebung mit einer der obigen Schutzsalben (kurz oder 1/2—1 Stunde vorher); nach dem Koitus Urinieren mit kräftigem Strahl. Waschen mit Seife und Wasser, Abtrocknen mit reinem Tuch (eigenem Taschentuch), dann Einführung eines mit Albarginlösung befeuchteten Wattepinsels (Streichholz mit Watte umwickelt) in das Orific. urethrae für 1/2 Minute und eines zweiten für gut eine ganze Minute; Bepinseln auch der Eichel und Vorhaut nebst Frenulumfurchen. Dann nochmals gründliches Einfetten mit der Schutzsalbe. Die Mittel (auch vorbereitete Wattepinsel) lassen sich leicht in Brief- oder Zigarrentasche oder dgl. mitführen. Auch noch nach einigen Stunden ist ein Versuch mit diesen Schutzmitteln zu empfehlen; der Gebrauch eines Präservativs schließt sie nicht aus. Dublosan gewährt auch gegen Gonorrhöe einen gewissen Schutz, wenn es in die Urethra mit der Tube eingepreßt wird.

Bei Frauen genügt Scheidenspülung mit Kal. permang. oder Hydrarg. oxycyan. (1‰) nicht und macht außerdem die Schleimhaut trocken. 1% Sagrotanschleim wird zur Einspritzung mit gewöhnlicher Injektionsspritze in die Vagina vor dem Koitus und in die Urethra nach demselben (Sagrotan. 2,0, Decoct. Carrageen. [3%] ad 200,0, muß lange kochen) empfohlen; auch Dublosan oder Sublimatsalbe kann vor dem Beischlaf angewandt werden, ebenso Einspritzung mit 2% Albarginlösung in die Urethra nach demselben. Der Arzt kann ferner durch Auswischen des Cervixkanals mit 5% Albarginlösung und Bepinseln der Portio in den ersten 3 Tagen, ebenso wie durch Behandlung der Urethra mit 2—3% Albargin die Gk. zu vernichten suchen. Auch Schutzstäbchen für die Harnröhre (Protargol, Albargin, Choleval) werden benutzt, z. B. Protargol enthaltende Delegonstäbchen. Die Anwendung des Spirozids (oder Stovarsols) zum Schutz gegen mögliche Luesinfektion (3—4 Tabletten morgens nüchtern an 3 Tagen, dann nach 3tägiger Pause nochmals gleiche Gaben nach suspektem Verkehr) kann nicht empfohlen werden, da das Mittel doch zu different und der Schutz nicht sicher genug ist. Auch 3malige Einspritzung von 0,45, dann 0,6 und nochmals 0,6 Neo- oder Natriumsalvarsan (mit 3tägigem Intervall) auf bloßen Verdacht hin anzuwenden, wird von den meisten Ärzten nicht gutgeheißen (bezgl. stark gefährdeter Ehefrauen s. bei Syphilis).

Vorsicht wegen der Möglichkeit der **Berufsinfektion von Ärzten, Heilgehilfen, Leichendienern usw. Panaritium-** oder **paronychieähnliche Primäraffekte** (Fourniers Chancre panaris) an den Fingern, besonders bei Geburtshelfern, Gynäkologen, Chirurgen, Dermatologen, Zahnärzten, Hebammen usw. werden zunächst fast stets verkannt, entstehen meist nach Stich-, Riß- oder ähnlicher Verletzung; Leicheninfektion ist zwar selten, kommt aber besonders bei Sektion von Feten und Kindsleichen vor. Regionäre harte Drüse meist in Achselhöhle. Sp. p. leicht zu finden. Auch P. A. am Naseneingang (meist Septum) durch Fingerbohren wird besonders bei den genannten Personen beobachtet. Bei Ulc. molle schmerzhaftes tiefes Ulkus, Streptobazillen!

Bester Schutz durch dichte Gummihandschuhe oder gutes Einsalben; sonst jede Verletzung gut verschließen (Pflaster, Kollodium), Hg. oxycyan.-, Sublimat- oder Dublosansalbe, Sublimatglyzerin (1%) nach guter Seifenwaschung.

Berufliche Infektionen der genannten Art fallen unter die Unfallversicherung und sind meldepflichtig (vgl. die Verordnung im Anhang).

Prostatorrhöe und **Spermatorrhöe, Vorstehersaft-** und **Samenfluß.** Abgang von Schleim oder Samen ohne Erektion nach der Miktion oder beim Stuhlgang; mikroskopische Untersuchung entscheidet, ob es sich um Prostatasekret oder Samen handelt. Folge von Prostatitis, Masturbation, ferner bei Neurasthenikern.

Beruhigung der meist beängstigten Kranken. Kühle Abreibungen und Sitzbäder, Kühlung mit der Arzbergerschen Mastdarmbirne oder Winternitzsche Kühlsonde (für Urethra). Tonisierende Behandlung (Arsen- oder Erbsche Pillen s. bei Impotenz), Galvanisation oder Faradisation der Prostata (s. Neurasthenia sexualis).

Prostituiertenuntersuchung. In Listen inskribierte öffentliche Prostituierte gibt es in Deutschland nicht mehr, geheime, besonders in den Großstädten, in sehr großer Zahl. Wenn auch die polizeiliche Prostituiertenkontrolle durch das Gesetz zur Bekämpfung der Geschlechtskrankheiten (1927) aufgehoben worden ist, so sollen gewerbsmäßige

Prostituierte in der Regel ein-, besser zweimal wöchentlich untersucht werden, worüber sie ein ärztliches Zeugnis der Gesundheitsbehörde vorzulegen haben. Dabei sind nicht nur Geschlechtsteile, Mund- und Rachenorgane, sondern auch die völlig entblößte Haut genau zu besichtigen. Bei Gonorrhöe Abstrich von Urethra, Cervix, Rektum, evtl. auch Skene- und Bartholinschen Drüsen, bei Syphilis Abstrich von jeder kleinsten Erosion (Sp. p.), auch der Portio, des Zervikalkanals, ferner evtl. Drüsenpunktion und WaR. Weiteres siehe dort und bei Ulc. molle. Die mikroskopische Prüfung ist äußerst genau zu machen. Auf Skabies, Pediculosis, Dermatomykosen und Pyodermien ist zu achten. Serologische Untersuchung ist alle 4 bis 6 Wochen regelmäßig zu wiederholen; evtl. auch die Liquorprüfung zu veranlassen.

Krank befundene, gewerbsmäßigem Geschlechtsverkehr nachgehende oder stark verdächtige Frauen (auch Männer) sind einem Krankenhause zu überweisen und durch die Gesundheitsbehörde evtl. zur Aufnahme zu bringen (s. zwangsweises Heilverfahren und Gesetz im Anhang).

Rattenbißkrankheit (Sodoku), Spirillosis morsus muris. Durch Biß von Ratten (Wieseln, Katzen usw.) übertragene, nach 10 bis 27 tägiger Inkubation mit Fieber, Schüttelfrost und Entzündung und Schwellung der Bißstelle beginnende, durch das Spirillum minus oder morsus muris (1,5—6 μ lang mit 2—6 Windungen) hervorgerufene, rekurrierendes Fieber zeigende exanthematische Infektionskrankheit. Der Ausschlag besteht aus erythematösen kleineren und größeren Flecken und Papeln am Rumpf, Gesicht und Extremitäten. Starkes Krankheitsgefühl, Schwindel, Kopf- und Gliederschmerzen; Verlauf meist günstig (in Japan bis 10% Todesfälle). Auf weiße Mäuse usw. übertragbar.

Behandlung mit Salvarsanpräparaten günstig (Hata) evtl. auch Wismut versuchen.

Syphilis, Lues venerea, Lustseuche.

Die Syphilis ist eine chronische Infektionskrankheit, deren Erreger die Spirochaeta pallida (Sp. p., Treponema pallidum), das Syphilis- oder Lustschräubchen (F. Schaudinn-E. Hoffmann 1905) ist. Sie wird gewöhnlich (in 80—85%) beim Geschlechtsverkehr, seltener als extragenitale Infektion durch Küsse, sonstige direkte und indirekte Berührungen (mittels Fingern, Löffeln, Gabeln, ärztlichen Instrumenten, Blasinstrumenten, Zahnhölzern, Zahnbürsten, Zigarrenspitzen, Spielzeug usw.) übertragen, wobei meist eine oft sehr geringfügige Verletzung die Eingangspforte bildet. Außer dieser erworbenen Syphilis (S. acquisita) gibt es eine angeborene (S. innata oder congenita), die durch die Plazenta von der Mutter auf die Frucht übergeht; wie die oogene ist auch die früher angenommene spermatogene rein paterne Übertragung völlig unbewiesen (ohne syphilitische Mutter kein syphilitisches Kind!).

Bei der erworbenen Syphilis entsteht etwa 3 Wochen nach der Ansteckung ein kleiner, sich schnell vergrößernder und hart werdender

Knoten, der harte Schanker oder Primäraffekt (Ulcus durum, Initialsklerose), der meist eine kreisrunde bis ovale erodierte, seltener ulzerierte, seröse Flüssigkeit absondernde, rotbräunliche (schinkenfarbige) oder graubelegte Oberfläche zeigt. Gewöhnlich ist er in der Einzahl, seltener in der Mehrzahl, noch seltener in großer Zahl vorhanden. Am häufigsten sitzt er an den Genitalien (Glans, Sulcus coronarius, Urethra, Präputium, Skrotum, Vulva [Labien, hintere Kommissur], Anus, Portio vaginalis, Cervixkanal); seltener extragenital (Lippen, Tonsillen, Zunge, Nasenseptum, Finger, Nagelfalz, Mammille, Gesicht oder beliebige Stelle der Haut). Kurz nach seinem Auftreten werden die regionären Drüsen geschwollen, hart und meist einzeln fühlbar (multiple indolente Drüsenschwellung, Polyscleradenitis multiplex, Bubo indolens); am Penis ist auch oft der dorsale Lymphstrang verhärtet. Etwa 6 Wochen nach Beginn des Schankers, also 9 Wochen nach der Infektion, treten die ersten Allgemeinerscheinungen (Roseola, papulöses oder gemischtes Exanthem, Schleimhautplaques, Angina usw.) auf, nachdem schon vorher allgemeine Drüsenschwellung bemerkbar wurde; seltener

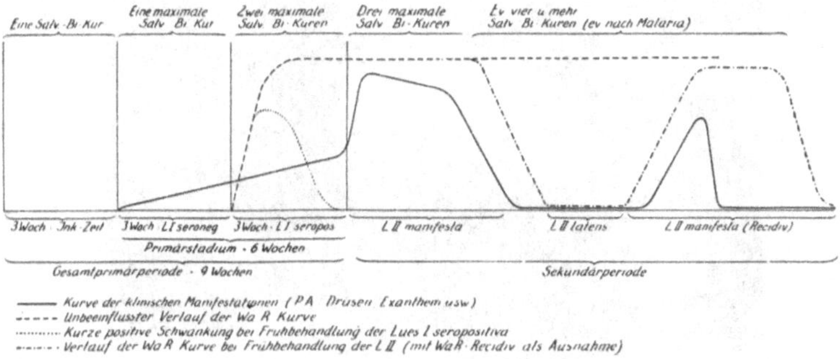

Abb. 29. Kurve des Syphilisverlaufs.

zeigt sich ein varizelliformes, varioliformes, pustulöses oder gar frühulzeröses Exanthem (Rhypia syphilitica). Die damit beginnende Sekundärperiode ist später durch Auftreten symmetrischer Exanthemrezidive (großfleckige und annuläre Roseola, papulöse oder gemischte Exantheme), hochinfektiöser nässender Papeln an Genitalien, Anus, Achseln usw. (breite Kondylome) und Schleimhäuten (Plaques muqueuses erosiver, opaliner, papulöser und ulzeröser Art im Mund, Hals usw.) gekennzeichnet, aber auch in ihr sind die inneren Organe und das Nervensystem nicht selten bereits erkrankt (Veränderungen der Spinalflüssigkeit). Abb. 29 gibt eine übersichtliche Darstellung der Frühperiode. In der nach 2—3 Jahren einsetzenden Tertiärperiode sind mehr beschränkte zu Zerstörungen neigende Exanthemformen (papulöse, gummöse ulzeröse, seltener auch makulöse) in meist nicht symmetrischer Anordnung vorhanden; Erkrankungen im Munde, an und in der Nase führen zu schweren Zerstörungen mit Perforation des Gaumens und Septums (Ostitis, Periostitis usw.). Selten kommen salizylrefraktäre Gelenkerkrankungen in der Früh- und Spätperiode vor; das Sternoklavikular-, Kiefergelenk u. a. sind öfters betroffen (nächtliche Exazerbation), Periostitiden (schmerzhafte passagere in der Eruptionsperiode an Rippen, Schädel, Tibien usw.) sind daneben nicht selten vorhanden (Röntgendiagnose oft wichtig). Erkrankungen der inneren Organe (Leber, Nieren, Hoden, Gefäße usw.) und des Nervensystems sind häufiger. Endlich können sich die am meisten gefürchteten Folgen (Tabes, Paralyse) entwickeln, bei denen auch Spir. pall., z. T. in großer Zahl, nachgewiesen worden sind; neben ihnen ist nicht selten Aortitis syphilitica und das daraus entstehende Aneurysma als Folge der Ansiedlung der Spir. pall. vorhanden; auch Blindheit (Optikusatrophie) und Ertaubung (Akustikuserkrankung) sind nicht seltene Folgen. Beachtung der Reflexe und Pupillen ist bei jedem Kranken ungemein wichtig.

In unklaren Fällen auch an Karzinom und Tuberkulose denken!

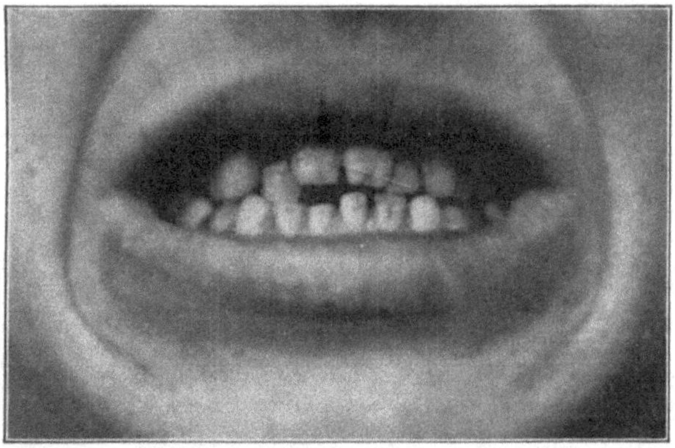

Abb. 30. Zahndystrophien bei Lues congenita; nicht sehr ausgesprochene Hutchinson-Form der oberen Schneidezähne (Schraubenzieherzahn) neben Kleinheit vieler Zähne und Amorphismus.

Die angeborene Syphilis (fälschlich hereditäre benannt), die auf diaplazentarer Infektion, also Übergang der Spir. pall. durch die Plazenta meist nicht vor dem 5. Schwangerschaftsmonat beruht, kann zu frühzeitiger Ausstoßung toter Früchte (Fehlgeburten — Frühaborte sind nicht charakteristisch) führen, oder die Kinder kommen zu früh oder rechtzeitig und dann mehr oder weniger schwerkrank zur Welt und zeigen neben Coryza, Drüsen-, Leber- und Milzschwellung bullöse (Pemphigus syphil.), papulöse oder makulöse gemischte Exantheme mit Bevorzugung der Palmae und Plantae (Spir. pall. überall sehr zahlreich). Häufiger aber werden sie scheinbar gesund geboren und weisen erst nach Wochen stärkere oder geringere Zeichen auf oder aber entgehen, in seltenen Fällen auch ohne spezifische Behandlung der Mutter, der Infektion und bleiben frei. Die tardive kongenitale Lues (L. cong. tarda) ist durch geringe oder fehlende Symptome in der Säuglingszeit und später erst deutliche Stigmata (Zapfenform mit halbmondförmiger Exkavation der oberen mittleren

Incisivi, Keratitis profunda, Schwerhörigkeit, (Hutchinsonsche Trias), ferner Kniegelenkschwellung, säbelscheidenartige Biegung der Tibien über die vordere Kante, Sattelnase, wurzelförmige Narben um den Mund, nicht sichere Schlüsse zulassende Schmelzhypoplasien, besonders am 1. Molarzahn (kragenförmige Einschnürung, Knospenzahn) usw. gekennzeichnet (vgl. Abb. 30 und 31). Auch juvenile Tabes und Paralyse und Gefäßerkrankungen können ihre Folgen sein.

Genaueste klinische Differentialdiagnose ist trotz aller neuen Laboratoriumsmethoden von größter Bedeutung. Den Primäraffekt kennzeichnet die abgezirkelte runde oder ovale Erosion oder flach abfallende Ulzeration, die Schinkenfarbe, Härte, seröse Sekretion, die ihn regelmäßig begleitende indolente prallharte Drüsenschwellung, die feinknotige harte Beschaffenheit des dorsalen Lymphstrangs bei genitalem

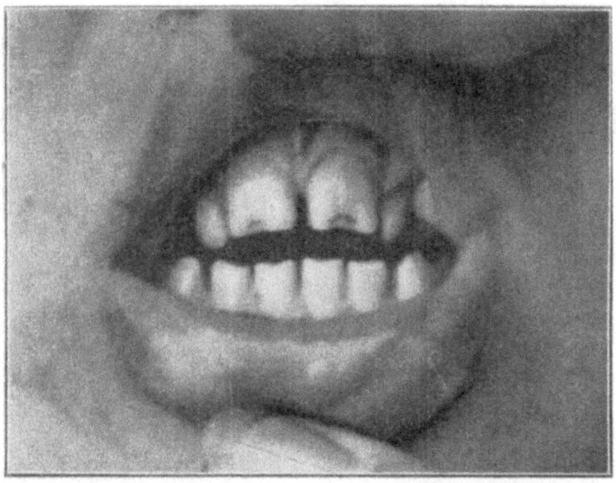

Abb. 31. Falsche Hutchinson-Zähne bei 16j. Jungen (lediglich Exkavation, keine Birnform, keine Konvergenz, WaR.: —).

Sitz meist gegenüber dem eiternden, locheisenartig ausgestanzten, schmerzhaften, speckig belegten Ulcus molle mit seinem feinzernagten, wenig harten Grund und Rand, dem polyzyklischen nicht derben Herpes genitalis, der derben aber akut entzündlichen Vakzineeruption, dem harten hornigen, langsam wachsenden, zunächst keine Drüsenschwellung zeigenden Epitheliom, Tuberkulose usw. Die Entscheidung bringt dann der Spirochätenbefund; jede noch so kleine Erosion und Ulzeration ist sorgsamst darauf zu untersuchen.

Bei sekundärer Syphilis ist das Leukoderma colli (selten auch bei Psoriasis, Parapsoriasis), die mikroareoläre Alopezie (nicht ganz haarlose, haararme kleine rundliche und unregelmäßigere Stellen, auch in Brauen und Zilien), der polymorphe Charakter des Exanthems (nicht schuppende Roseolen, derbe, kupfer- bis braunrote Papeln, krustöse Papeln der Kopfhaut, schuppende infiltrierte Papeln der Palmae und Plantae) vielen Hautkrankheiten gegenüber von Wichtigkeit. Begleitende Angina und Plaques, nässende Papeln an Genitalien und Anus, Drüsenschwellungen usw. sind besonders wertvoll; Spir. pall. meist leicht nachweisbar (s. u.).

Tertiäre Syphilide zeigen oft serpiginöse Anordnung, hufeisen-, sichel-, nierenförmige Gestalt, dazu tiefe gummöse kraterförmige Ulzeration usw. Fehlende Reflexe, besonders reflektorische Lichtstarre der Pupillen, Perforationen und Narben am Gaumen, Defekte des Nasenseptums, glatte Atrophie des Zungengrundes, kreisrunde, serpiginös begrenzte, bohnen-, nieren- oder sichelförmige Narben mit pigmentiertem Rand usw. sind dabei bedeutsam. Differentialdiagnose gegen Tuberkulose und maligne Tumoren!

Bei kongenitaler Syphilis ist außer den oben schon genannten Merkmalen (Schniefen) die Polymorphie des Exanthems, die kupferig bis schmutzig braunrote Färbung der Effloreszenzen, diffuse Hautinfiltrationen, die Parrotsche Pseudoparalyse (durch Epiphysen-

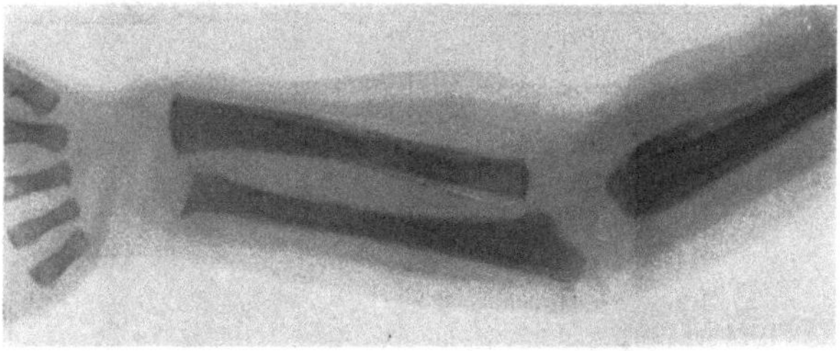

Abb. 32. Osteochondritis (Wegner) und Periostitis syphilitica bei einem 3 Monate alten Säugling.

trennung) u. a. von Wichtigkeit. Die Röntgenuntersuchung (Abb. 32) vermag frühe und späte Knochenerkrankung (Wegnersche Osteochondritis, Periostitis, gummöse Formen) oft gut darzustellen, ebenso noch im Kiefer steckende Hutchinsonsche Zapfenzähne bei Kleinkindern etwa vom 2. Lebensjahre an.

Mikrobiologische Untersuchungsmethoden. Neben diesen klinischen Merkmalen ist der Nachweis der Sp. p. und die Wassermannsche Reaktion (WaR.) neben Trübungs-, Flockungs-, Ballungs- und Klärungsreaktionen im Blutserum und Liquor von größter Wichtigkeit und nicht selten ausschlaggebend. Die **Spirochaeta pallida** ist ein feiner, fadenförmiger durch regelmäßige korkzieherartig tiefe und steile Windungen charakterisierter Parasit von 10—20 μ Länge (s. Abb. 33). Dünnheit des Fadens im Verhältnis zur Tiefe und Steilheit der Windungen (Länge zur Tiefe = etwa 1 : 1) und großen Länge des Fadens (8—12 und mehr Windungen) charakterisiert sie neben eigenartig steifen seitlichen Bewegungen (keine aalartige Schlängelung wie bei Spir. buccalis, balanitidis, refringens). Sie ist ein anaerober Lymph- und Gewebsparasit und unter streng anaeroben Bedingungen in Pferdeserum und ähnlichen Nährböden mit Zusatz von Gewebsstücken züchtbar; Reinkultur gelingt nur selten und ist sehr schwierig. Sie ist auf Affen, Kaninchen, Mäuse, Meerschweinchen usw. übertragbar (Haut,

Hoden, vordere Augenkammer usw.) und erzeugt bei ihnen nach 3 bis 6 wöchiger Inkubation charakteristische Erkrankungsformen (Primäraffekte der Hodenhaut, Hodensyphilom, Hornhautsyphilome, auch Exantheme); Mäuse bleiben erscheinungsfrei, mitunter auch Kaninchen (Lues asymptomatica). — Bei Kaninchen gibt es auch eine originäre Spirochätose, die plaquesartige Erosionen an den Lidern und Genitalien bedingt und durch eine sehr ähnliche Spirochäte (Spir. cuniculi), die weniger empfindlich gegen Salvarsan und durch gewisse Farbstoffe unterscheidbar sein soll, verursacht wird („Hasensyphilis" der Jäger).

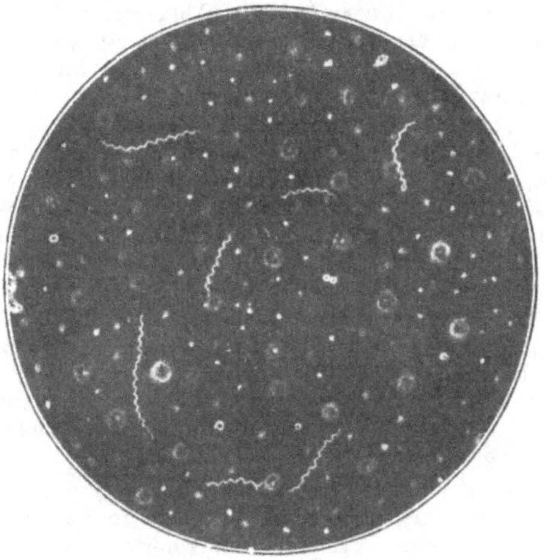

Abb. 33. Spirochaeta pallida (Schaudinn-Hoffmann 25. 4. 1905) im Dunkelfeldpräparat. (Vergr. 1000fach.)

Die Syphilisspirochäte wird am besten im Dunkelfeld, durch Giemsafärbung oder Silberimprägnierung dargestellt. Für Dunkelfelduntersuchung sind der Leitzsche oder Zeißsche Dunkelfeld-Kondensor und eine Liliputbogenlampe oder ähnlich helle Lichtquelle zu empfehlen, die auch spärliche Sp. p. leicht finden lassen. Als brauchbarer Ersatz kann die einfachere Tuschedarstellung nicht gelten, da sie die Auffindung und Unterscheidung von ähnlichen Schmarotzern viel weniger sicher gestattet: Eine Öse Perltusche wird mit einer Öse Sekret auf dem Objetträger gut gemischt und mit Deckglaskante glatt ausgestrichen. Ebensowenig die Kollargoldarstellung: Der lufttrockene Ausstrich wird mit 5% Kollargollösung beschickt, die 5′ darauf bleibt; dann abgießen, trocknen; Spir. erscheinen weiß auf dunklem Grund. Verblaßte Präparate können von neuem ebenso gefärbt werden. Die Dunkelfeldmethode ist in der Praxis am meisten empfehlenswert und schnell ausführbar. Für Dauerpräparate ist sehr gut die Giemsafärbung in folgender Form: Fixierung dünner Objektträgerausstriche mit Osmiumdampf (Glaszylinder mit $^1/_2$—1 g Acid. osmic.-Kristallen; nichts einatmen!) etwa 1 Minute, Färbung etwa 12 Stunden in verdünnter Giemsalösung (5—10 Tropfen 1% Solut. Kal. carbon. auf 40 ccm dest. Wasser und 60 Tropfen Giemsalösung), Abspülen in Wasser. Differenzieren in 25% wäßeriger Tanninlösung etwa 1 Minute, Abspülen, Trocknen, Zedernöl. So gewinnt man viele Jahre haltbare Dauerpräparate. Gutes leistet diese Methode auch bei Schnellfärbung, die durch mehrfaches Erwärmen (3—5 mal) der mit Farblösung (20—25 Tropfen Giemsalösung auf 10 ccm dest. Wasser) reichlich begossenen Objektträger erreicht wird. Eine andere Schnellfärbung ist die Silberimprägnierung nach Fontana. Ein dünner, lufttrockner (nicht über der Flamme fixierter) Objektträgerausstrich wird mit dest. Wasser bedeckt; Abgießen und wieder trocknen lassen. Dann Übergießen mit Rugescher Lösung (Acid. acet. 1 ccm, Formalin 20,0, Aqu. dest. 100,0) und während 1′ mehrfach erneuern. Dann Abspülen mit fließendem Wasser und Begießen mit Karboltanninlösung (Acid. carbol. 1 ccm, Tannin 5,0, Aqu. dest. 100,0) und 20—30″ leicht erwärmen, bis eben Dämpfe aufsteigen. Wieder 30″ fließendes Wasser. Nun, ohne zu trocknen, Bedecken mit Silberlösung (Arg. nitric. 0,25, Aqu. dest. 100,0, dazu Spur verd. Ammoniaklösung, bis die Lösung eben leicht trüb erscheint) und 20—30″ erwärmen. Abspülen, Trocknen mit Fließpapier, neutraler Xylolbalsam (nicht Zedernöl, worin die braunschwarzen Sp. p. zu schnell verblassen). Empfehlenswerter und einfach ist die Becker-Fontanafärbung: Übergießen der lufttrockenen Ausstriche mit Rugescher Lösung (s. vorher) 1′, (1—2 mal erneuern), Abspülen; dann Beizen mit Phenoltanninlösung (Acid. carbol. 1,0, Tannin. 10,0, Aqu. dest. ad 100,0) über Sparbrenner, bis eben Dämpfe aufsteigen (1/2′ stehenlassen), Abspülen; Nachfärben mit Karbolfuchsin bis eben zum Dampfen; Abspülen, Trocknen, Zedernöl.

In Schnitten wird die Sp. pall. am besten durch Versilberung nach Levaditi dargestellt: Fixierung geschieht in Formalin (1 : 9 Aqu. dest.); kleine, etwa 2 mm dicke Scheiben kommen über Nacht in 95% Alkohol, dann in dest. Wasser bis zum Untersinken (10—15′), darauf in dunkle Glasflaschen mit 1,5—2% Arg. nitric.-Lösung für 3—5 Tage im Brutschrank bei 37°. Alsdann wird diese Lösung abgegossen und durch frisch bereitete Pyrogallolformalinmischung ersetzt (Pyrogallol 4,0, Formalin 5 ccm, Aqu. dest. 100,0); nach 24—48 Stunden ist die Reduktion vollendet. Nach Abwaschen mit dest. Wasser, Härten in Alkohol und Einbettung in Paraffin hergestellte dünne Schnitte zeigen die Sp. p. tiefschwarz auf gelbem Grunde. Einfacher und schneller (innerhalb weniger Stunden) ausführbar ist die Versilberung in Gefrierschnitten nach Armuzzi-Strempel. Längere Formolisierung (8—14 Tage). Anfertigung dünner Gefrierschnitte, die, 1/4 Stunde in reines Pyridin gebracht, dann gut gewaschen werden, bis jeder Pyridingeruch verschwunden ist. Nun kommen sie 1/4 Stunde in 96% Alkohol; danach 1′ in Aq. bidest, hierauf im Dunkeln 1 1/2—2 Stunden bei Zimmertemperatur in 5% Uranylsulfat und werden wiederum in Aq. bidest. kurz gewaschen. Darauf Bekeimung in 1/10 n.-Silbernitratlösung 2 1/2—3 Stunden bei 37° im Brutschrank. Zur Entwicklung werden die Schnitte ohne Waschen in 5 ccm Aq. bidest. überführt, dem 4—5 Tropfen 2% Silbernitrat zugesetzt sind. Darüber werden 20 ccm 30—40% Gummilösung gegossen, die aus Gummiperlen am besten am Tage vorher frisch bereitet wurde. Erst nach gutem Mischen erfolgt Zusatz von einigen (3—5) ccm 5% Hydrochinonlösung. Nach der Entwicklung, die in 15—20′ vollendet ist und sich durch dunkelgelben Farbton der Schnitte anzeigt, werden diese gut gewaschen, durch Alkohol und Xylol geführt und in Balsam eingelegt.

Das Dunkelfeld kann auch zur Untersuchung gefärbter Ausstrich- und Schnittpräparate benutzt werden, indem zwischen Liliputlampe und Spiegel des Mikroskops eine geölte oder ungeölte Mattscheibe eingeschaltet wird, die die erforderliche Abdunkelung und Reinheit des Grundes bewirkt (meine Leuchtbildmethode). Dabei erscheinen z. B. mit Giemsa gefärbte Spirochäten leuchtend gelbgrün, versilberte leuchtend weiß auf dunkelm Grunde und sind leichter, schneller und zahlreicher zu finden (wie übrigens auch Tuberkelbazillen).

Besonders wichtig ist die **richtige Entnahme** des Untersuchungsmaterials: Primäraffekte, Papeln, Erosionen werden zunächst mit trockenem Mulltupfer (oder phys. NaCl-Lösung) vorsichtig abgetupft, behutsam ausgedrückt (Preßsaft), oder es wird mit Öse oder Spatel etwas gerieben oder abgeschabt (Reiz- oder Schabeserum) oder mit Bierschem Sauger etwas abgesaugt (Saugserum). Dann kommt ein Tröpfchen des Serums (nicht Blut!) auf den Objektträger, wird mit einem Deckglas bedeckt (dünne Schicht) und mit Wachs umrahmt zur Dunkelfeldprüfung. Ist der Befund negativ, so wiederholt man mit tieferer Abnahme (Geschabe, Punktion) die Untersuchung sorgsamst; nur ausnahmsweise verbindet man 12 Stunden mit phys. NaCl-Lösung, zumal wenn mit Jodoform, Kalomel usw. vorbehandelt war, und untersucht wieder. Evtl. entfernt man ein kleines Randstückchen (Scherenschlag, scharfer Löffel) und gewinnt durch Ausquetschen Gewebssaft aus diesem. **Drüsenpunktion** (nicht zu dünne Kanüle) oder Punktion der Sklerose sind für die Frühdiagnose sehr wichtig, erstere besonders auch bei Phimose. Sollte es schwierig sein, genug Drüsensaft zu erhalten, können einige Tropfen physiol. NaCl-Lösung in die Spritze aufgesaugt und damit durch Hin- und Herspritzen mehr Drüsensaft gewonnen werden; dabei sucht man die konvexe Seite mit dem Lymphsinus möglichst zu treffen (s. Abb. 34).

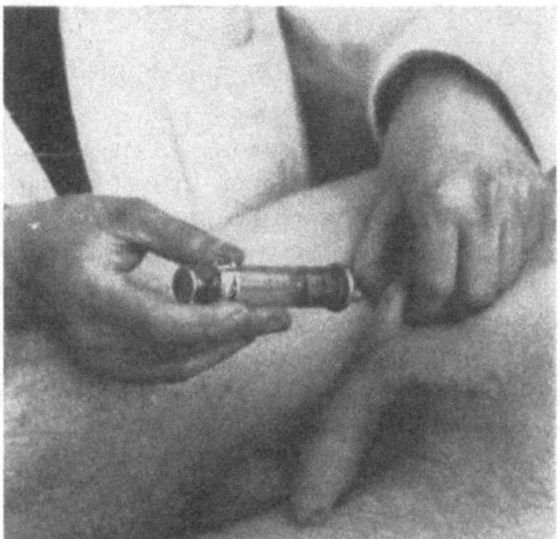

Abb. 34. Drüsenpunktion (E. Hoffmann) zum Nachweis der Spir. pallida (an einer Leistendrüse bei Lues I).

Wo Spirochäten vom Typus der Sp. p. allein vorhanden sind, ist die Diagnose sicher, wo auch andere Formen (Sp. refringens, buccalis, dentium) sich finden, ist größte Vorsicht notwendig, da feine Balanitis- oder Zahnspirochäten sehr ähnlich erscheinen können (Hoffmannsche Regel). Negatives Ergebnis der Spirochätenuntersuchung ist nicht entscheidend, auch bei mehrfacher Prüfung nicht; immerhin muß es veranlassen, auch an andre Möglichkeiten (außer Ulc. molle besonders Herpes, Vakzine, Diphtherie usw.) zu denken. — Mikroskopische Ferndiagnose an in Glaskapillaren aufgefangenem Serum ist im allgemeinen nicht anzuraten, da wegen der Unmöglichkeit, die Entnahme je nach Lage des Falls verschieden zu gestalten, negative Ergebnisse zu häufig sind.

Am wichtigsten ist der Nachweis der Sp. p. bei Primäraffekten, Lymphdrüsen, ferner bei zweifelhaften Papeln (Kondylomen)

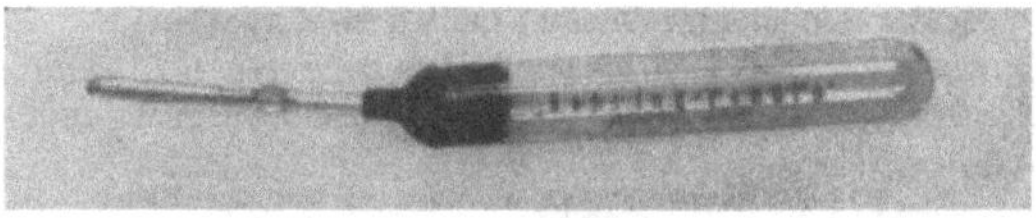

Abb. 35. Venüle zur Blutentnahme.

und Erosionen, Plaques, Angina, feuchten (krustösen, bullösen) Exanthemen, auch bei kongenitaler Syphilis (Pemphigus, Nasenschleimhaut [Coryza], Konjunktiven, künstlich gesetzten Hautblasen, Nabelschnur, zuweilen auch Blut).

Für die Frühdiagnose der kongenitalen Syphilis ist die genaueste Untersuchung des peripheren Nabelschnurendes auf Spir. pall. im Dunkelfeld (auch mit der Silberschnittfärbung nach Armuzzi-Strempel) sehr wichtig; Schabepräparate der Nabelvenenwand (innere, äußere Schicht und umgebende Sulze) sind in größerer Zahl genauestens zu prüfen, evtl. auch mehrere Gefrierschnitte.

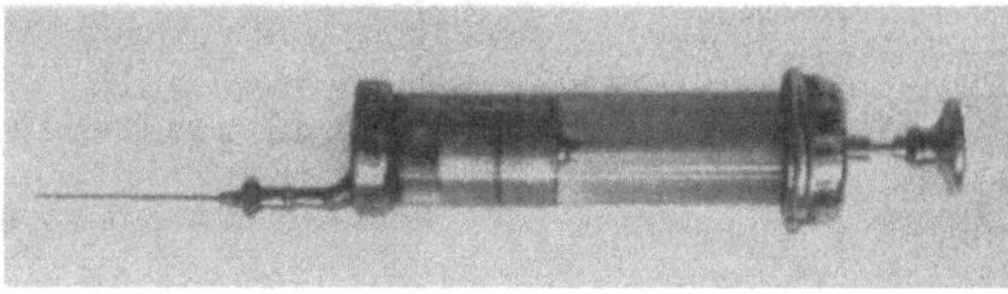

Abb. 36. 10 ccm-Spritze mit exzentrischem Ansatz nach Loeb.

Daneben verdient die Plazenta (Gewicht im Verhältnis zum Kindgewicht [Plazentarquotient], Ödem, Zottenhyperplasie, Abszesse usw.) und die Endo-, Meso- und Perivaskulitis der Nabel- und Plazentargefäße Beachtung.

Serologische Untersuchung. Hierzu werden 5—10 ccm Blut mit einer Venüle (Abb. 35) oder der Rekordspritze (Abb. 36 und 37) aus der Vene entnommen (s. bei Salvarsan) und nach der Gerinnung wird das Blutserum zur Anstellung der **serologischen Reaktionen** (WaR., Flockungs-, Trübungs-, Klärungs-, Ballungsreaktionen) verwandt. Diese sind, falls sie richtig ausgeführt werden, außerordentlich wichtige diagnostische Hilfsmittel. Bis zur 6. Woche nach der Infektion pflegen sie negativ zu sein (Lues I seronegativa); dann werden sie positiv (Lues I seropositiva) und bei unbehandelter sekundärer Syphilis sind sie so gut wie stets (etwa $100\,^0/_0$) positiv. Nicht ganz so regelmäßig ist dies bei unbehandelter tertiärer Syphilis der Fall. Durch kräftige Kuren (Salvarsan und Bi oder Hg) werden sie bei frischer Syphilis gewöhnlich schnell, bei älterer langsam und bei veralteter seltener negativ, um aber bei unzureichendem Kurmaß nach Monaten oft wieder umzuschlagen. Bei Tabes sind sie nur in 60 bis $70\,^0/_0$, bei Paralyse, abgesehen von stark behandelten Fällen, so gut wie stets positiv.

Der Wassermannschen Reaktion (A. v. Wassermann, A. Neisser und C. Bruck 1906) liegt eine Komplementbindung bzw. Ablenkung zugrunde, die das hämolytische System als Indikator anzeigt. Zum letzteren gehören 3 Bestandteile, nämlich 1. Hammelblutkörperchen (gewaschen) in $5\,^0/_0$ isotonischer NaCl-Aufschwemmung (H. B.), 2. der hämolytische Ambozeptor (A.), d. h. Serum eines mit Hammelblutkörperchen vorbehandelten Kaninchens mit hohem blutlösenden Titer (inaktiviert durch Erhitzen), 3. frisches Meerschweinchenserum, sog. Komplement (K.), das das hämolytische Serum wieder ergänzt bzw. aktiviert. Aber auch syphilitischer Leberextrakt (S. E.) und Blutserum eines Syphilitischen (S.) gehen bei Gegenwart von Komplement bei 37^0 eine Bindung ein, die nichtsyphilitisches Serum nicht aufweist; in Abb. 38 ist dieser Vorgang schematisch dargestellt. Bringt man zu 0,5 ccm $^1/_2$ Stunde im Wasserbad (bei 56^0) inaktivierten Patientenserums (1 : 10 verdünnt) 0,5 ccm Luesleber- oder Rinderherzextrakt (je nach Titer etwa 1 : 6 verdünnt) und 0,5 ccm Meerschweinchenserum (frisch 1 : 10 verdünnt) und läßt die Mischung 1 Stunde im Brutschrank (37^0), so kann man danach durch Zusatz der zwei andern miteinander gemischten Bestandteile des hämolytischen Systems (0,5 ccm $5\,^0/_0$ Hammel-

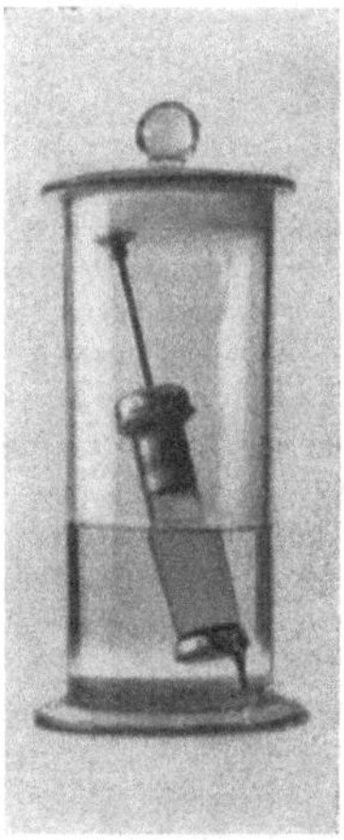

Abb. 37. Standgefäß mit Alkohol, zum Aufbewahren der Rekordspritze.

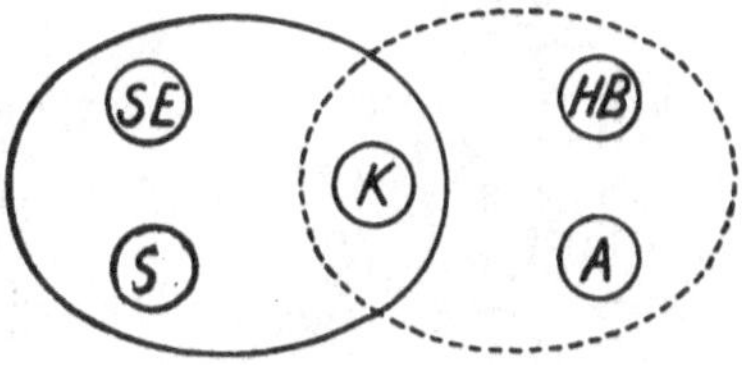

Abb. 38. Schema der Wassermannschen Reaktion. SE = Syphilit. Extrakt, S = syphilitisches bzw. normales Serum, K = Komplement, HB = Hammelblutkörperchen, A = hämolytischer Ambozeptor. Die ausgezogene Kreislinie bedeutet positiven, die gestrichelte negativen Ausfall der Reaktion.

blutkörperchen + 0,5 ccm hämolytischen Ambozeptors in vorher austitrierter wirksamer Verdünnung) erfahren, ob das Serum syphilitisch ist oder nicht; im ersten Falle bleibt die Hämolyse aus, da das Komplement gebunden wurde, im zweiten geht sie ungestört vor sich. Durch genaue Vorversuche muß die geeignete Verdünnung des Ambozeptors und Komplements festgestellt, durch Kontrollen müssen Fehlerquellen ausgeschaltet werden; der Ersparnis wegen werden die Versuche gewöhnlich mit 0,25 statt 0,5 ccm (ursprünglich sogar 1,0) angestellt. Bei richtiger Ausführung (vgl. die staatlichen Bestimmungen) ist das Ergebnis hinreichend zuverlässig.

Um es noch sicherer zu gestalten, werden neben der WaR. auch Flockungs- und Trübungsreaktionen, die nur Zusatz bestimmt präparierter und verdünnter Extrakte zum Serum verlangen, mit bestem Erfolg angestellt, so die Sachs-Georgische (S.-G.), die (3.) Meinickesche (D.-M.) und Kahnsche Flockungs- sowie die Meinickesche Trübungsreaktion (Ka; M. T. R.), ferner die Meineckesche Klärungs- und Müllersche Ballungsreaktion. Die Übereinstimmung mit der WaR. ist recht groß (etwa 95%); sie geben z. B. bei behandelter Syphilis nicht selten noch feineren Ausfall. Die Anstellung einer Trübungs- (M. T. R.) und Flockungsreaktion (S.-G. oder Kahn) neben der WaR. gibt größere Sicherheit; besonders bei Schwangeren, Wöchnerinnen und Säuglingen hat sich diese Kombination zur Ausschaltung unspezifischer Ergebnisse sehr bewährt.

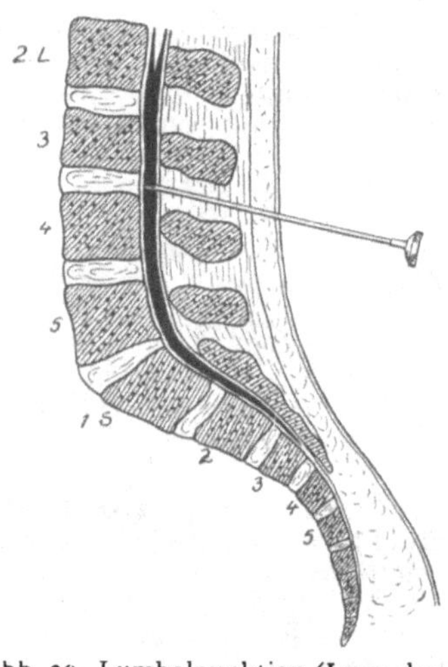

Abb. 39. Lumbalpunktion (Lage der Nadel).

Für diese einfacheren Reaktionen sind nur 2 Komponenten, nämlich Patientenserum und besonders präparierte Extrakte erforderlich. Bei der Sachs-Georgischen Reaktion werden 0,2 ccm 30′ bei 56° inaktivierten Patientenserums mit 0,8 ccm phys. NaCl-Lösung und 0,5 ccm einer Extraktverdünnung von cholesterinisiertem Rinderherzextrakt über Nacht bei 37° im Brutschrank gehalten; die eingetretene Flockung wird dann im Agglutinoskop abgelesen. Bei der Meinickeschen Trübungsreaktion werden 0,2 ccm aktiven Patientenserums und 0,8 ccm einer mit Balsam versetzten Extraktverdünnung gemischt und nach 1 Stunde (Zimmertemperatur) kann bereits das Ergebnis gegen das Fensterkreuz abgelesen werden. Bei der Kahnschen Reaktion werden verschiedene Extraktverdünnungen (cholesterinisiertes Rinderherzextrakt), und zwar 0,05, 0,025 und 0,0125 ccm mit 0,15 Patientenserum (inaktiviert) gemischt und 3′ geschüttelt (Schüttelapparat), dann 1 (1. Glas) bzw. 0,5 ccm (2. bzw. 3. Glas) NaCl-Lösung zugesetzt und nochmals geschüttelt;

die Ablesung kann mit dem bloßen Auge oder einer Lupe (6mal) nach 1 Stunde erfolgen. Bei allen diesen Proben sind sorgsamste Kontrollen und große Erfahrung erforderlich.

Positiver Ausfall der Seroreaktionen (evtl. mehrfacher) beweist Syphilis fast sicher (Ausnahmen Lepra, Framboesie, schwere Kachexie bei Tuberkulose usw.); negativer schließt Syphilis nicht sicher aus, besonders nicht bei vorausgegangener Behandlung und in älteren unbehandelten Fällen. Einmaliges positives Resultat darf bei Fehlen andrer sicherer Zeichen nicht als entscheidend angesehen werden (besonders nicht nach Scharlach, Narkose usw.); Wiederholung und Übereinstimmung aller Reaktionen ist erforderlich.

Liquoruntersuchung. Von größter Wichtigkeit ist die **Liquorprüfung,** für die sich an Stelle des Lendenstichs, Lumbalpunktion, der ambulant ausführbare Nackenstich, Zisternenpunktion,

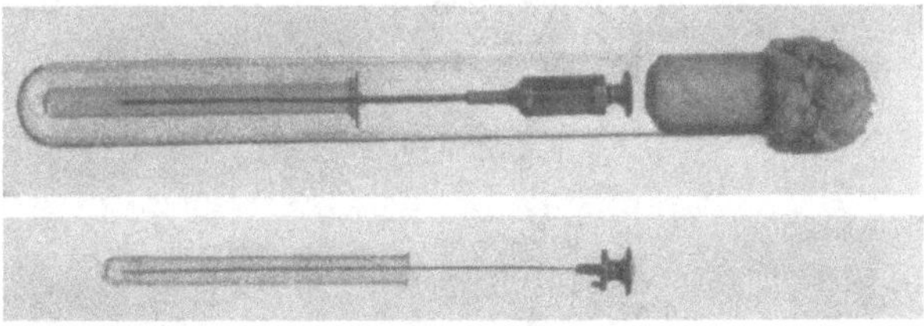

Abb. 40. Bonner Nadel zum Subokzipitalstich in steriler Röhre; Mandrin in kleinem Röhrchen.

empfiehlt. Die Lumbalpunktion (Abb. 39) wird am besten beim liegenden Kranken (Seitenlage mit stark gekrümmtem Rücken [Kniee an die Brust angezogen]) gemacht; sie kann auch im Sitzen ausgeführt werden. Der Einstich erfolgt zwischen 3. und 4. Lendenwirbel; den 4. Lendenwirbeldorn findet man, wenn man beide Darmbeinkämme durch eine horizontale Linie verbindet und die Mittellinie ebenfalls durch Jodanstrich markiert. Nun sticht man mit einer dünnen wohlgeprüften einen Mandrin führenden Nadel (etwa 12 cm lang) genau in der Mittellinie in der Richtung etwas nach oben zwischen den Wirbeln tastend ein, entfernt den Mandrin, geht behutsam in den Lumbalsack und läßt langsam Liquor abtropfen (etwa 5—8 ccm). Leider folgt nicht selten Meningismus (Kopfschmerz, Schwindel, Übelkeit), der auch durch dünne Nadel und Bettruhe (24 bis 48 Stunden) bei erhöhtem Fußende nicht sicher verhütet werden kann.

Die Zisternenpunktion wird am genau horizontal gelagerten Patienten in rechter Seitenlage ausgeführt (Kopfstütze unter dem r. Ohr). Vorher wird im Sitzen der Dornfortsatz des Epistropheus gut abgetastet, ebenso Hinterhauptsprotuberanz und 7. Halswirbeldorn; bei Bewegungen fühlt man auch die Grube zwischen Epistropheusdorn und Hinterhaupt; alle diese Punkte werden mit Jodanstrich markiert, um die Medianlinie gut einzuhalten. Bei völlig horizontaler Lage wird nun je nach Fall eine

6,5—8 cm lange Nadel (Bonner Nadel mit Mandrin, vorher gut geprüft und sterilisiert [s. Abb. 40 u. 41]) etwa 1 cm dicht oberhalb des Epistropheusdorns in der Richtung gegen die Augenbrauenhöhe eingestochen, der Mandrin entfernt und nun entweder am Okziput entlanggleitend (indirekte Methode) oder dicht unter ihm (direkter Einstich) bei genauester Einhaltung der Medianebene, die meist durch mehr oder weniger Widerstand tastbare Membrana atlanto-occipitalis durchbohrt und dann vorsichtig auf Abtropfen von Liquor geachtet, wobei Verstopfung durch Eingehen mit dem Mandrin (evtl. mehrfach) ausgeschlossen werden muß. Wenige Bluttropfen zu Beginn stören nicht, da meist bald klarer Liquor im 2. oder 3. Glas gewonnen werden kann; bei stärkerer Blutung ist die Punktion abzubrechen (Ruhe, Gefahr der Blutung in die Hirnhöhlen). Nur gut geübte sichere Operateure dürfen diesen Eingriff bei großer Vorsicht und strengster Asepsis machen; dann ist er aber im klinischen Betriebe

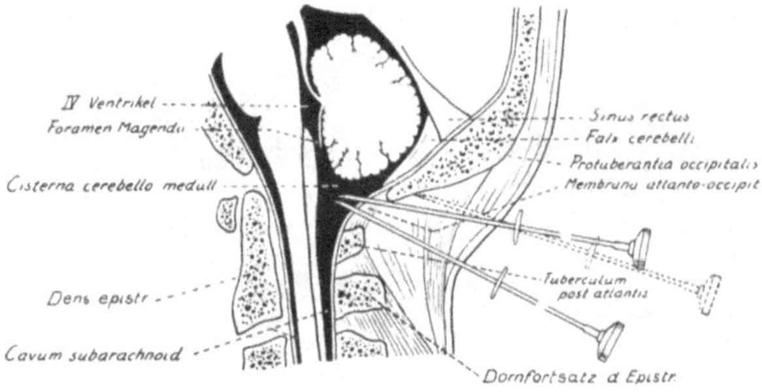

Abb. 41. Zisternenpunktion (direkte und indirekte Einführung der Nadel).

auch ambulant ohne Nachwehen ausführbar und zur Überwachung der Syphilitiker sehr geeignet und wichtig. Nach der Punktion ist Bettruhe nicht erforderlich; die Punktierten können sofort ihrer Beschäftigung wieder nachgehen.

Das so gewonnene Nervenwasser (Liquor cerebrospinalis) wird auf Zellgehalt, Eiweiß-, Wassermannsche und Kolloidreaktionen untersucht. Die Zellzählung geschieht in der Fuchs-Rosenthalschen Kammer an dem mit Farblösung (Methylviolett 0,1, Acid. acet. glac. 3,0, Aqu. dest. 50,0) versetzten Liquor (Farblösung wird mit beigegebener Pipette bis Marke 1, Liquor bis Marke 11 aufgesogen, dann gut geschüttelt); bis zu $^{10}/_3$ Zellen in 1 cmm gelten als normal, bis $^{15-20}/_3$ als geringe, bis $^{50}/_3$ als mäßige Pleozytose; starke Vermehrung bis $^{800}/_3$ und mehr Zellen kommt vor. Eiweiß- (Globulin-) Vermehrung wird gewöhnlich durch die Nonne-Apeltsche Reaktion (in kleinem Reagenzglas werden 2 ccm heiß gesättigter Ammoniumsulfatlösung mit 0,1—0,5 ccm Liquor überschichtet und nun wird auf Ringbildung bzw. stärkere Trübung innerhalb 3′ geachtet) und die Pandysche Reaktion festgestellt (1 Tropfen Liquor wird in eine in schmalem Reagensglas befindliche Karbollösung (Acid. carb. cryst. 10,0, Aqu. dest. ad 150,0) fallen gelassen und auf Opaleszenz bzw. stärkere Trübung geachtet; Ablesung erfolgt bei diesen Reaktionen gegen schwarzen Hintergrund. Die Wassermannsche Reaktion muß im Liquor stets nach Hauptmann mit genügenden Liquormengen (0,2—1,0) ausgewertet werden (je nach zur Verfügung stehender Menge: 0,2—0,4—0,6—0,8—1,0 oder 0,2—0,5—1,0). Als Kolloidreaktionen werden die Goldsol- und Mastixreaktion am meisten angewandt; die hierbei (durch immer weitere Verdünnung des Liquors mit dem Reagens [Methode von Weigeldt und Kafka]) entstehenden Kurven werden als Lueszacke (nur wenige Gläser verfärbt), Meningitis- bzw. Tabeskurve (mehr Gläser verändert) und Paralysekurve (starke Verfärbung vom ersten Glase an) bezeichnet. Durch diese fünf Reaktionen (2 Eiweiß-, 2 Kolloidreaktionen und die WaR. mit Auswertung von 0,2—1,0) und Zellzählung erhält man einen tiefen Einblick in die Beschaffenheit des Liquors, der diagnostisch und therapeutisch ungemein wichtig ist, besonders wenn die serologische Prüfung, wie nicht selten, versagt. Nicht nur für die Erkennung der Neurolues, sondern auch zur Feststellung der Heilung ist die Liquoruntersuchung 1—2 Jahre nach Abschluß der Frühbehandlung unentbehrlich.

Eine Kutireaktion nach Art der Pirquetschen Intradermoreaktion kann mit Organluetin (aus syphil. Lymphdrüsen usw.), Luotest (aus Kaninchensyphilomen) oder Kulturluetin (Noguchi) angestellt werden; positives Ergebnis (nach etwa 36—48 Stunden) findet sich besonders bei Lues gummosa, maligna und congenita und ist hier auch diagnostisch bedeutsam (man setzt eine etwa erbsengroße intradermale Quaddel; Luftinjektion meiden!).

Immunität, Re- und Superinfektion, Reinduration. Die bei Syphilis sich bald einstellende Immunität ist keine echte, sondern wird als Infektions- bzw. Schanker-Immunität aufgefaßt, die nur so lange besteht, als Spirochäten im Körper vorhanden sind. Ob später eine (unspezifische?) Resistenzvermehrung mehr oder weniger lange zurückbleibt, ist umstritten. Trotz der Immunität entwickeln sich frühe oder späte Rezidive, selten auch indurierte, einem Primäraffekt ähnliche Papeln (Reinduration); ebenso ist Superinfektion in allen Stadien möglich, die symptomlos bleiben kann. Sichere Reinfektionen (P. A., Drüsen, rechtzeitig auftretende Seroreaktion, evtl. Roseola bei anfangs freiem Liquor) und mehrfache Heilungen primärer und sekundärer Syphilis sind mit genügend langem zeitlichen Intervall (von mehreren Jahren) festgestellt. Symptomlose Reinfektion erscheint möglich.

Behandlung. Da die Syphilis eine chronische oft noch nach Jahrzehnten zu schweren, nicht selten tödlichen Folgen führende Infektionskrankheit ist, darf die Behandlung keine symptomatische sein, sondern muß mit allen Mitteln auf **frühzeitige völlige Vernichtung des Virus** und **endgültige Heilung hinzielen.** Dies gilt für **alle frischen Erkrankungen (Lues I und II)**, deren Austilgung auch zur Einschränkung weiterer Verbreitung dringendes Erfordernis ist. Die Behandlung muß daher so früh und kräftig, als es ohne Schädigung im Einzelfall möglich ist, durchgeführt und mit kurzen Pausen so lange fortgesetzt werden, als es das Krankheitsstadium erfordert; das geschieht mit bestem Dauererfolg durch die **maximale Frühbehandlung** in Gestalt eines dem Alter der Infektion angepaßten **kombinierten Kursystems**, nach dessem Abschluß lange Zeit fortgesetzte Kontrolle des Heilerfolges durch klinische Überwachung (auch Röntgenbild der Aorta, Knochen) und Prüfung der serologischen und Liquorreaktionen notwendig ist.

Dabei muß jeder Syphilitische eine gesunde Lebensweise führen, Alkohol- und Tabakgenuß einschränken oder lassen, sich mäßig nähren, Körperhaut und Mund gut pflegen, allzu große leibliche und geistige Anstrengung während angreifender Kuren meiden. Übertriebene Schwitz-, Abmagerungs- und Mastkuren sind zu unterlassen; denn je kräftiger der Organismus ist, um so besser wird er die Krankheit überwinden und der Anstrengung der starken Kuren gewachsen sein. Auch nach und zwischen den Kuren ist ein gesunder, regelmäßiger Lebenswandel, besonders peinliche Mund-, Zahn- und Hautpflege anzuraten. Licht- und Sonnenbäder wirken bei vernünftigem Gebrauch günstig. Überernährung, Alkohol- und Tabakabusus sind besonders auch im Spätstadium schädlich.

Von größter Bedeutung ist eine verständige **psychische** Beeinflussung der Kranken; schon bei der Mitteilung der Diagnose, die völlig gesichert sein muß, ist eine ernsthafte Aussprache, die sowohl die Bedeutung und Ansteckungsfähigkeit als auch die Heilbarkeit betonen soll, notwendig. Dabei sind Leichtsinnige zu warnen, Deprimierte zu beruhigen und aufzurichten (Selbstmordgefahr). Später ist besonders die Furcht vor etwaiger hartnäckiger WaR. zu zerstreuen und durch richtige Belehrung ihr vorzubeugen. Auf die Strafbarkeit der Übertragung (Gefährdungsparagraph) ist mit Rücksicht auf das Gesetz zur Bekämpfung der Geschlechtskrankheiten nachdrücklichst hinzuweisen und die Überreichung eines Merkblattes (s. Anhang) ist Pflicht. Am schwierigten ist es, Ehefrauen syphilitischer Männer, zur Behandlung, die durchaus notwendig ist, in schonender Form zu bringen; diese muß aber mit Rücksicht auf die Ansteckungsmöglichkeit und Nachkommenschaft durchgeführt werden.

Die **Heilmittel für Syphilis sind Salvarsan, Wismut, Quecksilber und Jod** in sehr mannigfachen Präparaten und

Anwendungsformen. Während Jod nur symptomatisch wirkt und manche Krankheitsprodukte, besonders der Spätperiode, schnell beseitigt, beeinflussen Salvarsan, Wismut und Quecksilber nicht nur fast alle Erscheinungen, sondern auch die serologischen und Liquorreaktionen und die beiden ersteren auch den Erreger selbst. Die an der Bonner Klinik zuerst eingeführten **kombinierten Hg-** bzw. **Bi-Salvarsankuren**, bei denen zwei wirksame Mittel gleichzeitig gegeben werden, haben neben kräftigster Einwirkung auf Symptome, serologische und Liquorreaktionen auch den größten Dauererfolg und führen bei frischen Infektionen fast regelmäßig oder doch sehr häufig zur **Frühheilung** der Syphilis. Am wichtigsten hierfür sind die Salvarsanpräparate (Paul Ehrlich 1910), nächst ihnen die Wismutsalze (C. Levaditi 1920), die auch wegen ihrer besseren Verträglichkeit den Hg-Verbindungen jetzt vorgezogen werden. An Stelle der kombinierten Hg-Salvarsanbehandlung (Erich Hoffmann 1910) ist jetzt für die Mehrzahl der Fachärzte die kombinierte **Wismut-Salvarsanbehandlung** die Methode der Wahl geworden.

Salvarsanpräparate.

Das von Ehrlich (mit Hata) entdeckte **Salvarsan (Dioxydiamidoarsenobenzol)** übertrifft Wismut und Quecksilber nicht nur an Schnelligkeit und Zuverlässigkeit der Wirkung, sondern ermöglicht durch seine große spirochätozide Kraft die **Frühheilung frischer Syphilis** und setzt durch schnelle Beeinflussung der infektiösen Erscheinungen die **Ansteckungsgefährlichkeit** und **Übertragbarkeit auf die Nachkommenschaft** weit sicherer herab. Die Anwendung dieses ausgezeichneten Heilmittels ist daher in jedem Fall von noch ansteckungsfähiger Syphilis geboten. Die anfangs schwierigere Technik, die zugleich die Quelle mancher Nebenerscheinungen war, hat sich glücklicherweise mit der Zeit sehr vereinfacht; denn an Stelle der großen Infusionen, welche für das Altsalvarsan, das zudem des Zusatzes von NaOH bedurfte, notwendig sind, sind nun **Neosalvarsan, Salvarsannatrium** und **Myosalvarsan** getreten, die, in 5—10 ccm sterilen Wassers gelöst, in die Vene bzw. den Muskel gespritzt werden können. Zwar kann kein Zweifel darüber bestehen, daß Altsalvarsan die kräftigere und dauerhaftere Wirkung hat, aber auch die neueren Mittel sind bei geeigneter Wiederholung der Injektion so ausgezeichnet, daß man fast stets mit ihnen auskommt. Wir wenden Salvarsannatrium, das nach unserer Erfahrung bei frischer Infektion wohl ein wenig stärker wirkt, etwa ebenso häufig an wie das gebräuchlichere Neosalvarsan, seltener das zur intraglutäalen Injektion geeignete Myosalvarsan, während wir auf Silber- und Neosilbersalvarsan gewöhnlich verzichten. Die intravenöse Einspritzung ist die Regel, nur ausnahmsweise wird Myosalvarsan (evtl. auch Neosalvarsan) intraglutäal verwandt (bei Säuglingen und schlechten Venen). Die gebräuchliche Dosis für Erwachsene ist 0,45—0,6 Neo- bzw. Natriumsalvarsan; sie entspricht 0,3—0,4 Altsalvarsan; auch kleinere Dosen zu 0,15—0,3 (entsprechend 0,1 und 0,2 Altsalvarsan) sind in Glasröhrchen zu haben, endlich kleinste zu 0,075 und 0,045 (entsprechend 0,05 und 0,03 Altsalvarsan) für die Behandlung von Säuglingen. Salvarsanröhrchen dürfen nicht gebraucht werden, wenn sie irgendwie lädiert sind und Pulver oder Lösung bräunlich oder dunkel erscheinen, weil dann infolge Zersetzung schwere Vergiftung eintreten kann; auch müssen die Lösungen sofort nach der Herstellung für jede einzelne Person eingespritzt werden, weil ihre Toxizität sehr schnell zunimmt (s. darüber die jedem Präparat beigegebene Anweisung, die in allen Punkten genau zu beachten ist).

Auch der interne Gebrauch salvarsanähnlicher Mittel ist seit Einführung des Stovarsols durch Levaditi und Navarro-Martin, das dem deutschen Spirozid entspricht und eine Paraoxymetaacetylamidophenylarsinsäure darstellt, besonders bei angeborener Syphilis wichtig geworden.

Da jeder Arzt, der Syphilitische heutzutage behandeln will, die Einspritzung in die Blutader mit allen ihre Unschädlichkeit verbürgenden Vorbereitungen beherrschen muß, soll die **intravenöse Injektion** von Neo- und Natriumsalvarsan, die leicht in der Sprechstunde ausgeführt werden kann und nur ein einfaches Instrumentarium erfordert, eingehend geschildert werden. Alle Utensilien sind sorgfältigst zu sterilisieren und die Regeln der Asepsis peinlichst zu beachten. Eine Doppelschale (etwa 6 cm Durchmesser, etwa 3 cm hoch) und ein graduiertes Becher- oder Einnehmeglas (3—4 cm Durchmesser, etwa

5 cm hoch), mit Glasdeckel werden im Trockensterilisator (30' bei 150° C) sterilisiert oder 10' ausgekocht. Zweimal destilliertes Wasser wird in einem gut gesäuberten Glaskolben (zu $^1/_4$—$^1/_2$ Liter), der mit Glasdeckel geschlossen ist, frisch aufgekocht (alle 1—2 Tage) und erst nach Abkühlung auf Zimmertemperatur zur Lösung des Präparats benutzt. Die Neo- oder Natriumsalvarsan-Ampulle wird mit alkoholgetränktem Mull am Hals abgerieben und mit der in Alkohol getauchten und abgeflammten Feile ebenda geritzt; falls auf Beklopfen des Endstücks mit der Feile nicht glatt Ablösung eintritt, wird der beigegebene Glasstab rotglühend gemacht und schnell an die Ritze gehalten, wodurch splitterloses Öffnen leicht gelingt. Nun wird das Pulver bei gelüftetem, aber senkrecht über dem mit 5—8 ccm (nicht ganz 10 ccm) sterilen Wassers gefüllten Becherglas in dieses langsam entleert und löst sich bei Vermeidung von Klumpen, auf der Oberfläche schwimmend, leicht; diese frische Lösung muß **sofort** mit der Rekordspritze aufgesaugt und eingedrungene Luft vorsichtig durch die Kanüle entfernt werden (s. Abb. 36 und 37).

Wir verwenden eine Rekordspritze zu 10 ccm mit exzentrischem Ansatz (nach Loeb), und 4—5 cm lange dünne scharf, doch kurz abgeschliffene Nadeln, die wir nicht durch Kochen, sondern durch Einlegen in absol. Alkohol sterilisieren (10—20'). Die Spritzen stehen dauernd in hohem Glaszylinder mit eingeschliffenem Deckel, dessen Boden 3 cm hoch mit Alcohol absolut. bedeckt ist; dabei ist gründliches 3—4maliges Durchspritzen mit sterilem Wasser zur Entfernung jeder Spur von Alkohol (sonst Niederschläge!) erforderlich. Nach dem Gebrauch folgt sofort die Reinigung der auseinandergenommenen Spritze unter dem Strahl der Wasserleitung vor Zurückstellung in den Alkohol; gründliche Entfernung der Salvarsanreste, die sich leicht festsetzen und Salvarsanschädigungen begünstigen, ist wesentlich. Diese einfache **Alkoholsterilisation** hat sich uns in Klinik und Privatpraxis sehr bewährt. Die Auflösung des Neosalvarsans oder Salvarsannatriums direkt in der Spritze oder der Ampulle ist nicht empfehlenswert, außer wenn es sich um kleine Mengen handelt. Bequem ist die Benutzung der Isoampullen, die neben Neosalvarsan steriles dest. Wasser enthalten, so daß mit einem kleinen Kunstgriff die Auflösung erfolgt; bei unserer einfachen Methodik bedürfen wir ihrer nicht.

Die Einspritzung wird dann beim liegenden Kranken in die Kubitalvene (evtl. auch andere gut sicht- oder fühlbare Vene) des auf ein Kissen sicher gelagerten Arms gemacht. Nachdem die Ader durch Umschnürung mit Gummiband (Abklemmen mit Péan) und mehrmaliges Anspannen der Faust hervorgetreten und die Einstichstelle mit Alkoholtupfer gereinigt ist, wird die der Spritze aufgesetzte Nadel schnell durch die Haut eingestochen und dann vorsichtig in die Vene geführt (Abb. 42). Aspiration von etwas Blut zeigt die richtige Lage an. Nun wird nach Lösung der Stauung bei völlig ruhiger Haltung der Spritze ganz langsam injiziert. Tritt Schmerz oder eine Quaddel auf, ist die Einspritzung sofort zu unterbrechen, um eine sehr schmerzhafte, langwierige paravenöse Infiltratbildung, die bei Austritt erheblicherer Menge zu Erweichung und Nekrose

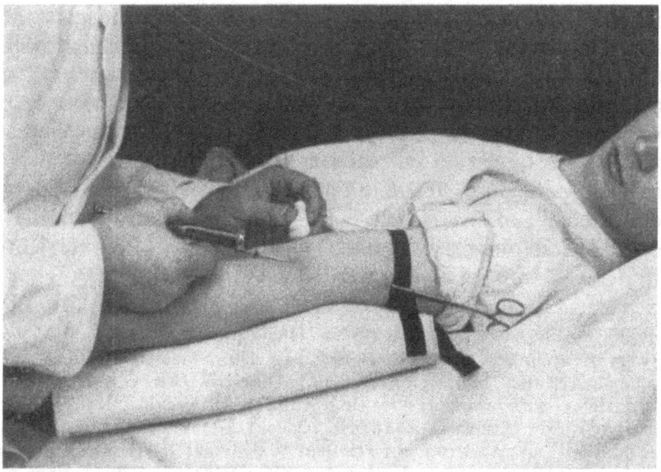

Abb. 42. Intravenöse Injektion von Neosalvarsan (stets im Liegen!) Abklemmung mit Gummiband und Péan, Einstich in die Vene; vor Einspritzung Lösung der Abklemmung.

führen kann, zu verhüten; sie wird dann an einer anderen Stelle gemacht. Ist man über die Lage der Nadel im ungewissen, so aspiriert man nochmals und sieht am Bluteintritt in die Spritze, ob sie noch richtig liegt. Nach der Injektion entnehmen wir nach dreimaligem Aspirieren und Wiederausspritzen von etwas Blut (zur Beseitigung von Salvarsanresten) 5—8 ccm Blut für die serologische Untersuchung und verschließen die Einstichstelle mit Kollodium (unauffälliger als Pflaster). Während des Einspritzens wird auf das Aussehen (Röte, Zyanose usw.), Puls und Atmung sowie subjektive Beschwerden geachtet; treten Störungen auf, ist die Injektion zu unterbrechen oder erst nach kurzer Pause langsam und vorsichtig zu Ende zu führen. Durch Zupressen der Nase wird der manchen Kranken unangenehme Geruch weniger empfunden. Für Schwächezustände, die im Liegen kaum vorkommen, sollte Kampfer zur Injektion bereit stehen. Nach der Injektion ist ruhiges Verhalten zu empfehlen, doch bei den meisten Patienten Bettruhe nicht erforderlich. Reichliches Essen kurz vor oder nach der Einspritzung ist ebenso wie Alkoholgenuß, starkes Rauchen und körperliche Anstrengungen zu verbieten.

Außer den schon genannten Präparaten sind **Silbersalvarsannatrium, Neosilbersalvarsan,** dunklere Pulver, und **Sulfoxylat,** das in haltbarer Lösung abgegeben wird, von Kolle eingeführt worden.

Das Silbersalvarsan, ein dunkelbraunes Pulver, löst sich mit dunkelbrauner Farbe und macht, auch wenn 0,1—0,3 in 20 ccm dest. Wasser — statt 10 ccm — gelöst, intravenös mit 20 ccm-Rekordspritze langsam (während 2 Min.) einverleibt werden, nicht ganz selten Nebenerscheinungen; manchmal treten Kopf- und Kreuzschmerz, Gesichtsschwellung, Erbrechen, Schwindel, Ohnmacht, Herzbeschwerden usw. kurz nach der Injektion auf, gehen aber bald vorüber. Im Tierexperiment ist Silbersalvarsan nach Kolle wirksamer als Altsalvarsan, auch beim Menschen beeinflußt es schon in etwas kleinerer Dosis alle Symptome schnell, die WaR. mitunter etwas langsamer; die Spir. pall. bringt es im Oberflächensekret von Primäraffekten, Erosionen und Papeln meist in 24—48 Stunden zum Verschwinden. Seine Dauerwirkung (10—15 Einspritzungen alle 3—4 Tage) scheint der des Neo- oder Natriumsalvarsans zu entsprechen.

Die dunkle Färbung erschwert die intravenöse Injektion etwas, da der Eintritt des Bluts in die Spritze nicht gesehen, sondern nur gefühlt werden kann (Stempel folgt leicht); zweckmäßig wird ein kurzes gläsernes Zwischenstück zur Sichtbarmachung des aspirierten Blutes benutzt, das der Geübte entbehren kann. Auch die etwaige Läsion der Glasampullen kann nicht so gut an einer Verfärbung des Präparats, besser durch Eintauchen der Ampulle in steriles Wasser erkannt werden.

Neosilbersalvarsannatrium, ebenfalls ein braunschwarzes Pulver, wird in Dosen zu 0,2, 0,3, 0,4 und 0,45 abgegeben und hat sich als brauchbareres Mittel erwiesen. Es wird in 10 ccm (bei Empfindlichen evtl. in 20 ccm) dest. sterilen Wassers gelöst und 2 mal wöchentlich (also jeden 3.—4. Tag) Männern in Dosen von 0,3—0,45, Frauen in solchen von 0,2—0,4 (0,45 bzw. 0,4 gilt als normale Volldosis nach 1—2 kleineren Anfangsdosen) intravenös gegeben. Spirochäten, serologische Reaktionen und Krankheitssymptome werden gut beeinflußt. Auch zur Mischspritzenbehandlung mit Novasurol, Mesinurol usw. ist es geeignet. Seine Dauerwirkung übertrifft nicht die des Natrium- und Neosalvarsans.

Sulfoxylat, eine nicht oxydable und daher in gelöster Form haltbare Arsenobenzolsulfoxylatverbindung, ist in Ampullen mit 2—5 ccm (0,4—1,0 g) 20% Lösung vorrätig und kann ohne weitere Vorbereitungen intravenös eingespritzt werden (alle 7 Tage); es ist ein langsamer und milder wirkendes Mittel, das sich für frische Syphilis nicht eignet, aber auch bei älterer Syphilis, Tabes und Paralyse nicht zu empfehlen ist, da es öfters langwierige und schwere Dermatitis macht.

Die intravenöse Infusion des Altsalvarsans ist recht umständlich und meist entbehrlich.

Das Instrumentarium besteht aus der Weintraudschen 200 ccm fassenden Bürette, an der sich ein durch zwei Glaszwischenstücke — nahe den Enden — unterbrochener, etwa $1^1/_2$ m langer Gummischlauch befindet. In das untere Ende desselben kommt ein auf die Injektionskanülen passendes konisches metallisches Ansatzstück. Als Injektionsnadeln dienen 4—5 cm lange, dünne, scharf geschliffene, aber kurz abgeschrägte Kanülen. Letztere und der Ansatz liegen in Alkohol und werden kurz vor dem Gebrauch in 0,5% Kochsalzlösung gelegt. Bürette und Schlauch sind im Überdruckdampfsterilisator entkeimt und werden vor dem Gebrauch mit 0,5%, aus frisch destilliertem Wasser und reinstem NaCl (Merck) hergestellter steriler Kochsalzlösung durchgespült. Zur Lösung des Salvarsans bedarf man einer sog. Kugelmühle (Glaszylinder mit Glasperlen und eingeschliffenem Stopfen) und eines Erlenmeyerkolbens, der 250 ccm faßt und bei 120 und 160 eine Marke (Ätzstrich) trägt; diese Gefäße sind im Trockensterilisator keimfrei zu machen. Das Salvarsan wird, wie oben geschildert, der Ampulle entnommen und in die mit frisch destilliertem sterilen Wasser dreiviertel gefüllte Kugelmühle getan. Ist es durch Schütteln vollständig gelöst, so gießt man die gelbe Lösung in den Erlenmeyerkolben. Nun fügt man vorsichtig aus einer Tropfflasche 15% Natronlauge zu, bis gerade die zunächst sich trübende Flüssigkeit eben wieder ganz klar ist (für 0,4 Altsalvarsan etwa 7—8 Tropfen). Jetzt gießt man zu der klaren Flüssigkeit soviel 0,5% Kochsalzlösung, daß 40 ccm auf 0,1 Salvarsan kommen, füllt also bei 0,4 Salvarsan auf 160 ccm auf. Alsdann Einfüllen der Flüssigkeit in die Bürette, Ablaufenlassen eines Teils der Flüssigkeit in denselben Erlenmeyerkolben, damit alle Luft aus dem Schlauch entfernt wird, Wiedereingießen dieser Salvarsanlösung in die Bürette. Der Schlauch wird dicht hinter dem Ansatz für die Kanüle mit einer Klemme abgeklemmt und die Bürette an einem 2 m hohen Stativ befestigt. Nun wird unter den oben beschriebenen Kautelen die Nadel in die gestaute Vene eingeführt; fließt Blut, so liegt sie richtig und die Infusion erfolgt nach Öffnen des Klemmhahns. Ist die Flüssigkeit bis zum Grund der Bürette abgelaufen, so wird 0,5% NaCl-Lösung nachgegossen, damit auch der Rest einläuft (weiße Flüssigkeit am unteren Glasfenster). Alle obigen Regeln sind dabei genauestens zu beachten und auf Störungen ist noch schärfer aufzumerken. Die Temperatur der Lösung soll gut zimmerwarm sein. Auch diese Infusionen können ambulant gegeben werden; aber hierbei ist Ruhe, Vermeiden von Anstrengungen, Alkohol und reichlicher Mahlzeit kurz vor und nach der Infusion noch dringender zu empfehlen.

Zur intraglutäalen Injektion kommt, falls die intravenöse Zuführung nicht möglich, zu schwierig oder gefährlich ist (Lues congen., schlechte Venen von Frauen und Kindern), Myosalvarsan, ein Formaldehyd-Sulfid-Salvarsan, in erster Linie in Betracht, das, intraglutäal eingespritzt, kaum Beschwerden macht und in derselben Dosierung wie Neo- und Natriumsalvarsan gebraucht wird. Ob es eine ebenso gute Dauerwirkung hat wie die älteren Präparate, ist noch abzuwarten.

Auch Neosalvarsan (in $^1/_2$—1 ccm dest. Wassers gelöst) kann so verwandt werden. Wir spritzen es in die oberen Partien der Nates ein, intramuskulär; besonders Kinder vertragen es so ganz gut; die Anwendung geschieht ebenfalls zweimal wöchentlich. Bei Erwachsenen kann man die Schmerzhaftigkeit durch vorausgehende Einspritzung von 2 ccm einer 1% Novokainlösung (durch die gleiche Kanüle) zu lindern suchen.

Zur inneren Behandlung eignet sich das bereits genannte Spirozid, das in Tabletten zu 0,25 abgegeben wird und dem französischen Stovarsol entspricht. Während es bei Erwachsenen gewöhnlich nicht empfohlen werden kann, findet es bei Säuglingslues immer mehr Anwendung (s. später).

Die endolumbale Injektion von Neosalvarsan ist wenig gebräuchlich, doch wird sie bei zerebrospinaler Lues, Tabes und Paralyse von einzelnen Autoren empfohlen und ist auch von uns, z. T. mit einem gewissen Erfolg, angewandt, aber verlassen worden. Die Malariafieberbehandlung macht sie jetzt überflüssig.

Die Lösung wird bereitet, indem 0,045 Neosalvarsan (kleinste Abmessung) in 9 ccm steriler 0,4% NaCl-Lösung getan werden; 0,1 ccm entspricht dann 0,5 mg, 0,2 ccm 1 mg. Diese Dosis ist die bei Tabes übliche ($^1/_2$—1 mg), während bei Lues cerebrospinalis und Paralyse 1,5—2 mg (also 0,3—0,4 ccm) ohne Reizerscheinungen vertragen werden; die Injektion kann alle 2—3 Wochen wiederholt werden. Nach Einführung der mit Drehhahn versehenen Lumbalkanüle in Seitenlage muß blutfreier Liquor fließen, sonst darf man nicht einspritzen. Ein in die Kanüle passender Konus nebst 60 cm langem dünnem Schlauch und 30 ccm fassendem Glasrohr (im Dampftopf sterilisiert) wird angesetzt, gesenkt, bis 10 bis 20 und mehr ccm Liquor eingeflossen sind, dann das Neosalvarsan mit Meßpipette zugegeben, gemischt und nun das Glasrohr erhoben, bis alles eingelaufen ist. Bei dieser Prozedur können 3—5 ccm Liquor zur Untersuchung entnommen werden. Reizerscheinungen (Blasenlähmung usw.) treten am leichtesten bei Tabes auf. Auch die Einspritzung von salvarsanhaltigem Serum ist empfohlen worden.

Von größter Wichtigkeit für den Arzt ist die genaue Kenntnis der Nebenerscheinungen der Salvarsanmittel, die besonders in früheren Jahren häufiger vorkamen und nicht ganz selten zu bedrohlichen **Intoxikationen** und auch zum **Tode (Salvarsantod)** geführt haben. Sie sind seit Verbesserung der Technik und sorgfältiger toxikologischer Kontrolle der einzelnen Präparate selten geworden und kommen, zumal beim Natrium-, Neo- und Myosalvarsan, nur ganz vereinzelt vor.

Fieber (39—40° und mehr) entsteht bei frischer Syphilis (primärer und frühsekundärer) durch reichlichen Spirochätenzerfall kurz nach der ersten Einspritzung, geht aber meist schnell vorüber und kann durch eine vorher verabfolgte Bismogenolspritze vermieden werden. Ähnliches gilt für die sog. Herxheimersche Reaktion, Rötung und Schwellung von frischen, seltener älteren Exanthemen und gelegentlich auch inneren Krankheitsherden; auch sie wird durch kurze Bi-Vorbehandlung sehr herabgesetzt oder aufgehoben. Kopfschmerz, leichte Übelkeit, Durchfall, Unruhe, Zahnweh, Kreuz- oder Gelenkschmerz kommen nur selten vor, ebenso Störungen der Herztätigkeit. Etwas Pyramidon, Umschläge auf den Kopf, Ruhe, blande Diät genügen zur Behandlung.

Bei empfindlichen Menschen entsteht während oder kurz nach schneller Injektion der angioneurotische Symptomenkomplex (Kopfröte, Zyanose, Ödem im Gesicht, evtl. Übelkeit, Erbrechen, erschwerte Atmung, Erstickungsgefühl), dessen Erscheinungen meist bald vorübergehen und durch eine 1‰ Adrenalininjektion oder (0,5—1 ccm) Kalziumzusatz zum Salvarsan (s. unten) meist verhütet werden können. Schlimmer ist der Eintritt von Hirndrucksymptomen erst 2—3 Tage nach der Injektion (Erbrechen, Bewußtseinsstörung, epileptiforme Krämpfe, Fieber); diese mit Hirnödem und kleinen Blutungen (Salvarsanpurpura) einhergehende **Encephalitis** ist nicht selten tödlich. Kopfschmerz, Schlafstörung, Empfindlichkeit gegen Geräusche, Schwindel sind als Vorboten, besonders nach der 2. (auch 3.) Injektion, beachtenswert. Zur Behandlung dienen subkutane Injektionen von 0,5—1,0 ccm Sol. suprarenin. (1 : 1000), die auch prophylaktisch wirken sollen, großer Aderlaß mit folgender Blutwaschung, etwa 300 ccm (s. dort), evtl. mehrmals, Natriumthiosulfat, Subokzipital- oder Lumbalpunktion, evtl. auch Trepanation zur Druckentlastung, Eisblase, Kampfer, Koffein.

Zusatz von 0,5—1 ccm 50% steriler Solut. Calc. chlorat. wird bei Empfindlichen zur Vermeidung von angioneurotischen u. a. Störungen empfohlen. Aus der die Lösung enthaltenden Flasche werden $^1/_2$—1 ccm in die Salvarsanlösung aufgesogen und dann die Mischung langsam injiziert, um das leicht auftretende Wärmegefühl zu vermeiden. Auch Afenil (Ca-haltig) und glukonsaures Kalzium sind als Lösungsmittel des Salvarsans zweckmäßig; ähnlich dürfte auch das salzhaltige (Kalz., Kal., Natr.) Normosal (Ampullen zur Bereitung von Salvarsanlösungen) wirken.

In der ersten Salvarsanära traten **Neurorezidive,** Lähmungen bes. der Hirnnerven (Akustikus, Fazialis, Optikus, Okulomot. usw.) im Anschluß an Injektionen öfters auf; sie beruhen auf syphilitischer Meningitis oder Neuritis und treten bei zweckmäßiger Kombination von Wismut (oder auch Hg) und Salvarsan und genügend starker Behandlung meist nicht auf, während zu schwache und reine Salvarsandarreichung sie begünstigt; auch bei Spätlues scheinen so „tardive Neurorezidive" (z. B. tabische Initialsymptome einige Monate nach einer Kur) geweckt werden zu können. Durch gründliche und starke kombinierte Kuren (Bi, Sa, Jod) werden sie wieder völlig geheilt oder doch weitgehend gebessert.

Über **Salvarsanexantheme** s. Arzneiausschläge. Die schwereren, unter dem Bilde universeller, manchmal nässender Erythrodermie auftretenden kommen öfters erst 8—10 Tage nach der Einspritzung und sind z. T. von Angina begleitet und recht hartnäckig; ob bei kombinierter Kur Bi, Hg oder Salvarsan für ihre Entstehung mehr verantwortlich ist, ist nicht immer sicher zu entscheiden. Bei ihrem allerersten Beginn ist sofort Natriumthiosulfat (0,3 steigend bis 1,5) täglich intravenös anzuwenden (s. bei Arzneiausschlägen); beim Auftreten von Furunkeln sogleich Staphylokokkenfrisch- oder Autovakzine (Pyodermie dieser Art trübt die Prognose). Die Überempfindlichkeit gegen Salvarsanmittel kann durch Hautproben festgestellt werden (s. Abb. 43).

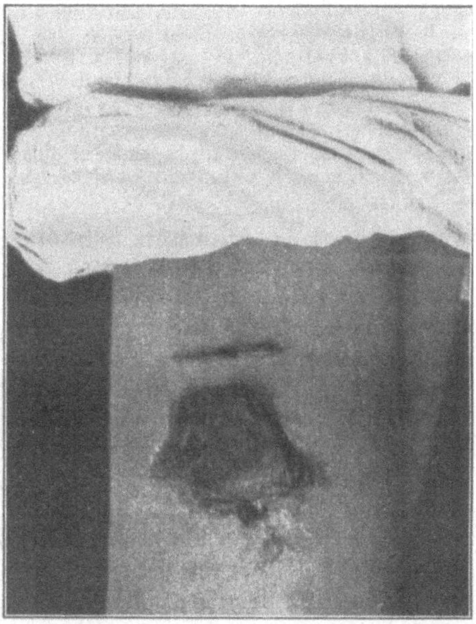

Abb. 43. Perkutane Salvarsanprobe bei einem nur gegen Neosalvarsan, nicht gegen Natriumsalvarsan empfindlichen Kranken (Erythrodermie nach Neosalvarsan vorausgegangen).

Zuweilen wird **Ikterus** während oder nach der Kur in Zeiten schlechter Ernährung öfters und stellenweise gehäuft beobachtet, meist erst 2—3 Monate nach Kurschluß. Mitunter verläuft er schwer, selten tödlich (akute gelbe Leberatrophie). Unterernährung scheint das Auftreten dieser Störungen (Exantheme, Ikterus) zu begünstigen. Zur Leberfunktionsprüfung bei Lues können 5 mg (d. h. 0,1 ccm einer 5% Lösung) Phenoltetrachlorphthalein pro Kilo Körpergewicht intravenös injiziert werden, wonach in der Norm die Ausscheidung nach 1 Stunde beendet sein soll. Tritt im Serum nach Zusatz von 1—2 Tropfen 3% Salzsäure (pro ccm) und Überschichtung mit 5% Natronlauge noch später ein rotvioletter Ring an der Berührungsstelle auf, so ist Retention infolge von Leberinsuffizienz anzunehmen. Häufig ist der Ikterus auch syphilitischer Natur und ein syphilitisches Monorezidiv (harter Leberrand, Rückgang auf Bi und einschleichende, dann aber stärkere Salvarsangaben [Wechsel des Präparats empfehlenswert]). Sonst ist Karlsbader Salz, blande Diät, Hitzeapplikation und reichliche Flüssigkeitszufuhr nützlich.

Nierenschädigungen durch Salvarsan kommen sehr selten vor; ja selbst kranke Nieren vertragen dies Mittel meist gut. Genaue Überwachung des Urins ist trotzdem stets erforderlich (Eiweißprobe mit Sulfosalizylsäure [20%], evtl. Sediment-, Wasserausscheidungs- und Konzentrationsversuch nach Volhard). Beeinträchtigungen des Augenlichts, die andere As-Präparate bewirken, sind extrem selten.

Eine sehr seltene Schädigung der blutbildenden Organe stellt die aplastische perniziöse Anämie, Aleukia arsenobenzolica, dar, die mit hämorrhagischer Diathese, ulzero-gangränösen Prozessen im Mund, Darm usw., Fieber und starker Leukopenie (Aleukia hämorrhagica) einherzugehen pflegt, aber auch ohne Blutungen verlaufen kann (vgl. Agranulocytose, Leukämie).

Alle, besonders aber die **schweren Schädigungen**, entstanden häufiger bei der Anwendung des Altsalvarsans und treten viel seltener nach Natrium-, Neo- und Myosalvarsan auf; letztere machen auch die leichteren Störungen (Kopfröte usw.) noch seltener als Salvarsannatrium. Dieser geringeren Toxizität geht aber auch die oben besprochene etwas schwächere Wirksamkeit parallel. Überdosierung durch zu große und zu schnell aufeinanderfolgende Gaben und Nichtbeachtung warnender Symptome tragen an dem Auftreten ernsterer Störungen häufig Schuld. Zeitweise Häufung von Nebenwirkungen, wie Ikterus, Erythrodermien, hat zu einer noch schärferen Kontrolle der einzelnen Herstellungsnummern Anlaß gegeben, die nebst Bezugquelle jedesmal notiert werden sollen, und diese recht selten gemacht.

Die genannten Störungen nötigen zum Aussetzen; sonst bestehen absolute **Kontraindikationen** gegen Natrium-, Neo- und Myosalvarsan kaum; auch bei Arteriosklerose, Alkoholismus, Diabetes, Leukämie, Herz-, Leber-, Nieren-, Augen- und Nervenleiden werden sie bei vorsichtiger Anwendung und Dosierung meist gut vertragen, zumal wenn bei Empfindlichen und schwerer Erkrankten die Einspritzung in tastender einschleichender Dosis recht langsam gemacht und bei etwaiger Störung sofort unterbrochen wird. Zu schnelle Injektion ist nicht selten schuld an Nebenwirkungen, die auch durch Wechsel des Präparats (Natrium- statt Neosalvarsan usw.) vermeidbar sind; Kalziumzusatz (s. oben) oder Adrenalin mildert oder behebt sie häufig. Empfindliche gewöhnen sich bei langsamer Steigerung der Dosis oft auch ganz gut an das Mittel; so sehen wir Urtikaria, leichte Erytheme, Kopfröte usw. bei nachfolgenden Injektionen manchmal allmählich geringer werden und ausbleiben. Größte Vorsicht ist bei Status thymo-lymphaticus, Morbus Basedowi oder Addisoni, schwerer Myo- oder Endokarditis erforderlich; akute fieberhafte Infektionen (Angina, Enteritis, Influenza) nötigen zur Unterbrechung der Kur, ebenso skarlatiniforme Exantheme und Ikterus, wenn nicht Lebersyphilis (auch Monorezidiv) vorliegt.

Wismutpräparate.

Das erst seit 1920 von Levaditi und Sazerac im Tierversuch erprobte Wismut hat sich als wirksames Heilmittel schnell durchgesetzt und das Quecksilber fast völlig verdrängt.

Die ungemein zahlreichen, von der chemischen Industrie auf den Markt gebrachten Mittel lassen sich in 6 Gruppen einteilen: 1. wasserlösliche und in solchen Lösungen angewandte Präparate (Nadisan, Bisan, Wismulex usw.), 2. wasserlösliche in Öl- oder Paraffinaufschwemmung (Trépol, andere Kal.-Natr.-Tartrate usw.), 3. wasserunlösliche, in gleicher Aufschwemmung angewandte (Bismogenol, Milanol, Mesurol, Quinby usw.), 4. solche mit feinst verteiltem metallischen oder kolloidalem Wismut, wie Néotrépol, Bi-Diasporal, Sorbismal usw.), 5. in Öl gelöste Bi-Verbindungen, wie Embial, 6. Mischpräparate von wasserlöslichen und unlöslichen Salzen, wie Spirobismol.

Mein erster Eindruck, daß die reine Wismutbehandlung die kombinierten Kuren nicht ersetzen könne und daß für die Wirkung dieses Metalls die intramuskuläre Depotbehandlung wesentlich sei, hat sich in der Folgezeit bestätigt. Die intravenöse Injektion gelöster und kolloidaler Bi-Präparate ist weder genügend wirksam, noch hinlänglich ungefährlich. Die Setzung intraglutäaler Depots in Form reizloser unlöslicher Salze verdient auch nach den Erfahrungen Kolles im Kaninchenexperiment den Vorzug und ist die Methode der Wahl geworden. Den Quecksilberinjektionen gegenüber bedeutet es einen großen Fortschritt, daß einige wirksame Bi-Mittel ohne Schmerzen und sonstige Störungen gleichzeitig mit starken Salvarsandosen zweimal wöchentlich in einer für den Arzt und Kranken bequemen Weise gegeben werden können.

An Stelle der französischen differenteren Präparate, wie Trépol (alkalisches Natrium-Kalzium-Wismuttartrat in 10% öliger Aufschwemmung), Quinby (Chinin-Jod-Bismutat), Neotrépol (met. Wismut in

Suspension) haben sich deutsche besser verträgliche Heilmittel bald eingebürgert.

Von den äußerst zahlreichen, inzwischen erprobten Präparaten hat sich Bismogenol (10% ölige Emulsion einer Oxybenzoesäure-Bismutylverbindung mit 6% met. Bi, d. h. 0,06 g in 1 ccm) am meisten bewährt, da es wirksam, schmerzlos und weitgehend frei von toxischen Nebenwirkungen ist. Neben ihm werden gebraucht Mesurol (basisches Bi-Salz des Dioxybenzoesäuremonomethyläthers in öliger Aufschwemmung mit 11% met. Bi, also 0,11 g in 1 ccm), Milanol (trichlorbutylmalon-

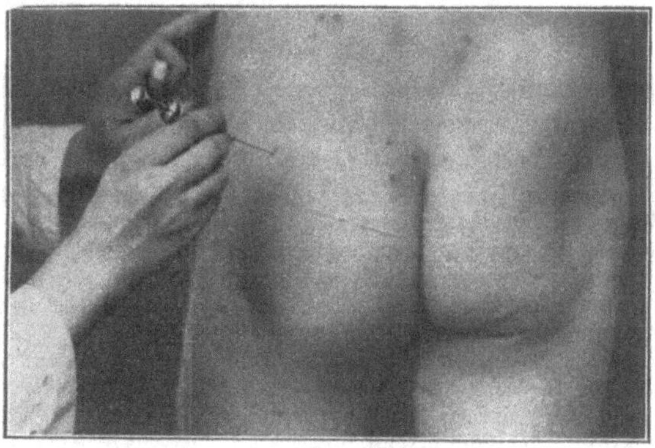

Abb. 44. Intramuskuläre (intraglutäale) Injektion in den oberen äußeren Quadranten der Gesäßmuskulatur (Bi, Hg usw.).

saures Wismut mit 10% Bi-Gehalt, also 0,1 g in 1 ccm), Embial (ölige Lösung einer organischen Bi-Verbindung mit 7% met. Bi, also 0,07 g in 1 ccm), Spirobismol, ölige Aufschwemmung einer wasserlöslichen Bi-Kal.-Natriumtartrat- und unlöslichen Bi-Chininjodverbindung (mit 0,035 met. Bi in 1 ccm). Andere Mittel wie Bisuspen (6% Bi), Sorbismal (10%), Bismuto-Yatren (3,6% Bi) werden von einigen Autoren empfohlen.

Die lange Remanenz, welche die unlöslichen Bi-Präparate bei intramuskulärer Einführung aufweisen, indem sie langsam resorbiert (Röntgenbild) und ausgeschieden werden, ist wohl für die Wismut- wie für die Quecksilberwirkung von gleicher wesentlicher Bedeutung. Ebenso wichtig ist aber auch die richtige Ausführung der intraglutäalen Einspritzung, um Schmerzen und schädliche Nebenwirkungen zu vermeiden (vgl. Abb. 44).

Technik der intraglutäalen Injektion. Zur Einspritzung von Bismogenol usw. dient eine 2 ccm-Rekordspritze, die, in einem Standglas mit sterilem Paraffin. liquid. stehend aufbewahrt, stets gebrauchsfertig ist, ferner 5—6 cm lange mittelstarke gut geschliffene Metallkanülen, die, in sterilem Paraffin. liquid. in durchlochtem Gestell hängend, ebenfalls immer bereit stehen. Nach gründlichstem Schütteln (zur Erzielung einer gleichmäßigen Emulsion) wird die Spritze mit 1—1,5 ccm Bismogenol gefüllt, und nachdem die Kanüle mit steriler (abgeflammter) Pinzette fest aufgesetzt wurde, in den oberen äußeren Quadranten der Gesäßgegend schnell durch die Haut (zur Vermeidung von Schmerz) und dann langsamer in die Muskulatur (zur Verhütung einer Gefäßverletzung) eingestochen; hierauf wird 2—3mal bei ruhiger Haltung der Spritze aspiriert (Lesser-Schäffersche Probe), um auszuschließen, daß ein Gefäß getroffen ist, und wenn dabei kein Blut in die Spritze tritt, nun langsam injiziert; dann wird die Kanüle schnell herausgenommen und nach etwaiger Blutstillung (Drucktupfer, Eisenchloridwatte) die Stelle mit Kollodium bedeckt. Die Einspritzung geschieht abwechselnd linker- und rechterseits an immer anderen durch sorgsame Palpation abgetasteten noch freien Stellen; sie kann im Stehen bei entspannter Muskulatur, bei ängstlichen Kranken und Kindern besser in Bauchlage gemacht werden. Entsteht einmal ein Infiltrat, soll man ihm bei weiteren Einspritzungen fernbleiben (sonst leicht Bluteintritt in die Spritze aus erweiterten Venen).

In seiner Wirkung auf die Spir. pall. wird das Wismut vom Salvarsan weit übertroffen, während Hg ihm unterlegen ist; man hat das Verhältnis der Wirkungsintensität auf 10 : 7 : 4 (Sa : Bi : Hg) geschätzt. Alle syphilitischen Erscheinungen werden schnell und kräftig beeinflußt, die serologischen und Liquorreaktionen ebenfalls, doch langsamer als durch Salvarsan. Zur Frühheilung und schnellsten Beseitigung der Ansteckungsgefährlichkeit ist Wismut allein nicht genügend, zur kombinierten Kur für diese Zwecke aber vorzüglich geeignet; dementsprechend macht es im Tierexperiment die frische Infektion latent (symptomlos), ohne die Sp. pall. sicher abzutöten. So ist es verständlich, daß Wismut als trefflicher Ersatz für Quecksilber dieses bei den kombinierten Kuren nahezu ganz verdrängt hat.

Zu einer vollen Kur gehören 12—15 (evtl. 20) Injektionen von 1,5 ccm Bismogenol (2 mal wöchentlich) oder 0,6—0,75 ccm Mesurol (ebenso). Für Säuglinge rechnet man 2—4 mg met. Bi pro Kilo (0,1—0,2 ccm Bismogenol bei 3 Kilo Körpergewicht).

Die Nebenwirkungen treten gegenüber dem Hg recht selten und geringfügig auf, zumal bei dem schmerzlosen Bismogenol.

Der Wismutsaum am Zahnfleisch, der auf einer Ablagerung von Bi-Sulfid, vor allem in den Gefäßendothelien, beruht, ist bei unserer Dosierung selten; kleinere und größere dunkelblaue Wismutflecke an Wangen-, Lippen-, Gaumen- oder Zungenschleimhaut (hier entsprechend den filiformen Papillen auch punktförmig) entstehen nur ganz ausnahmsweise, ebenso eine wirkliche Stomatitis und ulzeröse Gingivitis, der selten auch eine Pharyngitis zugesellt sein kann. Auch an der Harnblasen- und Darmschleimhaut können Wismutflecke vorkommen. Wichtiger sind Schädigungen der Niere, die sich durch auffallende Epitheliurie, aber auch Zylindrurie und Albuminurie verraten und gewöhnlich erst gegen Ende der Kur und bei stark Bi-haltigen Präparaten (z. B. Mesurol) leichter vorkommen. Bei geringeren Graden braucht die Kur nicht unterbrochen zu werden, da bei vorsichtiger Fortsetzung Gewöhnung eintritt; bei deutlicher Eiweißausscheidung ist Unterbrechung ratsam.

Allgemeine Störungen, wie Kopfschmerz, Abgeschlagenheit, Blässe, Appetitmangel, Gewichtsabnahme (verbunden mit Hämoglobinmangel, Eosinophilie und leichter Lymphozytose), sind recht selten, falls vorsichtig dosiert wird, ebenso Diarrhöen und sonstige Darmstörungen. Hauterscheinungen werden nur ausnahmsweise beobachtet, z. B. Urtikaria, Zoster, Purpura oder gar mehr oder weniger generalisierte Erythrodermien (follikulär oder skarlatiniform); meist sind sie auf vorher gegebenes Salvarsan zu beziehen.

Örtlich machen die Injektionen bei sachgemäßer Ausführung kaum Störungen (zumal von Bismogenol); bei Nichtbeachtung des Lesser-Schäfferschen Handgriffs kann Lungenembolie mit Fieber und Bronchitis auftreten („grippe bismutique"). Derbere Infiltrate sind bei guter Technik selten, ebenso arterielle Embolien, die mit starker Schwellung, Schmerzhaftigkeit und rotblauem streifigem Erythem (zosterähnlich) der Glutäalgegend einhergehen und zu Nekrose führen können.

Sorgsame Technik, Mundpflege, Urinuntersuchung und Aussetzen bei erheblichen Störungen genügt meist zur Behebung, sonst Natriumthiosulfat (s. bei Salvarsan), Diät; Behandlung der Stomatitis (s. bei Hg-Störungen).

Quecksilberpräparate. Das Quecksilber, welches jahrhundertelang das Hauptheilmittel der Syphilis war und neben Salvarsan zu kombinierten Kuren unentbehrlich blieb, ist durch das Wismut fast völlig verdrängt worden. Manche Ärzte sind ihm aber doch noch treu geblieben. Es kann perkutan als Einreibung, intraglutäal oder auch intravenös als Einspritzung und innerlich in Form von Pillen, Pulvern oder Lösungen angewandt werden. Andere Gebrauchsarten, wie die der Einatmung oder Bäder, sind als nicht genügend wirksam befunden worden.

Zur perkutanen Einverleibung dient die **Schmierkur** (Inunktionskur). Richtig ausgeführt, ist sie recht wirksam, schmerzlos und nicht sehr angreifend, aber schmutzig und unbequem.

Zur Einreibung wird eine $33^1/_3$% Quecksilbersalbe benutzt und als Ung. hydrarg. ciner. in Päckchen von 3—5 g (ranziges Fett soll angeblich die Wirkung steigern) oder Ung. hydr. cin. c. Resorbin. par. oder Ung. Köpp ($33^1/_3$% Hg) in Glastuben zu 30 g, mit Stricheinteilung zu je 1 g, verschrieben; wir bevorzugen letzteres als relativ sauber. Auch mit Vasenol, Vasogen (Ung. hydr. cin. c. Vasogen. par.) und Mitin bereitete Salbe ist brauchbar. Zu einer vollen Kur gehören 36—42 Einreibungen, die in 6—7 Folgen zu 6 Tagen (Turnus) gemacht werden; nur an jedem 7. Tage wird gebadet und die Salbe mit Seife und Wasser entfernt. Die beste Reihenfolge ist: 1. Tag l. Unterschenkel und Knie (bis Handbreit darüber), 3. Tag: l. Oberschenkel und Hüfte, 5. Tag: l. Arm, Schulter und linke Seite des Oberkörpers, 2., 4. und 6. Tag die gleichen Bezirke rechterseits. Auf diese Weise bleibt der Oberkörper lange rein und der Kranke ist am Waschen nicht so behindert. Die Einreibung geschieht abends, damit viel eingeatmet wird, soll 15—20′ dauern und ohne starken Druck gründlich (in der Richtung nach dem Herzen kräftiger) ausgeführt werden. Um das Eindringen zu erleichtern, ist zweckmäßig noch etwas Fett (Byrolin, Eucerin, frisches Schweinefett) an die Hand zu nehmen und nachzureiben. Empfehlenswert ist es, die Kur durch einen geübten Heilgehilfen machen zu lassen, doch können gewissenhafte Kranke sie recht gut selbst ausführen. Während eines Turnus wird die wollene oder Flanellunterwäsche nicht gewechselt, auch evtl. nachts anbehalten, um die Bettwäsche nicht zu beschmutzen. Auch farblose Kalomelsalbe (Calomel. Ebaga, Ung. Calomelan. Heyden [5—6 g]) wird empfohlen und soll genügend wirken; mitunter wird man sie anwenden können. Achselhöhlen und Geschlechtsteile werden nicht mit eingerieben, da sie sich leicht entzünden. Nach jeder Einreibung wird mit Talkum gepudert. Goldsachen sind abzulegen, da sie blind (amalgamiert) werden (vgl. Merkblatt im Anhang). Auch bei Säuglingen und Kleinkindern sind Inunktionen bewährt und wirksam.

Kontraindiziert sind Schmierkuren bei großer Reizbarkeit der Haut, bei Ekzemen, starker Ichthyosis, großer Neigung zu Stomatitis.

Zur subkutanen Anwendung dienen **Injektionen** löslicher und unlöslicher Hg-Präparate; erstere können auch intravenös, letztere nur intraglutäal gegeben werden; sie sind die gebräuchlichsten, aber durch die Wismuttherapie überholt.

Die löslichen Salze wirken schnell, aber weniger nachhaltig, da sie bald ausgeschieden werden. Bewährte Mittel sind vor allem Sublimat, Hydrarg. oxycyanat. oder succinimidat. Man verwendet Sublimat in Form der Kochsalzlösung (Hydrarg. bichlor. corros. 0,3, Natr. chlorat. 1,0, Aqu. dest. ad 30,0), von der Erwachsene alle 2 Tage 2 ccm, Neugeborene oder kleine Kinder wöchentlich $^2/_{10}$ ccm erhalten; zu einer vollen Kur gehören 18—20 Injektionen beim Erwachsenen, 8—12 beim Kinde. Hydrarg. oxycyanat. wird ebenfalls in 1% Lösung (Hydrarg. oxycyan., Novocain. nitr. aa 0,3, Aqu. dest. ad 30,0) oder als

Injectio Dr. Hirsch (mit 0,4% Acoin) bei Erwachsenen in gleicher Dosis wie Sublimat gebraucht; es schmerzt weniger. Auch Hydrarg. succinimidat. (Hg. succ., Cocain. mur. oder Novocain. aa 0,3, Aqu. dest. ad 30,0) kann ebenso wie Sublimat verwandt werden. Von den organischen Hg-Verbindungen bieten Asurol und Embarin keine besonderen Vorteile, machen aber mitunter Nebenerscheinungen. **Novasurol** (etwa 34% Hg) ist ein brauchbares, zur intraglutäalen und intravenösen Behandlung geeignetes Mittel, das besonders zur einzeitigen Mischspritzen-Therapie benutzt wurde (Amp. zu 2 ccm vorrätig). Dasselbe gilt für Cyarsal (46% Hg) und andere Mittel, von denen zuerst 1, dann aber 2 ccm alle 2—3 Tage gegeben wurden.

Gebräuchlicher zur intramuskulären Behandlung waren die unlöslichen Quecksilbermittel, von denen Hg. salicyl., Kalomel und Ol. ciner. (Merzinol) die wirksamsten, aber leider nicht schmerzlos sind.

Hydrarg. salicyl. wird in 10% Emulsion (Hg. salicyl. 3,0, Ol. amygd. dulc. pur. steril. ad 30,0 oder als Vasenol. c. hydr. salicyl. 10% [Köpp]) sehr viel verwandt, indem man 2 mal wöchentlich 0,8 ccm oder jeden 4.—5. Tag 1 ccm einspritzt. Es wirkt schnell, doch nicht so nachhaltig wie die Schmierkur und ist ziemlich schmerzhaft. Zusatz von 5% Zykloform lindert die Schmerzen nicht wesentlich. Kalomel kann in gleicher Weise zubereitet (Calomel v. p. 3,0, Ol. amygdal. dulc. pur. steril. ad 30,0 oder als 10% Köppsches Vasenol) 2 mal wöchentlich 0,5 ccm gegeben werden. Oder es wird ebenso wie das Ol. cinereum in 40% Emulsion wöchentlich zweimal (5 Teilstriche der Zielerschen Spritze) angewandt (Ol. calomelan. Zieler). Das 40% **graue Öl** war als Merzinol viel im Gebrauch (wöchentl. 1 mal 5—7 Teilstr. der Zielerschen Spritze, also 1 Teilstrich pro Tag — nicht mehr! —). Zu einer vollen Kur gehören 12—16 Hg. salicyl.- (je 0,8 ccm), 10—12 Kalomelspritzen je 0,5 ccm), oder von dem 40% Merzinol etwa 8—10 Spritzen zu 5 bis höchstens 7 Teilstrichen (1 Teilstr. = 0,01 Hg); größere und zahlreichere Dosen von Ol. ciner. bzw. Merzinol sind **gefährlich** und haben besonders bei Frauen viel Schaden angerichtet, auch tödliche Hg-Intoxikationen nicht ganz selten verursacht.

Von großer Bedeutung ist die richtige Ausführung der Injektionen, weil dadurch Schmerzen und schädliche Folgen weitgehend vermieden werden. Man benutzt dafür Rekordspritzen zu 1—2 ccm und 5—6 cm lange gut geschliffene Kanülen, die in Alcoh. absol. oder für die unlöslichen Präparate in Paraffin. liquid. aufbewahrt werden; für die 40% Emulsionen (Ol. ciner. und Ol. calomelan.) ist eine besondere Spritze, die **Zielersche Rekordspritze** (am besten mit Reinnickelkanülen) erforderlich; sie allein gestattet genügend genaue Abmessung (1 Teilstrich = 0,01 Hg bzw. Kalomel), auch sie wird nebst Kanülen in Paraffin. liqu. aufbewahrt; zum Füllen dient ein kurzes Ansatzstück. Die unlöslichen Präparate sind stets gut zu schütteln; runde, eckenlose Flaschen (z. B. die Köppschen) erleichtern die gleichmäßige Mischung. Merzinol und Ol. calomelan. müssen in warmem Wasser (nicht über 50°) erwärmt und dann sehr gut geschüttelt werden. Die Injektionen werden in die oberen äußeren Quadranten der Glutäen gemacht; die äußeren

Partien (3—5 Finger unter der Crista ilei und etwas tiefer) sind die besten, weil sie weniger Gefäße enthalten und relativ schmerzfrei bleiben. Bezgl. der Technik s. bei Wismut. Treten schmerzhafte Knoten (Infiltrate) auf, lindern Umschläge und Sitzbäder die Schmerzen; bei 40% Präparaten ist beim Auftreten solcher Infiltrate eine andere Art der Kur anzuraten, da sonst unregelmäßige Resorption zu **Vergiftungen** (auch schweren und lebensgefährlichen) Anlaß geben kann.

Die inneren Quecksilbermittel sind nicht empfehlenswert, da sie weniger kräftig wirken als die Inunktionskur oder die Injektionen. Nur wenn diese Kuren nicht vertragen werden (Hg-Exantheme, zu große Schmerzen) oder aus äußeren Gründen (Geheimhaltung) unmöglich sind, soll man sie anwenden. Am bewährtesten sind Hydrarg. oxydulat. tannic.-Pillen (Hg. oxydul. tann. 3,0, Extr. op. 0,3—0,6, Extr. et Succ. Liquir. q. s. ut fiant pilul. Nr. 60. DS.: 3mal tägl. 1—2 Pillen), wovon täglich 6 Pillen zu geben sind (6—8 Wochen lang). Auch Mergal (cholsaures Hg), 3mal 2 Kapseln, ist empfehlenswert; ferner werden Merlusan und Merjodin (Sozojodol-Hg-Tabletten), 3mal 1—2 Tabletten, angeraten. Alle diese Mittel sind nach den Mahlzeiten zu nehmen. Über Gelokal (Geloduratkapseln mit Hydrarg. bijod. + Jk.) vgl. bei Jodpräparaten. Größere Bedeutung hat die innere Darreichung bei der kongenitalen Syphilis, bei der Kalomel oder Protojoduret. hydrarg. bzw. Hydrarg. jodat. flav. (Calomel oder Hydrarg. jodat. flav. 0,01, Sach. lact. 0,3. Da tal. dos. Nr. XXX, 2mal täglich 1/2 Pulver im 1., 3—4mal täglich 1/2 Pulver im 2.—3. Lebensjahr) sehr beliebt waren und zweifellos ganz gut wirken, jetzt aber durch Spirozid überholt sind.

Die **verschiedenen Quecksilberkuren** sind **nicht gleichwertig.** In richtiger Weise ausgeführt, ist die **Schmierkur** (36—48 Einreibungen) eine ausgezeichnete und sehr wirksame Behandlungsmethode, die neben Salvarsan auch heute noch gelegentlich angewandt wird; freilich ist sie unbequem und unsauber; Hautreizung kann gewöhnlich durch Puderung verhütet und beseitigt werden. Hydrarg. salicyl., graues Öl und Kalomel sind durch die Wismutmittel entbehrlich geworden.

Hydrarg. salicyl. wirkt schnell und gut, aber nicht so nachhaltig wie die Schmierkur; seine Schmerzhaftigkeit ist recht unangenehm. Bequemer waren die Injektionen von grauem Öl (Merzinol), das weniger schmerzt, langsamer wirkt, aber wegen der nicht berechenbaren Resorption auch gefährlich ist, so daß nur 5—7 Teilstriche (0,05—0,07 Hg) wöchentlich, also nicht mehr als ein Teilstrich pro Tag, gegeben werden dürfen (s. oben). Wegen ihrer kräftigen Wirkung auf manche schwere Erscheinungen (maligne Lues, Glossitis sclerosa, gummöse Orchitis, Iritis usw.) waren vor Einführung des Salvarsans und Wismuts **Kalomelinjektionen** oft unentbehrlich; sie wirken zweifellos von allen Hg-Mitteln am kräftigsten und nachhaltigsten, schmerzen aber und machen zuweilen schwere Intoxikation (Enteritis, Stomatitis usw.).

Die **Nebenwirkungen des Quecksilbers** bedürfen genauester Kenntnis und Beachtung. Sie betreffen Mund- und Rachenschleimhaut (Stomatitis, Angina), Haut (Dermatitis), Darm (Enteritis) und Nieren (Albuminurie, Nephrose). Zu ihrer **Verhütung** ist gute Mundpflege (3 mal Zähneputzen mit weicher Zahnbürste und Pebeko-, Biox- oder Hydrozonpaste, stündliches Gurgeln mit H_2O_2, Pergenolmundpastillen), Pudern der Haut bei geringster Reizung, Vermeidung scharf gewürzter, schwerer und darmreizender Kost und Überwachung des Urins (wöchentlich wenigstens 1—2 mal auf Albumen prüfen) notwendig. Bei allen erheblichen Störungen ist die Hg-Kur zu unterbrechen, bis die Schädigung ganz oder ziemlich beseitigt ist.

Die Stomatitis äußert sich in Speichelfluß, Schwellung des Zahnfleisches und der Mundschleimhaut, grauen Belägen, Erosionen und Ulzerationen mit starkem Fötor; bei Vernachlässigung auch tiefere Nekrosen und nekrotische Angina. Die Zähne werden am besten vor der Kur in Ordnung gebracht. Künstliche Gebisse gut reinigen. Oft ($^1/_2$ bis 1 stündl.) Gurgeln und Umspülen zwischen den Zähnen mit Sol. hydrogen. peroxyd. (2 Teelöffel und einige Tropfen Spir. menth. pip. auf 1 Glas Wasser), Kal. chloric. (1 Teelöffel auf 1 Glas Wasser), Pergenolmundwassertabletten (2 auf 1 Glas Wasser), Liqu. Alum. acet., Spir. Colon. aa 100,0 (1 Eßlöffel auf 1 Glas Wasser) oder Trypaflavin ($^1/_4$ ‰). Daneben Pinseln des Zahnfleisches mit offizin. H_2O_2-Lösung, Tct. myrrh., Tct. Ratanh. aa 15,0 oder noch besser mit Zusatz von 10—20% Tct. jodi (Tct. jodi 6,0, Tct. ratanh. ad 30,0) oder Solut. acid. chromic. 1,5 bis 2,5/50,0 (Gift, nichts verschlucken!) 1—2 mal täglich. Ulzerationen werden mit 5—10% Arg. nitr.-Lösung oder 5% Kollargol betupft und mit Jodoform- oder Isoformbrei (angerührt mit 3% Borwasser) bestrichen (nichts verschlucken!); auch Einlegen 10% Jodoformgaze oder von Trypaflavingaze ist gut. Gegen Schmerzen sind Anästhesinbonbons Salbeitee und Dysphagin-Tabletten (Tutokain, Anästhesin, Menthol enthaltend) und evtl. Novokainpinselung nützlich.

Wegen Dermatitis s. bei Arzneiausschlägen. Außer Talkumpuderung sind Borzinköl, Zinkschüttelmischung mit 2% Bor- oder Salizylsäure, 5—10% Tumenolammon. am meisten empfehlenswert, Bäder wirken reizend. Bei hartnäckigen Dermatitiden (stark schuppend und zum Teil nässend — Hg + Salvarsan! —) ist Röntgenbestrahlung (3 mal 3 x) nützlich; ferner Natriumthiosulfat (s. bei Salv.).

Bei Darmstörungen (Dickdarmschmerz [Kolik], Diarrhöe, blutiger oder schleimiger Enteritis) blande Diät, Schleimsuppen, Pfefferminztee, Opium in kleinen Dosen und Tannalbin, Tannismut (3 mal 1 Messerspitze oder 1 Tablette, evtl. mehr) oder Tierkohle (3 mal täglich 2 Eucarbontabl.); evtl. auch warmer Einlauf von 100—200 ccm $^1/_2$% warmer Tanninlösung in den Mastdarm. Koliken nach Hg-Injektionen können durch einige Tropfen Tct. opii oder Pantopon manchmal verhütet werden.

Bei Albuminurie und Zylindrurie Diät (Milch), Ruhe. Stets vor der Kur den Urin genau prüfen, um syphilitische Nephritis bzw. Nephrose (viel Eiweiß — manchmal mehrere Prozent! —) zu erkennen. Bei chronischer Albuminurie oder Nephritis aus anderer Ursache wird vorsichtige Schmierkur ($2^1/_2$—3 g) oft auch gut vertragen; unlösliche Salze sind wegen Intoxikationsgefahr zu widerraten. Am meisten empfiehlt sich zunächst reine Salvarsan- oder Neosilbersalvarsanbehandlung (vgl. syphilit. Nierenerkrankung).

Jodpräparate. Jod hat, wie bereits erwähnt, nur eine symptomatische Wirkung, die besonders gut bei tertiärer Syphilis, aber auch bei manchen sekundären Erscheinungen, wie Cephalaea, Periostitis, arthralgischen und neuralgischen Beschwerden, frühulzerösen und Gefäßerkrankungen hervortritt.

Die **gebräuchlichsten Mittel** sind das Jodkali, Jodnatrium, Sajodin, Alival, Jodglidine, Mirion und andere.

Jodkali und Jodnatrium werden als Sol. Kal. (Natr.) jodat. 20/200,0 verschrieben und davon 3mal täglich 1—2 Teelöffel (5—10 ccm = $^1/_2$—1 g) verordnet; bei hartnäckigen Erscheinungen steigt man auf die doppelte Menge (6 g pro die) und evtl. mehr, besonders wenn Bi, Hg oder Salvarsan nicht angewandt werden können. Jodkali wirkt stärker als Jodnatrium. Sehr empfehlenswert ist die Darreichung in Geloduratkapseln, die sich erst im Darm lösen und auch von Empfindlichen gut vertragen werden, besonders wenn etwas Antipyrin zugesetzt wird (Kal. [Natr.] jodat 0,5, Antipyrin 0,15, da tal. dos. XXX in caps. gelodurat., 3mal tägl. 1 bis 2 Kapseln). Zwei als Gelokal 0,2 bzw. 0,5 benannte Präparate (Gelod.-Kapseln mit Kal. jodat. 0,2 + Hg bijodat. 0,002 bzw. Kal. jodat. 0,5 + Hg bij. 0,005) sind als internes Antisyphilitikum bei älterer Lues zuweilen recht brauchbar. Jodsalze sind stets nach den Mahlzeiten in Milch oder Hafer- oder Reisschleim zu nehmen. Sehr gut vertragen wird auch das kräftig wirkende Sajodin (monojodbehensaures Kalzium), das in Glasröhren mit 20 Tabletten zu 0,5 käuflich ist; davon 3mal täglich 1—2—4 Tabletten nach dem Essen (Tabletten etwas zerkleinern). Milder ist Jodglidine (jodiertes Pflanzeneiweiß [20 Tabletten zu 0,05 Jod] in einem Glas); 6—12 Tabletten täglich können genommen werden. Einspritzungen von Jodipin (25%) ins subkutane Gewebe der Glutäen zu 5—10 ccm sind meist entbehrlich; sie wirken langsam und milde.

Alival (63% Jodgehalt) wird in Tabletten zu 0,3 (Orig.-Präp. 3mal tägl. 1—2 Tabl. und intraglutäal (auch intravenös) verabreicht (5 bzw. 10 Amp. zu 1 ccm); es soll in letzterer Form kräftig wirken. Dem Mirion, das nicht viel Jod in ein Kolloid eingeschlossen enthalten soll, kommt nicht die ihm zugeschriebene starke Wirkung zu; eine „Mirionkur" wird mit etwa 20 intraglutäalen Injektionen von 5 ccm Mirion durchgeführt.

Die Nebenwirkungen sind beim Jodkali entsprechend seiner größeren Heilkraft am stärksten, beim Jodnatrium, Sajodin und den anderen Präparaten geringer; sie bestehen in Schnupfen, Kopfschmerz, Konjunktivitis, Lid- und evtl. Gesichtsschwellung, Magendarmstörungen und Exanthemen (s. Arzneiausschläge), seltener Drüsenschwellung, Abmagerung und Schwäche. Antipyrin und Pyramidon, die der Lösung zugesetzt werden können, lindern sie, ebenso auch Einnahme nach den Mahlzeiten und Einhüllung in Milch, Haferschleim, Geloduratkapseln. Neben Joddarreichung ist Kalomelpuder (oder Hg-Salbe) am Auge (auch Genitalien) zu vermeiden, ebenso Hydr. oxycyan.-Spülungen usw.; Kalomelinjektionen werden daneben aber meist gut vertragen.

Andere Heilmittel, wie Antimon, Kadmium, Gold-, Chrom-, Tellur-, Vanadiumpräparate, kommen trotz vieler Tierversuche für die menschliche Syphilistherapie bisher nicht in Betracht. Auch die Versuche mit Vakzine (Spirochätenaufschwemmung) oder Serumbehandlung haben zu keinem brauchbaren Ergebnis geführt.

Ein altes mitunter brauchbares unspezifisches Mittel ist das **Zittmannsche Dekokt,** das als Dec. Zittm. fortius und mitius hauptsächlich Sarsaparilla (ersteres auch Spuren von Hg) enthält. Man gibt 250—300 ccm recht warm morgens zu trinken und läßt 1—2 Stunden schwitzen; nachmittags kann dann ebensoviel kalt getrunken werden. Ratsam sind solche Kuren bei gegen die Chemotherapie mehr oder weniger resistenten Fällen, besonders älterer Lues da, wo man Malaria nicht anwenden will. Die Bi-Salvarsanwirkung wird gefördert, wenn man einen Tag vor den Einspritzungen Zittm.-Dekokt trinken und schwitzen läßt (ebenso auch die Hg-Wirkung); gewöhnlich genügt das schwächere Dekokt.

Kombinierte Kuren. Salvarsanwismut- (bzw. Hg-), **Jodquecksilberkur.** Die Kombination von Jod und Quecksilber wurde als besonders wirksam angesehen und bei Früh- und Spätsyphilis viel verwandt; sie besteht darin, daß neben einer kräftigen Schmier- oder Injektionskur wochenlang Jod (JK, JNa oder Sajodin) gegeben wird. Vor Entdeckung des Salvarsans wurde die frische Syphilis in den ersten drei Jahren mit sechs solchen Kuren chronisch intermittierend behandelt (im ersten Jahr drei, im zweiten zwei, im dritten eine Kur); die Erfolge waren nicht zufriedenstellend, denn infektiöse Frührezidive traten häufig ein und es gelang nur in einem Teil der Fälle, die Krankheit auszuheilen und Spätfolgen zu verhüten. Dann wurde diese Behandlung durch die in Bonn zuerst eingeführten kombinierten Hg-Salvarsankuren, bei denen beide Heilmittel gleichzeitig verabfolgt werden, ersetzt; diese sind weit wirksamer, indem eine oder zwei Kuren die Frühheilung primärer Syphilis erreichen und drei und mehr Kuren auch sekundäre Lues noch oft ausheilen. An ihre Stelle ist nun die leichter durchführbare kombinierte Salvarsanwismutbehandlung in Form des Bonner maximalen Kursystems getreten.

Die hierfür erprobte Salvarsanwismutkur wird in einfacher Weise so durchgeführt, daß beide Mittel in möglichst großer Dosis am gleichen Tage gegeben werden, und zwar Neo- oder Natriumsalvarsan intravenös, Bismogenol intraglutäal. Neben der Größe der Einzeldosis, die für den Erwachsenen 0,45—0,6 Neo- bzw. Natriumsalvarsan (bei einem Körpergewicht von 60 kg also 0,01 g pro Kilogramm) beträgt, kommt es auf eine hohe Gesamtdose (5,5—6,0—6,5 g) und kurze Intervalle zwischen den einzelnen Gaben an (3 bzw. 4 Tage, also 2 mal pro Woche). Bei Frauen ist eine Wochendosis von 2 mal 0,45 = 0,9 g, bei Männern eine solche von 2 mal 0,6 = 1,2 g gewöhnlich ausreichend und wird meist gut vertragen; in resistenten Fällen kann sie auf 2 mal 0,5—0,52 oder auch 0,6 bei Frauen und bei Männern evtl. auf 2 mal 0,75 g erhöht werden, doch ist dazu nur selten Anlaß. Als Kombinationsmittel ist das gut verträgliche Bismogenol in der Dosis von 2 mal wöchentlich 1,5 ccm fast stets ausreichend. Eine starke kombinierte Kur umfaßt je 10—12 gleichzeitig 2 mal in der Woche, z. B. Mo. und Do., verabfolgte Sa- und Bi-Injektionen, also einen Zeitraum von 5—6 Wochen. Die erste Einspritzung soll stets etwas schwächer sein (0,3—0,45 Neo- oder Natriumsalvarsan, 0,75—1,0 ccm Bismogenol); wo man eine zu starke Reaktion befürchtet, z. B. bei Hirnlues, gibt man neben Jod zuerst 1—2 mal nur Wismut, dann beide Mittel zugleich. Kurze Pausen von 5—6 Wochen zwischen den einzelnen starken kombinierten Kuren sind für den Heilerfolg wesentlich. Mit den genannten gut verträglichen Mitteln kommt man fast stets aus; selten sind andre erforderlich, die bei den Sa- und Bi-Präparaten genannt wurden. Während so kräftiger kombinierter Kuren sind Allgemeinbefinden, Körpergewicht, Urin, Haut, Herz, Magen, Darm, Mund und Rachen besonders sorgsam zu überwachen. Treten Störungen, z. B. Ikterus, Albuminurie oder ein Exanthem, auf, ist die Kur sofort zu unterbrechen, bei leichteren Nebenwirkungen die Dosis herabzusetzen.

An Stelle des Bismogenols wurde früher neben Salvarsan Quecksilber viel angewandt. und zwar entweder eine starke Schmierkur von 36—42 Einreibungen (zu 3—5 g Ung. Köpp) oder eine Injektionskur (12 Injektionen zu 0,8 ccm Hg. salicyl. [10%] oder 5 Teilstr. 40% Kalomelan, beide 2 mal wöchentlich oder 6 Injektionen von 5—7 Teilstr. Merzinol 1 mal wöchentlich; letztere beide mit der Zielerschen Spritze). Hierbei waren Nebenwirkungen und Störungen indessen viel häufiger als bei der Bi-Salvarsankur.

Die **einzeitige Salvarsan-Quecksilberbehandlung** (Linser), die bequem und ohne Schmerzen durchführbar ist und eine unauffällige Behandlung gestattet, wurde eine Zeitlang viel angewandt.

Zuerst wurde für diese Mischspritzenbehandlung 1% Sublimatlösung, dann Novasurol und Cyarsal empfohlen, die in die mit Neosalvarsanlösung nicht ganz gefüllte Spritze aufgesaugt wurden, wobei (erst 1 ccm, später 2 ccm) eine Verfärbung und Fällung der Lösung eintrat. Diese Mischspritzen hatten aber, abgesehen von Nebenerscheinungen (Fieber, Kopfschmerz, Darmbeschwerden, Albuminurie usw.) eine nicht ausreichende Dauerwirkung, indem serologische und klinische Rezidive häufiger und frühzeitiger auftraten; sie sind deshalb von den meisten Autoren aufgegeben worden. Auch die einzeitige Bi-Salvarsantherapie in Form der Mischspritze hat sich nicht bewährt.

Gang der Behandlung in den verschiedenen Stadien.

Trotz ihrer ausgesprochenen Chronizität ist die Syphilis dank den Fortschritten der letzten Jahrzehnte eine **heilbare Krankheit** geworden, wenn die **große Frühheilungschance des Salvarsans** (im Verein mit Wismut) richtig ausgenutzt wird. Deshalb ist bei **primärer Syphilis** die **Behandlung sofort zu beginnen,** doch erst dann, wenn die **Diagnose** durch den gesicherten Spirochätennachweis bei Berücksichtigung des klinischen und serologischen Befundes **einwandfrei** festgestellt worden ist. **Je früher die Kur** einsetzt, **um so sicherer** gelingt die **Frühheilung.** Versäumnis der Frühdiagnose erschwert oder verhindert sie und begünstigt die weitere Ausbreitung der Syphilis, ist somit ein **grober,** nicht oder schwer wieder gut zu machender **Fehler,** für den der Arzt verantwortlich gemacht werden kann. **Konsultation eines erfahrenen,** Spirochäten- und serologische Untersuchung beherrschenden **Spezialisten** ist gerade **zu Beginn** einer so wichtigen Krankheit **dringend anzuraten,** nicht erst dann, wenn örtliche oder allgemeine Behandlung das Bild verwischt hat und ein sicheres Urteil erschwert oder gar unmöglich macht.

Eine Ausnahme von der Regel, daß ohne sichere Diagnose eine Salvarsankur nicht begonnen werden darf, sollte nur ganz selten und nicht ohne gewichtigen Grund gemacht werden.

Bei Ehefrauen und Partnerinnen, die durch den frisch infizierten Mann infolge Verkehrs, insbesondere mehrfachen, bei bereits bestehendem Schanker oder Papeln mit größter Wahrscheinlichkeit angesteckt worden sind, wird man mit Rücksicht darauf, daß bei ihnen ein deutlicher Primäraffekt nicht selten ausbleibt, eine Kur auch ohne sichere Zeichen machen dürfen, dann aber in der unten angegebenen Stärke, um Frühheilung auch sicher zu erreichen. Durch genaueste mehrfache Untersuchung auch des Cervixabstrichs auf Sp. p. kann aber die einwandfreie Frühdiagnose oft rechtzeitig gestellt werden. Hat ein Arzt eine spezifische Kur bei zweifelhafter Syphilis begonnen und dadurch die Frühdiagnose durch Nachweis der Sp. p. unmöglich gemacht, wird meist nichts übrigbleiben, als diese fortzusetzen und in genügender Stärke zu vollenden.

Je länger die Spirochäten im Körper verweilen, um so schwieriger ist ihre völlige Vernichtung; daher ist mit zunehmendem Alter der Infektion eine verstärkte und verlängerte Behandlung erforderlich. Die reine Salvarsantherapie ist selbst mit Altsalvarsan, dem heilkräftigsten Mittel, nicht sicher genug und läßt eher Neurorezidive aufkommen. Daher ist die **maximale Frühbehandlung** mit kombinierten Salvarsan-Wismutkuren vorzuziehen, deren Stärke und schnelle Aufeinanderfolge wesentlich und dem jeweiligen Stadium der Lues anzupassen ist. **Nicht nur primäre, sondern auch sekundäre Syphilis ist alsdann früh heilbar.** Die Krankheitskurve in Abb. 29 gibt von dem Bonner maximalen Kursystem eine übersichtliche Darstellung.

Bei **Lues I seronegativa**, d. h. einer so frischen Erkrankung, daß die serologischen Reaktionen bei den ersten 3 Injektionen (und später) stets glatt negativ ausfallen, ist **eine** maximale Salvarsan-Bi-Kur (10—12 Natrium- oder Neosalv.-Injektionen mit ebenso vielen Bismogenolspritzen in oben angegebener Dosierung wohl so gut wie stets ausreichend; nur selten wird man bei länger zurückliegender Infektionsmöglichkeit zur Sicherheit eine zweite Kur folgen lassen, ein Vorgehen, das manche Ärzte in allen frischen Fällen bevorzugen.

Bei **Lues I seropositiva** genügt **eine** solche maximale Kur öfters nicht; daher ist, auch wenn die serologischen Reaktionen nur kurze Zeit oder nur vorübergehend in Gestalt der positiven Schwankung positiv ausfielen, nach 5—6 Wochen eine **zweite** möglichst ebenso starke Kur anzuschließen, wie sie auch in Fällen von auffallend lange bestehender seronegativer Lues I (mit verzögerter WaR.) gebräuchlich ist.

Bei Frauen ist 0,45—0,52, bei Männern 0,6 die ratsame Dose, als erste ist 0,3, bei Männern 0,45 anzuwenden; Intervall nicht mehr als 3—4 Tage, also 2mal wöchentliche Einspritzung. Als Gesamtdosis für eine starke Kur gilt für Männer 6,0—6,5 g, für Frauen 5,5—6,0 g Natrium- oder Neosalvarsan. Auch bei ganz frischer Infektion (kurz bestehendem Primäraffekt, geringen Drüsen, WaR. —) ist **eine starke Kur zur sicheren Erzielung der Frühheilung** stets vorzuziehen. Ob bei wenige Tage alter Infektion (Gefährdung durch den Ehemann, mögliche Infektion durch Verkehr mit Syphilitikern oder berufliche Verletzung an solchen) eine 3—5malige Injektion von 0,6 Natr.- oder Neosalvarsan ausreicht, ist noch nicht genügend sicher bekannt; auch eine starke Spirozidkur, wie sie in solchen Fällen, zumal bei unorientierten Frauen, empfohlen wird (4mal tägl. 1 Tablette zu 0,25 g mehrere Wochen lang), ist wohl nicht verläßlich genug. Die Exzision des Primäraffekts ist bei günstigem Sitz ratsam, doch nicht notwendig; 20% Kalomelsalbe oder Hg-Pflastermull sind aber zur völligen Rückbildung der Sklerose und Drüsen stets lokal anzuwenden, anfangs bei offenem Schanker dafür Kalomelpuder.

Reine Behandlung mit Silber-, Neosilber- oder dem wirksameren Altsalvarsan ist nicht empfehlenswert, vielmehr ist stets die kombinierte Bi-Salvarsankur vorzuziehen.

Frische sekundäre Syphilis wird mit wenigstens **drei** durch 5—6wöchige Pausen getrennten starken kombinierten **Kuren** behandelt; hierzu sind je 10—12 Natrium- oder Neosalvarsaninjektionen mit starker gleichzeitiger Bismogenolkur erforderlich, wobei die zweite Pause auch 6 bis höchstens 8 Wochen lang sein kann.

Die **beiden ersten starken kombinierten Salvarsanwismutkuren** sind für die Frühbehandlung und Bekämpfung der Syphilis als Volkskrankheit von entscheidender Bedeutung; denn sie **nützen in jedem Fall die Frühheilungschance,** die auch für frische sekundäre Syphilis, wenn auch in geringerem Grade besteht, **möglichst vollkommen aus, verhindern** weitgehend **Rezidive** und setzen die **Ansteckungsgefährlichkeit** schnell und sehr wirksam **herab,** auch da, wo für den vollen Heilerfolg eine dritte Kur notwendig ist **(Zwei- und Dreikurensystem).** Einzelne erfahrene Fachärzte begnügen sich daher mit zwei

Kuren und nehmen die seltenen Ausnahmen in Kauf, indem sie sich auf Nachbeobachtung und Kontrolle von Blut und Liquor beschränken.

Bei **älterer sekundärer Lues** wird nach 2—4 Monaten, besonders wenn während der zweiten oder dritten Kur die Seroreaktionen noch vorübergehend positiv waren, eine **vierte Kur** angefügt. Für latente Lues II gelten dieselben Regeln. In besonders hartnäckigen Fällen ist evtl. noch eine **fünfte Kur** nach 3—4 Monaten anzuraten.

Wo die maximale Frühbehandlung in Form des **Dreikurensystems** nicht zu einem befriedigenden Erfolg führt, ist die **Liquoruntersuchung** dringend anzuraten, um eine Erkrankung des Zentralnervensystems frühzeitig zu erkennen und bei Resistenz gegen die kombinierte Chemotherapie die Malariabehandlung zur Erzielung besserer Heilwirkung zu Hilfe nehmen zu können (s. später).

Die örtliche Behandlung ist seit der Einführung des Salvarsans und Wismuts viel weniger wichtig geworden und oft entbehrlich, sie geschieht bei genitalen und analen Papeln mit Sublimatbädern und Kalomelpuder (Calomel., Talc. ven. aa) oder noch besser Kalomelsalzwasserbrei (das genannte Pulver wird mit physiol. NaCl-Lösung zu einem Brei angerührt), später mit 10—20% Kalomellanolinsalbe, bei krustösen Exanthemen mit Ung. hydrarg. praec. alb., bei Schleimhauteffloreszenzen mit 1% Sublimatlösung (Pinseln 1—2 mal täglich). Bei **viszeraler** und **Nervenlues** im Frühstadium ist kombinierte Bi-Salvarsanbehandlung, nur mit vorsichtigen Salvarsandosen beginnend (einschleichend), neben Jod zu empfehlen. Bei **syphilitischer Nephrose** (oft mehrere Prozent Eiweiß!) gibt man erst Neo- oder Natriumsalvarsan in kleinerer allmählich steigender Dosis und Jod allein, bald auch vorsichtig Bismogenol oder Schmierkur mit halber Dosis (2—2,5 g) und allmählich stärkere kombinierte Kur, falls der Eiweißgehalt zurückgeht. Auch bei **chronischer Nephritis** auf anderer Basis ist vorsichtigere Dosierung mit Bismogenol anzuraten (s. Nephr. syph.).

Die **maligne Syphilis** (frische galoppierende Form) reagiert glänzend auf Salvarsan; oft genügt schon eine starke kombinierte Kur, um alle Erscheinungen zu beseitigen, zur Heilung sind aber drei derartige Kuren ratsam. Bismogenol vermag die früher oft unentbehrlichen Kalomelinjektionen fast immer gut zu ersetzen.

Tertiäre Syphilis der Haut oder inneren Organe wird mit Jodkali oder andern wirksamen Jodmitteln und sonst ebenso wie ältere sekundäre Erkrankung behandelt; drei kombinierte Kuren mit etwa $1^1/_2$—3 monatigem Intervall sind wenigstens anzuraten. Wichtig ist die genaue innerliche Untersuchung mit Berücksichtigung des Gefäß- und Nervensystems, insbesondere die rechtzeitige Liquoruntersuchung. Das Negativwerden der Seroreaktionen läßt sich nicht immer erzwingen. Dies darf aber nicht Anlaß zu immer neuen Kuren geben; vielmehr kann man sich, wenn klinisch nachweisbare Veränderungen, Liquorbefund und Röntgenbild der Aorta nichts anderes erfordern, mit 3—5 kombinierten Bi-Sa- oder Jod-Bi-Kuren begnügen und später jährlich 1- bis 2 mal 4—6 Wochen lang Jod geben, während man die Patienten klinisch gut überwacht. Solche spätlatenten Syphilitiker soll man mit der positiven WaR. **nicht ängstigen**, sondern von vornherein darüber aufklären und **beruhigen**, da ja trotzdem ein harmloser Verlauf der Syphilis über drei und mehr Jahrzehnte möglich und nicht selten ist. Je weiter die Infektion zurückliegt, um so weniger sind gewaltsame Kuren notwendig, und beim Fehlen aller klinischen Symptome (Nerven, innere Organe, Gefäße usw.) genügt schon reine Jodbehandlung (s. oben). Diesen Kranken die Wahrheit über den Ausfall der WaR. zu verschweigen, ist nicht unbedenklich, da sie solide leben und sich regelmäßig überwachen lassen müssen, und ihr Vertrauen verloren geht, wenn sie evtl. anderswo den positiven Befund doch erfahren. Örtlich werden bei geschlossenen Exanthemen weiße Präzipitatsalbe, Hg-Pflaster, bei ulzerösen essigsaure Tonerde- oder besser Sublimatumschläge, später 10% Kalomel-, 2% Pellidol-, 10% Protargol- oder Arg.-Perusalbe (1,10%) angewandt.

Der Standpunkt mancher Ärzte, welche in jedem Fall von frischer und älterer Syphilis 6 kombinierte, nur etwas schwächere Kuren empfehlen, kann nach diesen Ausführungen nicht gebilligt werden, da solcher Schematismus nicht mehr notwendig und veraltet erscheint.

Auch die Vorschrift, bei frischer primärer und sekundärer Syphilis mit 0,15 Neo- oder Natriumsalvarsan zu beginnen und langsam zu steigen (3mal 0,15, 3mal 0,3, dann 0,45 und nicht 0,6), ist in keiner Weise gerechtfertigt und weder durch die klinische noch die tierexperimentelle Erfahrung begründet; ihre Befolgung ist dringend zu widerraten, weil die Spirochäten durch zu kleine Dosen gereizt, nicht gelähmt, obendrein evtl. arsenfest werden, die Infektiosität nicht genügend schnell zurückgeht und die **Frühheilung geradezu verhindert,** Salvarsanresistenz aber sozusagen gezüchtet wird (Gefahr der Unterbehandlung).

Bei **Syphilis des Zentralnervensystems** (auch bei **Neurorezidiven)** werden Jod, Wismut (oder Quecksilber) und Salvarsan nebeneinander gegeben, letzteres in vorsichtig ansteigenden Dosen (erste 0,15), zumal bei Optikuserkrankungen. Da es sich vielfach nur um die Beseitigung gewisser Symptome handelt, genügen mitunter auch Jodwismutkuren, die heute den früher beliebten und auch wirksamen Jod-Hg-(Inunktions-) Kuren vorgezogen werden. Zur genaueren Indikationsstellung ist die **Liquoruntersuchung** neben sorgsamstem klinischen Befund unentbehrlich. Wo erhebliche Liquorveränderungen vorhanden sind, kommt die **Malariafieberbehandlung** mit nachfolgender Bi-Salvarsantherapie in Betracht, die selbst bei ausgesprochener Paralyse und Tabes noch erfolgreich sein kann; einfache Mesaortitis syph. ist keine Kontraindikation. Bei Tabes wird man mit Rücksicht auf die Möglichkeit der Provokation (Steigerung von Schmerzen usw.) die Menge des Neo-, Natrium- oder Myosalvarsans vorsichtig wählen und 0,3—0,45 gewöhnlich nicht übersteigen; neben Jod-Bi-Salvarsankuren sind auch Jodsalvarsan- oder Jodwismutkuren anzuraten. Paralyse wird durch solche Kuren nicht genügend beeinflußt; selbst große Dosen von Natrium-, Neo-, Silber- oder Neosilbersalvarsan (8 bis 12 g Gesamtdose und mehr bei großen Einzeldosen [2 mal wöchentlich]) haben nur selten einen gewissen Erfolg; auch Wismutzugabe verbessert diesen nicht merklich. Erst die Malariabehandlung hat hier Wandel geschaffen. Ist also die Salvarsan-Wismut- (oder Hg-) Behandlung (evtl. mit Jod) bei Lues cerebrospinalis meist wirksam und oft ausreichend und vermag sie bei Tabes eine gewisse Besserung oder einen Stillstand zu erzielen, so bleibt sie bei Paralyse doch gewöhnlich erfolglos und erzeugt nur selten eine längere Remission.

Auch die endolumbale Neosalvarsanbehandlung leistet bei frühzeitiger Meningosyphilis, Paralyse und Tabes nichts Befriedigendes, selbst wenn kleine Dosen angewandt werden, um Reizungserscheinungen und Lähmungen zu vermeiden (vgl. oben). Seit Einführung der Fieberkuren ist sie daher aufgegeben worden.

Malariatherapie. Die von Wagner-Jauregg im Anschluß an Versuche mit Tuberkulin, Bakterienvakzine usw. eingeführte Impfmalariabehandlung mit einem bewährten oft von Mensch zu Mensch übertragenen Tertianastamm, der alle 2 Tage zu einem hohen Fieberanfall (40—41° und mehr) führt, hat sich trotz des schweren Eingriffs, den sie bedeutet, bald durchgesetzt, weil sie bei Paralyse bis dahin als unmöglich angesehene Erfolge nicht selten erzielt und die Lehre von der „Unheilbarkeit der spirochätogenen Paralyse" erschüttert hat. Die Annahme, daß sie auch bei liquorkranken und gar liquorgesunden frischen Syphilitischen erforderlich sei (Kyrle, Bering u. a.), hat sich nicht bestätigt, hier genügt auch die maximale Bi-Salv.-Behandlung fast stets. Wohl aber ist sie bei zerebrospinaler Spätlues, Tabes und Paralyse indiziert und besonders wirkungsvoll, wenn ihr eine oder besser mehrere Salv.-Bi-Kuren folgen (Bonner Kursystem). Bei frischerer Neurolues ist sie in gleicher Weise nur dann empfehlenswert, wenn die Chemotherapie versagt und sero- bzw. liquorresistente Erkrankungen (auch Neurorezidive) vorliegen. Die Wirkung beruht nicht nur auf den hohen Temperaturanstiegen, sondern auch auf der Mobilisierung aller verfügbaren Abwehrkräfte des Organismus, die durch sie geweckt und erheblich gesteigert werden, und Aufschließung wenig zugänglicher Spirochätenherde, so daß dann die wirksamen Chemotherapeutika sie erreichen können. Deshalb ist die starke Nachbehandlung mit Salvarsan-Bi-Kuren wesentlich, die Vorbehandlung mit einzelnen Injektionen (2 Bi, 2 Sa oder mehr) ohne Bedeutung. Die Übertragung geschieht von Mensch zu Mensch durch 5 ccm Blut, das in der zweiten Hälfte des fieberfreien Intervalls (also vor einem neuen Anfall) am besten mitten in oder gegen Ende der Kur aus der Armvene entnommen und sofort intravenös überspritzt wird, wobei neuerdings auf Beachtung der Blutgruppe Wert gelegt wird. Die Inkubation dauert dann bei einem wohlbewährten Tertianastamm nur einige Tage; bei Verzögerung kann durch Aolan (3—5 ccm intramuskulär) der Fieberanfall geweckt werden. Dann läßt man 8—10, besser 11—12 hohe Fieberanfälle ablaufen; hierbei ist das Herz wohl zu überwachen und durch Verodigen (täglich 1 Tablette) zu unterstützen. Auf starke Schweiße, gute Hautpflege und nahrhafte Kost ist Wert zu legen. Die Milzschwellung ist genau zu beachten, und wo sie erheblich ist, Bettruhe streng zu halten (Gefahr der Milzruptur). Bei bedrohlichen Erscheinungen (Kollaps, Herzschwäche, sehr heftiges Erbrechen, Hyperpyrexie) helfen kleine Chiningaben (0,1—0,2 Chin. hydrochl.), ohne weitere Anfälle zu verhindern. Zur Abdrosselung der Malaria benutzen wir statt 10% steriler Lösung von Chin. bisulfuric. (5 ccm intravenös je 2mal an 2 Tagen) lieber Solvochin, wovon am ersten Tag je 2 ccm intraglutäal 3mal mit fünfstündigem Intervall gegeben und nach der am folgenden Tag verabfolgten ersten Bi- und Salvarsaninjektion am dritten Tag nochmals wiederholt werden (3mal 2 ccm). Auch innere Darreichung von Chinin. hydrochlor. (7 Tage je 5mal 0,2 g) oder Plasmochin (6 Tage je 3mal 0,02 g) mit Wiederholung nach etwa 4tägiger Pause wird zur Kupierung empfohlen. Die maximale Stärke der Bi-Sa-Kur erscheint mir wesentlich, die ein- bis zweimalige Wiederholung dieser Kur nach kurzer Pause (6—8 Wochen) für den Dauererfolg nützlich und anzuraten.

Durch diese kombinierte Malaria-Salvarsan-Wismutbehandlung werden bei nicht zu vorgeschrittener Neurolues, Tabes und Paralyse sehr gute Besserungen bzw. bei letzterer lange Remissionen mit Arbeitsfähigkeit erzielt, auch wenn die völlige „Sanierung des Liquors und Blutes“ nicht immer gelingt.

Für die Verhütung der angeborenen Syphilis hat die Malariabehandlung keine Bedeutung.

Wichtig ist die sorgfältige Auswahl der Fälle; Gegenindikationen stellen Herzmuskelschwäche, Koronarerkrankungen, große Aneurysmen, Nephritis, Tuberkulose dar. Übertragung der Impfmalaria auf andere durch Anophelen ist dabei in unserem Klima nie beobachtet worden.

Statt Malaria hat man auch Rekurrens mit Erfolg angewandt; Rattenbißkrankheit dürfte nicht empfehlenswert sein. Einspritzungen von Pyrifer, einem Bakterienmittel, das gute Fieberanfälle erzeugt, werden zum Ersatz der Malaria empfohlen, sind aber noch nicht genügend erprobt; Saprovitan, das lebende Saprophyten enthält, erscheint gefährlich.

Die **angeborene Syphilis (Lues innata)**, die vom 5. Schwangerschaftsmonat ab, meist aber erst später, als fetale (Tot- oder Frühgeburten) oder bei und nach der Geburt als kongenitale, besser konnatale manifeste oder häufiger asymptomatische Erkrankung auftritt, ist eine vermeidbare Krankheit geworden und durch systematische genügend starke **pränatale Salvarsan-Bi-Behandlung** so weitgehend sicher zu verhüten, daß fast regelmäßig die **Geburt eines gesunden Kindes** erzielt werden kann; das ist ein großer, **dem Salvarsan zu verdankender Fortschritt.** Schwangere vertragen Neo- und Natriumsalvarsan neben Bismogenol (statt dessen auch Hg-Schmierkur) gewöhnlich gut, sind aber mitunter empfindlicher, daher wird man mit den Dosen langsam steigen (0,3, 0,45, nicht 0,6) und über die Wochendose von 0,9 g (2 mal 0,45) nicht hinausgehen; wo die Verträglichkeit geringer ist, sucht man mit 2 mal 0,3 = 0,6 g Wochengabe oder 2 mal 0,35—0,4 = 0,7—0,8 pro Woche) auszukommen. Zwei durch 4—5 wöchige Pause getrennte kombinierte Kuren zu je 10—14 Sa- und Bi-Injektionen (2 mal pro Woche) sind zu empfehlen und bei Beginn der Behandlung vom 4. bis 5. Schwangerschaftsmonat ab genügend wirksam, falls bis kurz vor der Geburt behandelt wird. Behandlung vor und in der ersten Hälfte der Gravidität ist weniger wichtig und allein nicht erfolgreich. Die Einleitung eines künstlichen Aborts ist bei solchen Frauen nicht angezeigt.*)

Ferner ist für die Verhütung der Lues innata außer der Anwendung von Schutzmitteln (Fischblase, Dublosan usw). bei Männern zur Vermeidung der Einschleppung der Syphilis in die Ehe (familiäre Lues) die antikonzeptionelle Prophylaxe von Wichtigkeit, die in der bewußten Verhinderung der Empfängnis syphilitischer Frauen, bis sie einigermaßen stark behandelt sind, und in der präventiven Behandlung stark gefährdeter Ehefrauen oder Partnerinnen (s. oben) besteht; wird doch hierdurch dem ganzen Elend der Familien- und angeborenen Syphilis in wirksamster Weise vorgebeugt. Wo frische primäre oder sekundäre Lues vorliegt, darf sich die Behandlung der Schwangeren nicht mit Erzielung eines gesunden Kindes begnügen, sondern muß durch Fortsetzung des maximalen Kurmaßes die **völlige Heilung** anstreben; dann ist in späteren Graviditäten ein gesundes Kind auch ohne erneute Kuren zu erwarten.

Ebenso wichtig wie die pränatale ist die **postnatale Behandlung** der latent oder manifest syphilitischen

*) Die rechtzeitige, evtl. wiederholte serologische Untersuchung jeder Schwangeren erscheint erforderlich und erreichbar.

Neugeborenen und Säuglinge, wobei die präventive Behandlung stark gefährdeter und die maximale Frühbehandlung als krank erwiesener Kinder zu unterscheiden ist. Die Präventivtherapie ist nicht nur als Weiterbehandlung von mehr oder weniger stark pränatal anbehandelten Kindern gerechtfertigt, sondern auch grundsätzlich dann geboten, wenn die Kinder von primär- oder sekundärsyphilitischen, also noch in der infektiösen Periode stehenden Müttern stammen. Hier eine Ausnahme von der Regel „keine Behandlung ohne sichere Diagnose" zu machen, ist für den weiter blickenden Arzt sehr naheliegend, da die Früherkennung der Lues innata bei oder kurz nach der Geburt schwierig, ja trotz Spirochäten-, Röntgen- und serologischer Untersuchung häufig unmöglich, die Beobachtungszeit von 6 Monaten bis 1 Jahr oft unerfüllbar und bei späterem Einsetzen auch der maximalen Therapie die volle Heilung weit schwerer oder gar unerreichbar ist. Dagegen genügt eine sofort nach der Geburt eingeleitete maximale kombinierte Kur gewöhnlich, um bei noch seronegativer Lues innata Ausheilung zu erzielen. Zudem müssen die Mütter nach dem Partus weiter oder von neuem behandelt werden und die Mitbehandlung der Neugeborenen ist dabei ohne Schwierigkeit durchzuführen. Später sind solche Kleinkinder sehr schwer wieder heranzuholen und können, da sie in etwa 85—90% krank werden, durch Weiterverbreitung der Syphilis viel Schaden anrichten. Endlich wird von anscheinend gesunden bzw. symptomlos syphilitischen Säuglingen die Sa-Bi-Kur gut vertragen, die in gleicher Weise wie bei kranken Neugeborenen durchgeführt wird. Die maximale Frühbehandlung kranker Neugeborener und Säuglinge ist nach sicherer Feststellung der Diagnose (Sp. pall. in Nabelschnur, Nasen-, Konjunktivalschleimhaut, Hautblasen usw., Seroreaktionen, Röntgenbild der Knochen, Coryza, Exantheme, Drüsen-, Leber-, Milzschwellung) sofort zu beginnen. Hierfür kommen mehrere durch kurze Pause (5—6 Wochen) getrennte kombinierte Salvarsan-Wismut-Kuren von möglichster Intensität in erster Linie in Betracht (s. Abb. 46); statt Bi wenden manche Ärzte auch Quecksilber neben Salvarsan an und neuerdings ist die starke systematische und lang ausgedehnte Spirozidbehandlung recht beliebt geworden, deren Dauererfolg freilich noch sicherer und länger zu erweisen bleibt.

Ungemein wichtig ist die richtige Dosierung. Säuglinge und Kleinkinder vertragen Neo- und Myo- (auch Natrium-) Salvarsan in höherer Dosis als Erwachsene, für die 0,01 g pro kg schon viel ist. Nach vorsichtigen ersten Gaben kann 0,015 g pro kg bei 2 mal wöchentlicher intravenöser oder intraglutäaler Anwendung als gut verträgliche Dosis gelten; bei längerem Intervall (wöchentl. 1 mal) geben manche selbst

Behandlungsschema der Bonner Klinik (Prof. Erich Hoffmann).

Woche	Einzeldosis pro kg		Wochendosis pro kg
1.	1. Neo- oder Myosalv. 0.005	2 Salv 0.0075	0.0125 Salv
	1. Metall. Bi 0.001	2. Bi 0.002	Bi 0.003
2.	3 Salv 0.01	4 Salv 0.015	0.025 Salv
	3 Bi 0.002	4 Bi 0.002	Bi 0.004
3.	5 Salv. 0.015	6 Salv. 0.015	0.03 Salv
	5 Bi 0.002	6 Bi 0.002	Bi 0.004
4.	7 Salv. 0.015	8 Salv. 0.015	0.03 Salv
	7 Bi 0.002	8 Bi 0.002	Bi 0.004
5.	9 Salv 0.015	10 Salv. 0.015	0.03 Salv.
	9 Bi 0.002	10 Bi 0.002	Bi 0.004
6.[1]	11 Salv 0.015	12 Salv. 0.015	0.03 Salv
	11 Bi 0.002	12 Bi 0.002	Bi 0.004
		Zusammen	0.1575 0.023 pro kg Bi Salv.

Abb. 46. Kombinierte Bismogenol-Salvarsankur (Dosierung pro Kilo).

0,02—0,03 g pro kg. Auch Bismogenol wird in einer Menge von 0,002—0,003 g met. Bi pro kg 2 mal wöchentlich gut vertragen (intraglutäal); 0,1 ccm Bismogenol (= 0,006 g met. Bi) kommt gewöhnlich als Anfangsdose bei 3 kg schweren Neugeborenen in Betracht, später 0,15—0,2 ccm und etwas mehr; von dem halb so starken Bismogenol für Kinder (0,003 g met. Bi pro ccm) ist die doppelte Menge zu geben. Auch bei Säuglingen werden beide Injektionen am gleichen Tage 2 mal in der Woche, z. B. Mo. und Do., gemacht und je 10—13 Einspritzungen auf eine Kur gerechnet. Die intravenöse Neosalvarsaninjektion wird am besten bei hängendem Kopf in die Vena jugularis, die intraglutäale von Myo- oder Neosalvarsan wie beim Er-

[1]) Eventuell in der 7. Woche gleiche Dosen.

wachsenen in den obern äußern Quadranten der Gesäßgegend gemacht. Zweckmäßig löst man die kleinste käufliche Dosis, 0,045, in 1 ccm sterilem destilliertem Wasser und gibt davon je nach Gewicht und Kräftezustand zunächst $^1/_3$, dann behutsam steigend $^2/_3$ und 1 ccm, was bei 3 kg Körpergewicht $^1/_2$, 1 und 1,5 cg Neosalvarsan entspricht; später wählt man die nächst größere käufliche Dosis von 0,075 und steigt je nach Verträglichkeit und Gewicht vorsichtig, bis die nächste Dosis von 0,15 g teilweise oder ganz bei kräftigen Kindern vertragen wird. Vorsichtige Anwendung ist besonders zu Beginn geboten (Einschleichen), und bei manifest kranken und schwächlichen Kindern wird man besser 1—2 Bismogenolinjektionen oder einige Hg-Einreibungen oder Spirozidanwendung dem Neosalvarsan vorausschicken, um Schädigung durch zu starken Spirochätenzerfall zu vermeiden. Statt des Bismogenols kann man auch eine Hg-Einreibungskur anwenden, wobei je nach Alter und Gewicht $^1/_2$, $^3/_4$ und später 1 g Ung. Köpp. oder Ung. ciner. c. Resorbin. (oder Mitin.) par. täglich eingerieben werden; daneben gut pudern. Diese Therapie ist mild einschleichend, wirksam und wird auch meist gut vertragen. Auch intramuskuläre Kalomelinjektionen werden empfohlen (in verschiedener Stärke je nach dem Lebensalter [1 mg pro kg Körpergewicht] nach E. Müller); sie sind aber ebenso wie die Sublimateinspritzungen durch Bismogenol und Spirozid verdrängt worden. Von größter Bedeutung ist zweckmäßige Ernährung der oft schwächlichen Säuglinge; in jedem Falle ist die **Mutterbrust** in erster Linie zu empfehlen, dagegen darf eine **Amme** — es sei denn eine selbst an noch infektiöser Syphilis leidende und in Behandlung befindliche — nicht genommen werden (vgl. das neue Gesetz im Anhang). Auch anscheinend gesunde Kinder syphilitischer Mütter dürfen die Mutterbrust erhalten, wenn die Mutter eine Bi-Salvarsankur macht, zumal wenn die Kinder der obigen Regel entsprechend präventiv mitbehandelt werden.

Bei sehr elenden und schwerkranken Säuglingen empfiehlt es sich, erst wenige Tage Unguentum hydrargyri Köpp (0,1 pro kg) einreiben zu lassen, um dann mit der halben Dosis Wismut und nach 3 Tagen mit mehr Wismut und der halben Dosis Myo- oder Neosalvarsan (evtl. auch weniger) oder auch dem dafür gut geeigneten Spirozid sich **einzuschleichen.**

Kräftigere Kinder ohne Erscheinungen vertragen die Sa-Bi-Kur aber auch bei sofortigem Beginn gut, wenn zuerst nur eine Bismogenolinjektion und als erste Dosis die Hälfte beider Mittel gegeben wird. Der ersten maximalen Kur folgt nach einer Pause von 5 bis höchstens 6 Wochen sofort die zweite ebenso starke Kur, die dann gewöhnlich gut vertragen wird. Nach wiederum 6—8 Wochen Intervall wird eine dritte Kur angeschlossen; von da ab entscheidet der klinische, serologische und Liquorbefund bei sorgsamster Beobachtung, ob noch eine weitere Behandlung notwendig ist. Die Mehrzahl der Kinder kommt anscheinend mit diesen 3 Kuren, falls die letzte, besser die beiden letzten bei negativem serologischen und Liquorbefund durchgeführt wurden, nach den bisherigen Erfahrungen aus. Das bequem intraglutäal anwendbare Myosalvarsan scheint etwa dasselbe wie Neosalvarsan intravenös zu leisten. Bei Kindern, die bei der starken Kur gut gedeihen, kann in resistenten Fällen mit der Dosis noch etwas gestiegen werden; eine Wochendosis von 0,04 g Myo- oder Neosalvarsan pro kg (2 mal 0,02 g) genügt aber wohl fast stets auch in solchen Fällen. Die serologischen Reaktionen werden bei dieser Behandlung vor oder im Laufe der zweiten Kur häufig negativ. Das gesamte Kursystem (3 Kuren) dauert mit den erforderlichen Pausen auch bei erheblicher Erkrankung meist nicht mehr als $7^1/_2$—8 Monate.

Sehr empfohlen wird neuerdings die Spirozidbehandlung mit oder ohne gleichzeitige Bismogenolanwendung. Kleinere Dosen dürften nur symptomatischen Erfolg haben, größere aber eine einfach durchführbare Art maximaler Frühbehandlung darstellen, zumal wenn sie längere Wochen hindurch ohne Pause gegeben werden. Auch hier wird man auf die Verträglichkeit im Einzelfalle größte Rücksicht nehmen müssen und bei schwerkranken Säuglingen vorsichtig einschleichende Dosierung zur Vermeidung von Todesfällen wählen, wofür Tabletten zu 0,01 g zur Verfügung stehen. Erfahrene Kinderärzte (Finkelstein, E. Müller, L. F. Meyer) gehen aber gewöhnlich bald zu recht starken Einzel- und Tagesgaben über, indem sie in der ersten Woche täglich $^1/_2$ Tablette zu 0,25 g (besser Beginn mit $^1/_4$ Tabl. wenige Tage!), in der zweiten 2 mal $^1/_2$ Tablette, in der dritten 2 mal 1 Tablette, in der vierten 3 mal 1 und von der 5. Woche an 4 mal 1 Tablette täglich (!) ohne Pause oder bei Störungen mit möglichst kurzen

Unterbrechungen geben (zerkleinert in Milch). So kommen sie in zwei durch wenige Wochen Pause getrennten starken Kuren im ganzen auf 60—90 g Spirozid (!), also eine recht hohe Gesamtdosis. Vorsichtiger ist es, mit $^1/_4$ Tablette täglich zu beginnen, bei guter Verträglichkeit nach einigen Tagen zu $^1/_2$ Tablette, in der zweiten Woche zu 2mal $^1/_2$, in der dritten zu 3mal und in der vierten zu 4mal $^1/_2$ Tablette anzusteigen und je nach Bekömmlichkeit weiter die Dosis langsam zu vergrößern; nach 2monatiger Kur folgt kurze Pause, darauf die zweite starke, etwa 8wöchige Kur und evtl. eine dritte. Diese Behandlung kann mit Bismogenol- oder Hg-Schmierkur kombiniert werden und soll auch allein sehr häufig zu guten und schnellen Erfolgen führen; längere Dauererfolge bleiben freilich abzuwarten. Lassen sie sich nachweisen, so bedeutet diese maximale interne Frühbehandlung bei ihrer Einfachheit und leichten Durchführbarkeit einen großen Fortschritt.

Bei **älteren Kindern** wird man die kombinierte Therapie mit größeren Dosen Bismogenol und Neosalvarsan je nach Alter und Gewicht durchführen. Im Alter von 10—14 Jahren werden 0,75—1,0 Bismogenol und 0,3, ja bisweilen selbst 0,35—0,45 Neosalvarsan (intravenös) 2 mal in der Woche gut vertragen. Die Erscheinungen der **Syphilis congen. tarda** (Keratitis, Knochen-, Gelenkaffektionen, Drüsen, Nerven- und Hauterkrankungen usw.) werden mit intensiven kombinierten Kuren ebenso behandelt, und die so hartnäckige Keratitis kommt bei genügender Stärke und Dauer wiederholter Kuren gut, wenn auch langsam, zum Rückgang. Die Umwandlung der positiven serologischen Reaktionen gelingt bei frischer kongenitaler Lues weit schneller und besser als bei älterer, bei der sie oft schwer oder nicht zu erreichen ist. Hier leistet die besonders bei positivem Liquorbefund angezeigte Malariabehandlung mit sofort nachfolgenden starken kombinierten Kuren oft Gutes (s. oben).

Der hier für die verschiedenen Stadien der erworbenen und angeborenen Syphilis angegebene **schematische Behandlungsplan,** der mit maximalen kombinierten Sa-Bi-Kuren in kurzer Schlagfolge auf die volle Ausheilung nicht nur im Frühstadium hinzielt, soll möglichst vollständig befolgt werden, natürlich bei Berücksichtigung der Individualität des Kranken. Durch zeitweises kurzes Aussetzen des Salvarsans oder Wismuts (bzw. Hg),

Wechsel des Präparats oder Lösung des Neosalvarsans in Kalzium usw. wird es meist der individualisierenden Kunst des Arztes gelingen, zum Ziele zu kommen. Dabei ist Verzettelung der Dosen und zu lange Unterbrechung der Kur zu vermeiden, da diese Unter- oder Anbehandlung nicht nur die Heilung in Frage stellt oder erschwert, sondern auch dem Kranken gefährlich werden und unliebsame Symptome wecken kann (z. B. Neurorezidive, Ikterus, resistente Rezidive usw.).

Heilung der Syphilis und Heiratserlaubnis. Sichere Kriterien für die Heilung der zu so langer Latenz neigenden Syphilis besitzen wir leider nicht; wertvolle Zeichen sind Fehlen aller klinischen Symptome 1—2 Jahre nach Kurschluß (normale Reflexe, Pupillen, Gefäßsystem usw.), Rückgang der Drüsenschwellungen, dauernd negativer Ausfall der serologischen Reaktionen und normaler Befund im Liquor cerebrospinalis (Zellzahl, 2 Eiweiß-, 2 Kolloidreaktionen, WaR. bei Auswertung von 0,2—1 ccm). Auf Grund vieler Erfahrungen dürfen wir früh behandelte Kranke mit frischer primärer seronegativer Syphilis als geheilt ansehen, wenn $1^1/_2$—2 Jahre nach Abschluß der Kur klinisch, serologisch und im Liquor nichts Krankhaftes mehr nachgewiesen werden kann; die provokatorische Salvarsaninjektion hat nicht den ihr zugeschriebenen Wert. Solche früh geheilten Patienten dürfen $1^1/_2$—2 Jahre nach Kurschluß auch heiraten. Diese Regel gilt nicht für die seropositive primäre und sekundäre Syphilis, bei der mindestens eine 3- bis 4jährige Wartezeit geboten ist; auch bei mit 2 maximalen Kuren anscheinend früh geheilter Lues I seropositiva wird man besser 3 Jahre abwarten lassen.

Je älter die Syphilis in Behandlung kommt, je zäher die serologischen Reaktionen sich verhalten, um so ungewisser wird unser Urteil über die Heilbarkeit bleiben. Durch wenigstens 3—4 starke kombinierte Kuren kann auch hier die Infektiosität meist so weit herabgesetzt werden, daß auch in der Ehe eine Übertragung ausbleibt, wenn erst 4 Jahre nach der Infektion die Heirat erfolgt; allerdings ist in Fällen, in denen die serologischen und Liquorreaktionen auch nach einer dritten Kur noch positiv bleiben, besondere Vorsicht geboten und hier werden besser noch weitere Kuren (bis zu 6) durchgeführt. Auch soll die Ehefrau klinisch und serologisch überwacht werden (im Falle der Schwangerschaft möglichst schon im 3. bis 5. Monat). Die bereits für die chronisch intermittierende Hg-Behandlung aufgestellte praktisch — bis auf seltene Ausnahmen — bewährte Regel, daß Männer 3 bis 5 Jahre nach der Infektion ungestraft heiraten dürfen, wenn sie 2 Jahre frei von ansteckungsfähigen Symptomen bleiben, gilt noch viel sicherer für die kombinierte Sa-Behandlung, und zwar leisten 3—4 Bi-Salvarsankuren gewiß mehr als die früher geforderten 6 Hg-Kuren. Bei Frauen muß die Eheerlaubnis mit ganz besonderer Vorsicht erteilt und während der zweiten Hälfte der Gravidität eine kräftige Behandlung mit zwei durch 5 wöchige Pause getrennten Sa-Bi-Kuren bis zum Ende der Schwangerschaft durchgeführt werden; alsdann ist ein gesundes Kind zu erwarten (s. oben).

Abgesehen von der Möglichkeit der Infektion ist natürlich die Frage frühzeitiger Invalidität (viszerale, Gefäß-, Nervensyphilis) von großer Wichtigkeit für die Heiratsfrage. In dieser Hinsicht kommt den positiven serologischen Reaktionen im Verein mit klinischen Zeichen sowie dem Ergebnis der Liquoruntersuchung größte Bedeutung zu. Wenn 4 bis 5 Jahre seit der Infektion verflossen sind, kann beim Fehlen sonstiger Symptome trotz positiver Seroreaktionen, zumal bei gesundem Liquor und günstigem Röntgenbild der Aorta, die Heirat mit einem gewissen Vorbehalt Männern leichter als Frauen erlaubt werden, da solche Kranke nach dem oben genannten Behandlungsmaß nicht mehr infektiös sind und jahrzehntelang frei von Krankheitserscheinungen bleiben können.

Für die wirksame **Bekämpfung und Eindämmung der Syphilis** ist von größter Wichtigkeit, daß jeder Arzt dazu beiträgt, die **Früherkennung** und **Frühheilung** der frischen Infektionen zu fördern. **Die volle Ausnutzung der Frühheilungschance der Salvarsanpräparate** nicht nur bei primärer, sondern auch bei frischer sekundärer Syphilis ist ungemein wichtig und sorgsame, über mehrere Jahre sich erstreckende **Überwachung der Behandelten** (nachgehende Fürsorge) zur Feststellung der notwendigen **Wiederholungskuren** ist hierfür von allergrößter Bedeutung. Die dazu eingerichteten **Beratungsstellen** der Landesversicherungsanstalten, die im Bedarfsfalle selbst freie Behandlung gewähren oder nachweisen, sollen in gemeinsamer Arbeit mit den Ärzten zur Erreichung dieses hohen Zieles dienen (s. unter Zuweisung zu den Beratungsstellen).

Durch solches Vorgehen muß es bei dem hohen Stande unseres diagnostischen und therapeutischen Könnens gelingen, die Syphilis mehr und mehr einzudämmen, ja ihre Ausrottbarkeit erscheint nicht mehr ganz unmöglich. Ein Rückgang ist in der Tat vielfach festgestellt worden*) und die angeborene Lues, der ja sehr gut vorgebeugt werden kann, ist im Sektionsmaterial großer Städte zum Teil unsichtbar geworden.

Therapieresistente Lues. Als therapie- bzw. salvarsanresistente Fälle bezeichnet man solche, die bei einer mittleren oder mäßig starken Dosierung in Form reiner Salvarsan- oder Bi-Behandlung keinen Rückgang der Erscheinungen erkennen lassen und auch durch schnell auftretende, eigenartige, ungewöhnlich gestaltete Rückfälle charakterisiert sind. Genügend starke, evtl. über das Mittelmaß gesteigerte kombinierte Bi-Salvarsan-Behandlung pflegt diese Resistenz zu brechen. Neben diesen resistenten Fällen, bei denen auch die Sp. pall. nicht verschwinden wollen, gibt es auch sog. sero- und liquorresistente Fälle, die besonders kräftiger Behandlung bedürfen.

Über die Behandlung s. Therapie der Syphilis (auch Malariatherapie).

Tuberculosis urogenitalis, Tuberkulose der Harn- und Geschlechtsorgane, Harn- und Zeugeschwindsucht.

Die Erkrankung geht entweder von einer Niere aus und greift absteigend auf Harnblase (Rötung, Knötchen oder Geschwüre an Ureterenmündung oder Blasengrund), Prostata, Samenblasen, Samenstrang usw. über oder beginnt in Nebenhoden, Prostata, Samenblasen und setzt sich auf die Blase fort. Urin enthält Leukozyten (ein- oder mehrkernige), Erythrozyten, etwas Albumen; bei stärkerer Erkrankung ist er trüb und zeigt Blutfädchen oder terminale Blutung; er reagiert sauer. Jede längerdauernde aseptische Urethritis und Zystitis ist verdächtig. Subjektive Beschwerden können gering sein, nicht selten aber bestehen, besonders bei Schrumpfblase (geringer Kapazität), heftiger Drang, Schmerz und Tenesmen. Empfindlichkeit gegen jeden instrumentellen Eingriff, Erfolglosigkeit der gewöhnlichen Zystitistherapie, ja oft Verschlechterung danach, ist kennzeichnend.

Prostata ist mehr oder weniger vergrößert, von feinhöckeriger derber Beschaffenheit oder von Knötchen durchsetzt, meist wenig oder mäßig empfindlich; Samenblase firstartig vorspringend, meist einseitig er-

---

*) Eine in letzter Zeit wieder bemerkbare Zunahme frischer Syphilisfälle ist wohl auf die weniger scharfe Überwachung der gewerbsmäßigen Prostituierten infolge lässiger Durchführung des neuen Gesetzes (s. Anhang) zurückzuführen. Ein die Allgemeinheit so gefährdender Beruf bedarf strenger Kontrolle und besonderer gesundheitsgemäßer Einrichtungen.

krankt als feinhöckeriger derber Tumor. Ebenso ist der Nebenhoden beschaffen, mehr oder weniger vergrößert; Samenstrang hart mit feinknotigen Anschwellungen (perlschnurartig), ein- oder doppelseitig erkrankt. Zuweilen besteht Hydrocele evtl. mit leicht hämorrhagischem Exsudat, das mitunter T. B. im Sediment enthält; Erweichung und fistulöser Durchbruch ist nicht selten. Sinuöse tuberkulöse Geschwüre und tuberkulöser Bubo sind selten. (T. B. im Gewebsabstrich +.)

Wichtig ist zystoskopische Untersuchung (Knötchen, Ulzera an der Ureterenmündung) und genaue Untersuchung auf T. B. (Sediment größerer Harnmengen, Färbung auf T. B. und Meerschweinchenimpfung!). Ektebin- und Pirquetreaktion besagen wenig; die Wildbolzsche Eigenharnreaktion ist nicht bewährt.

Differentialdiagnostisch sind außer Gonorrhöe auch Lues, Lymphogranuloma inguinale, Sporotrichose und Tumoren in Betracht zu ziehen.

Bei Frauen kommen langwierige knotige Adnexitiden evtl. mit Aszites vor.

Bei einseitiger Erkrankung der Niere ist Entfernung dieser und Nachbeobachtung wegen Gefahr des Übergreifens auf die andere Niere (Gyonscher Venenplexus) angezeigt; bei alleiniger einseitiger Epididymitis kommt ebenfalls chirurgische Behandlung, doch möglichst konservativ in Frage. Sonst sind Lichtbäder, Tuberkulin und vorsichtige Röntgenbestrahlung ($^2/_3$ E.D. oder 20 x, 4 mm Al. evtl. gekreuzt vom Damm und Bauch her) ratsam. Örtlich werden Ulzera und Fisteln mit Jodoform, 10% Jodoformglyzerin oder erwärmter Jodoformvaseline behandelt. Bei Zystitis kann Instillation von Sublimat (1/10000 bis 20000) oder Jodoformguajakolöl (Jodof. subtil. pulv. 0,5—1,0, Guajakol. 2,0, Ol. oliv. ad 50,0) mittels Guyonspritze in die Blase oder hintere Harnröhre (wenige ccm); versucht werden, später auch Einspritzung von 20—50 ccm Sublimat 1/5000 vorsichtig (wöchentlich 2 mal). Papaverin, Suppositorien mit Heroin oder Pantopon, Ichthyol und Jodnatr. (s. bei gonorrh. Prostatitis) wirken unterstützend; ebenso Kur im Höhenklima, kräftige Kost usw. (s. auch bei Tuberkulose der Haut). Systematische Tuberkulinkur leistet neben Höhensonne und Röntgenbestrahlung oft Gutes. Bei Epididymitis ist Sajodin innerlich und Jodkalisalbe zeitweise empfehlenswert. Doppelseitige Kastration sollte vermieden werden.

Ulcus acutum vulvae, akutes Schamgeschwür. Unter Fieber, Schüttelfrost und heftigen brennenden Schmerzen treten meist an der Innenfläche der kleinen Labien ungleich große gelblich graue Geschwüre mit ziemlich festhaftenden pseudodiphtherischen Membranen, eigenartig fadem Geruch und auffallender Schmerzhaftigkeit bei Berührung auf. Vor allem sind Virgines intactae (junge Mädchen) betroffen. Nach einigen Tagen Nachlaß des Fiebers und nach etwa 2 Wochen Abheilung mit zarter Narbe. Mitunter auch tiefere Ulzera und mehr subakuter Verlauf (mehrere Wochen); endlich auch kleinste miliare Geschwüre (Ulc. acut. vulv. miliare). Die Geschwüre sind auch als pseudotuberkulöse benannt und als aphthöse angesehen worden. Von herpetischen Ulzera unterscheidet sie das Fehlen des mikropolyzyklischen Randes, von Ulcera mollia der weniger zernagte und weniger eiterbelegte Grund und nicht so steil ausgestanzte Rand, von syphilitischen die entzündlichere Beschaffenheit, das Fehlen der Härte usw. Die Differentialdiagnose ergibt sich aus der mikroskopischen und kulturellen Untersuchung: keine Spir. pall., keine Streptobazillen, keine Diphtherie- oder Tuberkelbazillen; dagegen dicke plumpe grampositive Bazillen (Bacillus crassus [identisch mit Doederleins meist zarterem Scheidenbazillus?]) in großer Zahl (auch züchtbar auf Serumzuckeragar, anaerob). Zuweilen sind auch metastatische Herde (Erythema nodosum-artig, Mundschleimhautgeschwüre) beobachtet worden.

Behandlung besteht in warmen Spülungen mit Kal. perm. oder Hydrarg. oxycyan. (0,2 ‰) und ebensolchen Sitzbädern, Salizylresorzinumschlägen, Zykloformprotargolsalbe, Pellidolpaste (1—2%), Argentumperusalbe.

Ulcus chronicum vulvae Esthiomène, chronisches Schamgeschwür. Torpide Geschwürsbildung an der hinteren Kommissur und dem Introitus (meist eins, manchmal mehrere) mit geringer Heilungstendenz und elefantiasisch gewucherten Rändern, gewöhnlich bei Prostituierten; auf gleichzeitige Rektalulzera achten, auf Tuberkulose und Lues (auch Lymphogranuloma inguin. und Karzinom) genau untersuchen.

Behandlung wie bei hartnäckigen Ulcera mollia. Probeweise antisyphilitische Therapie (Jod und Salvarsan); auch Röntgenbestrahlung ($^1/_3$—$^2/_3$ E. D. oder 10—20x bei 4 mm Alum.-Filter).

Ulcus molle (venereum), Streptobacillosis venerea, weicher Schanker. Meist in der Mehrzahl, seltener einzeln auftretende runde, ovale oder längliche Geschwüre mit steilem Rand (wie mit dem Locheisen herausgeschlagen) und zernagtem, graugelblich belegtem, Eiter absonderndem Grund; Umgebung entzündlich gerötet und schmerzhaft: Basis meist weich, doch an gewissen Stellen (Sulcus) nicht selten auch derber. Sitz mit Vorliebe an Eichel, Bändchen, Präputium, Sulcus coronarius, Penishaut, kleinen und großen Labien, Scheideneingang, hinterer Kommissur und After, seltener peri- und extragenital. Durch Wucherung und Erhebung des Geschwürsgrundes werden sie breiten Kondylomen (Ulc. mollia elevata), durch trichterförmige Ausdehnung in die Tiefe Follikulitiden (Ulc. mollia follicularia) ähnlich. Inkubation 2—3 Tage, Verbreitung auch durch Autoinokulation. Der Erreger (s. Abb. 45), Streptobacillus ulceris mollis, Schankerstäbchen (Ducrey-Unna 1889), ist ein kleines, in Fischzugform oder intrazellulär gelegenes Stäbchen. Färbung gelingt am besten mit Löfflerschem Methylenblau (leicht erwärmen) oder Unna-Pappenheimschem Pyroninmethylgrün (Methylgrün 0,15, Pyronin 0,25, Alkohol 2,5, Glyzerin 20,0, Karbolwasser [0,5%] ad 100,0); letzteres färbt die Bazillen in wenigen Minuten (5—10′) tiefrot, die Kerne dagegen blaugrün; auch in Schnitten die zahlreichen Plasmazellen zugleich rot. Der Streptobazillus wächst in Kulturen nur schwer, und zwar nur auf Blutagar (1 Teil Kaninchenblut, 2 Teile Agar), wobei schöne Ketten im Kondenswasser neben kleinen scheibenförmigen grauglänzenden Kolonien (gramnegativ) lose dem Agar aufsitzen.

Als Komplikationen kommen vor Lymphangitis mit Neigung zu Knotenbildung (Bubonulus), Erweichung und Durchbruch (Nisbetscher Schanker) und Leistendrüsenentzündung, Bubo inguinalis (dolens). Die Drüsenschwellung wird durch körperliche Anstrengung begünstigt, ist meist einseitig, schmerzhaft, zu Erweichung, Eiterung Durchbruch neigend; im letzteren Fall kann die Öffnung, falls noch virulente Streptobazillen vorhanden sind, infiziert werden und sich in ein mehr oder weniger großes fressendes Geschwür verwandeln (schankröser Bubo).

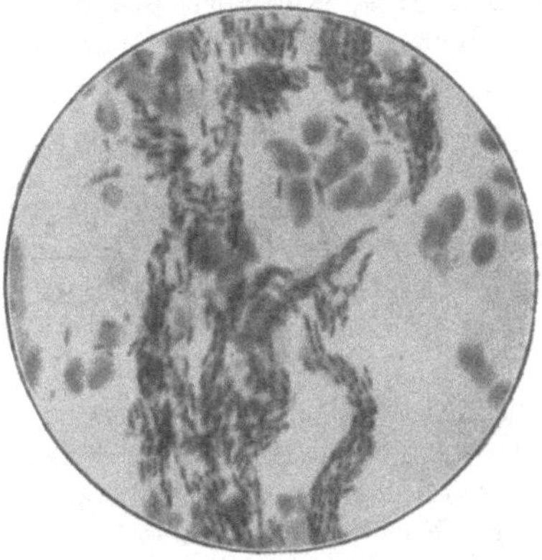

Abb. 45. Streptobacillus ulceris mollis (Ducrey-Unna 1889) im Ausstrich vom Rand eines weichen Schankers. (Vergr. 1000fach.)

Besondere Geschwürsformen sind a) das Ulcus gangraenosum, wobei entweder durch Druck und Spannung Gangrän, z. B. der stark geschwollenen phimotischen Vorhaut, entsteht („Eichel schaut durch das [Gangrän-] Fenster"), oder durch Komplikation mit Hospitalbrand (s. auch Balanitis ulcerosa) infolge Infektion mit groben Spirochäten und fusiformen Bazillen brandiger Zerfall eintritt (phagedänischer Schanker); schwere Zerstörungen und gefährliche Blutungen aus den Schwellkörpern können die Folge sein; b) das Ulcus molle serpiginosum, welches langsam fortkriechend Penis- und Hoden-, ja selbst Leisten- und Bauchhaut, Vaginal- und Mastdarmschleimhaut weitgehend zerstören (Chancre décorticant") kann (Differentialdiagnose gegen tertiäre Lues!); hierbei sind virulente Streptobazillen nachzuweisen (mikroskopisch oder in einem Impfulkus).

Sehr wichtig ist ferner die **Komplikation des weichen Schankers mit Syphilis,** bei der nach 2—3 Wochen eine Verhärtung des Grundes und indolente Drüsenschwellung entstehen (Ulcus mixtum); Nachweis der Sp. p. im Sekret ist oft schwer, besser im abgekratzten Randgewebe, Gewebssaft eines ausgestanzten Randstückchens oder Punktionssaft des Schankergrundes bzw. -Randes und durch **Drüsenpunktion** möglich; schwach positiver Ausfall der serologischen Reaktionen ist nicht beweisend, wohl aber stark positiver (2mal angestellt!).

Differentialdiagnose ist nicht nur gegen Primäraffekte, ulzerierte syphilitische Papeln und tertiäre Ulzera, sondern auch gegen Gonorrhöe und Lyphogranuloma inguinale und Tuberkulose, herpetische, aphthöse, diphtherische, sporotrichotische, vakzinale Ulcera sowie Ulcus vulv. acut. wichtig (s. dort); endlich auch gegen traumatische und pyodermische Ulcerationen. Sorgsame mikroskopische (und kulturelle) Prüfung mit Anlage eines Impfulkus sichern die Erkennung (Streptobazillen in letzterem nach 24 Stunden positiv); letzteres ist ungefährlich, wenn es sofort mit Chlorzinkbrei (s. unten) behandelt wird.

Zur **Behandlung der Ulcera mollia** dienen, abgesehen von der neuerdings bewährten spezifischen Vakzinetherapie, örtliche Bäder und Berieselung mit recht warmer weinroter Lösung von Kal. permang., H_2O_2 oder 1‰ Sublimat 2—3 mal täglich, ferner Ätzung des Grundes mit Acid. carbol. liquef. (Wattestäbchen, Ränder gut treffen, Umgebung schonen!) und Jodoform (Jodoform. desodorat. subtiliss. pulv.). Die Ätzung wird alle 1—2 Tage wiederholt, bis die Geschwüre gereinigt sind. Zur Verhütung des zu starken Jodoformgeruchs soll sich der Kranke nackt verbinden, um nichts auf Wäsche und Kleider zu verstreuen; auch Überdecken des Pulvers mit in Kampferwein getauchtem Mull oder Arg.-Perusalbe (Arg. nitric. 0,2, Bals. peruv. 2,0, Vasel. flav. am. ad 20,0) empfiehlt sich. Alle Ersatzmittel des Jodoforms sind weniger wirksam, am besten eignen sich Europhen (mit Acid. boric. aa) und Euguform (einige Tage, ätzt etwas); auch Novojodin, Airol, Vioform, Xeroform, Sozojodol, Jodoformosol (kolloidal, schwach riechend), Boluphen werden gebraucht. An Stelle des Acid. carbol. liquef. kann später Tct. jodi. benutzt werden. Nachbehandlung mit Argent.-Perusalbe (s. o.) oder Pellidolpaste. Hat ein Geschwür das Frenulum durchlocht, so wird die stehengebliebene Brücke mit kurzem Scherenschlag durchtrennt (nahe der Eichel). Bei Ulcus molle intraurethrale sind 10% Jodoformstäbchen (Butyr. Cacao) neben Ätzung anzuwenden. Besteht Phimose, so sind warme (45°) Spülungen des Vorhautsacks (Gummi- oder stumpfes Glasrohr) mit Kal. permang. oft und lange ($^1/_4$—$^1/_2$ Stunde) zu machen und 10% Jodoformglyzerin einzuspritzen; falls Besserung ausbleibt, ist Dorsalinzision notwendig (Naht wegen Autoinokulation untunlich). Bei Ulzera mollia follicularia Ätzung mit dünnem Wattestäbchen (Acid. carbol.); danach 10% Jodoformäther (Jodof. 3,0, Äther sulf., Alkohol aa ad 30,0), der auch sonst bei zerklüfteten tiefen Ulzera in alle Nischen dringend besser wirkt. In hartnäckigen Fällen hilft frisches Chlorwasser (Aqu. chlori rec. par.) vortrefflich, wenn damit getränkte kleine Wattebäusche auf den Geschwürsgrund gelegt und alle 10—15′ gewechselt werden. Noch energischer ätzt Chlorzinkbrei (Zinc. chlorat. mit etwas Wasser zu einem Brei frisch angerührt), der nur 1—2 mal für 3—5 Minuten auf dem Geschwürsgrund belassen wird und oft eine **Schnell-** oder **Frühheilung** erzielt. Diese Schnellheilungsmethode leistet uns seit Jahren gute Dienste; Schmerzen werden durch Anästhesin gelindert. Chlorwasser und Chlorzinkbrei bringen auch die hartnäckigen rhagadiformen Geschwüre am Vorhautrand oder After neben Jodoform und heißen Bädern oder Irrigationen am besten zu Heilung; bei den letzteren sind die flügelförmigen unterminierten Ränder vor der Ätzung abzutragen (Scherenschlag und Kaltkauter).

Auch bei **gangränösen** bzw. **phagedänischen** und **serpiginösen** Ulzera sind Chlorzinkbrei, Jodoform und Kampferwein neben langdauernden Bädern und Spülungen die besten Mittel, auch Chlorwasser ist nützlich. Mitunter müssen die Geschwürsränder exzidiert und mit dem Kaltkauter oder Pacquélin verschorft werden, um das Fortschreiten zu verhindern. Beim serpiginösen Schanker sollte selbst bei negativen Seroreaktionen Jodkali und evtl. Neosalvarsan zur Verhütung der Verkennung eines syphilitischen Geschwürs versucht werden. Besonders bei tieferem Zerfall ist strenge Bettruhe wegen der Gefahr starker Blutung aus den Corpora cavernosa erforderlich.

Weiche Schanker dürfen nicht mit Höllenstein geätzt werden (häufiger Fehler der praktischen Ärzte!), weil dadurch Bubo entstehen und die Differentialdiagnose gegen Lues sehr erschwert werden kann. Salvarsanprophylaxe ohne sicheren Luesnachweis ist zu widerraten; auch wenn durch Konfrontation bei dem Partner oder der Partnerin offene infektiöse Lues festgestellt wurde, sollte vor Einleitung einer Bi-eine Salvarsankur die Diagnose durch Sp. pall.-Nachweis gesichert werden (vgl. bei Syphilis).

Zur **spezifischen Behandlung** wird eine aus Streptobazillenkulturen hergestellte Vakzine, z. B. Dmelcos (Nicolle), neuerdings mit Erfolg angewandt, sowohl beim Ulc. molle selbst, wie bei allen Komplikationen. Auf intravenöse Injektion von 110—150—225 Millionen Keimen (225 = 1 ccm) erfolgt Schüttelfrost, Fieber bis 40° und mehr, Kopfschmerz, auch Erbrechen und Rückgang des Ulc. molle, Bubo usw.; nach einigen Tagen kann die Injektion wiederholt werden [350 Keimzahl und evtl. später noch mehr (500); meist genügen 1 oder 2—3 Injektionen). Unspezifische Mischvakzinen (Heubazillen-Mesentericusgruppe) sind weniger wirksam und nicht anzuraten.

Zur Verhütung des **Bubo** ist körperliche Ruhe zu empfehlen. Beginnende Drüsenentzündung können Dunstverbände mit Spiritus und essigsaurer Tonerde und heiße Kataplasmen (s. bei Sycos. paras.) öfters zum Rückgang bringen. Ist Vereiterung eingetreten und ein fluktuierender Abszeß entstanden, so wird auf seiner Höhe ein $^1/_2$—1 cm langer Einstich (Rücken des Skalpells gegen die Haut halten, um beim Zucken Verletzung der großen Gefäße zu vermeiden) gemacht, der Eiter vorsichtig entleert (mit Bierschem Sauger) und nun 10% Jodoformglyzerinmischung oder 10% erwärmte **Jodoformvaseline** eingespritzt, die weniger schmerzt als Jodoformglyzerin und besser wirkt als die ursprünglich von Lang empfohlene 1% Arg. nitric.-Lösung. Gutes leistet auch 1—2% Trypaflavinlösung. Darüber kommt wieder ein feuchter oder trockner Verband; einer Reizung der Haut wird durch 3% Borzinkpaste oder Borzinköl vorgebeugt. Die Einspritzung wird täglich oder alle 2 Tage wiederholt, bis die Eiterung versiegt und die kleine Wunde sich schließt. Auf diese Weise gelingt die Heilung des Bubo ohne größeren Eingriff mit Erhaltung der dem Körper nützlichen Drüsen, mitunter selbst ohne Berufsstörung. Nur wenn die Eiterung nicht bald aufhört, ist breitere Inzision und Jodoformgazetamponade erforderlich, evtl. mit Ausräumung einzelner nekrotischer Drüsen- und Kapselreste. Schankröse Bubonen und Bubonuli (Nisbetsche Schanker) werden wie tieffressende Ulcera mollia mit Chlorzinkbrei, Jodoform und Kampferweintamponade behandelt und evtl. pacquélinisiert. Bei langwierigen Bubonen und strumöser Drüsenschwellung ist Röntgenbestrahlung ($^1/_3$—$^2/_3$ E. D. oder 10 bzw. 20 x bei 4 mm Al.-Filter) sehr anzuraten.

Anhangsweise seien hier die differentialdiagnostisch in Betracht kommenden sonstigen Bubonen erwähnt. Es sind dies zunächst die strumösen oft doppelseitigen durch Lymphogranuloma inguinale bedingten multipel fistulösen, selten die durch Gonorrhöe hervorgerufenen Drüsenschwellungen, die durch Staphylo- und Streptokokken erzeugten schmerzhaften Entzündungen, die indolenten, selten durch Sekundärinfektion zur Erweichung kommenden syphilitischen Bubonen, die gummösen Erkrankungen der Spätperiode, die torpiden tuberkulösen Drüsenpakete, die meist auch auf die Beckenschaufel reichen, endlich die leukämischen, pseudoleukämischen und karzinomatösen Drüsenschwellungen.

Urethrorrhoea (e libidine). **Erregungsausfluß.** Geringe schleimige Absonderung nach Erregung und Erektion; mikroskopisch nur Schleim und spärliche Epithelien.

Ängstliche Patienten, die diese Erscheinung fälschlich als krankhaft ansehen, sind zu beruhigen; örtliche Behandlung ist nicht erforderlich.

Urethritis non gonorrhoica, Harnröhrenkatarrh. Entsteht 1. durch chemische, seltener mechanische Reizung, z. B. Schutztropfen (Argentum nitric. usw.) oder irritierende Injektion; 2. durch gewisse Bakterien wie Pseudodiphtherie-, Koli-, Influenzabazillen, Staphylo-, Strepto-, Pneumokokken, sog. Einschlußprotozoen (?). Auch Hefearten kommen nach Spritzen mit Rotwein (Seeleute) vor (hartnäckige Fälle). Manche dieser Katarrhe sind wohl übertragbar, Inkubation 8—10 Tage, langsamer Beginn und Neigung zu hartnäckigem Verlauf; selten auch Übergang auf Blasenhals und andere Komplikationen (Prostatitis, Epididymitis), selbst metastatische Herde (Gelenke, subkutane Knoten). Bei sog. aseptischer (bakterienfreier) Urethritis an Tuberkulose denken (nach TB. suchen, vgl. dort); auch auf Herpes urethralis, Ulc. molle und Primäraffekt der Urethra (Streptobazillen-, Spirochätennachweis!) und Phosphaturie (s. dort) fahnden! Strikturen und das seltene Karzinom der Urethra sind zu beachten.

Behandlung geschieht ähnlich wie bei Gonorrhöe, nur viel milder. Manchmal sind entsprechende Diät und innere Mittel (Santyl, Gonocystol, Hexal usw.) ausreichend. Injektionen mit Zinc.-Resorzinlösung (Zinc. sulf. 0,5, Resorc. alb. 1,0, Aqu. ad 200,0), schwacher Albargin- (0,1/300) oder Cholevallösung ($^1/_4$%) u. dgl. sind behutsam zu versuchen. Besser wirken häufig vorsichtige warme Spülungen der Urethra mit Nélatonkatheter (rückläufig) mit Albargin ($^1/_{5000}$—$^1/_{2000}$) oder Arg. nitric. ($^1/_{10000}$—$^1/_{5000}$), beide evtl. gemischt, ganz langsam in der Stärke steigend; auch Hydrarg. oxycyan. und Kal. permang. ($^1/_{5000}$) werden benutzt. Vorsicht mit instrumenteller Behandlung ist geboten, da dadurch Urethritis poster., Prostatitis und Epididymitis provoziert werden können. Evtl. sind Einspritzungen mit Autovakzine empfehlenswert. Im übrigen ist die Behandlung wie bei Urethritis chronica postgonorrhoica (s. dort) durchzuführen. — Bei Ulc. molle und Primäraffekt Bacilli urethrales mit 10% Jodoform bzw. Kalomel und spezifische Therapie (s. dort).

Vasculitis syphilitica, Syphilitische Gefäßerkrankungen. Diese kommen schon in der Frühperiode selten vor, und zwar als strangförmige Phlebitis der Vena saphena magna und parva an den Beinen, seltener der oberflächlichen Venen an den Armen. Die als akute und subakute nodöse Syphilide benannten tiefen Knoten beruhen auch auf spezifischer Phlebitis. In der Spätperiode kommen neben mehr gummösen Phlebitiden chronische Arterienerkrankungen vor, so die Heubnersche Endarteriitis der Hirngefäße (dumpfe Kopfschmerzen, undeutliche Lähmungen, geringer Liquorbefund), die weit häufigere Aortitis luica und das daraus hervorgehende Aneurysma. Für letzteres ist neben Blutdruckerhöhung, klingendem 2. Aortenton vor allem die Verbreiterung der Aorta im Röntgenbild wichtig.

Über die Behandlung s. bei Therapie der Spätsyphilis.

Verkalbungsseuche, Bacillosepsis abortus Bang. Bei Tieren, besonders Kühen, durch den dem Microbacillus melitensis (Malta- oder Mittelmeerfieber) verwandten Bacillus abortus Bang vorkommende Erkrankung, die auch auf den Menschen übergehen und neben Orchitis und Epididymitis auch hämorrhagisch-bullöse Exantheme an den Händen und Armen neben „undulierendem Fieber" bei Tierärzten, Tierpflegern usw. hervorruft. Diagnose schwierig (Agglutination, Komplementbindung, Kultur usw.).

Behandlung mit Vakzine, sonst Argochrom, Trypaflavin intravenös, auch Kollargol empfohlen.

Zungensyphilis. In der Frühperiode kommen außer erodierten und ulzerierten Primäraffekten (Spitze, Rand, Rücken) erosive, opaline, ulzerierte, rhagadiforme Plaques und am Zungenrücken auch glatte rote (wie rasierte) und knopfförmige gekörnte (sog. Zuckerplätzchen-) Papeln vor. In der Spätperiode finden sich außer knotenförmigen oberflächlichen auch tief in der Muskulatur gelegene harte Gummen, die erweichen und aufbrechend kraterförmige Geschwüre bilden können; ferner die oberflächlichere, leukoplakieähnliche und tiefere, zirrhotisch gefurchte, derbe, plattenartige Glossitis sclerosa (Fournier) des Zungenrückens, die Karzinom vortäuschen kann; endlich tuberoserpiginöse bzw. ulzeröse Schleimhautsyphilide und am Zungengrund die glatte Atrophie, eine Folge des Schwundes der Balgdrüsen (Follikel); auch manche Formen der Leukoplakie (Leukokeratosis) beruhen auf alter Lues. Die Differentialdiagnose ist oft nicht leicht, serologische und Liquorprüfung sowie Probebehandlung daher wichtig.

Behandlung s. bei Syphilis.

Kraurosis vulvae, Schrumpfjucken. Enormes Jucken der Vulva, das zu einer sklerotischen Atrophie der Labien mit Verengerung der Vaginalöffnung führt, wobei diese immer trockener, leukokeratotisch und kleiner werden. Endokrine Störung? Beim Manne ähnliche zu Schrumpfung neigende Leukokeratose (s. Balanitis). Achten auf Möglichkeit eines Karzinoms!

Röntgenstrahlen am wirksamsten ($^1/_3$ E.D. oder 4x bei 0,5 mm Al.-Filter 3mal); daneben heiße Kamillenwaschung und 10% weiche Tumenolzinkpaste mit 10% Calmitol-, Anästhesin- oder 20% Bromokollzusatz; auch 5—10% Kalomelanthrasolsalbe. Evtl. chirurgische Behandlung. Innerlich Veramon, Klimakton versuchen.

Zeugnisse über Geschlechtskrankheiten.

Oft verlangen Patienten Zeugnisse darüber, daß sie nicht geschlechtskrank seien. Hier ist große Vorsicht notwendig, und es empfiehlt sich, nur zu bescheinigen, daß bei ein- oder mehrmaliger Untersuchung Zeichen einer ansteckungsfähigen Geschlechtskrankheit nicht gefunden werden konnten und die mikroskopische und Blutuntersuchung dasselbe Ergebnis hatte. Speziell bei Frauen und Mädchen (Prostituierten) ist es ganz unzulässig, nach einer oder wenigen Untersuchungen zu erklären, daß keine Geschlechtskrankheit vorliege, da die so verbreitete Gonorrhöe oft ohne Reizproben nicht nachweisbar und Lues oft latent ist.

Zwangsweises Heilverfahren bei Geschlechtskrankheiten.

Personen, die geschlechtskrank sind und bei denen die Gefahr besteht, daß sie ihre Krankheit weiter verbreiten, können zwangsweise einem Heilverfahren unterworfen, insbesondere in ein Krankenhaus überführt werden, wenn dies zur wirksamen Verhütung der Ausbreitung der Krankheit erforderlich erscheint. Bestimmte diagnostische und therapeutische Eingriffe dürfen nur mit Einwilligung der Kranken gemacht werden (§ 4 des im Anhang abgedruckten neuen Gesetzes, Anm. 1).

Danach hat der Arzt auch das Recht und die Pflicht, Unverbesserliche der Gesundheitsbehörde, zunächst der Beratungsstelle, zu melden. Ferner ist er angehalten, die Kranken über Art der Krankheit und Ansteckungsgefahr zu belehren, ihnen ein amtliches Merkblatt, das in Blockform geliefert wird, zu verabfolgen und in der Behandlung Säumige zu mahnen. Die Prostitution ist aufgehoben; gewerbsmäßig sich dem Geschlechtsverkehr hingebende Personen müssen Gesundheitszeugnisse (nach vorgeschriebenem Formular, s. Anhang) beibringen, auf Verlangen der Behörde von einem von dieser zu bestimmenden Arzt. Weiteres ist aus dem Wortlaut des Gesetzes zu ersehen; auch wegen der Bestimmungen über Ammen und Kinder mit angeborener Syphilis sei auf den Anhang verwiesen (§ 15 des neuen Gesetzes).

Zuweisung der Kranken an Beratungsstellen.

Die Beratungsstellen, die jetzt in den meisten größeren Städten Deutschlands eingerichtet sind, sind den Landesversicherungsanstalten organisch angegliedert. Sie haben die Aufgabe, die sie aufsuchenden Personen zu beraten und Kranke einem Arzt oder Krankenhaus zur Behandlung zuzuweisen. Ferner liegt ihnen die Nachkontrolle bereits behandelter Kranker ob; schließlich sind sie ermächtigt, für den Kreis der Versicherungspflichtigen und ihrer Familienangehörigen die Kosten der Behandlung zu übernehmen, ohne daß die Krankenkasse den Namen des Patienten erfährt, und sonst die Kostendeckung zu vermitteln.

Die Möglichkeit, einen Zwang mit gesetzlichen Mitteln auf die Patienten auszuüben, haben die Beratungsstellen nicht, wohl aber können sie auf Grund des neuen Gesetzes zur Bekämpfung der Geschlechtskrankheiten die Gesundheitsbehörde und Polizei bei nicht folgsamen Kranken heranziehen; sie sind, wie alle Versicherungsträger, der Schweigepflicht unterworfen und eine Behandlung soll in ihnen nicht stattfinden. Den Ärzten ist hierdurch Gelegenheit gegeben, ihre Patienten durch die Beratungsstellen von Zeit zu Zeit untersuchen und bzgl. notwendiger neuer Kuren beraten und fortlaufend diskret überwachen zu lassen. Auch für die Früherkennung der Syphilis, den frühzeitigen Nachweis ihrer Spätfolgen, die Feststellung ihrer Heilung (serologische und Liquoruntersuchung) leisten die Beratungsstellen viel Gutes; daher sollten sie auch von der Ärzteschaft noch weit mehr herangezogen werden, damit nicht so viele Geschlechtskranke künftig zu spät und zu schwach behandelt werden, wie es leider noch immer viel zu häufig geschieht.

Alle Bestrebungen zur Eindämmung der venerischen Erkrankungen werden durch die **Deutsche Gesellschaft zur Bekämpfung der Geschlechtskrankheiten** (Geschäftsstelle Berlin W 62, Bayreuther Str. 36) zusammengefaßt. Ihr Zweck ist es, durch Aufklärung in Wort und Schrift, Herausgabe von Merkblättern und Flugschriften und Föderung aller hygienischen, ethischen, sozialen und gesetzgeberischen Maßnahmen die schon jetzt deutliche Eindämmung der Geschlechtskrankheiten weiter zu fördern. Sie legt besonderen Wert auf die Mithilfe weitester Kreise, in erster Linie natürlich der Ärzte, und erteilt in allen einschlägigen Fragen durch die obengenannte Geschäftsstelle oder ihre zahlreichen Ortsgruppen Auskunft.

F. Anhang.

I. Merkblätter für die Patienten der Bonner Hautklinik.

1. Verhaltungsmaßregeln (für Gonorrhöe).

Die Krankheit, an der Sie leiden, beginnt mit Ausfluß und ist in hohem Grade ansteckend. Sie kann die ernstesten Folgen, wie Blasen-, Nieren-, Gelenkentzündungen, Unfruchtbarkeit und bei Frauen schwere innere Unterleibsleiden mit Siechtum nach sich ziehen. Bei rechtzeitiger Behandlung ist jedoch stets Heilung zu erwarten.

Der Ausfluß vermittelt die Ansteckung und kann auch auf Mastdarm und Auge übertragen werden und zur Erblindung führen. Nach jeder Berührung der Geschlechtsteile sind daher die Hände sorgfältig zu waschen. Auch beschmutzte Wäsche, Schwämme, Watte, Spritze, Irrigator usw. oder der mit Eiter befleckte Klosettsitz und Badewannen sind gefährlich. Auf solche Weise erkranken nicht selten Kinder (kleine Mädchen) an sehr hartnäckigem Scheidenausfluß (gelbe steife Flecke in der Wäsche!), ebenso durch Zusammenschlafen in einem Bett mit einem Kranken.

Aufhören des Ausflusses und der Beschwerden, die manchmal sehr gering sein können, bedeutet keineswegs Heilung, auch nicht Erlöschen der Ansteckungsfähigkeit; nur genaueste, mehrfache ärztliche Untersuchung kann dies feststellen.

Daher ist Wiederaufnahme des geschlechtlichen Verkehrs oder Heirat nur mit ausdrücklicher Erlaubnis des Arztes nach Feststellung der Heilung und Überreichung des amtlichen Entlassungsmerkblatts gestattet. Jeder geschlechtliche Verkehr bei noch bestehender Ansteckungsfähigkeit ist strafbar (Gefängnis!).*)

Vor jeder ärztlichen Untersuchung muß der Urin mehrere Stunden angehalten werden. Die Behandlung durch einen approbierten Arzt muß bis zur Heilung bzw. Erlöschen der Ansteckungsfähigkeit fortgesetzt werden (neues Gesetz).

Zu den Einspritzungen in die Harnröhre dient eine etwa 12 ccm fassende Spritze mit stumpfem kegelförmigen Ansatz, die sorgfältig mit abgekochtem Wasser zu reinigen und sauber aufzubewahren ist. Die Einspritzung wird nach vorherigem Urinieren mit der vom Arzte verordneten Flüssigkeit genau nach Vorschrift 3—5 mal täglich gemacht. Die Geschlechtsteile sind peinlich sauber zu halten (Waschung, Mull- oder Wattevorlage).

---

*) Die gesetzlichen Bestimmungen lauten: Wer den Beischlaf ausübt, obwohl er an einer mit Ansteckungsgefahr verbundenen Geschlechtskrankheit leidet, oder dies den Umständen nach annehmen muß, wird mit Gefängnis bis zu 3 Jahren bestraft, sofern nicht nach den Vorschriften des Strafgesetzbuchs eine härtere Strafe verwirkt ist. Die Verfolgung tritt nur auf Antrag ein und verjährt in 6 Monaten (Zurücknahme ist zulässig). (Näheres s. im Abdruck des Gesetzes).

Bei Frauen sind Spülungen mit dem Irrigator und der verordneten warmen Lösung, am besten im Liegen, zu machen. Über Beschwerden am After (Mastdarmtripper) ist dem Arzt sofort Mitteilung zu machen.

Enthaltung von geistigen Getränken wie Bier, Wein, Schnaps ist notwendig; am wenigsten schadet etwas verdünnter Rotwein. Scharfe, stark gewürzte oder stark gesalzene Speisen sind zu meiden, für geregelten Stuhlgang ist Sorge zu tragen.

Körperliche Anstrengungen, wie Springen, Tanzen, Radfahren, Reiten, sind zu unterlassen. Männer müssen ein gut sitzendes Suspensorium tragen, Frauen sich während der Regel möglichst schonen (Bettruhe); Kinder sollen stets eine geschlossene Hose zur Verhütung von Übertragungen anlegen.

---

2. Verhaltungsmaßregeln (für Syphilis).

Die Krankheit, an der Sie leiden, ist mehrere Jahre lang ansteckend; sie wird nicht nur durch geschlechtliche Berührung, sondern auch durch Küssen, Schlafen in demselben Bett mit anderen, Benutzung gemeinschaftlicher Eß-, Trink- und Waschgeräte (Messer, Gabel, Tasse, Handtuch, Schwamm, Zahn- oder Haarbürste, Rasierpinsel oder Messer, Spielzeug usw.), gewerbliche Instrumente (Glasbläserpfeifen, Lötrohre, Blasinstrumente, Zahnzangen usw.) übertragen, auch kann sie auf beschmutzten Klosetts erworben werden; daher ist größte Vorsicht geboten.

Die Krankheit ist **heilbar,** aber nur bei genauester Befolgung aller ärztlichen Vorschriften und gewissenhafter Durchführung einer längeren Behandlung. Eine Kur ist nur bei ganz frischer Ansteckung ausreichend, sonst sind stets mehrere Kuren erforderlich. Rückfälle können sich auch ganz unbemerkt einstellen und werden oft erst bei genauester Untersuchung durch den Arzt festgestellt. Sie müssen sich daher auch nach den Kuren noch alle ein bis zwei Monate je nach Anordnung des Arztes diesem wieder vorstellen und Ihr Blut und Nervenwasser prüfen lassen, damit Sie später von schweren Folgen (Haut- oder Knochenfraß, Hirn- und Rückenmarkskrankheiten oder inneren Leiden) verschont bleiben. Gerade anfangs leichte und schmerzlose Erkrankungen können bei Vernachlässigung später schwere Folgen haben und tödlich enden.

Heiraten oder geschlechtlich verkehren dürfen Sie frühestens zwei bis drei, meist erst vier Jahre nach Beginn der Erkrankung und nur mit ausdrücklicher Erlaubnis des Arztes, da Sie sonst die Krankheit auf andere übertragen oder in die Ehe verschleppen und Frau und Kinder anstecken, die zeitlebens unglücklich werden und oft früh zugrunde gehen.

Jeder geschlechtliche Verkehr bei noch bestehender Ansteckungsfähigkeit ist mit Gefängnis strafbar.*)

Die Beachtung dieser großen Gefahren muß Sie veranlassen, allen Anordnungen des Arztes genau zu folgen. Während und einige Zeit nach den Kuren ist sorgfältigste Mundpflege (Bürsten der Zähne

---

*) s. Anm. zu Merkblatt 1.

dreimal täglich, Mundspülen stündlich mit dem verordneten Gurgelwasser) durchaus notwendig, ebenso solide Lebensweise und größte Mäßigkeit im Genuß geistiger Getränke. Durchfall erzeugende Speisen sind zu vermeiden, Rauchen ist zu unterlassen oder sehr einzuschränken.

Die Kur darf unter keinen Umständen ohne ausdrückliche Zustimmung des Arztes **unterbrochen oder unregelmäßig durchgeführt werden,** da sonst schwere Folgen eintreten können; dies macht auch das neue Gesetz zur Bekämpfung solcher Krankheiten zur Pflicht.

Bei jeder körperlichen Störung während der Kur (Durchfall, Stuhlverstopfung, Mundentzündung, Kopfschmerz, Fieber usw.) ist der Arzt sofort aufzusuchen und zu befragen.

Bewahren Sie diese Vorschrift sorgfältig und zeigen Sie sie niemanden als den Ärzten, welche Sie später wegen irgendeines Leidens aufsuchen; diesen dürfen Sie die frühere Krankheit nicht verschweigen, da Ihnen sonst schwerer Schaden erwachsen kann.

Falls Ihnen selbst die Mittel zur Behandlung fehlen, wenden Sie sich an die Beratungsstelle der Landesversicherungsanstalt Ihres Bezirks, die Ihnen Rat erteilen und für Sie sorgen wird.

3. Vorschriften für die Schmierkur.

Die Schmierkur hat nur dann die beabsichtigte Wirkung, wenn sie mit größter Gewissenhaftigkeit nach folgender Vorschrift genau durchgeführt wird.

Sechs Tage hintereinander wird abwechselnd ein Teil der Körperhaut in folgender Reihenfolge mit der verordneten Salbenmenge eingerieben:

am 1. Tage der linke Unterschenkel bis handbreit über das Knie,
„ 2. „ dieselbe Stelle rechts,
„ 3. „ der linke Oberschenkel und die linke Unterbauch- und Gesäßgegend,
„ 4. „ dieselben Stellen rechts,
„ 5. „ der linke Arm, Schulter und linke Seite des Oberkörpers,
„ 6. „ dieselben Stellen rechts.

Während dieser sechs Tage darf die Salbe nicht entfernt oder abgewaschen und die Haut nur mit Talkum gepudert werden, besonders wenn rote Pickel auftreten. Am siebenten Tage wird ein warmes Bad mit Seife genommen, wobei die Salbenreste entfernt werden. Alsdann beginnt am achten Tage eine neue Folge von Einreibungen wie am ersten Tage. Das Tragen wollener oder baumwollener Unterwäsche, die nur beim Baden gewechselt wird, ist dringend anzuraten.

Im ganzen müssen zu einer gründlichen Kur je nach Vorschrift des Arztes durchschnittlich 36 bis 42 Einreibungen (also 6 bis 7 Schmierfolgen von je einer Woche) gemacht werden.

Die einzelne Einreibung geschieht am besten abends, indem die Salbe 20 Minuten lang vollständig und gründlich, aber ohne zu starkes Reiben an den behaarten Teilen, eingestrichen wird, bis sie in die Haut eingedrungen ist. Hierbei drückt die einzureibende Hand stärker beim Streichen nach dem Herzen zu, als beim Zurückgehen in umgekehrter Richtung. Um das Eindringen der mitunter zähen Salbe zu erleichtern, empfiehlt es sich, etwas Fett (Byrolin, Vaseline, Lanolin) an die Hand zu nehmen oder nachzureiben. Die Salbe wird entweder in abgeteilten Mengen zu 3 bis 5 g oder in einer Glastube zu 30 g mit Einteilung in 30 Striche vom Arzte verordnet.

Aus dieser Salbentube werden nach ärztlicher Vorschrift 3—5 Strich bei Erwachsenen, $^1/_2$—1 g bei Säuglingen (1 Strich = 1 g) herausgedrückt, ohne Verlust auf die Handfläche gebracht und eingerieben. Zweckmäßig ist es, die Einreibungen von einem vom Arzte empfohlenen Heilgehilfen ausführen oder doch sich zeigen zu lassen. Wer die Einreibungen als zu unbequem nicht fortsetzen möchte, kann statt ihrer vom Arzt schmerzlose Einspritzungen erhalten. Der Urin ist wöchentlich einmal in einem kleinen Fläschchen frisch zur Untersuchung mitzubringen, damit Nierenschädigungen erkannt und verhütet werden.

Schmierkuren dürfen nicht auf eigene Hand, sondern nur auf ärztliche Verordnung und unter genauester ärztlicher Kontrolle gemacht werden, da sie bei fehlender Überwachung Gesundheitsschädigungen nach sich ziehen können, während sie unter ärztlicher Aufsicht gefahrlos sind.

Goldsachen sind abzulegen, da sie blind (amalgamiert) werden, übrigens ein vom Juwelier leicht zu beseitigender Schaden.

---

4. Vorschrift für den persönlichen Schutz gegen Geschlechtskrankheiten.

Jeder außereheliche Beischlaf ist gefährlich. Nicht nur die meisten gewerbsmäßigen (besonders auch die heimlichen) Dirnen (Prostituierten), sondern auch viele Mädchen und verheiratete Frauen sind geschlechtskrank, oft ohne es zu wissen. Enthaltsamkeit bis zur Heirat ist daher eine gesundheitliche Pflicht. Wer davon abweicht, sollte sich in jedem Falle gegen geschlechtliche Ansteckung nach Möglichkeit schützen, um seine eigene Gesundheit zu erhalten, seine Familie dereinst vor Elend zu bewahren und die Arbeitskraft und den Nachwuchs des Volkes nicht zu untergraben. Denn Tripper und Syphilis sind schleichende, sehr verbreitete und gefährliche Volksseuchen.

Während der Tripper außer langwieriger, nicht selten schwerer Erkrankung die Zeugungsfähigkeit oft vermindert oder aufhebt, ruft die Syphilis häufig langes Siechtum, tödliche innere und Nervenleiden hervor und geht auf die Nachkommenschaft über. Wer also die bei dem heutigen Stande der Wissenschaft möglichen **Schutzmittel** nicht anwendet, handelt leichtfertig und **gewissenlos.**

Schutz gewähren **Präservative** aus **Gummi** oder **Fischblase** (beste Qualität!), letztere müssen angefeuchtet, beide eingefettet gebraucht werden, damit sie nicht zerreißen. Dieser Schutz ist aber nicht immer ausreichend, da die Präservative nur das Glied, nicht seine Umgebung bedecken und nicht selten zerreißen. Deshalb sind nach ärztlichem Rezept verordnete **Schutzsalbe** und **Schutztropfen stets zu benutzen,** evtl. auch neben einem Präservativ. Neuerdings wird auch Schutzsalbe in Tuben empfohlen, die zugleich die Tropfen ersetzt (z. B. Dublosan). Auch diese Mittel gewähren keinen sicheren, aber bei richtiger und sofortiger Anwendung doch einen weitgehenden Schutz gegen Ansteckung.

Gebrauchsanweisung für Schutzsalbe und Schutztropfen.

Vor dem Beischlaf: Einfetten des Gliedes und seiner Umgebung (Hodensack, Leisten) mit Schutzsalbe, so daß alle Falten und Buchten, besonders der Vorhaut und Eichel, mit einer dünnen gleichmäßigen Fettschicht völlig überzogen sind.

Möglichst sofort nach dem Beischlaf Harnlassen mit kräftigem Strahl, dann Waschen mit Seife, Abspülen und mit reinem Tuch (evtl. eigenem Taschentuch) Abtrocknen.

Einbringung der Schutztropfen in die Harnröhrenöffnung zur Vernichtung der Tripperkeime: Zu dem Zwecke dienen am freien Ende mit Watte umwickelte Streichhölzchen (Wattepinsel) und ein kleines Fläschchen mit Schutztropfenlösung. Man taucht einen Wattepinsel in die Flüssigkeit und hält ihn nach reichlichem Befeuchten $^1/_2$ Minute in die Öffnung der Harnröhre, so daß er $^1/_2$ cm tief eindringt und der stehenbleibende Tropfen die Wand überall berührt; hierauf wird ein zweiter Pinsel in gleicher Weise gut eine ganze Minute benutzt und schließlich die Umgebung (Eichel, Bändchen) gut bepinselt. Nun erfolgt nochmals gründliches Einfetten mit Schutzsalbe und Vorlegen von etwas Watte vor die Harnröhre zwischen Eichel und Vorhaut, um Flecken in der Wäsche zu vermeiden. Zur Befeuchtung der Pinsel wird etwas Flüssigkeit aus dem Gläschen in ein reines Schälchen abgegossen; werden die Pinsel direkt im Fläschchen befeuchtet, so muß die Schutztropfenlösung erneuert werden.

Weit einfacher ist der neuerdings erprobte alleinige Gebrauch einer Schutzsalbe, die zugleich zum Einsalben wie zum Einführen in die Harnröhre dient (z. B. Dublosan in Tuben mit Gebrauchsanweisung), also gegen beide Infektionen schützen soll und keine Flecke macht.

Unerfahrenen wird dringend geraten, sich von einem Arzt die zweckmäßige Anwendung der Schutzmittel zeigen zu lassen. Tritt trotz Gebrauchs derselben Ausfluß, Wundsein oder irgendeine auffällige Erscheinung ein, so ist zur Feststellung, ob es sich nur um eine harmlose Reizung oder eine Ansteckung handelt, sofort ein Arzt aufzusuchen. Ganz frischer Tripper kann zuweilen mit einer oder wenigen Einspritzungen, ganz früh erkannte Syphilis sehr oft mit einer Salvarsan-Wismutkur geheilt werden.

Verkehr mit anderen, besonders der eigenen Frau, darf erst erfolgen, wenn die Gefahrfrist (bei Tripper 1, bei Syphilis 4—6 Wochen) vorüber ist; vorher sollte zumindest ein gut haltbares Präservativ benutzt werden.

5. Verhaltungsmaßregeln für Krätzekranke.

Krätze ist eine ansteckende Krankheit, die oft auf alle oder mehrere Familienangehörige übergeht. Soll sie sicher beseitigt werden, so müssen alle irgendwie verdächtigen Familien- und Haushaltungsmitglieder, selbst wenn sie noch kein Jucken haben, zu gleicher Zeit die unten angegebene Behandlung genau durchführen. Wenn ein bereits angestecktes Familienmitglied die Kur nicht gründlich macht, können alle übrigen später durch dieses wieder von neuem angesteckt werden.

Außer Menschen- gibt es auch Tierkrätze, die leichter heilbar ist und von räudekranken Katzen, Kaninchen, Pferden und anderen Tieren übertragen wird.

Die Kur.

Mit Ausnahme von Kopf und Gesicht wird die ganze Körperhaut, also vom Halse bis zu den Fingern und Zehen herunter, je nach ärztlicher Vorschrift und Heilmittel 3—6 mal gründlich (je 10—15 Minuten) mit dem verordneten Heilmittel eingerieben, und zwar in 12 stündigen Abständen abends und morgens.

Erste Einreibung abends vor dem Schlafengehen (1. Tag).

Zweite Einreibung am Morgen des zweiten Tages.

Dritte Einreibung am Abend desselben Tages.

Vierte und fünfte Einreibung am Morgen und Abend des dritten Tages, sechste am vierten Tag (morgens oder abends).

Alle juckenden und stärker erkrankten Stellen, besonders Hände, Zwischenfingerräume (jeder Finger einzeln!), Achseln, sonstige Gelenkfalten, Geschlechtsteile, Gesäß, Füße usw. müssen gründlich, aber auch die übrige Körperhaut zur Vernichtung aller Milben gut eingeschmiert werden.

Vor der Kur kann ein warmes Seifenbad genommen, während der Kur darf der Körper nicht gebadet oder gewaschen werden; die Hände sind, falls sie öfter gewaschen werden, besonders gründlich einzureiben.

Nach der letzten Einreibung wird mit Talkum gepudert und bei Brennen auf wunden Stellen etwas Zinkpaste, Zinköl oder gute Vaseline eingerieben. Ein Bad darf je nach Art des Heilmittels erst nach einem oder mehreren Tagen genommen werden. Nach der Kur ist **Bett- und Leibwäsche sogleich zu wechseln** und mit heißem Wasser und Seife gründlich zu reinigen; die Kleider werden einige Tage in kalter Luft gehalten und gut ausgeklopft.

Zur Kontrolle der Heilung und Nachbehandlung der noch wunden oder gereizten Haut muß der Kranke sich einige Tage **nach Kurschluß wieder vorstellen.** Das Krätzemittel darf nie länger als verordnet angewandt und eine Wiederholung der Kur nur auf Rat des Arztes gemacht werden.

II. Auszug aus der Verordnung vom 11. 2. 1929 über die Ausdehnung der Unfallversicherung auf Berufskrankheiten.

Zum Abdruck der Tabelle aus der oben genannten Verfügung sei bemerkt, daß einige in bestimmten Betrieben und bei gewissen Tätigkeiten erworbene Berufskrankheiten der Unfallversicherung unterliegen und durch den Arzt an das Versicherungsamt anzeigepflichtig sind, selbst wenn nur Krankheitserscheinungen vorliegen, die den begründeten Verdacht einer Berufskrankheit rechtfertigen. Für den Dermatologen kommen als ausdrücklich benannt in Betracht die unter Nr. 10—13 genannten Erkrankungen, ferner aber wohl auch chronische Hautschädigungen, die unter Nr. 2—6a fallen, endlich Infektionskrankheiten, wie Syphilis usw., sofern sie in den genannten Betrieben nachweislich erworben sind (vgl. Ergasidermatosen).

Lfd. Nr. I.	Berufskrankheiten II.	Betriebe und Tätigkeiten III.
1.	Erkrankung durch Blei oder seine Verbindungen	Zu 1—14: Betriebe und Tätigkeiten, die der Unfallversicherung unterliegen.
2.	Erkrankungen durch Phosphor	
3.	Erkrankungen durch Quecksilber oder seine Verbindungen	
4.	Erkrankungen durch Arsen oder seine Verbindungen	
5.	Erkrankungen durch Verbindungen des Mangans	
6.	Erkrankungen durch Benzol oder seine Homologen	
6a	Erkrankungen durch Nitro- und Amido-Verbindungen der aromatischen Reihe	
7.	Erkrankungen durch Schwefelkohlenstoff	
8.	Erkrankungen durch Schwefelwasserstoff	
9.	Erkrankungen durch Kohlenoxyd	
10.	Erkrankungen durch Röntgenstrahlen und andere strahlende Energie	
11.	Chronische und chronisch-rezidivierende Hauterkrankungen durch Galvanisierungsarbeiten	
12.	Chronische und chronisch-rezidivierende Hauterkrankungen durch exotische Holzarten	
13.	Chronische und chronisch-rezidivierende Hauterkrankungen durch Ruß, Paraffin, Teer, Anthrazen, Pech und verwandte Stoffe	
14.	Erkrankungen der Muskeln, Knochen und Gelenke durch Arbeiten mit Preßluftwerkzeugen	

Fortsetzung:

Lfd. Nr. I.	Berufskrankheiten II.	Betriebe und Tätigkeiten III.
15.	Erkrankungen der tieferen Luftwege und der Lunge durch Thomasschlackenmehl	Thomasschlackenmühlen, Düngemittelmischereien und Betriebe die Thomasschlackenmehl befördern.
16.	Schwere Staublungenerkrankungen (Silikose) Trifft eine schwere Staublungenerkrankung mit Lungentuberkulose zusammen, so gilt für die Entschädigung die Tuberkulose als Staublungenerkrankung	a) Betriebe der Sandgewinnung, -bearbeitung und -verarbeitung. b) Metallschleifereien. c) Porzellanbetriebe. d) Betriebe des Bergbaues.
17.	Schneeberger Lungenkrankheit	Betriebe des Erzbergbaues im Gebiete von Schneeberg (Freistaat Sachsen).
18.	Durch Lärm verursachte Taubheit oder an Taubheit grenzende Schwerhörigkeit	Betriebe der Metallbearbeitung und -verarbeitung.
19.	Grauer Star	Glas- und Eisenhütten, Metallschmelzereien.
20.	Wurmkrankheit der Bergleute	Betriebe des Bergbaues.
21.	Tropenkrankheit, Fleckfieber, Skorbut	Betriebe der Seeschiffahrt.
22.	Infektionskrankheiten	Krankenhäuser, Heil- und Pflegeanstalten, Entbindungsheime und sonstige Anstalten, die Personen zur Kur und Pflege aufnehmen, ferner Einrichtungen und Tätigkeiten in der öffentlichen und freien Wohlfahrtspflege und im Gesundheitsdienste sowie Laboratorien für naturwissenschaftliche und medizinische Untersuchungen und Versuche.

III. Das neue Gesetz zur Bekämpfung der Geschlechtskrankheiten vom 18. 2. 1927 (gültig seit 1. 10. 1927)

hat folgenden Wortlaut:

§ 1.

Geschlechtskrankheiten im Sinne dieses Gesetzes sind Syphilis, Tripper und Schanker, ohne Rücksicht darauf, an welchen Körperteilen die Krankheitserscheinungen auftreten.

§ 2.

Wer an einer mit Ansteckungsgefahr verbundenen Geschlechtskrankheit leidet und dies weiß oder den Umständen nach annehmen muß, hat die Pflicht, sich von einem für das Deutsche Reich approbierten Arzt behandeln zu lassen. Eltern, Vormünder, und sonstige Erziehungsberechtigte sind verpflichtet, für die ärztliche Behandlung ihrer geschlechtskranken Pflegebefohlenen zu sorgen.

Durch Ausführungsbestimmungen ist dafür Sorge zu tragen, daß die Behandlung der Minderbemittelten, die keinen Anspruch auf anderweitige ärztliche Behandlung haben oder denen die Behandlung auf Grund einer Versicherung wirtschaftliche Nachteile bringen könnte, aus öffentlichen Mitteln sichergestellt wird.

§ 3.

Die Durchführung der aus diesem Gesetze erwachsenden gesundheitlichen Aufgaben ist Gesundheitsbehörden zu übertragen, die sich mit den Beratungsstellen für Geschlechtskranke, den Pflegeämtern und den sonstigen Einrichtungen der sozialen Fürsorge möglichst im Einvernehmen zu halten haben. Die Beamten des Ordnungs- und Wohlfahrtspolizei haben die Durchführung der gesundheitlichen und sozialfürsorgerischen Aufgaben, insbesondere das Eingreifen der Fürsorgestellen Minderjährigen gegenüber, in jeder Weise zu unterstützen.

§ 4.

Die zuständige Gesundheitsbehörde kann Personen, die dringend verdächtig sind, geschlechtskrank zu sein und die Geschlechtskrankheit weiterzuverbreiten, anhalten, ein ärztliches Zeugnis, nur in begründeten Ausnahmefällen ein von einem durch die zuständige Gesundheitsbehörde benannten Arzte ausgestelltes Zeugnis über ihren Gesundheitszustand vorzulegen oder sich der Untersuchung durch einen solchen Arzt zu unterziehen. Auf Antrag des untersuchenden Arztes können solche Personen angehalten werden, wiederholt derartige Gesundheitszeugnisse beizubringen.

Personen, die geschlechtskrank und verdächtig sind, die Geschlechtskrankheit weiterzuverbreiten, können einem Heilverfahren unterworfen, auch in ein Krankenhaus verbracht werden, wenn dies zur Verhütung der Ausbreitung der Krankheit erforderlich erscheint.

Anzeigen, deren Urheber nicht erkennbar sind, dürfen nicht beachtet werden. Personen, die mit Namensnennung andere einer Geschlechtserkrankung bezichtigen, sind zunächst mündlich zu vernehmen und die

Anzeigen erst dann weiter zu verfolgen, wenn die Vernehmung ergeben hat, daß ein ausreichender Anhalt für die Richtigkeit der behaupteten Tatsachen vorhanden ist.

Soweit andere Mittel zur Durchführung der in Abs. 1, 2 vorgesehenen Maßnahmen nicht ausreichen, ist die Anwendung unmittelbaren Zwanges zulässig. Ärztliche Eingriffe, die mit einer ernsten Gefahr für Leben oder Gesundheit verbunden sind, dürfen nur mit Einwilligung des Kranken vorgenommen werden. Die Reichsregierung bestimmt, welche ärztlichen Eingriffe insbesondere hierunter fallen.*)

§ 5.

Wer den Beischlaf ausübt, obwohl er an einer mit Ansteckungsgefahr verbundenen Geschlechtskrankheit leidet und dies weiß oder den Umständen nach annehmen muß, wird mit Gefängnis bis zu drei Jahren bestraft, sofern nicht nach den Vorschriften des Strafgesetzbuchs eine härtere Strafe verwirkt ist.

Die Verfolgung tritt nur auf Antrag ein. Ist der Täter ein Angehöriger des Antragstellers, so ist die Zurücknahme des Antrags zulässig.

Die Strafverfolgung verjährt in sechs Monaten.

§ 6.

Wer weiß oder den Umständen nach annehmen muß, daß er an einer mit Ansteckungsgefahr verbundenen Geschlechtskrankheit leidet und trotzdem eine Ehe eingeht, ohne dem anderen Teil vor Eingehung der Ehe über seine Krankheit Mitteilung gemacht zu haben, wird mit Gefängnis bis zu drei Jahren bestraft.

Die Verfolgung tritt nur auf Antrag ein. Die Zurücknahme des Antrages ist zulässig.

Die Strafverfolgung verjährt in sechs Monaten.

§ 7.

Die Behandlung von Geschlechtskrankheiten und Krankheiten oder Leiden der Geschlechtsorgane ist nur den für das Deutsche Reich approbierten Ärzten gestattet. Verboten ist, solche Krankheiten anders als auf Grund eigener Wahrnehmung zu behandeln (Fernbehandlung) oder in Vorträgen, Schriften, Abbildungen oder Darstellungen Ratschläge für die Selbstbehandlung zu erteilen.

Wer einen anderen einem der im Absatz 1 enthaltenen Verbote zuwider behandelt oder sich zu einer solchen Behandlung öffentlich oder durch Verbreitung von Schriften, Abbildungen oder Darstellungen, wenn auch in verschleiernder Weise, erbietet, wird mit Gefängnis bis zu einem Jahr und mit Geldstrafe oder mit einer dieser Strafen bestraft.

Gleiche Strafe trifft den Arzt, der sich zur Behandlung der in Abs. 1 bezeichneten Krankheiten in unlauterer Weise erbietet.

§ 8.

Wer eine geschlechtskranke Person ärztlich untersucht oder behandelt, soll sie über die Art der Krankheit und über die Ansteckungsgefahr

*) Hierher gehört die Behandlung mit Salvarsan-, Quecksilber- und Wismutpräparaten, Liquorpunktion, Zystoskopie, Ureterenkatheterismus und Dehnung der Harnröhre.

sowie über die Strafbarkeit der in §§ 5, 6 bezeichneten Handlungen belehren und ihr hierbei ein amtlich genehmigtes Merkblatt aushändigen.

Fehlt dem Kranken die zur Erkenntnis der Ansteckungsgefahr erforderliche Einsicht, so soll die Belehrung und die Aushändigung des Merkblatts an denjenigen erfolgen, der für das persönliche Wohl des Kranken zu sorgen hat.

§ 9.

Wer eine Person, die an einer mit Ansteckungsgefahr verbundenen Geschlechtskrankheit leidet, ärztlich behandelt, hat der im § 4 bezeichneten Gesundheitsbehörde Anzeige zu erstatten, wenn der Kranke sich der ärztlichen Behandlung oder Beobachtung entzieht oder wenn er andere infolge seines Berufes oder seiner persönlichen Verhältnisse besonders gefährdet.

Die oberste Landesbehörde kann bestimmen, daß die Anzeige anstatt der Gesundheitsbehörde einer Beratungsstelle für Geschlechtskranke zu erstatten ist. Kommt der Kranke den Anweisungen der Beratungsstelle nicht nach, so hat diese der Gesundheitsbehörde Kenntnis zu geben.

§ 10.

Wer als Beamter oder Angestellter einer Gesundheitsbehörde oder einer Beratungsstelle unbefugt offenbart, was ihm über Geschlechtskrankheiten eines anderen oder ihre Ursache oder über die sonstigen persönlichen Verhältnisse der Beteiligten dienstlich bekannt geworden ist, wird mit Geldstrafe oder mit Gefängnis bis zu einem Jahre bestraft.

Die Verfolgung tritt nur auf Antrag ein. Den Antrag kann auch die Gesundheitsbehörde stellen.

Die Offenbarung ist nicht unbefugt, wenn sie von einem in der Gesundheitsbehörde oder in einer Beratungsstelle tätigen Arzte oder mit Zustimmung eines solchen Arztes an eine Behörde oder an eine Person gemacht wird, die ein berechtigtes gesundheitliches Interesse daran hat, über die Geschlechtskrankheit des anderen unterrichtet zu werden.

§ 11.

Wer zum Zwecke der Heilung oder Linderung von Geschlechtskrankheiten Mittel, Gegenstände oder Verfahren öffentlich oder durch Verbreitung von Schriften, Abbildungen oder Darstellungen, wenn auch in verschleiernder Weise, ankündigt oder anpreist, oder solche Mittel oder Gegenstände an einem allgemein zugänglichen Orte ausstellt, wird mit Gefängnis bis zu sechs Monaten und mit Geldstrafe oder mit einer dieser Strafen bestraft.

Straflos ist, soweit nicht anderweitige reichs- oder landesrechtliche Vorschriften entgegenstehen, die Ankündigung oder die Anpreisung dieser Mittel oder Gegenstände an Ärzte oder Apotheker oder an Personen, die mit solchen Mitteln oder Gegenständen erlaubterweise Handel treiben, oder in wissenschaftlichen ärztlichen oder pharmazeutischen Fachzeitschriften.

§ 12.

Vorträge, Schriften, Abbildungen und Darstellungen, die nur der Aufklärung über die Geschlechtskrankheiten, insbesondere über ihre Erscheinungsformen, dienen, sind straflos, soweit sie nicht unter die Strafbestimmungen des § 7 fallen.

§ 13.

Die Reichsregierung kann das Inverkehrbringen von Mitteln oder Gegenständen, die zur Verhütung von Geschlechtskrankheiten dienen sollen, von dem Ergebnis einer amtlichen Prüfung abhängig machen und das Inverkehrbringen hierfür nicht geeigneter Gegenstände verbieten. Sie kann auch Vorschriften über das Ausstellen, Ankündigen oder Anpreisen der hiernach zugelassenen Mittel oder Gegenstände treffen.

Wer Mittel oder Gegenstände, die auf Grund des Abs. 1 Satz 1 vom Verkehr ausgeschlossen sind, in Verkehr bringt, wird mit Gefängnis bis zu sechs Monaten und mit Geldstrafe oder mit einer dieser Strafen bestraft. Ebenso wird bestraft, wer einer nach Abs. 1, Satz 2 getroffenen Vorschrift zuwiderhandelt.

§ 14.

Mit Gefängnis bis zu einem Jahre und mit Geldstrafe oder mit einer dieser Strafen wird bestraft, sofern nicht nach den Vorschriften des Strafgesetzbuches eine härtere Strafe verwirkt ist,

1. eine weibliche Person, die ein fremdes Kind stillt, obwohl sie an einer Geschlechtskrankheit leidet und dies weiß oder den Umständen nach annehmen muß;

2. wer ein syphilitisches Kind, für dessen Pflege er zu sorgen hat, von einer anderen Person als der Mutter stillen läßt, obwohl er die Krankheit des Kindes kennt oder den Umständen nach kennen muß;

3. wer ein sonst geschlechtskrankes Kind, für dessen Pflege er zu sorgen hat, von einer anderen Person als der Mutter, ohne sie vorher über die Krankheit und die gebotenen Vorsichtsmaßnahmen durch einen Arzt mündlich unterweisen zu lassen, stillen läßt, obwohl er die Krankheit des Kindes kennt oder den Umständen nach kennen muß;

4. wer ein geschlechtskrankes Kind, obwohl er die Krankheit kennt oder den Umständen nach kennen muß, in Pflege gibt, ohne den Pflegeeltern von der Krankheit des Kindes Mitteilung zu machen.

Straflos ist das Stillen oder Stillenlassen eines syphilitischen Kindes durch eine weibliche Person, die selbst an Syphilis leidet.

§ 15.

Mit Geldstrafe bis zu einhundertfünfzig Reichsmark oder mit Haft wird bestraft:

1. eine Amme, die ein fremdes Kind stillt, ohne im Besitz eines unmittelbar vor Antritt der Stellung ausgestellten ärztlichen Zeugnisses darüber zu sein, daß an ihr keine Geschlechtskrankheit nachweisbar ist;

2. wer zum Stillen eines Kindes eine Amme in Dienst nimmt, ohne sich davon überzeugt zu haben, daß sie im Besitze des in Nr. 1 bezeichneten Zeugnisses ist;

3. wer, abgesehen von Notfällen, ein Kind, für dessen Pflege er zu sorgen hat, von einer anderen Person als der Mutter stillen läßt, ohne vorher im Besitz eines ärztlichen Zeugnisses darüber zu sein, daß eine gesundheitliche Gefahr für die Stillende nicht besteht.

Die Vorschriften des Abs. 1 finden im Falle des § 14, Abs. 2 keine Anwendung.

§ 16.

Das Strafgesetzbuch wird abgeändert wie folgt:

I. § 180*) erhält folgenden zweiten und dritten Absatz:

---

*) § 180 St.G.B. Wer gewohnheitsmäßig oder aus Eigennutz durch seine Vermittlung oder durch Gewährung oder Beschaffung von Gelegenheit

Als Kuppelei gilt insbesondere die Unterhaltung eines Bordells oder bordellartigen Betriebes.

Wer einer Person, die das 18. Lebensjahr vollendet hat, Wohnung gewährt, wird auf Grund des Abs. 1 nur dann bestraft, wenn damit ein Ausbeuten der Person, der die Wohnung gewährt ist, oder ein Anwerben oder ein Anhalten dieser Person zur Unzucht verbunden ist.

II. Im § 184*) wird hinter Nr. 3 folgende Vorschrift eingefügt:

3a. Wer in einer Sitte oder Anstand verletzenden Weise Mittel, Gegenstände oder Verfahren, die zur Verhütung von Geschlechtskrankheiten dienen, öffentlich ankündigt, anpreist oder solche Mittel oder Gegenstände an einem dem Publikum zugänglichen Ort ausstellt.

III. § 361, Nr. 6 erhält folgende Fassung:

Wer öffentlich in einer Sitte oder Anstand verletzenden oder andere belästigenden Weise zur Unzucht auffordert oder sich dazu anbietet.

IV. Im § 361 wird hinter Nr. 6 eingefügt:

6a. Wer gewohnheitsmäßig zum Zwecke des Erwerbes in der Nähe von Kirchen oder in der Nähe von Schulen oder anderen zum Besuche durch Kinder oder Jugendliche bestimmten Örtlichkeiten oder in einer Wohnung, in der Kinder oder jugendliche Personen zwischen drei und achtzehn Jahren wohnen, oder in einer Gemeinde mit weniger als 15000 Einwohnern, für welche die oberste Landesbehörde zum Schutze der Jugend oder des öffentlichen Anstandes eine entsprechende Anordnung getroffen hat, der Unzucht nachgeht.

V. Im § 362 Abs. 3 Satz 2 werden die Worte: „Im Falle des § 361 Nr. 6" durch die Worte „In den Fällen des § 361 Nr. 6, 6a" ersetzt.

---

der Unzucht Vorschub leistet, wird wegen Kuppelei mit Gefängnis nicht unter einem Monat bestraft; auch kann zugleich auf Geldstrafe von einhundertfünfzig bis zu sechstausend Mark, auf Verlust der bürgerlichen Ehrenrechte sowie auf Zulässigkeit von Polizeiaufsicht erkannt werden. Sind mildernde Umstände vorhanden, so kann die Gefängnisstrafe bis auf einen Tag ermäßigt werden.

*) § 184 St.G.B. Mit Gefängnis bis zu einem Jahre und mit Geldstrafe bis zu eintausend Mark oder mit einer dieser Strafen wird bestraft, wer:

1. unzüchtige Schriften, Abbildungen oder Darstellungen feilhält, verkauft, verteilt, an Orten, welche dem Publikum zugänglich sind, ausstellt oder anschlägt oder sonst verbreitet, sie zum Zwecke der Verbreitung herstellt oder zu demselben Zwecke vorrätig hält, ankündigt oder anpreist;

2. unzüchtige Schriften, Abbildungen oder Darstellungen einer Person unter sechzehn Jahren gegen Entgelt überläßt oder anbietet;

3. Gegenstände, die zu unzüchtigem Gebrauche bestimmt sind, an Orten, welche dem Publikum zugänglich sind, ausstellt, oder solche Gegenstände dem Publikum ankündigt oder anpreist;

4. öffentliche Ankündigungen erläßt, welche dazu bestimmt sind, unzüchtigen Verkehr herbeizuführen.

Über der Gefängnisstrafe kann auch Verlust der bürgerlichen Ehrenrechte sowie auf Zulässigkeit von Polizeiaufsicht erkannt werden.

§ 17.

Wohnungsbeschränkungen auf bestimmte Straßen oder Häuserblocks zum Zwecke der Ausübung der gewerbsmäßigen Unzucht (Kasernierungen) sind verboten.

§ 18.

Die zur Durchführung dieses Gesetzes, insbesondere für das Zusammenwirken der Behörden mit den Einrichtungen der sozialen Fürsorge notwendigen Vorschriften werden von der obersten Landesbehörde erlassen. Die Aufbringung der entstehenden Kosten regelt sich nach Landesrecht.

§ 19.

Dieses Gesetz tritt am 1. Oktober 1927 in Kraft.

Allgemeine Aufklärung über Geschlechtskrankheiten.

1. Bei jedem außerehelichen Geschlechtsverkehr besteht die Gefahr der Ansteckung mit Geschlechtskrankheiten. Weibliche Personen, die zu Erwerbszwecken Geschlechtsverkehr treiben, sind fast ausnahmslos, Männer und Frauen, die ein lockeres Geschlechtsleben führen, sehr häufig krank.

   Syphilis kann auch durch Küsse, von Kranken benutzte Eß- und Trinkgeschirre, Rauchgeräte (z. B. Tabakpfeifen), Rasiermesser, Rasierpinsel, Lötrohre, Blasinstrumente, Glasbläserpfeifen usw. übertragen werden. Die Ansteckung mit Tripper kann — namentlich bei kleinen Mädchen — auch durch verunreinigte Bettlaken, Handtücher, Badeschwämme usw. vermittelt werden. Die eitrige Augenentzündung der Neugeborenen, die durch eine Ansteckung mit Tripper hervorgerufen wird, bedarf wegen der Gefahr der Erblindung unverzüglich der ärztlichen Behandlung.
2. Geschlechtliche Enthaltsamkeit ist nicht gesundheitsschädlich.
3. Alkoholmißbrauch führt zu zahlreichen Ansteckungen.
4. Vermindert, aber nicht aufgehoben werden die Gefahren des außerehelichen Verkehrs durch Schutzmaßnahmen, über welche die Ärzte und Beratungsstellen sachgemäße Auskunft erteilen können.
5. Tripper und weicher Schanker treten meist sehr bald, Syphilis durchschnittlich 3 Wochen (10 bis 40 Tage) nach der Ansteckung auf.
6. Wer auch nur die geringste Veränderung an seinen Geschlechtsteilen (Ausfluß, Brennen, Abschürfungen, Geschwüre, Risse, Knötchen usw.) bemerkt, soll sofort einen approbierten Arzt aufsuchen. Dieser stellt durch mikroskopische Untersuchung fest, ob eine Ansteckung vorliegt. Frühzeitig und sachgemäß behandelte Geschlechtskrankheiten sind fast immer gut heilbar. Durch sofortige Feststellung und Behandlung der ersten Krankheitserscheinungen wird schweren Leiden vorgebeugt. Um des dauernden Erfolges sicher zu sein, müssen die Kranken oft lange behandelt oder wenigstens immer wieder untersucht werden (bei Syphilis besonders auch ihr Blut, bei Tripper mikroskopische Untersuchung). Dies gilt auch dann, wenn sie sich schon ganz gesund fühlen und äußere

Krankheitserscheinungen nicht mehr vorhanden sind. Wer das nicht beachtet, hat es sich selbst zuzuschreiben, wenn er schwer krank wird oder sich wegen Gefährdung seiner Mitmenschen strafbar macht.

7. Wer seine Behandlung nicht gründlich durchführen läßt, so daß die Gefahr einer Weiterverbreitung seiner Krankheit entsteht, kann nach den gesetzlichen Vorschriften zwangsweise einem Heilverfahren unterworfen und nötigenfalls in ein Krankenhaus verbracht werden.*)
8. Wer geschlechtskrank war, muß dies bei jeder späteren Erkrankung, gleichviel welcher Art, dem Arzt auch ungefragt mitteilen.
9. Wer geschlechtskrank war, muß sich vor Wiederaufnahme des Geschlechtsverkehrs und ganz besonders vor seiner Verheiratung wenigstens noch einmal genau durch einen Arzt untersuchen lassen.**) Ebenso müssen weibliche Personen, die an Syphilis gelitten haben, sich bei Eintritt einer Schwangerschaft noch einmal genau durch einen Arzt untersuchen lassen.
10. Die Krankheit, die Sie gehabt haben, schützt Sie nicht vor weiteren Ansteckungen.

Ausführliche Merkblätter und Schriften über die Geschlechtskrankheiten sind bei der Geschäftsstelle der Deutschen Gesellschaft zur Bekämpfung der Geschlechtskrankheiten, Berlin W 62, Bayreuther Straße 36, ferner bei den Gesundheitsbehörden, Beratungsstellen, Kliniken und Ärzten erhältlich.

C. Amtliches Belehrungs-Merkblatt für Geschlechtskranke.

Gemäß § 8 des Gesetzes zur Bekämpfung der Geschlechtskrankheiten vom 18. Februar 1927.)

Sie leiden an einer mit Ansteckungsgefahr verbundenen Geschlechtskrankheit (Syphilis), Tripper, weichem Schanker.***)

---

*) § 4 Abs. 2 des Gesetzes zur Bekämpfung der Geschlechtskrankheiten lautet: „Personen, die geschlechtskrank und verdächtig sind, die Geschlechtskrankheit weiterzuverbreiten, können einem Heilverfahren unter worfen, auch in ein Krankenhaus verbracht werden, wenn dies zur Verhütung der Ausbreitung der Krankheit erforderlich erscheint."

**) § 6 Abs. 1 des Gesetzes lautet: „Wer weiß oder den Umständen nach annehmen muß, daß er an einer mit Ansteckungsgefahr verbundenen Geschlechtskrankheit leidet und trotzdem eine Ehe eingeht, ohne dem anderen Teile vor Eingehung der Ehe über seine Krankheit Mitteilung gemacht zu haben, wird mit Gefängnis bis zu drei Jahren bestraft."

***) Das Nichtzutreffende ist zu streichen.

Sie selbst können nicht erkennen, wann Ihre Krankheit nicht mehr ansteckungsgefährlich ist. Das kann nur ein Arzt. Bei Tripper ist hierzu eine wiederholte mikroskopische Untersuchung nach Aussetzen der Behandlung, bei Syphilis einige Jahre hindurch wiederholte Untersuchung Ihres Körpers und Ihres Blutes erforderlich.

Nach dem Gesetz sind Sie verpflichtet, sich von einem Arzt behandeln zu lassen.*) Wenn Sie sich sofort und gründlich behandeln lassen, können Sie völlig geheilt werden. Falls Sie die Anordnungen des Arztes aber nicht beachten, kann das die schwersten Folgen für Sie haben. Wenn Sie die Behandlung der Krankheit vorzeitig abbrechen, bin ich gesetzlich verpflichtet, Sie der Gesundheitsbehörde zu melden. Sie müssen mich daher sogleich benachrichtigen, wenn Sie aus einem zwingenden Grunde (z. B. anderweitige Erkrankung) die Behandlung unterbrechen müssen oder wenn Sie einen anderen Arzt in Anspruch nehmen wollen. In letzterem Falle müssen Sie mir auch dessen Namen und Wohnung angeben.

Sie dürfen aus der Beobachtung erst wegbleiben, wenn Sie der Arzt für nicht mehr ansteckungsgefährlich erklärt hat. Fangen Sie früher wieder an, geschlechtlich zu verkehren, bevor Sie von mir oder einem anderen Arzt ausdrücklich als nicht mehr ansteckungsgefährlich erklärt worden sind, so bringen Sie Ihre Mitmenschen in Gefahr. Sie setzen sich dadurch nach den hierfür eigens erlassenen gesetzlichen Bestimmungen der Gefahr einer schweren Gefängnisstrafe aus, auch wenn eine Ansteckung durch Sie nicht eintritt.**)

Außerdem können Sie, falls Sie die Krankheit auf eine andere Person übertragen, nach § 823 des Bürgerlichen Gesetzbuches für den entstandenen Schaden haftbar gemacht werden.

Ich bin gesetzlich verpflichtet, Sie hierüber zu belehren und Ihnen dieses amtlich genehmigte Merkblatt auszuhändigen.

....

(Ort und Datum)

(Stempel)

....

(Unterschrift des Arztes)

---

*) § 2 Abs. 1 des Gesetzes lautet: „Wer an einer mit Ansteckungsgefahr verbundenen Geschlechtskrankheit leidet und dies weiß oder den Umständen nach annehmen muß, hat die Pflicht, sich von einem für das Deutsche Reich approbierten Arzte behandeln zu lassen. Eltern, Vormünder und sonstige Erziehungsberechtigte sind verpflichtet, für die ärztliche Behandlung ihrer geschlechtskranken Pflegebefohlenen zu sorgen."

**) § 5 Abs. 1 des Gesetzes lautet: „Wer den Beischlaf ausübt, obwohl er an einer mit Ansteckungsgefahr verbundenen Geschlechtskrankheit leidet und dies weiß oder den Umständen nach annehmen muß, wird mit Gefängnis bis zu drei Jahren bestraft, sofern nicht nach den Vorschriften des Strafgesetzbuchs eine härtere Strafe verwirkt ist."

Dieser Abschnitt bleibt in der Hand des Arztes!

A. Merkblatt erhalten: .... (Unterschrift des Kranken)

Buch-Nr. ....

Name: .... Vorname: ....

Der Untersuchte hat sich durch .... ausgewiesen

Geschlecht: männl./weibl. Geburtsjahr u. -tag: ....

ledig, verheiratet, verwitwet, getrennt, geschieden?
(Nichtzutreffendes ist durchzustreichen)

Beruf: .... Kreis: ....

Bez.-Amt: .... Wohnort: ....

Wohnung: .... Str. – Platz ....
(Gegebenenfalls gewünschte Anschrift)

Trat in Behandlung am .... 19...

Diagnose: ....

Spirochätenbefund: ....

Gonokokkenbefund: ....

Wassermannsche Reaktion usw.: ....

Vorläufig entlassen am .... 19....
bis .... 19....

Zur Nachuntersuchung bestellt:	Anmerkung **(z. B. Diagnose, Spirochätenbefund, Gonokokkenbefund, WaR., Kur)**
am .... 19....	
am .... 19....	
am .... 19....	
am .... 19....	
am .... 19....	
am .... 19....	
am .... 19....	

Wurde endgültig entlassen am .... 19...

Schlußdiagnose: ....
(Wenn sie von Aufnahmediagnose abweicht)

....
(Unterschrift des Arztes)

B. Amtliches Entlassungs-Merkblatt

Ihre Krankheit bedarf der Beobachtung auf Ansteckungsgefahr zur Zeit*) nicht mehr. Sie müssen sich aber nach ...... Monaten wieder zur Untersuchung und nötigenfalls zur Behandlung vorstellen*).

Sollten Sie wieder krankhafte oder auch nur verdächtige Erscheinungen an sich bemerken, so müssen Sie sofort einen Arzt aufsuchen.

Bei jeder späteren Erkrankung, gleichviel welcher Art, müssen Sie dem Arzt ungefragt mitteilen, daß Sie an einer Geschlechtskrankheit gelitten haben.

Bevor Sie eine Ehe eingehen, müssen Sie sich wenigstens noch einmal genau durch einen Arzt untersuchen lassen (mikroskopisch, Blutprobe usw.).

Die Krankheit, die Sie gehabt haben, schützt Sie nicht vor weiteren Ansteckungen.

....
(Ort und Datum)

(Stempel)

....
(Unterschrift des Arztes)

***) Die Worte „zur Zeit" und der nachfolgende Satz, beginnend mit „Sie müssen sich aber" sind vom Arzt bei endgültiger Entlassung zu streichen; in diesem Falle hat er nachstehend die Streichung durch nochmalige Unterschrift zu bestätigen.**

....
(Ort und Datum)

(Stempel)

....
(Unterschrift des Arztes)

Einheitsformblatt für Zeugnisse über den Gesundheitszustand

(gemäß § 4 Abs. 1 des Gesetzes zur Bekämpfung der Geschlechtskrankheiten vom 18. Februar 1927).

Für weibliche Personen.

Bescheinigung.

Name, Vorname, Beruf, Wohnung: ....

....

geboren am ...., ist von mir am .... untersucht worden. Die Untersuchte hat sich ausgewiesen durch ....

Die Untersuchung hat ergeben*):

a) **Syphilis.**

Klinischer Befund: ....

Haut: ....

Schleimhaut: ....

Drüsen: ....

Mikroskopischer Spirochätenbefund: ....

WaR. und andere serodiagnostische Syphilisreaktionen: ....

b) **Gonorrhöe.**

Klinischer Befund: ....

Mikroskopische Untersuchung.

Harnröhre: ....

Bartholinische Drüsen: ....

Cervix: ....

Rektum: ....

c) **Ulcus molle**: ....

Liegen hiernach Anzeichen für das Vorhandensein einer mit Ansteckungsgefahr verbundenen Geschlechtskrankheit vor (ja — nein)? ....

...................., den .... 19....

Stempel. ...., Arzt.

Adresse: ....

*) Ein positiver Befund ist mit +, ein negativer mit o zu bezeichnen. Das Zeichen — bedeutet, daß die betreffende Untersuchung nicht stattgefunden hat.

Sachregister.

BIBLIOGRAPHIE.

Januar 1930.

Grundriß der Anatomie des Menschen. Für Studium und Praxis. Von Dr. JOHANNES MÖLLER, ehem. Prosektor am Vesalianum zu Basel, und Dr. PAUL MÜLLER, ehem. Assistenten am Anatomischen Institut zu Leipzig. Mit 91 Figuren im Text und 2 Regionentafeln. 4. Aufl. Oktav. XXII, 493 Seiten. 1924. Geb. 7.20

Der Band behandelt die deskriptive Anatomie einschließlich der Histologie, Ontogenese und Topographie, und eignet sich besonders zum Gebrauch für Studierende und praktische Ärzte.

Plastische Anatomie des menschlichen Körpers für Künstler und Freunde der Kunst. Von Dr. JULIUS KOLLMANN, o. ö. Professor der Anatomie zu Basel. Mit mehreren hundert zum Teil mehrfarbigen Abbildungen im Text und 19 Vollbildern. 4., unveränderte Aufl. Lexikon-Oktav. XIV, 624 Seiten. 1928. Geb. 30.—

Dieses klassische Werk der plastischen Anatomie war jahrelang vergriffen und erscheint hiermit in einem Neudruck. Die außerordentliche Instruktivität der Darstellung und des reichhaltigen Abbildungsmaterials, das von Buckly und Dreßler unter den Augen des Verfassers nach dessen Präparaten gezeichnet worden ist, machen das Werk unentbehrlich.

Anatomische Präparierübungen. Von Dr. HANS VIRCHOW, o. Professor an der Universität Berlin. Groß-Oktav.

1. Kurs: Vorbemerkung. Einleitung. Arm, Bein, Brust, Bauch, Zwerchfell, Rücken, Hals, Kopf. 66 Seiten. 1924. Geb. 4.—

2. Kurs: Obere Rumpfhälfte, Auge, Situs cavi cranii, Gehirn, Thorax, Wirbelkanal und Rückenmark, untere Rumpfhälfte. 110 Seiten. Geb. 5.50

„Wir werden alle Hans Virchow sehr dankbar sein, daß er uns diese ganz vorzüglichen Anleitungen gegeben hat, die auf jeder Seite seine vorbildliche und wundervoll exakte Arbeitsweise zeigen.“ *Zeitschrift für die gesamte Anatomie.*

Der menschliche Körper, sein Bau und seine Tätigkeiten mit Gesundheitslehre. Von Geh. Rat E. REBMANN, Realgymnasiumsdirektor a. D. Mit 44 Abbildungen und 1 Tafel. Sechste, verbesserte Aufl. 155 Seiten. 1926. (Sammlung Göschen Bd. 18.) Geb. 1.80

Lehrbuch der speziellen pathologischen Anatomie für Studierende und Ärzte. Von Dr. EDUARD KAUFMANN, o. Professor an der Universität Göttingen. Zwei Bände. 7. und 8., völlig neubearbeitete u. vermehrte Aufl. Groß-Oktav.

I. Band. Mit 594 Abbildungen im Text und auf 3 farbigen Tafeln. V, 998 Seiten. Neudruck 1928. Geb. 40.—

II. Band. Mit 393 Abbildungen im Text und auf 4 farbigen Tafeln. Seiten V—VII, 999—1962. Neudruck 1929. Geb. 40.—

Kaufmanns Werk ist das vollständigste neuzeitliche Lehrbuch der speziellen pathologischen Anatomie, belebt durch allenthalben in die Darstellung eingeflochtene konkrete eigene Beobachtung des Verfassers, sowie durch stetige Hinweise auf den Zusammenhang zwischen pathologischer Anatomie und praktischer Medizin.

Allgemeine vergleichende Physiologie der Tiere. Von Dr. H. J. JORDAN, o. Prof. an der Universität Utrecht. Mit 279 Abbildungen. Groß-Oktav. XXVIII, 761 Seiten. 1929. 32.—, geb. 34.—

Dieses Werk will die Faktoren, die den Organismus als zusammenhängendes Ganzes aufbauen und sich aus den Untersuchungen an allen Tieren ergeben, zu einer lesbaren Darstellung zusammenfassen. Das Buch ist ganz modern gedacht und geschrieben.

Die Physiologie des Kreislaufes. Von Dr. ROBERT TIGERSTEDT, Helsingfors (Finnland). Vier Bände. 2., stark vermehrte u. verbesserte Aufl. Quart-Format.

I. Band: Die Bewegung des Herzens. Mit 177 Abbildungen im Text. VIII, 334 Seiten. 1921. 15.—, geb. 17.—

II. Band: Die Innervation des Herzens. Mit 169 Abbildungen im Text. VIII, 478 Seiten. 1921. 21.—, geb. 23.—

III. Band: Die Strömungen des Blutes im großen Kreislauf. Mit 134 Abbildungen im Text. VI, 320 Seiten. 1922. 14.—, geb. 16.—

IV. Band: Innervation der Blutgefäße. Mit 43 Abbildungen im Text. VIII, 392 Seiten. 1923. 18.—, geb. 20.—

Die Literatur der Psychiatrie, Neurologie und Psychologie von 1459 bis 1799. Mit Unterstützung der Preuß. Akademie der Wissenschaften zu Berlin herausg. von Professor Dr. HEINRICH LAEHR. Drei Bände. Groß-Oktav. 80.— I. Band: Die Literatur 1459—1699. VIII, 751 Seiten. 1900. II. Band, 1. Hälfte: Die Literatur von 1700 bis 1799. 1900. II. Band, 2. Hälfte: Die Literatur von 1700 bis 1799. 1900. III. Band: Register der Bände I und II. 271 Seiten. 1900.

Kurzer Leitfaden der Psychiatrie für Studierende und Ärzte. Von Dr. PH. JOLLY, Privatdozent an der Universität Halle a. S., Reg.-Med.-Rat. 2., vermehrte Aufl. Oktav. VII, 264 Seiten. 1922. 5.—

Im Vordergrund dieses instruktiven Leitfadens, der zwischen den großen Lehrbüchern und den Kompendien die Mitte halten will, steht die Hervorhebung der praktischen, den Studierenden und den Arzt leitenden Gesichtspunkte, weshalb besonders die Diagnostik ausführlich behandelt worden ist.

Gedenktage der Psychiatrie und ihrer Hilfsdisziplinen in allen Ländern. Von Dr. HEINRICH LAEHR. 4., vermehrte u. umgearbeitete Aufl. Groß-Oktav. XIV, 478 Seiten. 1893. 12.—

Forensische Psychiatrie. Von Professor Dr. W. WEYGANDT, Direktor der Irrenanstalt Friedrichsberg in Hamburg.

I. Teil: Straf- und zivilrechtlicher Abschnitt. (Samml. Göschen Bd. 410.) Geb. 1.80

II. Teil: Sachverständigentätigkeit. (Samml. Göschen Bd. 411.) Geb. 1.80

Der Verfasser gibt in kurzer, prägnanter Darstellung eine Übersicht über die psychiatrische Sachverständigentätigkeit und erteilt wertvolle Hinweise für die Anfertigung psychiatrischer Gutachten.

Lehrbuch der forensischen Psychiatrie. Von Dr. A. H. HÜBNER, a. o. Prof. a. d. Universität Bonn. Groß-Oktav. IX, 1066 Seiten. 1914. 30.—, geb. 33.—

„Den vielen beamteten Ärzten wie manchem Praktiker, der häufig mit forensisch-psychiatrischen Fragen befaßt wird, ist das Buch sicher als zurzeit bestes Lehr- und Nachschlagewerk zu empfehlen.“ Deutsche Medizinische Wochenschrift.

Allgemeine Zeitschrift für Psychiatrie und psychisch-gerichtliche Medizin. Herausgegeben von Deutschlands Irrenärzten unter der Mitredaktion von BERZE, Wien, BLEULER, Zürich, BONHOEFFER, Berlin, FISCHER, Berlin-Dahlem, KLEIST, Frankfurt a. M., LAEHR, Wernigerode, durch GEORG ILBERG. Dresden. Mit Beilage: Zeitschrift für psychische Hygiene. Groß-Oktav.

Jeder Band umfaßt 8 Hefte mit Originalbeiträgen, Referaten, Vereinsberichten usw. Bd. 83—92. 1926—1930. Je 30.—

Zeitschrift für psychische Hygiene. Offizielles Organ des Deutschen Verbandes für psychische Hygiene. Herausgegeben von den Mitgliedern des erweiterten Vorstandes R. SOMMER-Gießen, W. WEYGANDT-Hamburg, H. ROEMER-Karlsruhe, G. KOLB-Erlangen, H. SIMON-Gütersloh und unter Mitwirkung des Herausgebers der „Allgemeinen Zeitschrift für Psychiatrie“ G. ILBERG-Sonnenstein.

Jährlich 6 Hefte zu je 2 Bogen. Erster und zweiter Band. 1928—1929. Je 6.—

Das Gebiet dieser Zeitschrift umfaßt die Anwendung der Grundsätze der psychischen Hygiene auf den einzelnen, die Familie, die Schule, die Berufsausbildung und das öffentliche Leben sowie die Geltendmachung der psychisch-hygienischen Gesichtspunkte bei der zeitgemäßen Gestaltung der geschlossenen und offenen Geisteskrankenfürsorge. Neben Originalarbeiten werden zusammenfassende Berichte über die einheimische und ausländische Literatur den Stand der internationalen Bewegung für geistige Hygiene schildern.

Die Anstalten für Psychisch- und Nervenkranke, Schwachsinnige, Epileptische, Trunksüchtige usw. in Deutschland, Österreich, der Schweiz und den baltischen sowie anderen Grenzländern. Von HANS LAEHR. 8., von Anstaltsdirektor i. R. Professor Dr. GEORG ILBERG (Dresden) vollkommen neubearbeitete Aufl. Oktav. II, 158 Seiten. 1929. 10.—

Als Adreßbuch für die Anstalten für Physisch- und Nervenkranke hat der „Laehr“ sich mit seinen bisher sieben Auflagen in Fachkreisen weiteste Verbreitung gesichert. Die vorliegende neue, achte Auflage wird bereits seit langer Zeit erwartet. Sie unterrichtet in der gewohnten Vollständigkeit über die Verhältnisse der Anstalten, wie sie sich nach der Kriegszeit gestaltet haben.

Aktivere Krankenbehandlung in der Irrenanstalt. Von Dr. HERMANN SIMON, Direktor der Provinzialheilanstalt Gütersloh. Oktav. II, 167 Seiten. 1929. 10.—

Der Verfasser, der Direktor, der durch die „aktivere" Krankenbehandlung bekannten Anstalt Gütersloh, gibt in diesem Buch eine praktische Darstellung seiner Arbeitstherapie und, ebenfalls vom Standpunkt des Praktikers, der erzieherischen Einwirkungen auf die Kranken und der praktischen Auswirkungen der gesamten aktiveren Therapie. Simon behandelt hierbei die sich aufdrängenden biologischen und psychologischen Zusammenhänge. Diese Schrift ist die Buchausgabe von verschiedenen Aufsätzen in der „Allgemeinen Zeitschrift für Psychiatrie".

Die Erhaltung der geistigen Gesundheit. Von Dr. TH. RUMPF, o. Professor an der Universität Bonn. Oktav. 69 Seiten. 1919. 1.20

Cäsarenporträts. Von Dr. med. ERNST MÜLLER, Oberarzt und Medizinalrat an den Thüringer Heilanstalten zu Stadtroda. Groß-Oktav.

I. Teil: Mit 45 Münzabbildungen im Text und 4 Tafeln. 39 Seiten. 1914. 2.50, geb. 4.—

II. Teil: Mit 164 Münzabbildungen im Text und 11 Tafeln. 64 Seiten. 1924. 5.—, geb. 6.50

III. Teil: Beiträge zur Physiognomik und Pathographie der römischen Kaiserhäuser nach ihren Münzen und anderen antiken Denkmälern. Mit vielen Abbildungen und 19 Tafeln. Groß-Oktav. 143 Seiten. 1927. 15.—

Alle drei Bände in einem Band geb. 26.—

„Was hier der Seelenarzt aus den Cäsarenköpfen und den Münzenbildnissen herausliest, ist höchst beachtenswert. Geschichtliche Überlieferung, künstlerische Darstellung und ärztliche Wissenschaft, gepaart mit den Erfahrungen der Familien- und Rassenkunde, führen in den meisten Fällen zu überraschender Übereinstimmung." *Historische Zeitschrift.*

Geisteskrankheiten im klassischen Altertum. Von Prof. Dr. J. L. HEIBERG, Kopenhagen. Oktav. 44 Seiten. 1927. 1.50
(Sonderabdruck aus Band 86 der Allgemeinen Zeitschrift für Psychiatrie.)

Die für den Mediziner und jeden Kenner der Antike gleich interessante Frage nach der Rolle der Geisteskrankheiten im Altertum, ihren Erscheinungsformen, ihren Behandlungsweisen in der antiken Medizin findet in der vorliegenden Arbeit eine auf umfassender Kenntnis der klassischen Literatur, vor allem der medizinischen Schriften, begründete Darstellung und Untersuchung.

Klinisches Wörterbuch. Die Kunstausdrücke der Medizin. Erläutert von Dr. med. OTTO DORNBLÜTH. 15. u. 16., vollkommen umgearbeitete Aufl. von Dr. med. EMIL BANNWARTH. Oktav. VIII, 464 Seiten. 1929. Geb. 7.50
(Veits Sammlung Wissenschaftlicher Wörterbücher, herausgegeben von Dr. C. W. Schmidt.)

„Eines der brauchbarsten medizinischen Wörterbücher ist der in 13. und 14. Auflage herausgegebene Dornblüth. Waren schon die früheren Auflagen vortrefflich, so wurde dies noch durch die vollständig neue Bearbeitung erhöht." *Reichsmedizinalanzeiger*

Einführung in die praktische Krankenpflege. In 16 Vorlesungen. Von Dr. FR. WILH. STRAUCH. Mit 25 Abbildungen im Text. Oktav. VI, 96 Seiten. 1915. Geb. 2.—

Eine kurze, aber instruktive Anleitung zum Krankenhausdienst.

Die Massage der inneren Geschlechtsorgane beim Manne und Weibe. Von Sanitätsrat Dr. A. MÜLLER, München-Gladbach. Mit 53 Figuren. Groß-Oktav. VII, 122 Seiten. 1926. 6.—, geb. 7.60

Zeitschrift für Sexualwissenschaft und Sexualpolitik. Mitteilungsblatt der Internat. Gesellschaft für Sexualforschung. Unter ständiger Mitarbeit von zahlr. Fachgelehrten hrsg. von Dr. MAX MARCUSE. Band XVI. Jahrg. 1929/30 (8 Hefte). Viertelj. 6.—

Mit der steigenden Bedeutung der Sexualwissenschaft ebensowohl nach der medizinischen wie auch ganz besonders nach der kulturwissenschaftlichen Seite ist diese Zeitschrift der Mittelpunkt aller Bestrebungen geworden, die in ihr eine gewaltige Quelle neuer Erkenntnisse sehen.

Abhandlungen aus dem Gebiete der Sexualforschung. Hrsgb. im Auftrage der Internat. Gesellschaft für Sexualforschung. Redig. von Dr. MAX MARCUSE, Berlin.

Die „Abhandlungen aus dem Gebiete der Sexualforschung" dienen den gleichen Zwecken wie die Zeitschrift für Sexualwissenschaft; in ihnen werden Arbeiten veröffentlicht, die für die Aufnahme in der Zeitschrift für Sexualwissenschaft zu umfangreich sind. Die „Abhandlungen" erscheinen in einzelnen Heften, deren Umfang zwischen zwei und fünf Bogen schwankt.

Die Mitglieder der Gesellschaft für Sexualforschung, die Abonnenten der Zeitschrift für Sexualwissenschaft sowie die Subskribenten eines Jahrganges (April bis März) erhalten die Einzelhefte der „Abhandlungen" zu einem um 25% ermäßigten Vorzugspreis.

Handwörterbuch der Sexualwissenschaft. Enzyklopädie der natur- und kulturwissenschaftlichen Sexualkunde des Menschen. Unter Mitarbeit erster Fachgenossen herausgegeben von Dr. MAX MARCUSE. 2., stark vermehrte Aufl. Mit 140 Abbildungen. Quart. XII, 822 Seiten. 1926. 42.—, geb. 45.—

„... Die gesamte natur- und kulturwissenschaftliche Sexualkunde wird in einzelnen, teils vorzüglichen Aufsätzen in Arbeitsgemeinschaft mit unseren größten deutschen Forschern dargestellt. Die Enzyklopädie ist für jeden auch nichtmedizinischen Forscher auf diesem Gebiete unentbehrlich und orientiert rasch und gründlich über das gegenwärtige Wissen in allen Sexualfragen." Münchener Medizinische Wochenschrift.

Sexualpathologie. Ein Lehrbuch für Ärzte und Studierende. Von Sanitätsrat Dr. MAGNUS HIRSCHFELD, Leiter des Instituts für Sexualwissenschaft in Berlin. Groß-Oktav. Kompl. 30.—, geb. 36.—

1\. Teil: Geschlechtliche Entwicklungsstörungen. Mit besonderer Berücksichtigung der Onanie. 2., unveränderte Aufl. Mit 14 Tafeln, 1 Textbild und 1 Kurve. XV, 211 Seiten. 1921. 10.—, geb. 12.—

2\. Teil: Sexuelle Zwischenstufen. Das männliche Weib und der weibliche Mann. 2., unveränderte Aufl. Mit 20 Photographien auf 7 Tafeln. X, 279 Seiten. 1922. 11.—, geb. 13.—

3\. (Schluß-) Teil: Störungen im Sexualstoffwechsel. Mit besonderer Berücksichtigung der Impotenz. Mit 5 Tafeln (Photographien, Kurven und einem Innervationsschema). 2. Aufl. XI, 340 Seiten. 1928. 12.50, geb. 14.50

Das wertvolle Werk ist unentbehrlich für den Nervenarzt, aber auch für den Allgemeinpraktiker.

Freundschaft und Sexualität. Von S. PLACZEK. 6., veränderte Aufl. (14.—16. Tausend.) 8°. 188 Seiten. 1927. 4.—, geb. 5.—

„Die Bedeutung dieser wertvollen psychologischen Studie des bekannten Berliner Nervenarztes ist durch die rasch aufeinanderfolgenden Auflagen allgemein anerkannt worden. Die fortschreitende Klärung der Beziehungen zwischen Freundschaft und Sexualität wird immer ein wesentliches Verdienst des Verfassers bleiben." Medizinische Klinik.

Das Geschlechtsleben der Hysterischen. Eine medizinische, soziologische und forensische Studie. Von S. PLACZEK. 2., veränderte Aufl. 8°. VII, 276 Seiten. 1922. 7.—, geb. 9.—

Aus dem Inhalt: Wandlungen in der Auffassung der Hysterie — Die sexuelle Wurzel der Hysterie — Das Geschlechtsleben der Hysterischen — Hexenwahn und Geschlechtsleben — Das Geschlechtsleben der Hysterischen in soziologischer Beziehung — Das Geschlechtsleben der Hysterischen in forensischer Beziehung.

Sterilisierung zum Zwecke der Aufbesserung des Menschengeschlechts. Von E. S. GOSNEY, B. S. LL. B., Präsident der Stiftung für Verbesserung des Menschengeschlechts, Pasadena, Kalifornien, und PAUL POPENOE, D. Sc., Direktor des Instituts für Familienforschung, Los Angeles, Kalifornien, Deutsch von Dr. med. KONRAD BURCHARDI, Facharzt für Haut- und Geschlechtsleiden, Los Angeles, Kalifornien. Oktav. 78 Seiten. 1930. Vorzugspreis 4.—, Einzelpreis 5.35

(Abhandlungen aus dem Gebiete der Sexualforschung Bd. V, Heft 5.)

Die Verfasser behandeln in diesem Buche unter Benutzung des umfangreichen Tatsachenmaterials, das die in Amerika schon weit vorgeschrittene eugenische Denkweise geschaffen hat, in systematischer Darstellung die Sterilisation, d. h. die dauernde oder zeitweilige Ausschaltung der Fortpflanzungsfähigkeit (ohne Beeinträchtigung des persönlichen Sexuallebens) zum Zwecke der Aufbesserung des Menschengeschlechts. Ein solcher, auf praktische Erfahrung sich stützender authentischer Bericht findet in Europa das größte Interesse vor, wo der Gedanke der Ausmerze minderwertigen Erbgutes an Boden gewinnt.

FSC
www.fsc.org
MIX
Papier | Fördert
gute Waldnutzung
FSC® C083411

Kolibri 360 GmbH
Ferdinand-Jühlke-Straße 7
99095 Erfurt, Deutschland
produktsicherheit@kolibri360.de